杏林求真
扶阳老中医张连义
专病专治验案集

张连义 著

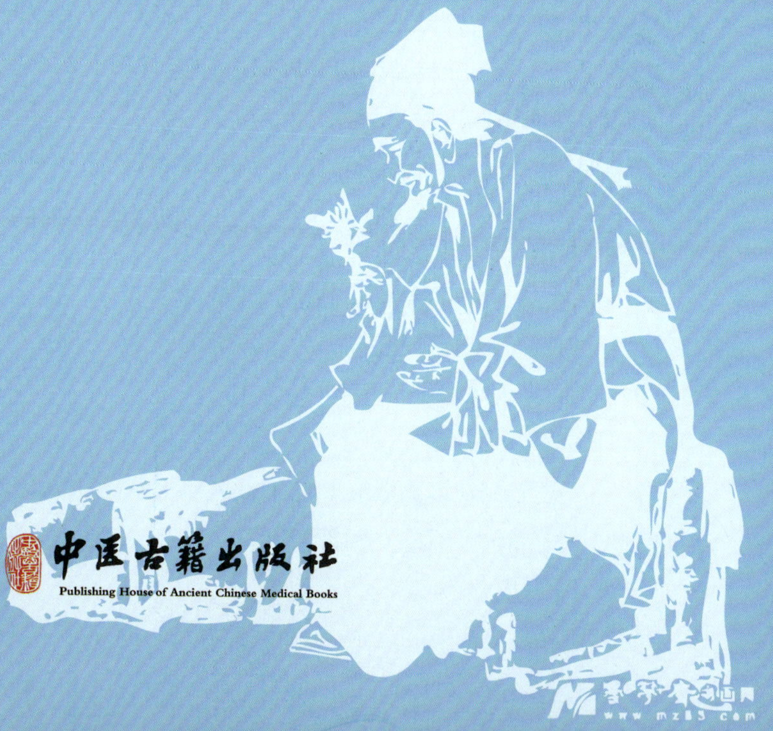

中医古籍出版社
Publishing House of Ancient Chinese Medical Books

图书在版编目（CIP）数据

杏林求真：扶阳老中医张连义专病专治验案集 / 张连义著 . -- 北京：中医古籍出版社，2024.8 -- ISBN 978-7-5152-2862-4

Ⅰ . R249. 7

中国国家版本馆 CIP 数据核字第 2024BT4105 号

杏林求真：扶阳老中医张连义专病专治验案集

张连义　著

策划编辑　刘　婷

责任编辑　刘　婷

封面设计　宝蕾元科技发展有限责任公司

出版发行　中医古籍出版社

社　　址　北京市东城区东直门内南小街 16 号（100700）

电　　话　010-64089446（总编室）　010-64002949（发行部）

网　　址　www.zhongyiguji.com.cn

印　　刷　北京市泰锐印刷有限责任公司

开　　本　710mm × 1000mm　1/16

印　　张　34.5　　彩插　0.75

字　　数　530 千字

版　　次　2024 年 8 月第 1 版　2024 年 8 月第 1 次印刷

书　　号　ISBN 978-7-5152-2862-4

定　　价　168.00 元

特别致谢

本书稿审校期间，先生连义猝然离世，未能亲自完成全书审订，实为生前遗憾。我心之痛，难以言表。幸得连义门下诸贤殚精竭虑，矢志不渝；众多杏林同仁不辞辛劳，鼎力相助。诸君承连义遗志，对书稿进行了持续审校和补释，终将先生毕生心血化做岐黄新篇，精诚仁术得以赓续薪传。愿以此赤诚之心，告慰连义在天之灵；先生有知，必将倍感欣慰。

在此，请允许我代表全家，向中医古籍出版社的刘婷老师、世界中医药学会联合会扶阳专业委员会的孙永章会长，以及连义的一众弟子，包括北京京师中医医院董事长石中玉、总经理李曙光、医师张亮、张在华、陈帆、秦丽慧等，致以最诚挚的感谢！真情永存，历久弥新！祈愿诸君平安喜乐，福寿安康。

张连义夫人付成林

2024年3月

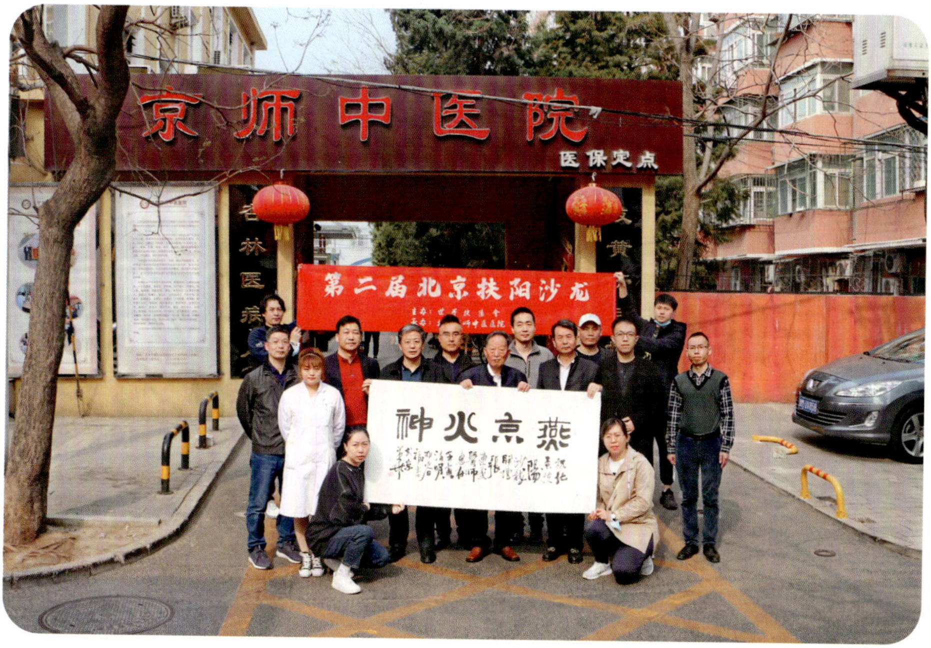

◎ 2022年4月世界中医药学会联合会文化专业委员会副会长胡春福先生赠墨宝

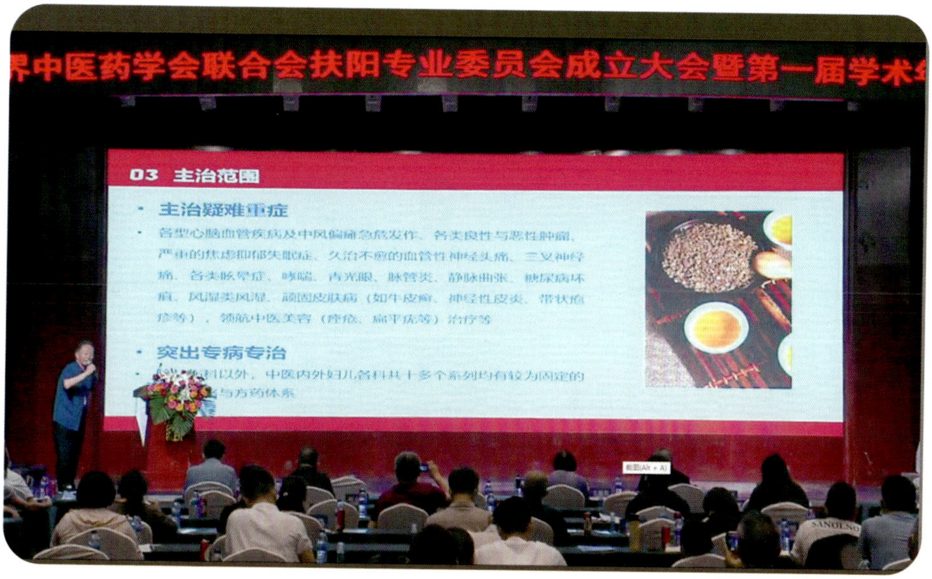

◎ 2022年7月，张连义先生在世界中医药学会联合会扶阳专业委员会第一届学术年会上发言

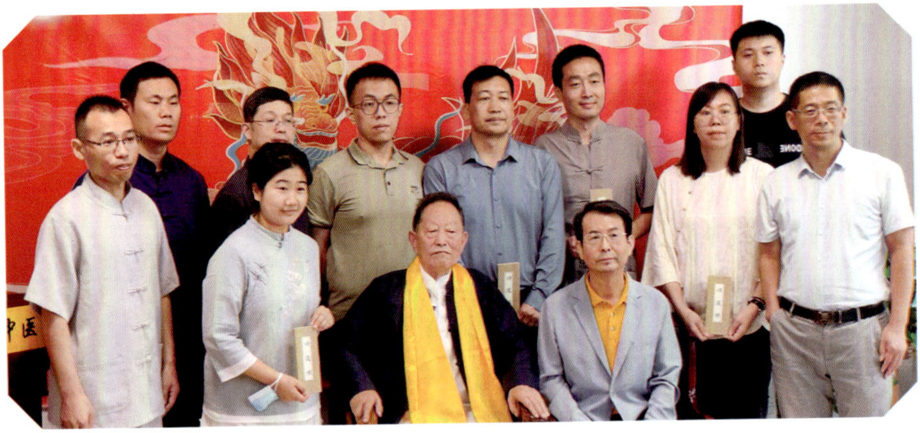

◎ 2022年8月21日，张连义先生在北京京师中医医院收徒

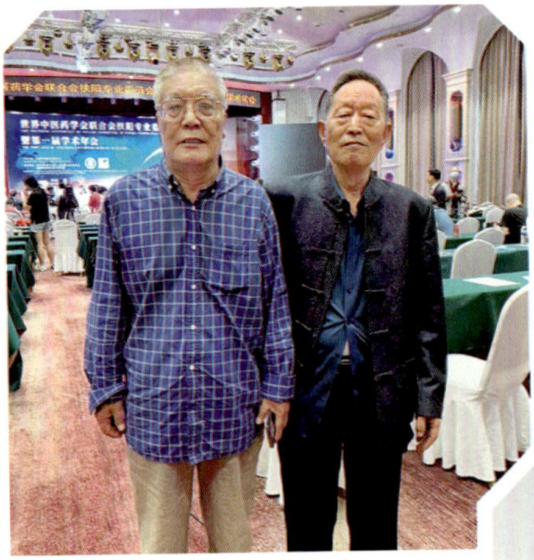

◎ 2022年7月，张连义先生与张存悌老师合影

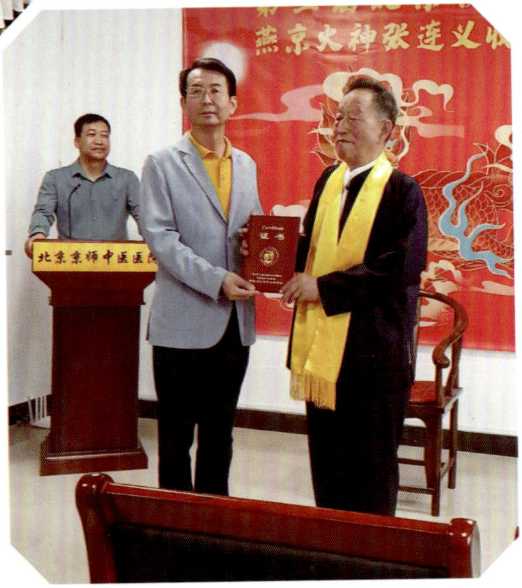

◎ 孙永章会长为张连义先生颁发常务理事证书

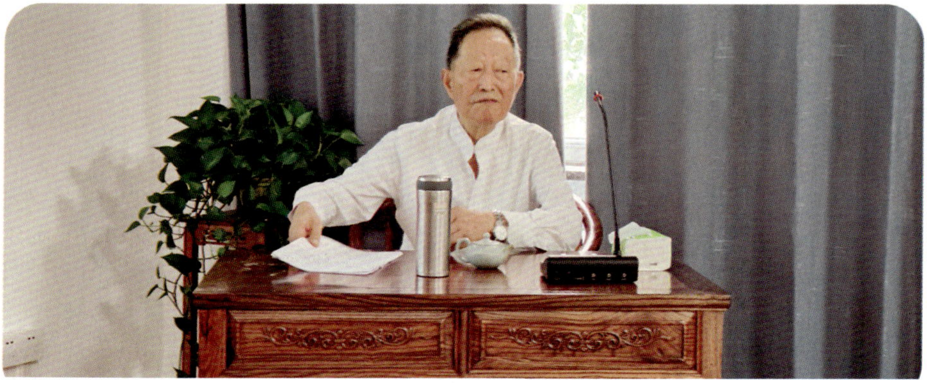

◎ 张连义先生在扶阳沙龙上讲课

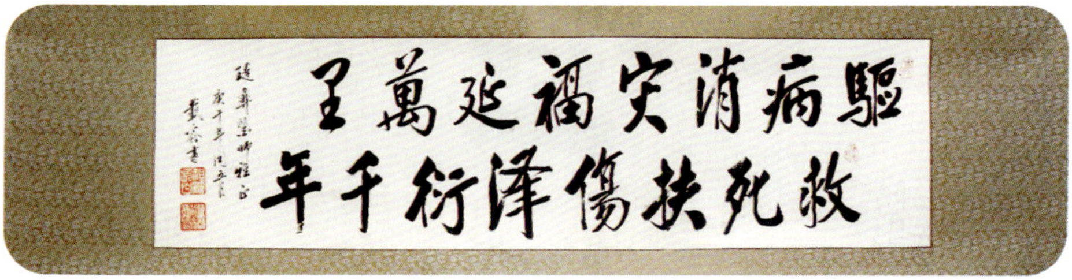

◎ 书法家爱新觉罗·载鑫为张连义先生题词

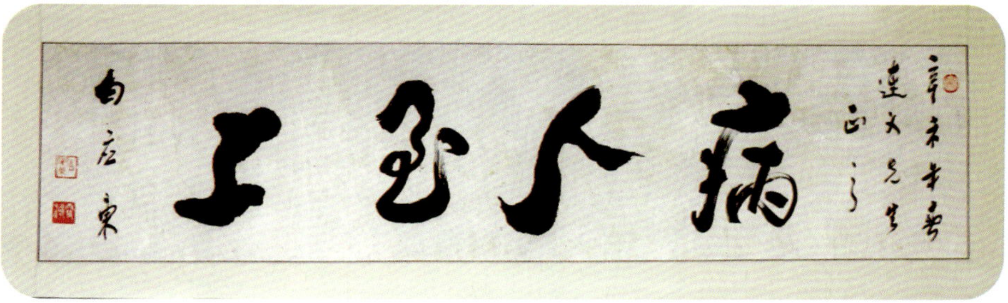

◎ 书法家白应东为张连义先生题字

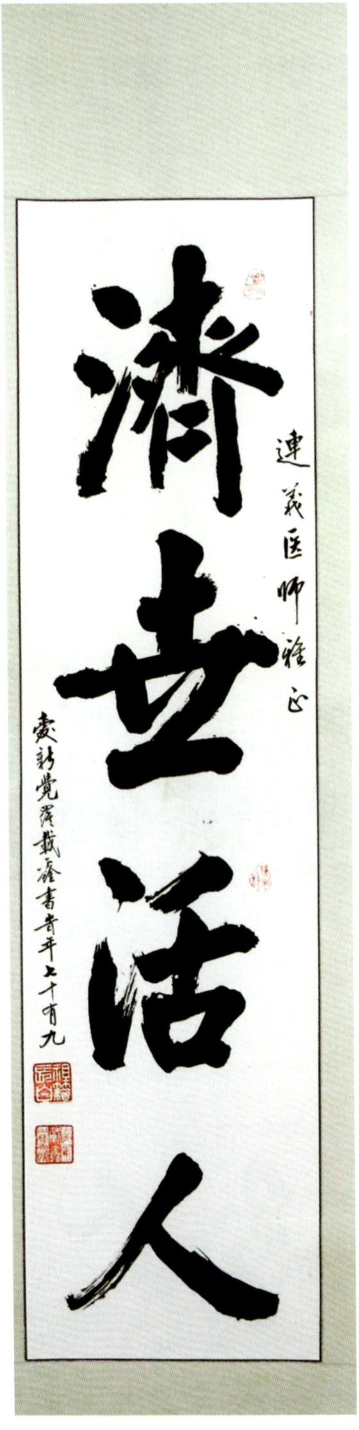
濟世活人
連義医师雅正
愛新覺羅載鑫書時年七十有九

◎ 书法家爱新觉罗·载鑫为张连义先生题词

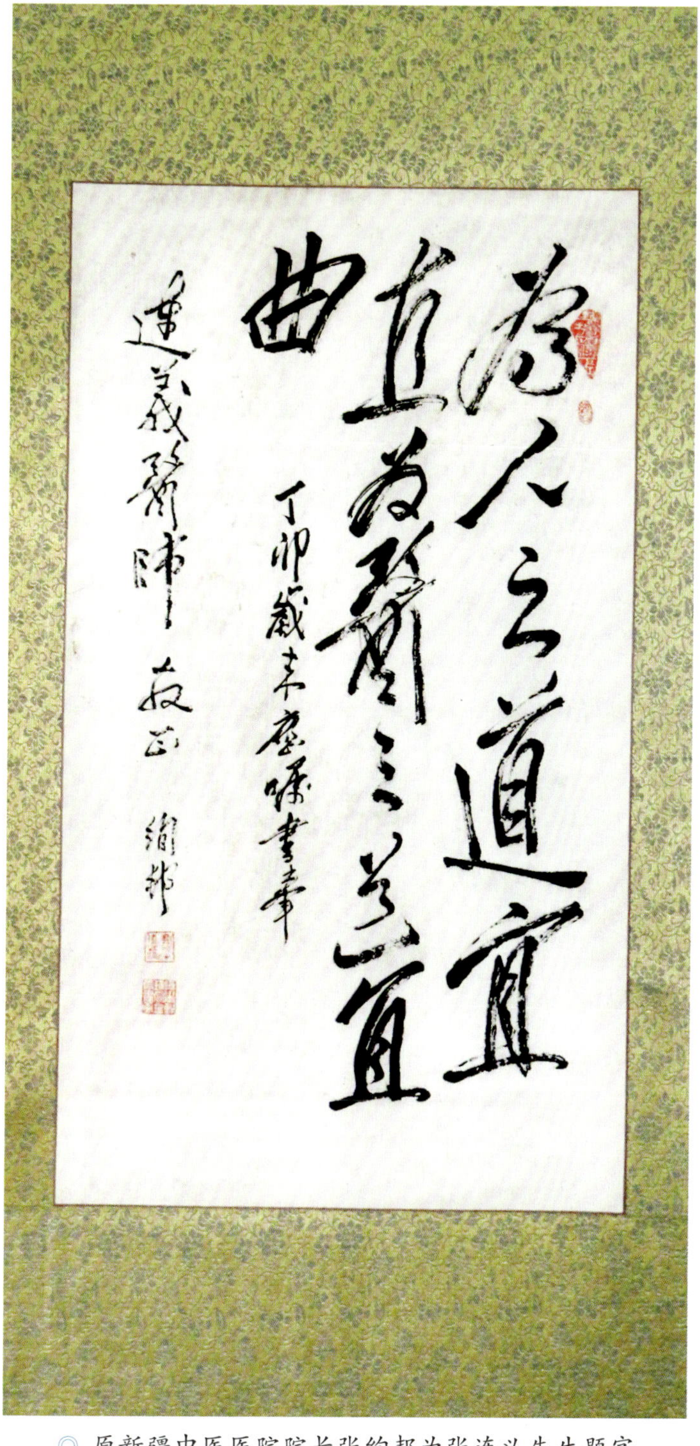

◎ 原新疆中医医院院长张绚邦为张连义先生题字

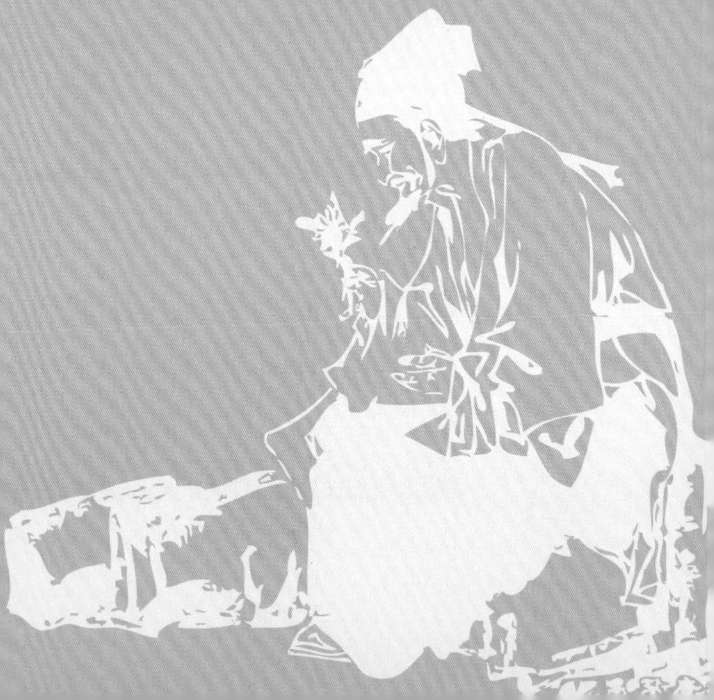

内容简介

本书分多个专题详细介绍了扶阳老中医张连义先生的专病专治经验。每个专题结构基本相同，首先介绍该类疾病的一般知识，简述张先生早年的行医体会和最新的认知，再介绍张先生对该类疾病的辨证治疗思路，并结合大量且各具特色的临床案例，详细讲解治疗思路、具体的治疗方法及遣方用药。

行医重在疗效，学医重在学案。本书行文朴实易懂，辨证思路执简御繁，治疗思路简明扼要，所选医案同中有异、异中有同，方药布局清晰，医案解读精细，非常适合临床医师学习。患者不得擅自使用，须在临床医师的指导下，并遵医嘱使用。

本书全文强调了取得疗效的关键是坚持以扶阳思想为主导，每个专题都精选了一些基础的扶阳方药，希望引起读者的重视。张先生在遣方用药上的多方联动与重剂量用药特色，望医者结合临床经验借鉴使用。

此外，张先生将自己常用但尚无经典方歌的处方以自编方歌的形式摘录，并将多年收集的一些验之有效的简易药方及使用经验奉献给读者，以供参考。

特别提示：

（1）本书所列专题是张先生依据个人临床经验和患者症状进行的归纳分类，突出了以扶阳思路治疗专病的特色；文中所述治疗思路与遣方用药，俱是张先生依据亲身诊治大量患者形成的具有个人特色的经验总结，并非张先生对该类病症及其诊治方案的全面、系统讲述。

（2）本书所示制附子与制川乌等药须先煎，具体时间为：15克以下正常煎煮，15～60克先煎1小时，60克以上先煎2小时。其他药物的先煎是指先煎15分钟。请读者务必重视。

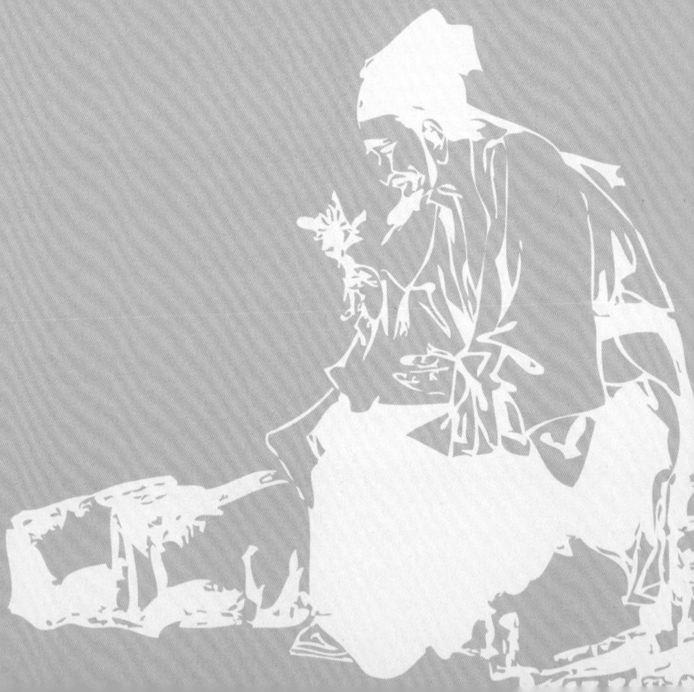

前　言

凡是医生都有成功治愈疾病的经历，但能有多少医生是明明白白地将患者疾病治愈的，又有多少医生敢说对某一类疾病的治疗效果能臻于上工水平呢？不论是国医大师，还是民间医生，唯有疗效才是硬道理。中医虽是全科，医生却不是万金油，不可能对任何疾病都能做到洞察病机、手到病除。现实中，有很多“名医”端坐雅堂，患者不少，但复诊率低；有很多专科医生，身居陋巷，却在当地声名斐然。这一切都是疗效所致，疗效直接决定了医者的口碑。

笔者早年在乌鲁木齐市中医医院南门医院认识两位韩大夫，一位是主治儿科疾病的韩士元大夫，一位是主治乳腺疾病的韩恩俊大夫。他们两位治疗的中医专科疾病疗效在全疆都很著名。笔者还认识一位没有科班文凭的傅建良大夫，他专攻肛肠科，疗效殊胜，至今其弟子在新疆行医，患者也是络绎不绝。

中医博大精深，历来成大家者寥寥。笔者自学行医，很早就认识到在专科专病上立足的重要性：无论谁能研究透彻某一类疾病，形成一套成熟而系统的理法方药体系，疗效能达到十之五六，就能安身立命，就能对患者、对社会，甚至对中医学术做出不小的贡献。因此，钻研并提高专病专治的疗效，一直是笔者不懈努力的目标。

经过多年积累，笔者在1988年独立开设门诊时就将“突出专科特色，治疗疑难杂病”的牌匾悬挂在外。那时笔者以中西医结合治疗癫痫病和精神分裂症为专科特色，为此积累了良好的口碑。笔者很快就吸引了很多经多方医治无效的患者，并通过切实的疗效不断扩大患者群体，从而在新疆中医界拥有了一席之地。笔者并不满足于此，经过孜孜不倦地研习，又在脱发症、胆囊炎、风湿性及类风湿关节炎、腰腿痛、肠胃病、肾病等十几种疑难杂病上积累了丰富的临床经验，进而将专病专治的范围逐步扩大。

随着病患群体的扩大，疾病类型也更加复杂，笔者自身积累的专病专治经验面临很大的挑战。很多患者的疗效并不稳固，尤其是对于慢性病、疑难杂病的疗效更难长久。大多数患者虽已默认这样的医学困境，但笔者内心却总是不安。尤其是治疗同一种疾病时而成功，时而失败。这更引起了笔者不断的反思，却不得其解。

直至2004年，笔者在北京深入研习了扶阳学说，尤其是自学李可先生之思想，反复研习了李老的医案医著和其梳理的古中医法脉，始觉醍醐灌顶，豁然明朗。简而言之，就是在阳主阴从的认知下，将万病统于阴阳辨证去寻找病机，抓主症，顾兼症，在扶阳方药主导下始终顾护脾肾两本，再合用专病专治的方药，立足扶正以治病，只有这样见效才更快，疗效才更稳固。此法以阴阳辨病机，以病机统万病，可执万病之牛耳，使万病皆可治、可逆。

在扶阳大法的指导下，笔者经过近二十年的临床实践，深刻体会到，中医临床如果缺失了扶阳，就缺失了辨证论治的灵魂，就抓不住病机所在，就牵不住病机的牛鼻子，从而难以找到解决问题的金钥匙，罔谈临床疗效；中医师如果不在专病上透彻钻研，没有在专病治疗上形成自己的特色，就很难提高临床疗效。

笔者行医宗仲景、学东垣、尚景岳、重钦安、师李可，汲取百家之长。在治疗大法上坚持扶阳思路并将其贯彻始终，结合病机将伤寒与温病、扶阳与滋补学说熔为一炉；在遣方上熟稔多处方联动思路，即同一病机下，抓主症、顾兼症，一方可治多病；对于疑难重症，则多方治一病，以十面埋伏之局，使病邪无所逃遁；在药物上，倡用重剂，善用毒药、反药和畏药，由于煎法得当，在临床上均未见不良反应。

古人言："践行者盛，空叙者萎。"读者习之，建议先行于自身及亲人试用，亲试疗效后才能放心用于患者；先从小处方上抓主症治疗，逐渐积累经验再使用多处方联动思路；先从一两种疾病上尝试和钻研，待融会贯通形成自己的特色且取得满意的疗效后，再逐步拓展至其他疾病的治疗；药物剂量，尤其是扶阳药物的剂量，可以从本书医案的一半剂量起步应用于临床，逐渐体会剂量与疗效间相辅相成的关系。

笔者起自草根，回顾六十多年学医行医历程，可谓历经艰险，道路坎坷，酸甜苦辣咸五味尽尝，终在晚年取得扶阳真经，登堂入室，医道圆满，不亦快哉？欣逢盛世，中医振兴，扶阳学派生机勃勃，前程似锦。老夫虽年已八旬，然夕阳正红，壮心不已，尤为忧心当前中医队伍后继乏人及院校教育存在的严重问题。

笔者将一生行医的精华付梓两书，期以朴实简练的文笔，丰富的临床验案，结合古中医规矩方圆之理法，突出扶阳医学在专病专治方面的显著疗效。为便于读者学习和实践，笔者将每一类病症的辨证要点、治疗思路和方药都予以明确呈现，确保只要辨证准确，其治疗思路和方药运用就具备很强的可复制性，以此助力中青年医生解放思想，冲破院校教育桎梏，脱胎换骨，回归古中医之路，信心满满地走上扶阳之路，在临床治疗上显著提高疗效，造福社会，提升扶阳医学的影响力，振兴中医伟业。

正如李可先生所言，回归古中医之路还须具备敢于担当、精于实践的大无畏精神，要勇闯五关，即“明理关、医德关、临证关、剂量关、毒药关”，唯有如此才能登堂入室，循序步入扶阳学说的殿堂。

吾之大愿：期望后生可畏，青出于蓝而胜于蓝，扶阳队伍发展壮大，为中医振兴担当大任。

笔者才疏学浅，书中相关论述难免有不妥或错误之处，还请读者批评指正。特别提示，在此之前所开处方有些药物已不在《中国药典》的所收录范围之内，请医务人员借鉴使用时用其他药物替代。

本书得以出版，笔者首先要感谢中医古籍出版社刘婷老师等人的辛勤付出和对中医扶阳事业的大力支持。

笔者曾在北京黄枢微创骨伤中医医院行医十余年，黄枢院长是笔者走上扶阳道路的伯乐，为笔者广泛开展扶阳医学实践搭建了坚实的平台。对黄枢院长，笔者永怀感恩之心。

世界中医药学会联合会扶阳专业委员会孙永章会长倾心推动扶阳医学发展，将笔者引入扶阳队伍，使笔者有幸得遇诸多良师益友，切磋琢磨，精进医术。孙永章会长一直关照本书的编写、出版与推广，在此深表感谢。

扶阳翘楚张存悌老师和卓同年老师及经方名家曾斌芳先生于百忙之中为本书作序，笔者不胜感激，唯愿中医扶阳人才辈出，以卓越疗效光大中医。

笔者坐诊的北京京师中医医院石中玉院长和李曙光总经理等同仁为笔者行医、著书和传承提供了全方位的支持，专门建立了扶阳工作室，组建了师承团队，并努力将京师中医院打造成扶阳医学的北京基地。笔者在此亦表谢意。

徒弟张在华、张亮、陈帆和秦丽慧等为本书的编撰整理付出良多。感谢他们的辛苦劳作，并希望他们未来能够青出于蓝而胜于蓝，为扶阳医学谱写新篇。

笔者在多年的行医济世、著书传承布施的道路上，一直得到了家中夫人傅成林和爱女静植、静春在精神和行动上的支持，尤其在小女静春的引导下来京得习扶阳真经，继而得遇伯乐黄枢，并完成传承收徒、著书之夙愿。谨以此书，回馈家人。

癸卯年季春八十老朽

张连义　于北京

张存悌 序

扶阳名家，燕京火神

受世界中医药学会联合会扶阳专业委员会会长孙永章教授的嘱托，为扶阳派名家张连义老中医的医案集写一篇序言。我虽然与张老中医不熟，但我对所有关乎扶阳派的人事、著作都热心支持，因为我本人研究扶阳派二十年，可以称得上一个铁杆扶阳派了，理当为弘扬扶阳派摇旗呐喊，振臂高呼。

张连义老中医出身中医世家，现今78岁了。自学中医，一路历尽艰辛，勤求古训，博采众长，矢志不渝，行医五十余年，应该说是民间中医的代表。2004年耳顺之年的他，开始学习扶阳医学，精研郑钦安、李可等名家著作。尤其服膺李可先生，将其视为师父，自认为“从李可先生处获益最丰”，从这本医案集中确实可以看得到李可先生的处方风格。这大概因为两人都有自学中医的经历和勇于救治急危重症的胆略。2022年张连义老中医被聘为世界中医药学会联合会扶阳专委会常务理事。

民间多奇才，民间中医多高手。所以刘力红教授一直在孜孜以求地探访民间中医高手，像扶阳派名医李可老先生、李阳波先生等一众民间高手就是经他发掘宣扬而名著天下的。

以李可为代表包括张连义老中医等的民间中医高手高在哪儿？或者说，民间高手是怎样练成的？本人曾深入研究这个问题，著成《霹雳大医——李可》一书。

一《霹雳大医——李可》归纳出一些特点

1. 勤求古训，博采众方

仲景倡“勤求古训，博采众方”，孙思邈倡“博极医源，精勤不倦”。民间高手都认同这个道理，读书“以培其根柢”，十分刻苦认真。李可“晚上攻读医书，几十年来从未在夜晚2时前睡觉，七十高龄时，依然如是，每次外出他都是背着厚厚的书包，利用诊余攻读不辍”。(《李可老中医急危重症疑难病经验专辑·郭序》）从本书中可以看出张连义老中医从师多人，博采众方，为己所用。

2. 注重临床，讲求实效

“熟读王叔和，不如临证多”，是说强调临床的重要性。民间中医是实干家，与院校专家偏重于理论相比较，他们更重视临床，讲求实效。如李可自己所说：“我的东西，几乎没有经过什么雕琢，多数是从医案记录中照抄下来，常常是就病论病，很少有高深的理论探讨，难入学者专家的法眼，不过确有实效而已。”

他们的医术是在临床上一枪一刀拼出来的，而不是靠试管实验、小白鼠实验得到的。前贤所谓“博涉知病，多诊识脉，屡用达药”是也。

3. 立足基层，更接地气

李可“是从实际出发，群众有什么病，他钻研什么病，一切为了解除患者的痛苦”，是一位不折不扣的“全科医生”，举凡各科可以说无所不治。正是基层环境的锤炼，才使其对内、外、妇、儿等科都积累了丰富的经验，中国中医药报记者常宇写道：“记者甚至很强烈地感受到，在自认为繁华而充满现代文明的大都市，中医可以很时尚、很高档、很文化，甚至很变形、很泛滥，但似乎不像民间中医那样真挚，而像李可这样如此尊重生命、赤诚赴救、甘担风险的民间医生，从某种意义上，比某些具有一定资历和身份的‘中医名师’更见分量。”相对于现代院校各科“专家”只看单科病而言，他们技术可能更为全面、更接地气、更贴近基层民众。

4. 学得绝招，治有专长

“一招鲜，吃遍天”。民间高手通常都有一手或几手绝招，治起某些病症效若桴鼓，在民间颇有口碑。李可说：“纵有一技可师，师之；纵有一剂可承，承之。”像李可善用霹雳手段，治疗急危重症，被患者称为“救命先生”；张连义老中医尤其擅长治疗各类顽固性皮肤病，如急慢性湿疹、银屑病（牛皮癣）、神经性皮炎、白癜风，具有显效快、疗程短的优势。

5. 敢闯敢破，勇于创新

院校专家长期在体制内运作，条条框框多，难免保守呆板，缺乏创新精神。

民间中医则少了些束缚，多了些自由，所以他们敢闯敢破，勇于创新，常可蹚出新路。像李可对“细辛不过钱”、中药“十八反，十九畏”等规则都敢于突破，疗效大增而未见不良反应，确实了不起。像三畏汤（红参、五灵脂、公丁香、郁金、肉桂、赤石脂）、破格重用附子的思路等。今天已为许多人所习用，疗效确实大为提高。其实中医要破的条条框框还有不少，需要李可这样的人深入探索，虽然不无风险，但是敢于担当，确实难能可贵。张连义老中医学习李可，善于运用破格救心汤，颇有心得，敢用雷霆手段，这源于他的能力和自信。

二　展阅这本医案集，可以归纳出一些特点

1. 突出扶阳，擅用乌附

全书突出扶阳风格，对各型心脑血管及中风偏瘫、良性恶性肿瘤、白血病、风湿类顽固疼痛、顽固失眠症、脉管炎、坏疽、肾衰退等疑难杂症的治疗均主要着眼于扶阳大法，将诸多西医认为不可治之病变为可治。

张连义老中医擅用乌附热药，尤其是重用附子，每剂常在100克上下，甚至更多，确实显出胆识，由是被称为“燕京火神”。但是每剂中药浓煎四份，分两天服用，则使服药量减半，显得稳妥，是其用心独到所在。

2. 经方为主，融合时方

张连义老中医崇尚经方，观其各案选方多以经方为主，同时融合时方，对若干经典时方如平胃散、补阳还五汤、阳和汤、潜阳丹等以及某些医家自制经验方运用亦很重视。

3. 复方多法，杂合以进

观其各案选方均为复方多法，一张处方常将多个方剂杂合以进，多者达到十个，平均在五个方剂左右。由此用药味数亦多，多者30味以上，平均亦在25味左右。当然剂量亦重，各药剂量多超出药典许多，这是学者应该注意的。

本书其他还有一些特点，就不一一评析了。

当然，每一本医案都不会是十全十美的。客观地说，李可老中医可能也存在这样那样的问题，但都不足以掩盖其成就和特色，他所达到的高度诸多院校名医都难以企及。刘力红教授说：“象李老这样的例子虽然很少，但却非常可贵。”

因此做学问必须有一定境界，对任何东西都不要迷信，要有分析的眼光，只有这样，才可能取其精华，弃其糟粕。

是为序。

世界中医药学会联合会扶阳专业委员会副会长　张存悌

2022年12月6日于沈阳东北国际医院

曾斌芳　序

《史记·扁鹊传》曰："人之所病，病疾多；而医之所病，病道少。"张连义老中医，遵仲师之训，跨行自修中医。先是悬壶新疆，后又坐诊京师，行医近六十年。既熟谙经典，犹躬身实践。难能可贵的是，连义先生善于总结临床得失，探索扬弃各家学说。在扶阳理论指导下，善以毒药重剂起沉疴大疾，以多处方联用治疗复杂难病。平时注重收集真实世界案例，为后辈晚学立规矩、做模范。善莫大焉！

我拜识连义先生，已近四十载。彼时我初出校门，正是"读方书三年，便谓天下无病可治"的孟浪年纪。常与先师伤寒大家刘继祖先生和连义先生围炉论道，连义先生对中医之至诚，对临床之挚爱，尤其治学之严谨认真，求教之虚怀谦逊，常让我内心感动。后与连义先生时有神交，先生对我的教学科研临床也有很多教益，让我受益良多！

凡为大医必备"菩萨心肠、霹雳手段"。医者以济世救厄、保命全形为己任。故医者要有菩萨心肠，慈悲为怀，然性命所系，遇急难重疾，如无当机立断之胆识，雷霆万钧之手段，往往贻误临床而祸害身命。故无慈悲不得为利苍生之医，无绝活胆略亦不是良医。连义先生年已耄耋，尚临证不止，且临床上敢用善用毒药重剂，是当今临床医师学习之榜样。

然要练就用毒药重剂、反药畏药之胆识本领并非容易。须沉浸经典、诊识精准，又须跟学名师、反复实战，还须有如履薄水之谨慎(连义先生每用大剂附子都要亲自监管久煎)。作为学院派我亦意识到应该尽全力用现代科学方法，去明确中药剂量的起效和安全范围，炮制减毒增效的物质基础，配伍用药的科学内涵和验证传统"十八反十九畏"的真伪。

"阴阳者，天地之道也"是生命之本始。历代医家常把阴阳作为辨证总纲领，而忽略阴阳辨证在理法方药中的具体应用。扶阳学说以“天只此一丸红日，人只此一息真阳”“失其所则折寿而不彰”等立论，在“阳主阴从”认识论指导下，独尚扶阳治法。连义先生痛临床疗效之不逮，不断在遣方用药上突破自我、勤求古训、博采众长，逐渐形成以善用乌头、附子等毒药重剂治疗疑难重症的扶阳特色，且取得理论和实践重大成果，医名渐炽，有“燕京火神”之称。其临床经验都是宝贵的实践实录，值得我辈中医借鉴学习。

医道漫漫，道阻且长，医海无涯，学无止境。国医大师王庆国先生曾言：“年届花甲，方觉初窥中医之门径。”我乃中医后学之晚辈，道浅识寡，唯感佩先生心系苍生，提掖后学，光大中医之情怀，愿张扬其临床和学术成就，以同乡旧识之本分，斗胆为序。期待与业内同道为提高中医临床疗效而共同努力。谨以此诗致敬张连义先生：

老骥伏枥临证忙，
耄耋不辍著文章。
勤求古训传薪火，
博采众方兴岐黄。
慈悲满怀志济世，
乌附重剂在扶阳。
谁道草根无贤义，
百姓口中有称量。

曾斌芳

癸卯仲秋于北京

曾斌芳简介：

曾斌芳，男，湖北省孝感人。中共党员，二级教授，主任医师，博士研究生导师，新疆名中医，国家第五批、第七批老中医药专家学术经验继承工作指导老师。培养硕士100余人、博士11人。承担并完成国家级自治区科研课题20多项，获省级科技进步奖二等奖2项、三等奖2项，发表科研论文250余篇，著作10余部。

卓同年 序

我长年在加拿大行医，但一直关注并积极助力国内中医事业的发展，对扶阳医学的发展和推广更是不遗余力。2022年7月在孙永章先生的组织协调下，我有幸参与了世界中医药学会联合会扶阳专业委员会的筹建，并在线参与了第一届学术年会。在会上我首次听到张连义先生作的报告。后经孙永章先生介绍，得知张连义先生是一位临床实践扶阳大家，正在筹划出版自己的扶阳者中医临床专病专治验案选辑，希望我为之作序。

中医首先是一门临床实践医学，其长久的生命力取决于实实在在的疗效。现在越来越多的外国人推崇中医和信任中医，原因就是我们中医能够将很多西方医学不能治愈的“疑难杂症”变复杂为简单，变难治为易治，变不治为可治。反之，如果中医给人留下治不好病也治不死人的印象，中医临床的阵地只会越来越小，百姓对中医也就渐渐失去兴趣和信任。所以中医大夫一定要孜孜以求地提高自己的临床疗效。

张连义先生学医行医的感悟和对临床验案的总结，确实值得年轻大夫仔细研读。我观本书稿有以下体会：

首先，张连义先生按照专病分类讲解了治疗思路和形成该思路的历程。张连义先生在长年的临床实践和博采众长的学习中感悟到扶阳对于提高疗效的重要性。使用扶阳和不用扶阳，疗效悬殊。“阴盛阳衰”是现代很多疑难病的基本证候，所以中医要坚持扶阳。

其次，张连义先生治疗各类疾病的方药组合，体现出了君臣佐使的大处方结构特色。作者的“多处方联动”思路与我提出的“复方多法”思路异曲同工，这显然是常年治疗大症、重症、急症和难症才形成的辨证与处方思路。

再次，张先生突出扶阳的同时灵活应用八法。比如五苓散加附子生姜合五味消毒饮在皮肤和美容类疾病中的应用，地黄饮子活学活用阴阳并调，消法和泻法在癌症治疗中的应用等。古圣先贤所创经典，我们应该穷极医源，博采众长，不可偏学偏废，一切都要以阴阳辨证为准绳，以提高疗效为归宿。

第四，张先生在药物剂量的使用和反药畏药的应用上颇有霹雳大医李可先生之风范。不甘平庸、敢于担当、勇于在治疗疑难大病中闯过“剂量关”和“毒药关”。本书所介绍的大量医案和遣方用药的临床经验，希望能得到更多医生的参考借鉴并用以实践。

简言之，本书稿语言平实易懂，对各类疾病治疗思路清晰，对医案和处方的解读也很详细，是一本很好的扶阳中医案头读物。

世界中医药学会联合会扶阳专业委员会副会长　卓同年

2023年2月8日 于温哥华

目录

心脑系疾病

部分心脏病的治疗思路与验案 _1

探索治疗高血压感悟 _29

中风后遗症 _44

面瘫 _52

眩晕症 _58

失眠、焦虑症、抑郁症 _72

顽固性头痛 _101

风湿、骨外科疾病

颈肩腰腿痛疾病 _117

风湿、类风湿疾病 _137

消化系统疾病

胃病 _159

慢性腹泻 _178

顽固性便秘 _186

胆囊炎与胆结石 _190

顽固性口腔溃疡 _193

皮肤顽症

综述 _198

湿疹 _202

荨麻疹 _218

带状疱疹 _222

顽癣 _229

白癜风 _239
其他皮肤顽症 _247
头面部皮肤美容
综述 _260
痤疮、扁平疣 _261
色斑 _281
脱发 _288
妇科临证经验及医案
月经病 _297
崩漏 _337
带下病 _344
更年期疑难杂症 _351
其他妇科医案 _360
其他疾病
应用李可先生变通小青龙汤治疗咳喘顽疾 _368
下肢血液循环障碍类疾病 _386
泌尿系统疾病治疗思路与验案——以陈宝田先生小四五汤为主结合扶阳思想论治 _402
肿瘤 _421
男性不育症 _463
慢性前列腺疾病 _474
老年病 _478
小儿病 _502
杂　记
自拟方歌 _516
简易药方使用经验 _523
跟师感言：习燕京火神妙法，取扶阳流派真经 _525
打造好扶阳医学特色，使命于中医事业传承 _528
祝福恩师 _531
师父的中医培养之道 _533

心脑系疾病

部分心脏病的治疗思路与验案

如今，心脏系统疾病已成为公认的危害人类健康生命的主要疾病之一，具有高患病率和高死亡率的特点。西医现代药物和外科手术治疗确有其突出价值，但其不足也越来越为大家所公认。药物依赖性强，不良反应大，且需要终生服药；外科手术可以救急，但不能有效改善患者体质。中医治病强调整体观念和辨证论治，其优势体现在把患者看成一个生命的有机整体，而不是只看某条血管堵不堵、某个指标高不高。历代中医先贤积累了很多治疗心脏疾病的思路和方剂，如活血化瘀方面有血府逐瘀汤、活络效灵丹、丹参饮等，补气活血方面有补阳还五汤等，温通心阳方面有瓜蒌薤白桂枝汤、瓜蒌薤白半夏汤等，温阳化湿、利水消瘀思路有苓桂术甘汤、真武汤等，气阴双调有炙甘草汤、加减复脉汤等。

笔者在早年行医时用以上思路接诊了很多患者，有些患者取得了很好的疗效，但也有相当一部分患者疗效不佳，或者起效很快，但到后期就疗效减弱。多年来笔者一直在思考、探究而不得其解，直至学习并参悟了扶阳医学的精髓，境界得以提升。当代人阳虚体质十之八九，因寒成瘀，因寒生痰，痰瘀互阻，气机不畅，阳气不达；加之时代因素，人们情志问题多，饮食习惯喜生冷油腻，嗜酒抽烟，不注重睡眠，时常熬夜，贪念淫欲多，在寒、痰、瘀的情况下，又亏气、亏血、亏精，脾阳不足，肾阳亏虚，呈本虚标实或者虚实夹杂的体质。此类患者的心脏疾病治疗当以扶阳思路驾驭其他治疗思路，并突出关键药物的剂量，方能疗效突出。迄今笔者临床经治的心脏系统疾病患者近万，几乎都是阳虚患者；限于临床经验，笔者所接触的心脏病主要是冠心病和各种功能性心脏不适，并非涵盖所有心脏病症，谨就这方面的治疗经验与读者分享。

一 治疗思路

冠心病全称为冠状动脉粥样硬化性心脏病，指的是动脉内膜上堆积了一些类似粥样的脂类物质，逐渐造成动脉腔狭窄，使血流受阻，导致心脏缺血，产生心绞痛。中医对其病机辨证为痰浊壅闭胸阳，笔者将瓜蒌薤白桂枝汤、瓜蒌薤白半夏汤合用，名为瓜蒌薤白半夏桂枝汤，合丹参饮作为对症处方，用其治疗冠心病。此方行气化瘀，通阳散结，以解胸痹。

辨证为阳虚或偏于阳虚者，以李可先生的破格救心汤为基础方，强健心肾之阳，回阳救逆，固护根本。关于笔者对破格救心汤的认识和应用，可参考已出版的《杏林求真——扶阳老中医临床医论医案选辑》中“论破格救心汤的广泛应用”一章。

辨证为气阴双亏者，基础方为炙甘草汤，辅以扶阳方药。

辨证为阴阳俱虚且偏于阴虚者，基础方为地黄饮子。地黄饮子是阴阳并补方子，通过灵活调整阴阳药物的比例，可使其治疗疾病性质有所偏重。

其余方药可结合患者兼症加味，具体为：

（1）心绞痛者，合用活络效灵丹，也常使用白芷、郁金、石菖蒲、细辛代麝香予以通窍，用九香虫、甘松理气；疼痛严重者，还可加味全蝎、蜈蚣、水蛭等通络止痛。

（2）寒邪滞重者，加用川乌，取乌头汤之意。

（3）血瘀者，加桃红四物汤。

（4）气滞血瘀者，合血府逐瘀汤。

（5）肾精不足者，加味李可先生之肾四味（枸杞子、菟丝子、淫羊藿、补骨脂），补肾填精以助扶阳。

（6）阳虚水泛心悸者，加真武汤。

（7）对于脉结代、心律不齐者，合用炙甘草汤，并加味五加皮、柴胡这一经验药对治疗心律不齐。

（8）伴高血压者，合用半夏白术天麻汤、天麻钩藤饮加味降压经验药物，如决明子、益母草、茺蔚子、龙骨、代赭石等。但个别阴虚阳亢者，要用张锡纯先生的镇肝熄风汤。

（9）值得一提的是，笔者常加味重剂生黄芪以补中气，运大气，固表气，增益疗效。

对于慢性病患者，经过一段时间中药调理，待病情稳定后，可以不再服用汤药，而改服李可先生的名方——培元固本散以稳固疗效。具体处方为：三七、红参、五灵脂、琥珀、灵芝孢子粉、紫河车、鹿茸片、炮甲珠、血竭、水蛭、藏红花、全虫、蜈蚣。

关于肺源性心脏病和风湿性心脏病的治疗，读者可以借鉴李可先生的经验：治疗肺源性心脏病的基础方是破格救心汤合变通小青龙汤，心肺并调；治疗风湿性心脏病的基础方破格救心汤合加减大乌头汤，重视温经散寒与托邪外透。笔者在临床上经常使用上述思路，但确实没有接触典型的风湿性心脏病和肺源性心脏病患者，故本篇不予专门论述。

二 具体医案

（一）破格救心汤案例

1. 严重心衰案

王某，男，64岁。2009年10月12日初诊。

【症见】患者既往有糖尿病、高血压、心脏病病史，2009年7月某日突然出现呕吐、腹泻、乏力，急诊至某医院，心率37～40次/分，心电图显示房颤，情况危急。医院建议做射频消融术、安装起搏器，并告知家属即使如此，患者存活的概率也只有30%，而且手术的风险很大。患者家属未同意手术，患者被转至ICU，全身插满各种管子，在ICU住了三个月，大小便不能控制，双下肢重度肿胀，浑身乏力，不想言语，不能坐起。医生告知家属，患者严重心衰，可以准备寿衣了。家属看治疗无望，就另求他路，经朋友介绍前来就诊。家属用轮椅将患者推进诊室，患者面色晦暗，神疲乏力，少气懒言，二便不能控制，双下肢严重浮肿，按之没指，舌淡胖大、苔厚腻，脉沉细微。

【辨证】心肾阳衰，阴阳离决，痰凝血瘀。

【方药】破格救心汤合瓜蒌薤白半夏桂枝汤、丹参饮加味。

红参30克　干姜90克　炙甘草60克　制附子200克先煎　党参60克　山茱萸60克　生龙骨30克先煎　生牡蛎30克先煎　煅磁石30克先煎　紫石英30克先煎　郁金15克　白芷30克　细辛30克　瓜蒌30克　薤白20克　法半夏30克　桂枝45克　茯苓45克　白术30克　丹参50克　檀香10克后下　降香10克　砂仁15克后下　生麻黄10克　益母草60克

三剂，水煎服，每剂浓煎四份，早晚各服一份。

【按语】本案属中医“脱证”的范畴。以重剂破格救心汤峻补心肾之阳，祛三阴之寒，回阳救逆固脱。郁金、白芷、细辛代麝香通心窍。瓜蒌薤白半夏桂枝汤通心阳，祛痰浊。丹参饮活血化瘀。生麻黄提壶揭盖，开鬼门。益母草下利水气，治水肿。急危重症首当保胃气，理中汤、四君子汤温中固土，复生机。

患者回家当即服药，第二天自觉精力恢复，可以自己坐起，愿意与人交流，二便可以控制，双下肢浮肿也明显减轻。

后守方辨证加减治疗两个月，患者精神大好，下肢浮肿消失，生活可以自理。2011年患者还去了西藏和台湾旅游，了却夙愿。

2. 心衰伴食管裂孔疝案

杨某，男，85岁。2017年2月28日初诊。

【症见】患者患有食管裂孔疝，每隔一两周即吐血，每次约200mL。既往有脑梗死、心肌梗死病史；现血压偏低，患缺铁性贫血，面色萎黄，神疲乏力，精神不佳，舌胖、苔淡，脉沉缓无力。

【辨证】阳虚寒凝，痰瘀互阻，中气不足。

【方药】破格救心汤合大黄泻心汤、五苓散、薏苡附子败酱散、海藻甘草汤。

干姜30克　炮姜炭30克　党参60克　山茱萸90克　制附子60克先煎　炙甘草60克　生龙骨30克先煎　生牡蛎30克先煎　煅磁石30克先煎　黄芩10克　黄连8克　大黄10克　桂枝15克　白术15克　茯苓15克　泽泻15克　猪苓15克　急性子30克　猫爪草45克　白芷30克　生薏苡仁30克　败酱草30克　生黄芪60克　当归15克　仙鹤草60克　白及10克　海藻50克　全蝎4克粉冲　蜈蚣6条粉冲　黄精40克　熟地黄30克　浙贝母15克

三剂，水煎服，每剂浓煎四份，早晚各服一份。

【按语】破格救心汤峻补心肾之阳，固本，重剂量山茱萸体现张锡纯论山茱萸收敛元气、固涩滑脱的观点，此为君方。大黄泻心汤泻火燥湿，以泻中上焦之郁火，为治标之法。五苓散健脾利湿，强健脾气以固摄。当归补血汤补气生血，体现有形之血不能速生，无形之气应当急固。仙鹤草、白及止血。急性子、猫爪草，海藻甘草汤等化痰散结。

2017年3月4日复诊，诉吐血量减少约四分之一，神疲乏力现象好转。上方随症加减，患者继续服药，吐血量逐渐减少，一个月后，只每次少量吐血，约20～30mL。处方如下：

干姜30克　炮姜炭30克　党参60克　制附子90克先煎　山茱萸60克　炙甘草60克　生龙骨30克先煎　生牡蛎30克先煎　煅磁石30克先煎　黄芩炭10克　黄连8克　大黄10克　肉桂30克　白术40克　茯苓30克　泽泻25克　猪苓15克　生黄芪90克　当归30克　仙鹤草60克　白及10克　炒麦芽60克　草果10克　法半夏15克　海藻50克　熟地黄30克　白芍15克　川芎15克　土大黄30克　阿胶珠12克　麦冬15克　五味子30克

三剂，水煎服，每剂浓煎四份，早晚各服一份。

【按语】较上方增加了扶阳健脾药剂量，并增加止血养血药物。

患者继续服药一个月后，吐血完全消失。

2017年6月1日就诊时称连续一月余未吐血，舌淡红，脉和缓。后继续加大扶阳力度，巩固调理了三个月，复查食管裂孔疝痊愈，随访两年症状未复发。

3. 严重扩张性心肌病伴贲门腺癌多发转移案

余某，男，53岁。2017年3月29日初诊。

【症见】患者2012年出现心慌、心悸，在当地诊断为扩张性心肌病伴二尖瓣关闭不全，口服西药控制。2015年因胃胀且心衰并发在抢救室治疗半月。2016年底因胃胀在当地确诊为贲门腺癌，肝内多发转移，腹腔多发淋巴结转移。患者一直口服10多种西药维持生命。刻见面色萎黄，额头黧黑，神疲乏力，头晕，心悸、心慌，胃胀，不思饮食伴呕恶感，腰背部疼痛，疼痛严重时需要肌内注射盐酸曲马多。夜间排尿多，大便干、褐色，2～3次/日。舌紫暗胖大、苔白腻，脉沉细微代。

检查单显示：血红蛋白92g/L。大便潜血（+++）。心电图显示心律不齐，室上性期前收缩，伴随ST低下的左室肥大。血压90～100/40～50mmHg，心脏听诊为期前收缩9次/分。上消化道内镜：贲门癌并出血，慢性萎缩性胃炎。CT：胃贲门部及邻近小弯侧改变，符合进展期胃癌，周围腹腔内见广泛增大淋巴结，肝内多发低密度灶。

【辨证】脾肾阳虚、痰瘀互结。

【方药】破格救心汤合小半夏茯苓汤、理中汤、当归补血汤及止血抗癌药物。

红参15克　山茱萸60克　制附子90克先煎　生姜30克　炙甘草30克　生龙骨30克先煎　生牡蛎30克先煎　法半夏30克　茯苓30克　生白术60克　肉桂30克　赤石脂30克　炮姜炭30克　白及15克　仙鹤草60克　生黄芪60克　党参30克　乌梅15克　当归30克　熟大黄10克　草果10克　藿香10克　佩兰15克后下　炒麦芽60克

一剂，水煎服，早晚各一次。

【按语】患者病情危急，万不可还把眼光局限在攻癌上，而是要首先保命（保胃气），固阳气，护肾气，扼流挽舟。以大剂量破格救心汤峻补心肾之阳。赤石脂30克、炮姜炭30克、白及15克、仙鹤草60克止血。生白术60克、当归30克通便，体现塞因塞用。熟大黄10克通腑之郁热。藿香10克、佩兰15克、草果10克芳香醒脾。炒麦芽60克疏肝健脾。

2017年4月1日，患者心悸、心慌明显好转，大便干好转，依旧头晕、胃胀，不思饮食，腰背部疼痛，心脏听诊为期前收缩4次/分，血压110/48mmHg，血红蛋白：81g/L。大便潜血（+）。调整处方：

红参30克　山茱萸60克　制附子100克先煎　生龙骨30克　生牡蛎30克　清半夏30克　茯苓30克　生白术60克　肉桂30克　赤石脂30克　炮姜炭30克　白及15克　仙鹤草60克　生黄芪90克　党参30克　乌梅15克　当归30克　熟大黄10克　草果10克　藿香10克　佩兰15克后下　炒麦芽60克　海藻50克　白芍90克　全蝎4克粉冲　蜈蚣6条粉冲　鸡矢藤30克　玄参30克　浙贝母30克　三棱15克

三剂，水煎服，每剂浓煎四份，早晚各服一份。

【按语】本案使用大剂量芍药甘草汤缓急止痛，加用海藻甘草汤和全蝎、蜈蚣及软坚散（消瘰丸）等散结攻癌药物。整体处方仍是攻补兼施，以补益为主。

患者服药后基本无心悸、心慌。大便干好转，每日1次。头晕减轻，食欲好转，腰背部疼痛减轻，不必再使用盐酸曲马多注射液，口服止痛片即可，且每日只需口服一片，心脏听诊为期前收缩1次/分，血压116/56mmHg，结代脉消失，血红蛋白：92g/L，大便潜血（+）。处方加味丁香、郁金继续调理肠胃。

2017年4月15日，诉微有咽喉痛，无心悸、心慌，大便不干，每日1次，头晕减轻，食欲继续好转，有饮食欲望，腰背部疼痛明显减轻，连续3日未用止痛药控制，心脏听诊无期前收缩，律齐，血压120/60mmHg，血红蛋白：92g/L，大便潜血（–），无结代脉。

上方随症加减，患者无心悸、心慌，食量逐渐增加，二便正常，偶有腰背部轻微疼痛，未用过止痛类药物，心脏听诊无期前收缩，律齐，血压稳定在115～120/60～65mmHg，血红蛋白升至100g/L以上，大便潜血（–）。患者一直坚持服药，进入10月份身体情况急剧下降，患者自知归去之期将至。

患者在2017年10月28日羽化。本案例的成功之处在于为患者在最后的生命阶段，大大地减少了痛苦，提高了生活质量，使患者本人及其弟子们很欣慰。在癌症晚期，是中医先扶正、后攻伐（先救命、后抗癌）的思路起到了巨大的作用。

4. 心绞痛案（1）

邹某，男，53岁。2017年11月30日初诊。

【症见】患者面容黯淡，神情疲惫，心绞痛多年，时常发作，胸痛彻背，有濒死感，服用硝酸甘油可缓解，常备药于身，不敢出远门。口服多种西药及静脉输液治疗，病情没有好转。一年前经脑肿瘤切除术，术后自觉心绞痛发作次数增多，程度加重。舌淡胖大、苔白厚腻，脉沉迟缓。

【辨证】心脾肾阳虚，痰瘀互结，中气不足，寒邪内伏。

【方药】破格救心汤合瓜蒌薤白半夏桂枝汤、丹参饮、麻黄附子细辛汤。

干姜90克　炙甘草60克　制附子120克先煎　党参60克　山茱萸90克　生龙骨45克先煎　生牡蛎45克先煎　煅磁石45克先煎　瓜蒌50克　薤白30克　桂枝45克　清半夏30克　丹参60克　檀香10克后下　砂仁15克后下　郁金45克　白芷45克　细辛45克　麻黄15克　生黄芪90克　当归30克　仙鹤草60克　淫羊藿45克　黄精30克

四剂，水煎服，每剂浓煎四份，早晚各服一份。

【按语】患者阴寒凝重，心肾阳虚，日久痰瘀互结，需大剂量温热药物开冰解冻，通阳复脉。以破格救心汤重剂峻补心肾之阳。瓜蒌薤白桂枝汤通胸阳。丹参饮活血化瘀。郁金、白芷、细辛代麝香开心窍，行气止痛。以上方药是笔者临床治疗寒凝血瘀之心绞痛的经验方药。只要辨证准确，用药剂量到位，均有显效。患者阴寒太过凝重，加麻黄附子细辛汤祛内外十二经之寒，攘外安内。患者精神差、疲惫，加仙鹤草、淫羊藿、黄精补精强力。

2017年12月7日二诊，患者多年心绞痛痼疾完全消失，精神状态大为好转，自觉胸背部温暖如有温水流过。继续加大扶阳药物剂量，用干姜120克、制附子150克。后续辨证加减，巩固治疗两月余。患者心绞痛未复发，精气神明显改善。

5. 心绞痛案（2）

田某，男，51岁。2022年2月19日初诊。

【症见】患者面色晦暗，形体肥胖。心脏搭桥术后的第八年做了两个心脏支架。近期反复胸痛，口服多种西药效果不佳。患者整日忧心忡忡，神疲乏力，胸痛时常发作，呼吸憋喘。舌淡红胖大、苔白腻，脉沉迟涩。

【辨证】心脾阳虚，痰凝血瘀，元气亏损。

【方药】破格救心汤合瓜蒌薤白半夏桂枝汤、丹参饮、王献民先生“杀破狼”组合方（川乌、天南星、半夏）、肾四味方、麻黄附子细辛汤。

干姜180克　炙甘草75克　制附子160克先煎　党参75克　山茱萸120克　生龙骨50克先煎　生牡蛎50克先煎　煅磁石50克先煎　瓜蒌50克　薤白30克　桂枝45克　丹参100克　檀香10克后下　砂仁15克后下　白芷45克　郁金45克　生黄芪130克　制天南星45克　清半夏45克　制川乌90克先煎　水蛭9克粉冲　桃仁15克　补骨脂30克　淫羊藿30克　枸杞子30克　菟丝子30克　麻黄10克　细辛90克

三剂，水煎服，每剂浓煎四份，早晚各服一份。

【按语】患者阳气虚衰，痰瘀互阻，心脾肾俱虚，当大力扶阳，补救心肾，健脾运中，祛痰化瘀。破格救心汤补益心肾。瓜蒌薤白半夏桂枝汤振通胸阳。丹参饮合白芷、郁金、水蛭、桃仁活血开窍。“杀破狼”组合扶阳行气，散寒化痰，肾四味补益肾精。麻黄附子细辛汤安内攘外。

患者诉服药后一周胸痛、胸闷明显减轻，精力佳，周身轻松。经两个月治疗，胸痛、胸闷症状基本消失。后期为其配制培元固本散服用。

6. 心绞痛案（3）

姜某，男，58岁。2020年11月29日初诊。

【症见】患者患冠心病多年，已放置一个支架且有搭桥。长期服用硝酸甘油，近期服药控制不佳，心慌胸闷，左侧后背疼痛，浑身怕冷。面色发黑，形体肥胖。舌淡红胖大、苔白，脉沉细缓。

【辨证】心脾肾阳虚，痰凝血瘀，寒湿困脾，运化不良。

【方药】破格救心汤合瓜蒌薤白半夏桂枝汤、丹参饮、李可先生三畏汤、王献民先生川乌法基本方。

干姜120克　炙甘草60克　制附子90克先煎　党参60克　山茱萸60克　生龙骨30克先煎　生牡蛎30克先煎　白芷60克　细辛45克　瓜蒌50克　薤白30克　桂枝45克　清半夏45克　丹参60克　檀香10克后下　砂仁10克后下　丁香30克　郁金30克　五灵脂30克　生蒲黄30克　肉桂30克　生黄芪150克　制川乌75克先煎　制天南星45克　炒白术45克　小茴香45克　三七30克　水蛭9克粉冲

三剂，水煎服，每剂浓煎四份，早晚各服一份。

【按语】患者寒邪凝重，体胖，面色发黑，经络阻滞，痰瘀互阻，非重剂扶阳不能破冰，非合化瘀祛痰之法不能疏通。本案着重突出扶阳药物剂量。破格救心汤振奋心肾阳气；白芷、细辛、郁金代麝香芳香通窍；瓜蒌薤白半夏桂枝汤行气解郁、化痰通痹，配合丹参饮活血化瘀、行气通窍止痛；取三畏汤（红参、五灵脂、公丁香、郁金、肉桂、赤石脂）益气补虚健中、行气通瘀止痛、温阳利湿降逆之意；以川乌法基本方畅气机、通瘀阻，有强化温通之效。此案重用生黄芪150克，制川乌75克，就是突出川乌温通一切痰湿瘀阻之功效。

患者用药一周即显效，两周疼痛消失。患者停服硝酸甘油，服中药两个月后，症状稳定，仅偶有心慌，已无大碍。后为其配制培元固本散日常服用。

7. 冠心病伴高血压、颈椎病案

宋某，男，54岁。2017年2月25日初诊。

【症见】2017年春节前，患者检查出冠心病，医生建议行搭桥手术。患者在了解搭桥手术的过程和麻醉的风险及手术后需要终生服药等事项后，断然拒绝。患者于2017年1月17日开始口服医院所开西药，然而服药不到两周，出现头晕、恶心、乏力症状，自我感觉还不如用药前的状态。遂自行停药并寻求中医调理。刻见面色黯淡，胸闷，神疲乏力，严重失眠，情绪急躁，颈椎僵硬疼痛。舌淡红胖大、苔白腻，脉沉细。

【辨证】心肾阳虚，营卫失调，中气不足，痰凝血瘀。

【方药】破格救心汤合瓜蒌薤白半夏汤、丹参饮、葛根汤、天麻钩藤饮。

干姜60克　炙甘草60克　党参60克　山茱萸90克　制附子120克先煎　生龙骨50克先煎　生牡蛎50克先煎　煅磁石50克先煎　白芷45克　郁金30克　丹参60克　檀香15克后下　砂仁15克后下　瓜蒌50克　薤白30克　法半夏30克　桂枝45克　葛根60克　赤芍45克　川芎30克　苍耳子15克　鹿角片15克　鹿衔草15克　防风15克　天麻30克　钩藤45克后下　煅赭石30克先煎　茺蔚子60克

三剂，水煎服，每剂浓煎四份，早晚各服一份。

【按语】破格救心汤合瓜蒌薤白半夏汤、丹参饮补心肾之阳，祛痰凝，化瘀血，通胸痹。加白芷、郁金、细辛代麝香芳香开窍。取葛根汤之意治疗痉证，合苍耳子、鹿角片、鹿衔草治疗颈椎骨质增生，取天麻钩藤饮之意，加煅赭石、茺蔚子降压。

上方用药2周至3月11日，患者睡眠好转，此前每天过了零点才能入睡，现在过了21点就开始有困意，胸闷明显减轻，精力好转，情绪平稳。患者充满信心，一直未服西药。效不更方，患者继续口服至4月份，每日上床后10分钟就能安然入睡。患者每日自测血压3次，血压稳定在118/78mmHg左右，精力大为好转，每日可正常上下班。患者以前每日行走五千步就感疲惫，现在行走一万步也不疲劳，亲友对患者的变化甚为惊奇。

后续加大扶阳力度以巩固疗效，用制附子180克，干姜120克，山茱萸120克。

8. 冠心病伴顽固性头痛案

张某，女，70岁。2017年12月26日初诊。

【症见】患者患冠心病十余年，常胸痛彻背；血管神经性头痛半年余，口服止痛药无效；颈椎僵硬疼痛，核磁检查为颈椎间盘突出。舌红胖大、苔白，脉沉弦。

【辨证】心肾阳虚，气血不和，元气亏损，风寒外袭。

【方药】破格救心汤合瓜蒌薤白半夏桂枝汤、丹参饮、桃红四物汤、川芎茶调散、葛根汤、芍药甘草汤。

干姜60克　党参60克　山茱萸90克　炙甘草60克　制附子120克先煎　生牡蛎30克先煎　生龙骨30克先煎　煅磁石30克先煎　瓜蒌50克　薤白30克　清半夏30克　桂枝45克　丹参60克　砂仁15克后下　檀香10克后下　当归30克　红花20克　熟地黄15克　桃仁20克　白芍90克　川芎60克　白芷45克　细辛45克　羌活30克　独活30克　防风30克　葛根75克　鹿角片30克

三剂，水煎服，每剂浓煎四份，早晚各服一份。

【按语】破格救心汤合瓜蒌薤白半夏桂枝汤、丹参饮补心肾之阳，化瘀血，通胸痹。桃红四物汤合川芎茶调散活血破瘀、行气祛风，治疗血管神经性头痛。芍药甘草汤（白芍90克）合葛根汤之意，柔筋解肌，治疗颈椎疾患。防风、羌活、独活祛风邪；鹿角片补肾督。本方为多方治一病、一方治多病思路合用，患者心肾阳虚、寒凝血瘀并存，而有胸痹、头痛，邪之所凑，其气必虚，邪风入侵，又有痉证，《素问·至真要大论》有病机十九条："有者求之，无者求之。"

服药后患者胸痛、头痛渐次消失，颈椎舒适。上方变通加减服药两个月，患者痊愈。

9. 冠心病伴颈椎不适案

曹某，男，62岁。2020年5月16日初诊。

【症见】患者有冠心病史，房室传导阻滞伴期前收缩，心悸、胸闷，时常颈椎僵硬疼痛不适，血压偏高，间断头晕。舌淡胖大、苔白，脉沉缓。

【辨证】心脾阳虚，清阳不升，浊阴不降，虚风内动。

【方药】破格救心汤合丹参饮、半夏白术天麻汤、潜阳封髓丹、葛根汤。

干姜90克　炙甘草60克　制附子130克先煎　党参60克　山茱萸90克　生龙骨50克先煎　生牡蛎50克先煎　煅磁石30克先煎　丹参60克　檀香10克后下　砂仁21克后下　石菖蒲30克　远志15克　清半夏30克　天麻30克　炒白术45克　茺蔚子60克　煅赭石60克先煎　钩藤45克后下　怀牛膝30克　桃

仁15克　黄柏30克　淫羊藿45克　葛根90克

三剂，水煎服，每剂浓煎四份，早晚各服一份。

【按语】患者心肾阳虚，坎离不能交通，太阴阳虚，水湿内生，阳气不能运化水湿，阴邪占据阳位，而有心悸、胸闷、血压升高。大剂量破格救心汤峻补心肾之阳，合丹参饮活血化瘀，并有石菖蒲、远志开心窍、宁心神。半夏白术天麻汤祛风健脾化痰，更有茺蔚子、煅赭石、钩藤、怀牛膝等降压经验用药。潜阳封髓丹潜阳入阴，另加葛根90克，取葛根汤之意，治疗颈椎病。

2020年5月23日复诊，患者诉用药一周后心悸、胸闷明显减轻，颈椎舒适，血压平稳，自觉精力明显好转。处方调整：加大扶阳力度，用干姜120克，制附子150克，山茱萸120克。

辨证守方服药至2020年6月4日，患者诉几乎无心悸、胸闷，自觉精力明显好于先前，生活更有信心，很少出现心脏期前收缩。患者继续用药一月余以巩固疗效。

10. 冠心病伴呃逆案（1）

武某，女，60岁。2017年11月9日初诊。

【症见】患者冠心病多年，常觉胸闷憋气，时有反酸呕逆。舌淡胖大、苔白腻、略有黄苔，脉关弦、尺沉细。

【辨证】心脾肾阳虚，中气不足，运化不良，浊气上逆。

【方药】破格救心汤合丁香柿蒂汤、薏苡附子败酱散、旋覆代赭汤、左金丸、吴茱萸汤。

干姜60克　炙甘草60克　制附子120克先煎　党参60克　山茱萸90克
生龙骨30克先煎　生牡蛎30克先煎　煅磁石30克先煎　公丁香15克　柿蒂15克
生薏苡仁30克　败酱草60克　旋覆花15克包煎　煅赭石45克先煎　砂仁10克后下
清半夏30克　吴茱萸15克　煅瓦楞30克先煎　海螵蛸30克先煎　生姜30克
茯苓30克　黄连6克

六剂，水煎服，早晚各服一份。

【按语】此案为陈年旧疾，心肾阳气不振、中气升降失常。本方以破格救心汤峻补心肾之阳，其余诸方共治一病，和胃降逆、止呕止酸，坚持以温中降逆、理气和胃治疗。薏苡附子败酱散温阳利湿，尤其是败酱草治胃酸效果良好，这是笔者学习王幸福先生的经验用药。左金丸及煅瓦楞、海螵蛸是止酸经验对药。

2017年11月21日复诊：患者胸闷憋气明显减轻，反酸呕逆完全消失。后巩固治疗一月余，逐渐减去治疗呃逆药物，专注提振心肾阳气以通胸痹。

11. 冠心病伴呃逆案（2）

唐某，男，58岁。2018年3月24日初诊。

【症见】患者患冠心病十余年，房室传导阻滞，阵发心动过速，胸闷、心绞痛，血压压差小，血脂高，反流性食管炎，常胃脘发胀，呃逆。舌红胖大、苔白腻，脉沉迟缓。

【辨证】心脾肾阳虚，痰凝血瘀，中气亏损，运化失调。

【方药】破格救心汤合丹参饮、瓜蒌薤白半夏桂枝汤、旋覆代赭汤、丁香柿蒂汤、麻黄附子细辛汤。

干姜60克　制附子150克先煎　炙甘草60克　党参60克　山茱萸90克　生龙骨30克先煎　煅磁石30克先煎　生牡蛎30克先煎　丹参60克　檀香15克后下　降香30克　砂仁15克后下　郁金45克　白芷45克　瓜蒌50克　薤白30克　桂枝45克　清半夏30克　木香15克　九香虫15克　生黄芪90克　三棱15克　莪术15克　白芥子15克　旋覆花15克包煎　煅赭石45克先煎　公丁香15克　柿蒂15克　生姜60克　麻黄10克　细辛45克　三七7.5克粉冲

三剂，水煎服，每剂浓煎四份，早晚各服一份。

【按语】破格救心汤合瓜蒌薤白半夏桂枝汤、丹参饮、麻黄附子细辛汤峻补温通心肾之阳，活血开窍化瘀治疗心脏不适。生黄芪60克大补中气，且合三棱、莪术治疗胃胀，体现张锡纯先生“消中有补”的思想。丁香、柿蒂止呃，木香、九香虫理气宽郁止胀，全方体现心胃同治的思路。

患者用药两周显效，胃脘发胀、呃逆完全消失，胸闷、心绞痛明显减轻。坚持加减用药两个月，患者除偶有轻微胸闷外，其他症状消失。

12. 冠心病伴呃逆案（3）

王某，女，72岁。2019年4月16日初诊。

【症见】患者有高血压病史，时常胸闷、左侧后背不适，面色萎黄，有反流性胃炎病史，常胃痛、恶心、呕吐、反酸，时常烘热自汗。舌淡嫩胖大、苔白，脉沉缓。

【辨证】心脾肾阳虚，中气大亏，运化不良。

【方药】破格救心汤合三畏汤、薏苡附子败酱散、砂半理中汤、吴茱萸汤。

干姜60克　炙甘草60克　制附子150克先煎　党参60克　山茱萸120克　煅牡蛎50克先煎　煅龙骨50克先煎　煅磁石30克先煎　公丁香30克　郁金30克　五灵脂45克　肉桂50克　赤石脂30克　炒薏苡仁60克　败酱草60克　炒白术30克　法半夏30克　砂仁10克后下　茯苓45克　吴茱萸30克　黄连10克　生姜60克　煅瓦楞30克　海螵蛸15克　浮小麦30克　五味子30克　生黄芪120克　五倍子10克

三剂，水煎服，每剂浓煎四份，早晚各服一份。

【按语】破格救心汤温补心肾之阳。李可先生之三畏汤是治疗虚寒型胃溃疡的经验效方，薏苡附子败酱散合黄连、吴茱萸、煅瓦楞、海螵蛸抑酸，砂半理中汤合吴茱萸汤温胃降逆止呕。山茱萸、牡蛎散、浮小麦、五味子、五倍子收涩、止汗，生黄芪益气固表止汗。破格救心汤为本案主方，此方补益中又有温通，温通中又有收敛，对于本案之胸闷、胃病、自汗都有治疗作用；三畏汤是心胃同治的效方。整体观之，本案是一方治多病的典型案例。

患者用药一周显效，特别是胃痛、恶心、反酸几乎消失，胸闷大为好转，自汗症状明显减轻。坚持用药一个月，诸症消失。

13. 冠心病伴呃逆案（4）

张某，女，69岁。2020年5月26日初诊。

【症见】患者有冠心病史，心脏期前收缩，时常胸闷、心悸，面色晦暗，时常乏力，头目眩晕，有高血压、反流性胃炎病史，夜眠差。舌暗红、苔白腻，脉沉迟缓。

【辨证】心脾阳虚，痰凝血瘀，脾胃不和，运化不良。

【方药】破格救心汤合丹参饮、瓜蒌薤白半夏桂枝汤、乌附法、双呕汤、泽泻汤、半夏白术天麻汤、薏苡附子败酱散。

干姜60克　炙甘草60克　制附子60克先煎　党参60克　山茱萸90克　生龙骨30克先煎　生牡蛎30克先煎　煅磁石30克先煎　制川乌45克先煎　生黄芪90克　丹参60克　檀香15克后下　砂仁15克后下　瓜蒌50克　薤白30克　桂枝45克　清半夏90克　石菖蒲30克　远志15克　旋覆花15克包煎　煅赭石30克先煎　吴茱萸15克　茯苓45克　炒白术45克　泽泻75克　天麻15克　炒薏苡仁60克　败酱草90克

四剂，水煎服，每剂浓煎四份，早晚各服一份。

【按语】破格救心汤以乌附法温补心肾、通达阳气；丹参饮活血化瘀；瓜蒌薤白半夏桂枝汤振奋胸阳；双呕汤降胃逆；薏苡附子败酱散温阳利湿，能消胃内痈疡；泽泻汤合半夏白术天麻汤逐痰利水，治疗头晕。

患者用药一周，胸闷、心悸明显减轻，头晕好转；调整处方，加大扶阳力度，用干姜90克，制附子90克。患者用药五周后，症状明显减轻，病情逐次好转，除偶有期前收缩之外，胸闷、心悸、头晕诸症消失。

14. 冠心病伴下肢肿胀案（1）

刘某，男，80岁。2017年10月14日初诊。

【症见】患者心脏搭桥已两年，近期出现心悸、心慌，浑身乏力，精神不佳，有脑梗死病史，大便不畅、小便失禁，患前列腺炎，双小腿肿胀，走路失衡。舌淡胖滑润、苔白，脉沉缓。

【辨证】心肾阳虚，痰瘀互结，元气亏损，代谢失常，运化不良。

【方药】破格救心汤合补阳还五汤、济生肾气汤、薏苡附子败酱散。

干姜90克　炙甘草60克　制附子120克先煎　党参60克　山茱萸90克　生牡蛎30克先煎　生龙骨30克先煎　煅磁石30克先煎　生黄芪120克　丹参60克　当归30克　赤芍30克　川芎30克　白芷60克　地龙20克　桃仁20克　红花

15克　石菖蒲30克　茯苓30克　熟地黄60克　山药30克　泽泻30克　牡丹皮20克　车前子30克包煎　川牛膝45克　乳香10克　生薏苡仁60克　败酱草90克　王不留行30克

四剂，水煎服，每剂浓煎四份，早晚各服一份。

【按语】患者心肾阳虚，以破格救心汤大补心肾之阳气，龙骨、牡蛎收敛固脱，磁石定气宁心；合补阳还五汤补气运血，预防脑梗死，心脑同治。肾阳虚衰，气化不利，故二便不利，双小腿浮肿，予以济生肾气汤治之。薏苡附子败酱散扶阳利湿消痈疡，王不留行散结，丹参活血，共治前列腺炎症。

10月28日复诊，患者精神好转，心悸、心慌明显减轻，大小便明显好转，下肢浮肿减轻，走路较前平稳。干姜加至120克，制附子加至150克，加大扶阳力度。

三诊后患者诸症基本消失，唯大便偏干。去煅磁石，加生白术100克，当归60克，益气健脾，润肠通便；干姜加至150克，制附子加至200克，继续加大扶阳力度。其他不变。服药后患者大便畅通，诉与正常人无异，生活信心大增。本案为一方治多病思路，心脑同治，下肢浮肿、前列腺疾患均取得显著疗效。

15. 冠心病伴下肢肿胀案（2）

刘某，男，72岁。2019年3月28日初诊。

【症见】患者十年前患心脏房颤、脑梗死，患下肢深静脉血栓六年余，时常心前区闷痛、乏力，双下肢胀痛，双侧小腿、足部皮肤颜色深暗，伴片状色素沉着。舌淡胖大、苔白腻，脉沉迟涩。

【辨证】阳衰寒凝，久瘀化热。

【方药】破格救心汤合丹参饮、瓜蒌薤白半夏桂枝汤、活络效灵丹、四妙勇安汤、当归四逆汤加吴茱萸生姜汤。

干姜90克　炙甘草60克　制附子150克先煎　党参60克　山茱萸90克　丹参60克　檀香15克后下　降香30克　砂仁15克后下　生黄芪150克　石菖

蒲30克　水蛭7.5克粉冲　白芷30克　瓜蒌50克　薤白30克　桂枝45克　清半夏30克　当归30克　乳香15克　没药15克　金银花60克　玄参30克　生地黄45克　赤芍45克　细辛60克　小通草30克　吴茱萸45克　茯苓45克　生姜60克

三剂，水煎服，每剂浓煎四份，早晚各服一份。

【按语】破格救心汤补救心肾阳气；瓜蒌薤白半夏桂枝汤通胸阳；石菖蒲、白芷、细辛代麝香开心窍；丹参饮加水蛭粉通血痹；当归四逆加吴茱萸生姜汤合活络效灵丹既可温通心脉，又可疏通下肢痰瘀凝滞，合用四妙勇安汤清下肢瘀久化热，寒热同炉，相得益彰。

患者用药一周，诉心前区闷痛不适，自觉心前区及下肢有温热感，下肢皮肤颜色较前有光泽，遂减去四妙勇安汤。辨证加减用药一个月，患者诉心前区疼痛未复发，下肢皮肤颜色趋于正常，色素沉着消失90%。患者再加减用药三个月，诸症痊愈。本案体现了中医的整体观，患者心血管、脑血管、四肢血管病症都是血液循环系统的问题，因此一通皆通。

16. 冠心病伴下肢肿胀案（3）

李某，女，86岁。2018年10月13日初诊。

【症见】患者患冠心病十余年，胸闷气短，双下肢浮肿，双小腿部分皮肤暗黑，有色素沉着，神疲乏力，急躁易怒，失眠，严重便秘。舌淡红胖大、苔白腻，脉沉迟。

【辨证】心脾肾阳虚，营卫失调，运化不良，代谢失常。

【方药】破格救心汤合补阳还五汤、济生肾气汤、半夏秫米汤。

干姜120克　炙甘草60克　制附子150克先煎　党参60克　山茱萸120克　生牡蛎45克先煎　生龙骨45克先煎　生黄芪120克　川芎15克　当归60克　桃仁20克　红花20克　地龙10克　生白术100克　白芍60克　清半夏120克　炒薏苡仁75克　熟地黄60克　山药45克　牡丹皮15克　茯苓45克　泽泻45克　肉桂30克　车前子30克包煎　川牛膝40克　土鳖虫15克　水蛭7.5克粉冲　苏木15克　益母草90克

三剂，水煎服，每剂浓煎四份，早晚各服一份。

【按语】破格救心汤合补阳还五汤、济生肾气汤，心脑肾同治。半夏秫米汤和胃降逆治疗失眠；生白术100克合当归60克、川牛膝40克取济川煎之意，补脾润肠通便；土鳖虫、水蛭、苏木化瘀通络；益母草90克利水消肿。

患者用药一周，大便通畅，胸闷好转，睡眠改善，下肢水肿消失将近一半。加减用药两个月，患者胸闷愈，便通眠安，下肢水肿痊愈。

17. 冠心病伴下肢肿胀案（4）

宋某，男，59岁。2020年6月9日初诊。

【症见】患者有高血压、冠心病、脑出血病史，曾行心脏支架手术，形体肥胖，行走不利，下肢浮肿，按之没指。舌暗、胖大中裂、苔腻，脉沉迟涩。

【辨证】心肾阳虚，元气亏损，痰瘀互结，代谢不调。

【方药】破格救心汤合王献民先生“杀破狼”组合、济生肾气汤、补阳还五汤。

干姜150克　炙甘草60克　制附子120克先煎　党参60克　山茱萸120克　生龙骨30克先煎　生牡蛎30克先煎　煅磁石30克先煎　制天南星60克　清半夏60克　制川乌60克先煎　熟地黄90克　山药45克　牡丹皮30克　茯苓45克　泽泻45克　肉桂45克　车前子30克包煎　川牛膝45克　生黄芪130克　桃仁15克　红花15克　当归30克　川芎30克　赤芍30克　地龙15克　水蛭9克　益母草90克

三剂，水煎服，每剂浓煎四份，早晚各服一份。

【按语】本案以大剂量破格救心汤合王献民先生“杀破狼”组合，突出温阳化痰之效，合济生肾气汤温肾利水，以阳化阴；补阳还五汤加水蛭益气活血破瘀，顾护脑血管；益母草90克，活血利水、消肿降压。

患者用药一周，下肢肿胀明显减轻，自觉行走轻松。效不更方，制附子加至150克，加大扶阳力度。患者用药三周，患者症状逐次好转，双下肢浮肿痊愈，精气神明显改善。

18. 冠心病伴下肢肿胀案（5）

张某，男，90岁。2020年6月2日初诊。

【症见】患者有冠心病史，心动过缓，心率60次/分，下肢浮肿。舌淡胖、苔白腻，脉结代、迟缓。

【辨证】心脾肾阳衰，肾气亏损，代谢不良。

【方药】炙甘草汤合济生肾气汤、破格救心汤、肾四味。

炙甘草60克　党参60克　干姜90克　桂枝45克　麦冬30克　生地黄90克　火麻仁30克　炒枣仁30克　阿胶珠12克　熟地黄30克　山药60克　山茱萸90克　牡丹皮15克　茯苓45克　泽泻45克　肉桂30克　制附子120克先煎　川牛膝45克　乳香10克　车前子30克包煎　益母草90克　生黄芪130克　生龙骨30克先煎　生牡蛎30克先煎　煅磁石30克先煎　补骨脂30克　淫羊藿30克　枸杞子30克　菟丝子30克

三剂，水煎服，每剂浓煎四份，早晚各服一份。

【按语】患者已经90岁，阴阳俱虚，但偏于阳虚，有是证，则用是药。炙甘草汤合破格救心汤温补心肾之阴阳，济生肾气汤加益母草温阳利水消肿，生黄芪130克补气运血，肾四味益肾填精固本。

患者用药一周，下肢浮肿消退近半，后逐次好转，六周后痊愈，心率70次/分左右，脉律基本齐整，精力明显好转。继续用药一个月以巩固疗效。

19. 心肾功能失调案（1）

孟某，女，61岁。2017年12月5日初诊。

【症见】患者有陈旧性心肌梗死、心功能不全、肾功能不全病史，常觉胸闷、乏力，心电图示心肌缺血，尿频、尿蛋白（++），双下肢浮肿，按之没指，口苦干渴。舌淡红胖大、苔白腻，脉沉缓。

【辨证】心脾肾阳虚，心肾功能不全，气化不利，代谢失常。

【方药】小四五汤（小柴胡汤+四物汤+五苓散）合破格救心汤。

柴胡18克　黄芩12克　党参60克　法半夏30克　生姜30克　炙甘草30克　生地黄15克　当归15克　白芍15克　川芎15克　桂枝45克　白术45克

茯苓45克　猪苓30克　泽泻45克　制附子90克先煎　干姜45克　山茱萸60克　煅龙骨30克先煎　煅赭石30克先煎　益母草90克　五倍子10克　全蝎4克粉冲　生黄芪60克　益智仁30克　芡实米15克　金樱子15克　白茅根60克

六剂，水煎服，早晚各服一份。

【按语】本病为心脏病合泌尿系统疾病。选用小四五汤调理代谢，这是陈宝田先生的经验方，用于治疗泌尿系统疾病，辨证加减，常常可以起到意想不到的效果。合破格救心汤，挽救心肾阳气，以达心肾同治，体现多方治一病、多方治一症的思路。益母草用至60克以上奏利水消肿之效，五倍子、全蝎有降低尿蛋白作用，白茅根60克清下焦郁热。

患者用药一周后，下肢水肿全部消失，胸闷大为减轻，小便自利，精神佳。辨证用药一个多月后，复查尿常规，示尿蛋白消失。

西医认为肾功能异常是不可逆转的，但笔者在临床中治愈了不少尿蛋白、肌酐、尿酸等异常的患者，停服中药后并未复发。

20. 心脏期前收缩伴失眠案

孙某，男，57岁。2018年5月3日初诊。

【症见】患者有心律不齐病史，期前收缩6次/分，胸闷，形体肥胖，寐差，常常只睡三四个小时。舌淡胖大、苔滑，脉结代、沉迟。

【辨证】心肾阳虚，脾虚湿困，气阴不足，营卫失调。

【方药】破格救心汤合丹参饮、炙甘草汤、酸枣仁汤、半夏秫米汤、五苓散。

党参75克　山茱萸90克　干姜120克　制附子160克先煎　炙甘草60克　生龙骨30克先煎　生牡蛎30克先煎　煅磁石30克先煎　丹参60克　檀香10克后下　砂仁10克后下　桂枝50克　麦冬30克　火麻仁15克　生地黄60克　阿胶珠12克　炒枣仁30克　知母15克　川芎15克　清半夏90克　生薏苡仁60克　炒白术30克　泽泻30克　茯苓30克　猪苓15克　白芍45克　五加皮10克　红景天50克

三剂，水煎服，每剂浓煎四份，早晚各服一份。

【按语】破格救心汤合丹参饮补心肾，化血瘀；炙甘草汤调阴阳，益气滋阴，通阳复脉；酸枣仁汤合半夏秫米汤安眠；患者体胖、脾虚，五苓散运化脾湿。五加皮、红景天为治疗心脏病经验用药。

服药一周，患者胸闷现象明显减轻，期前收缩1～2次/分，睡眠可达六七个小时。上方变通加减服药一月余，诸症消失，偶有期前收缩，很难捕获。

21. 心脏功能性病变伴项背强几几案

梅某，女，55岁。2018年4月10日初诊。

【症见】胸痛彻背三个月，项背强几几，心电图、心动彩超等检查未显异常。舌淡润胖大、苔白腻，脉沉弱。

【辨证】心肺气虚，心阳不振，风寒外袭，营卫失调。

【方药】破格救心汤合瓜蒌薤白半夏桂枝汤、丹参饮、葛根汤、麻黄附子细辛汤、芍药甘草汤及丁香、郁金对药。

干姜90克　炙甘草60克　制附子120克先煎　党参60克　山茱萸90克　生龙骨30克先煎　煅磁石30克先煎　生牡蛎30克先煎　瓜蒌50克　薤白30克　清半夏15克　桂枝30克　丹参60克　檀香10克后下　砂仁10克后下　白芷45克　公丁香30克　郁金30克　白芍60克　葛根75克　苍耳子15克　鹿角片30克　麻黄15克　细辛45克

三剂，水煎服，每剂浓煎四份，早晚各服一份。

【按语】破格救心汤重剂合瓜蒌薤白半夏桂枝汤，重用制附子120克以救心阳；丹参饮通血脉；白芷、郁金芳香开窍；麻黄附子细辛汤托透寒邪出表，合葛根汤治疗项背强几几；芍药甘草汤合丁香、郁金，有止痛之效。

患者用药一周胸痛、背痛减轻大半，颈项部软柔舒适。用药两周后痊愈。

22. 心脏功能性病变伴漏下案

白某，女，39岁。2018年11月6日初诊。

【症见】患者胸闷有濒死感两个月，心电图、心动彩超等检查无异常。面色萎黄，月经淋沥不尽，常常半月方止。眠差，慢性胃炎病史，时有呃逆。

舌淡胖嫩、无苔，脉沉。

【辨证】心脾阳虚，中气不足，脾不统血，运化不良。

【方药】破格救心汤合瓜蒌薤白半夏汤、半夏秫米汤、四物汤、理中汤、酸枣仁汤、丁香柿蒂汤、薏苡附子败酱散。

炙甘草60克　干姜30克　制附子120克先煎　党参60克　山茱萸90克　瓜蒌50克　薤白30克　清半夏120克　生薏苡仁75克　生黄芪90克　熟地黄30克　当归30克　川芎30克　白芍30克　茯苓45克　炮姜30克　知母10克　炒枣仁30克　阿胶珠12克　艾叶碳15克　川续断30克　桑寄生20克　公丁香15克　柿蒂15克　败酱草60克

三剂，水煎服，每剂浓煎四份，早晚各服一份。

【按语】破格救心汤合瓜蒌薤白半夏汤补心阳通胸痹，破格救心汤收敛欲脱之气，也可以治疗崩漏。四物汤活血补血。半夏秫米汤降逆和胃，与酸枣仁汤助眠。薏苡附子败酱散温阳利湿消痈，合丁香柿蒂汤降逆止呃。以胶艾汤合炮姜止漏。本案一方治多病，多处方协同起效。

患者用药一周，胸闷好转，濒死感减轻，胃部舒适，无呃逆，睡眠好转，对生活充满信心。加减用药一月余，患者诸症消失，期间来月经正常。

23. 心脏功能性病变伴情志病及胃肠不适案

郑某，女，48岁。2018年6月26日初诊。

【症见】患者情绪急躁，时常胸闷，胸口处发凉，伴有刺痛感，手脚发麻，萎缩性胃炎、胃溃疡病史，偶有反酸，严重便秘。舌红、苔白，脉关弦、尺沉迟。

【辨证】心肾阳虚，气滞血瘀，情志郁结。

【方药】血府逐瘀汤合瓜蒌薤白桂枝汤、丹参饮、减味破格救心汤、薏苡附子败酱散。

柴胡12克　炙甘草30克　枳壳15克　生白术100克　桃仁15克　红花15克　当归60克　生地黄60克　赤芍30克　川芎15克　瓜蒌50克　薤

白30克　桂枝15克　丹参30克　檀香15克后下　砂仁10克后下　党参60克　山茱萸60克　干姜60克　白芷30克　郁金15克　制附子90克先煎　炒薏苡仁60克　败酱草60克　红景天30克　生黄芪90克　蒲公英60克　煅赭石60克先煎

六剂，水煎服，早晚各服一份。

【按语】由于体质、年龄、情志原因，患者有气滞血瘀，予以血府逐瘀汤疏肝解郁、补气活血，减味破格救心汤合瓜蒌薤白桂枝汤、丹参饮及郁金、白芷通心肾之阳。患者有胃炎病史，以薏苡附子败酱散温阳利湿，消痈止酸，重用煅赭石降逆，蒲公英为消炎要药。生白术100克，生地黄60克，当归60克，生黄芪90克，补气润肠通便。

患者胸闷及胸口发凉现象在服药第一周基本消失，胃部舒适，食量增加，大便通畅。上方加减用药一个月痊愈。

（二）炙甘草汤案例

1. 心肾功能失调案

刘某，女，81岁。2018年10月9日初诊。

【症见】患者有冠心病、腔隙性脑梗死伴脑萎缩、双侧颈动脉斑块病史，双下肢肿胀，尿酸高达487umol/L，眠差。舌红、无苔，脉细。

【辨证】气阴双亏，心肾阴阳俱虚，气化不利。

【方药】炙甘草汤合减味破格救心汤、生地四物汤、猪苓汤、济生肾气汤。

炙甘草30克　北沙参30克　桂枝15克　生姜15克　天冬15克　麦冬15克　生地黄60克　火麻仁15克　阿胶珠12克　山茱萸30克　当归15克　川芎15克　白芍30克　炒枣仁50克　石斛30克　玉竹15克　浙贝母15克　知母10克　猪苓15克　茯苓15克　泽泻15克　滑石块100克　制附子30克先煎　川牛膝30克　车前子30克包煎　益母草90克　土茯苓120克　萆薢30克

三剂，水煎服，每剂浓煎四份，早晚各服一份。

【按语】患者气阴两虚，予以炙甘草汤，易党参为北沙参，加山茱萸取小剂量破格救心汤顾护心阳。生地四物汤加味石斛、玉竹、知母滋阴凉血。猪苓汤合济生肾气汤加益母草养阴利水渗湿消肿，重用滑石100克，土茯苓120克，萆薢30克，降尿酸。

患者用药一周，下肢水肿消失近半，复查尿酸431umol/L。坚持守方辨证用药一个月，下肢水肿消失，复查尿酸348umol/L。后继续服药两周巩固疗效。

2. 心脏期前收缩伴严重失眠案

李某，女，44岁。2018年4月24日初诊。

【症见】患者有心脏期前收缩，每分钟五六次，子宫肌瘤，月经量多，严重失眠多年。舌红、苔白，脉尺沉、关结代。

【辨证】心脾亏损，阴阳并虚，气血双亏，营卫失调。

【方药】炙甘草汤合减味破格救心汤、四物汤、半夏秫米汤、睡眠验方四味（五味子、黄精、合欢花、生山楂）、珍珠母补益汤、酸枣仁汤、三仙汤［仙鹤草、仙茅、淫羊藿（仙灵脾）］。

炙甘草30克　党参30克　桂枝30克　生地黄60克　麦冬15克　阿胶珠12克　火麻仁30克　生龙骨30克先煎　制附子60克先煎　熟地黄30克　当归15克　白芍15克　川芎15克　清半夏90克　炒薏苡仁30克　五味子30克　黄精40克　合欢花15克　生山楂30克　珍珠母60克先煎　炒枣仁30克　知母20克　茯神18克　仙鹤草90克　仙茅20克　淫羊藿50克　炮姜炭30克　巴戟天20克　生黄芪90克

三剂，水煎服，每剂浓煎四份，早晚各服一份。

【按语】本案以顾护心阳为重，脉结代以炙甘草汤益气养阴，通阳复脉，合减味破格救心汤阴阳双调，合四物汤补血活血。失眠最耗阳气，严重失眠常应多方合用以求速效，本案以半夏秫米汤、睡眠四味、酸枣仁汤治疗并重用珍珠母，多方并举。月经量多，加用仙鹤草、炮姜炭。三仙汤调节内分泌并补益肾精。

患者用药两周，心脏期前收缩3～4次/分，并自觉精力好转。继续用药期间，月经至，出血量减少；加减用药两个月后，期前收缩次数1～2次/分。

后又继续调理一月余，心脏期前收缩痊愈。

3. 心脏期前收缩伴心动过速案

王某，女，72岁。2017年11月4日初诊。

【症见】患者有二尖瓣关闭不全病史，期前收缩、心动过速，心率100次/分，心律不齐，期前收缩6次/分，既往患高血压，出汗多，动则气喘，眠差。舌淡红、苔薄白，脉沉细数。

【辨证】气阴双亏，中气不足，阴阳俱虚，气血不和。

【方药】炙甘草汤合桃红四物汤加味方、丹参饮、潜阳封髓丹、破格救心汤。

炙甘草30克　北沙参30克　桂枝15克　麦冬30克　生地黄60克　阿胶珠12克　火麻仁30克　五味子30克　柏子仁30克　生黄芪60克　川芎15克　赤芍15克　当归15克　桃仁15克　红花15克　柴胡10克　五加皮10克　石菖蒲15克　丹参60克　檀香15克后下　砂仁15克后下　生姜15克　黄柏10克　龟甲10克先煎　山茱萸30克　煅龙骨30克先煎　煅牡蛎30克先煎　制附子45克先煎　炒枣仁30克

四剂，水煎服，每剂浓煎四份，早晚各服一份。

【按语】炙甘草汤易人参为北沙参，且加大补阴药物剂量，益气滋阴；桃红四物汤加味方合丹参饮补气活血通络；破格救心汤补心救肾；以上各方阴阳并补，略偏于滋阴。潜阳封髓丹收敛虚阳。柴胡、五加皮为控制心律失常经验用药，石菖蒲开心窍，炒枣仁、柏子仁宁神安眠。

患者服药一周，精力好转，动则喘促好转，心率85次/分左右，期前收缩2～3次/分，眠安。上方变通加减坚持服用一个月，诸症好转，心律维持在80次/分左右，仅偶有期前收缩，睡眠良好。继予治疗一个月痊愈。

4. 心脏疼痛伴肺炎案

林某，女，64岁。2018年5月8日初诊。

【症见】诊断为肺炎一个月，反复咽痒咳嗽，喉中异物感，自觉心脏疼痛，口服治疗肺炎西药无效。舌红、苔薄白，脉结代。

【辨证】气阴双亏，少阳不和，肺失宣降。

【方药】炙甘草汤合薏苡附子败酱散、小柴胡汤、二冬二母汤、潜阳封髓丹。

北沙参30克　桂枝15克　生姜15克　麦冬15克　白芍40克　当归15克　生地黄60克　火麻仁15克　炒枣仁15克　桔梗30克　制附子45克先煎　生薏苡仁45克　败酱草60克　柴胡18克　黄芩12克　清半夏15克　生甘草15克　天冬15克　知母15克　浙贝母15克　紫菀30克　炙款冬花30克　砂仁15克后下　黄柏10克　泽漆60克

六剂，水煎服，早晚各服一份。

【按语】炙甘草汤易人参为北沙参，且加白芍取加减复脉汤之意。桔梗甘草汤合潜阳封髓丹治疗咽喉不利；小柴胡汤和解少阳，加泽漆汤及紫菀、款冬花宣肺止咳；二冬二母汤润肺化痰，滋养肺阴。

患者用药一周，心脏疼痛消失，咳嗽减轻，咽喉较前舒适，再加减用药两周，诸症痊愈。

（三）地黄饮子案

1. 心脏功能性病变伴虚阳上越案

李某，女，61岁。2017年11月21日初诊。

【症见】患者既往有高血压病，近日常心悸，时有烘热，视物模糊，左侧头面部发木，眠差，医院检查心脏无异常。舌淡红、苔薄白，脉沉细弱。

【辨证】肝肾亏损，阴阳并虚，虚火上浮，心肾不交。

【方药】地黄饮子合潜阳封髓丹、天麻钩藤饮、杞菊地黄汤、半夏秫米汤、酸枣仁汤。

熟地黄60克　山茱萸45克　石斛40克　麦冬30克　五味子30克　石菖蒲30克　远志15克　茯神30克　肉苁蓉30克　肉桂30克　制附子60克先煎　巴戟天20克　薄荷30克后下　生姜45克　砂仁15克后下　黄柏10克　龟甲10克先煎　豨莶草18克　天麻15克　钩藤30克后下　茺蔚子60克　枸杞子30克　菊花10克　清半夏120克　生薏苡仁90克　炒枣仁30克　川芎30克　知母30克

四剂，水煎服，每剂浓煎四份，早晚各服一份。

【按语】患者阴阳俱虚，阴阳不交，故有心悸、失眠、烘热，虚阳上越。予以地黄饮子补阴阳并调，合潜阳丹收敛浮阳，取天麻钩藤饮之意降血压，酸枣仁汤、半夏秫米汤并用安眠。

患者一周药后，心悸消失，烘热明显好转，眠佳，头面部左侧麻木，症状改善。原方稍作变通，患者坚持治疗一个月，诸症皆愈。

2. 心脏不适伴肝阳上亢案

刘某，女，49岁。2017年11月16日初诊。

【症见】患者既往有三高症，现血压不稳，头晕心慌心悸，口眼干燥，面有潮红之色。舌红、苔白，脉沉细涩、略数。

【辨证】肝肾阴虚，肝阳上亢，虚风内动。

【方药】地黄饮子合镇肝熄风汤。

熟地黄60克　山茱萸45克　石斛45克　麦冬30克　五味子30克　石菖蒲30克　远志15克　柏子仁15克　茯神15克　肉苁蓉15克　肉桂15克　制附子45克先煎　巴戟天30克　薄荷15克后下　生姜30克　白芍60克　川牛膝40克　生麦芽60克　煅赭石30克先煎　天冬10克　玄参15克　川楝子6克　龟甲15克先煎　茵陈30克　生牡蛎30克先煎　生龙骨30克先煎　炙甘草15克　天麻15克　钩藤30克后下

六剂，水煎服，早晚各服一份。

【按语】患者阴阳俱虚，肾水不足，不得涵养肝木，肝阳上亢，虚风内动，呈类中风之象。取张锡纯之镇肝熄风汤镇肝潜阳，合地黄饮子阴阳并调，收虚火入肾水，养肝木平虚风。

服药一周患者血压降至正常，且保持平稳，口眼干燥好转、心悸头晕消失，面色恢复正常。后继续用上方加减巩固治疗两周。

小　结

对于大量阳虚的冠心病等患者，笔者通常都以破格救心汤为基础方统摄其他对症方药，突出党参（人参）、干姜、山茱萸、制附子、生黄芪等扶阳药药物的剂量；对于阴阳两虚患者，选用地黄饮子为基础方合用其他方药，突出阴阳并调思路；对于气阴两虚患者合用或单独使用炙甘草汤化裁。

探索治疗高血压感悟

高血压是指血液在血管中流动时对血管壁造成的压力值高于正常值。它本身并不是一种疾病，而是一个健康指标。由于它是导致脑卒中、冠心病、心力衰竭等心脑系统疾病的危险因素且致病率高，现代医学将其作为一种重要疾病来看待，治疗思路主要聚焦于导致血压升高的直接因素——血液与血管，主要依靠服药来控制血压。其药物降压原理，或通过利尿减少血管内血液水量来降压（双氢克尿噻、吲达帕胺等），或通过降低心率降压（比索洛尔、索他洛尔），或通过抑制交感神经降压（甲基多巴、阿方那特等），或通过抑制血管收缩降压（硝苯地平、非洛地平等）。这些药物皆属于强行降压，“见血压治血压”。患者往往需要终身服药，而且要承受药物的不良反应，如对肝功、肾功等人体代谢系统的伤害。目前现代医学将高血压当作是终生服药之疾很难治愈！

中医并无高血压一词，多从高血压所导致的不适症状来辨证治疗。这些症状包括眩晕、头痛、胸痹、心悸、疲劳等。近贤张锡纯先生认为其证候多为肝肾阴虚、肝阳上亢，从阴虚火旺论创制镇肝熄风汤。后人多效法使用。另有贤者从风痰论选用半夏白术天麻汤、天麻钩藤饮等进行治疗。笔者在20世纪70—80年代，也曾用这些思路治疗高血压病，虽有疗效，但不算满意，在临床上疑惑了许久。自从开始运用扶阳医学，尤其是研习李可先生后，笔者对高血压的病机认识和治疗思路有了质的飞跃。

李可先生认为高血压病机复杂，不能突出强调某一种致病因素，而应从整体失调角度着眼。他从人体气机的升降出入角度进行了分析。首先从人体与外界之间气机的升降看，认为人本一体，表里同气，表气闭塞则里气逆乱，表气通则里气和。寒袭太阳之表，玄府闭塞不畅，则寒邪郁勃于内，气机逆乱，即可于体内形成高压。其病在表，治法以麻黄、桂枝类通利九窍、宣通脏腑之气，通过调节整体气机而治疗局部疾病。

从人体内部气机升降角度分析，他强调“头为诸阳之会”。高血压的直接病机就是浊阴窃踞了阳气的位置，导致清阳不升、浊阴不降。正是因为体内气机升降有阻滞，人体自身才需要通过调高血压以供养末端。其病在三阴亏虚，治法当以温补为主，温通阳气、祛湿化痰，畅通气机升降之道。

李可先生的分析思路合乎自然物理法则，更合乎古中医天人一体的哲理精髓，为治疗高血压提供了非常有益的指导思路，即以宣通和温补为大法。

有了指导大法，再结合自己的治疗经验与感悟，笔者就在临床上有意识地进行了高血压的探索治疗，从疗效上看是100%有效。对于此前未曾服用西药或服药时间较短的患者，可以做到治愈；对于长期服用降压药的患者，可以使患者体质改善，症状减轻，服用西药减量，其中能够配合长期治疗的患者，可以做到治愈。由于专程前来治疗高血压的病例较少，且高血压病机复杂、患者兼症众多，笔者只是在探索治疗高血压问题上取得了一些实实在在的疗效，呈现给读者以供参考。

一 治疗思路

笔者的治疗思路仍以扶阳固本为主导，对患者进行整体辨证治疗。

大多数的高血压患者为阳虚证候，治法主要以温氏奔豚汤或（合）破格救心汤为基础方，二者在适用病机上略有不同。温氏奔豚汤立意治疗肾水虚寒，脾土寒湿内停，肝气疏泄无着，挟饮邪上攻，以致清阳不升，浊阴不降或反逆。破格救心汤破阴温阳、通经固脱，适用阳虚寒凝、心阳不振、心肾不交等证候。二者均突出使用四逆汤，突出温通阳气，以阳化阴，祛湿化痰。寒湿痰凝严重者合用乌头汤、王献民先生的“杀破狼”组合、麻黄附子细辛汤等，心脏不适者合用瓜蒌薤白半夏桂枝汤、丹参饮，眩晕或脑组织病变者合用补阳还五汤、真武汤、除眩汤等。

对于阴阳并虚的患者，以地黄饮子为基础方，突出扶阳益阴、阴阳并调的整体治疗思路。

对于阳虚较轻的年轻患者（尤其是女性患者），可选用十二五合方（十全大补汤、二仙汤、五子衍宗汤）为基础方突出理中汤和四逆汤调补两本之意。

对少数确有肝阳上亢者，辨证合用张锡纯先生的镇肝熄风汤。

上述思路合用降压方药，通常能取得更为明显的降压效果。如祛痰化瘀、养肝息风的对应方药天麻钩藤饮、半夏白术天麻汤，降压经验用药有生龙骨、煅赭石、决明子、茺蔚子、益母草等。

二 具体医案

1. 破格救心汤案（1）

张某，男，57岁。2019年9月19日初诊。

【症见】患者时常觉心前区憋胀，胸闷，患高血压六年余，近期血压控制不稳，口服降压药无效，时测血压146/96mmHg，时常腰痛，夜睡差。舌淡胖大、少苔，脉关弦、尺沉。

【辨证】心脾肾阳虚，元气亏损，营卫失调。

【方药】破格救心汤合右归饮、半夏秫米汤、酸枣仁汤、天麻钩藤饮、半夏白术天麻汤、肾四味。

干姜60克　党参60克　炙甘草60克　制附子100克先煎　党参60克　山茱萸60克　生龙骨30克先煎　煅赭石45克先煎　生黄芪90克　鹿角片30克　熟

地黄50克　山药30克　肉苁蓉30克　巴戟天20克　生薏苡仁60克　清半夏90克　炒枣仁30克　桂枝45克　川芎15克　茯苓30克　知母15克　天麻30克　钩藤50克后下　生白术45克　淫羊藿30克　枸杞子30克　覆盆子30克　菟丝子30克　补骨脂30克

三剂，水煎服，每剂浓煎四份，早晚各服一份。

【按语】患者阳虚明显，兼有胸闷、心前区憋胀症状。予以破格救心汤合右归饮加减方温补心肾、阴阳并调，半夏秫米汤合酸枣仁汤安眠，再加天麻、钩藤祛风化痰降压，肾四味补肾填精固本。

患者用药一周后，心前区憋闷、胸闷明显减轻，精力好转，睡眠好转，测血压140/92mmHg。加减用一个月，心前区不适感消失，睡眠明显好转，腰痛消失，血压稳定在130/90mmHg左右。患者开始减服降压西药，一个月内全部停用，血压稳定在120/90mmHg左右。嘱患者再坚持服汤药一个月固本。

2. 破格救心汤案（2）

王某，男，38岁。2019年9月22日初诊。

【症见】患者形体肥胖，患心脏期前收缩三年，时常胸闷，自觉与工作压力有关。因饮食不规律导致胃溃疡五年，时常胃痛，不敢吃生冷辛辣。近两年出现高血压，最高时测血压146/95mmHg，口服西药控制，效果不理想。大便不畅。舌淡红胖大、苔白，脉关弦紧、尺沉迟。

【辨证】心肾阳虚，运化失调，虚风内动。

【方药】破格救心汤合丹参饮、薏苡附子败酱散、五苓散、天麻钩藤饮、良附丸。

炙甘草60克　制附子90克先煎　干姜90克　党参60克　山茱萸60克　生龙骨30克先煎　生牡蛎30克先煎　丹参60克　檀香10克后下　砂仁10克后下　炒薏苡仁60克　败酱草60克　当归60克　生白术100克　桂枝45克　泽泻45克　茯苓45克　猪苓30克　高良姜30克　香附30克　法半夏30克　天麻30克　钩藤50克后下　茺蔚子90克　煅赭石60克先煎

四剂，水煎服，每剂浓煎四份，早晚各服一份。

【按语】患者年龄不大即出现高血压并伴有胃部疾病，这是现在并不少见的现象，与患者的饮食生活习惯及工作环境有很大的关系。予以破格救心汤为基础方提振心肾之阳，合丹参饮调理心脏。丹参饮、薏苡附子败酱散、良附丸治疗虚寒型胃溃疡胃痛，有焦树德先生三合汤（丹参饮、良附丸、失笑散）之意。五苓散健脾利湿，大剂量生白术、当归益气润肠通便，天麻钩藤饮加茺蔚子、煅赭石降血压。

患者用药一周，诉胸闷明显减轻，虽没有去医院检查，但自行摸脉搏感觉期前收缩减少，胃痛明显减轻，大便开始变软、通畅。患者对疗效很是满意。辨证用药一个月后，患者诉精力充沛，胃痛消失，大便通畅，血压基本稳定在126/82mmHg左右。停用降压西药后，继续服药一个月巩固疗效。嘱患者饮食规律，忌食生冷，注意保暖，注意作息，适当锻炼。

3. 破格救心汤案（3）

李某，女，84岁。2019年9月14日初诊。

【症见】患者患有三高症近二十年，血压平时160/95mmHg，近日口服降压药，效果不佳。患者同时患冠心病十年，时常心前区憋闷，心慌。平时畏寒肢冷，大便不畅，三日一行，甚至五日一行，严重时用开塞露。舌暗红、苔白腻，脉沉缓。

【辨证】心肺阳虚，虚风内动，胸阳不振，痰凝血瘀。

【方药】破格救心汤合丹参饮、瓜蒌薤白半夏桂枝汤、天麻钩藤饮、半夏白术天麻汤、乌头汤、肾四味。

干姜90克　炙甘草60克　制附子100克先煎　党参60克　山茱萸60克　生龙骨30克先煎　生牡蛎30克先煎　煅磁石30克先煎　郁金30克　白芷30克　丹参60克　檀香10克后下　砂仁10克后下　制川乌45克先煎　生黄芪90克　瓜蒌50克　薤白30克　桂枝45克　清半夏30克　生白术100克　当归60克　桃仁15克　天麻30克　钩藤50克后下　茺蔚子60克　淫羊藿30克　菟丝子30克　补骨脂30克

四剂，水煎服，每剂浓煎四份，早晚各服一份。

【按语】本案顾护心阳为要。予以破格救心汤温补心肾，合丹参饮、瓜蒌薤白半夏汤温通胸阳、化痰瘀，白芷、郁金代麝香开清窍。制附子、生黄芪、制川乌合用，取乌头汤之意，温通散寒。天麻、钩藤、茺蔚子降压，肾四味补肾填精固本，重剂生白术、桃仁、当归通便。

患者用药一周，诉心前区憋闷好转，大便虽三日一行，但开始变软，容易排出。两周后，大便几乎每日一次，血压降至150/86mmHg，自觉精力好转。辨证加减用药至两个月，患者诉胸闷几乎消失，血压140/82mmHg，大便正常，患者十分满意，嘱咐患者巩固用药一个月，且每年间断用药四次，每次用药一个月治疗。

患者年老，用大剂量扶阳药物进行治疗只是因人制宜、辨证用药，有是证，放胆用之，血压降至140/82mmHg，对于84岁老人来讲，已经是十分理想。

4. 破格救心汤案（4）

王某，男，75岁。2020年7月23日初诊。

【症见】患者有高血压病，常年服降压西药，每天一片，时测血压146/90mmHg。患者同时患有室性期前收缩，傍晚小腿浮肿，按之没指。面色紫黑，口唇发紫。舌暗胖大、滑润，脉沉缓。

【辨证】心肾阳虚，痰瘀互阻，虚阳上浮，代谢失常。

【方药】破格救心汤合济生肾气汤、丹参饮、潜阳封髓丹。

干姜90克　炙甘草60克　制附子120克先煎　党参75克　山茱萸90克　生龙骨30克先煎　生牡蛎30克先煎　煅磁石30克先煎　熟地黄60克　山药45克　牡丹皮15克　茯苓45克　泽泻45克　肉桂30克　川牛膝45克　车前子30克包煎　益母草90克　苏木30克　刘寄奴30克　生黄芪90克　水蛭9克　砂仁15克后下　黄柏10克　龟甲15克先煎　丹参45克　檀香10克后下　桃仁15克　红花15克

三剂，水煎服，每剂浓煎四份，早晚各服一份。

【按语】患者心肾阳虚，寒湿邪重，虚阳上浮。以重剂破格救心汤补心肾之阳。济生肾气汤加益母草、苏木、刘寄奴温肾化气，利水消肿。生黄芪90克，运大气、通血络。丹参饮、水蛭合桃仁、红花，活血化瘀、通心脉。潜阳封髓丹收纳虚浮阳气。

患者用药一周，自行停服了降压西药，下肢浮肿近愈，血压平稳。再用药两周，患者下肢浮肿痊愈，面色改善，期间一直未用降压药且血压平稳，且诉精力好于从前。嘱咐患者继续用药巩固一个月，忌食生冷，注意保暖。

5. 温氏奔豚汤案（1）

李某，男，56岁。2019年6月20日初诊。

【症见】患者形体肥胖，既往有高血压、糖尿病，常年服用降压西药，时测血压144/90mmHg。上肢发凉麻木，体位改变性头晕。舌淡红胖大、苔白，脉沉。

【辨证】脾肾阳虚，虚风内动，寒湿困脾，风寒入络。

【方药】温氏奔豚汤合真武汤、乌头汤、黄芪桂枝五物汤、天麻钩藤饮、麻黄附子细辛汤、龟鹿二仙汤。

干姜60克　炙甘草60克　制附子120克先煎　党参60克　山药30克　茯苓45克　泽泻45克　砂仁10克后下　肉桂50克　炒白术45克　白芍30克　生姜60克　制川乌30克先煎　生黄芪90克　桂枝45克　羌活20克　防风30克　苍耳子20克　天麻30克　钩藤30克后下　生龙骨30克先煎　煅赭石30克先煎　生牡蛎30克先煎　麻黄10克　细辛45克　鸡血藤60克　龟甲15克先煎　鹿角片30克

三剂，水煎服，每剂浓煎四份，早晚各服一份。

【按语】本案予以大剂量温氏奔豚汤合真武汤温阳利水除眩，大剂量生黄芪、川乌，取乌头汤之意；黄芪桂枝五物汤加味羌活、防风、苍耳子祛风益气温经，和血通络；生黄芪、鸡血藤益气活血通痹，治疗肢体发麻；再加麻黄附子细辛汤安内攘外托邪外出，龟鹿二仙汤益肾填精。

患者用药一周，自觉体位性头晕基本消失，上肢发凉明显减轻，发麻好转。

服药至7月27日，患者时测血压132/80mmHg，上肢发凉痊愈，轻微发麻，体重减轻6千克。建议患者停服降压西药，处方加大扶阳力度，制附子用至130克，生黄芪用至120克。

上方服至8月17日，患者体重累计减少10千克，血压126/80mmHg，上肢发麻发凉痊愈。建议患者巩固用药一个月。

体重减轻是笔者在治疗肥胖型高血压患者时常常出现的现象，这是因为患者体质阳虚，寒湿痰邪内生，脾阳不振，水湿停运导致肥胖，大剂量扶阳之后，阳气得复，阴邪温化，故而体重下降。

6. 温氏奔豚汤案（2）

马某，女，38岁。2019年9月9日初诊。

【症见】患者形体肥胖，患高血压四年，口服西药控制，近期血压可达160/90mmHg。面色昏暗，眼睑浮肿，时常乏力，精神不佳。舌淡润胖大、无苔，脉沉细。

【辨证】脾肾阳虚，阴寒蒙窍，清阳不升，浊阴不降。

【方药】温氏奔豚汤合王献民先生“杀破狼”组合、半夏白术天麻汤、天麻钩藤饮、五苓散、肾四味。

干姜90克　炙甘草60克　制附子120克先煎　党参60克　山药30克　茯苓45克　泽泻45克　砂仁10克后下　肉桂50克　生黄芪120克　制川乌60克先煎　清半夏30克　天南星30克　炒白术45克　猪苓30克　天麻30克　钩藤50克后下　益母草90克　决明子30克　生龙骨30克先煎　煅赭石45克先煎　补骨脂30克　淫羊藿30克　枸杞子30克　菟丝子30克

四剂，水煎服，每剂浓煎四份，早晚各服一份。

【按语】本案脾肾阳虚，阴寒痼冷，痰湿内生，经络不通，阳气不畅，血压乃升。以重剂温氏奔豚汤，合用川乌、半夏、天南星呈“杀破狼”之势温经祛寒化痰，更有半夏白术天麻汤祛风化痰，加决明子、煅赭石、益母草辅助降压，五苓散健脾利湿，肾四味补肾填精固本。

患者用药两周，自觉精力好转，眼睑浮肿消失，体重下降2千克，血压下降至150/86mmHg左右。辨证用药至两个月，患者血压140/82mmHg，体重累计减轻10千克。用药至第三个月时，患者血压正常，稳定在126/80mmHg，体重累计减轻10千克。患者逐次减少西药剂量，直至完全停服，血压保持稳定。嘱患者忌食生冷，少吃肥甘油腻。

7. 温氏奔豚汤案（3）

密某，男，52岁。2019年8月16日初诊。

【症见】患者患高血压六年，口服西药降压，近日效果不佳，血压时常药后150/95mmHg，面色晦暗，颈肩酸痛僵硬，同时患有慢性胃炎，时常腹部胀气。舌淡红胖大、苔少，脉关上弦紧、尺沉。

【辨证】脾肾阳虚，风寒入络，脾虚胃寒，运化不良。

【方药】温氏奔豚汤合葛根汤、乌头汤、麻黄附子细辛汤、李可先生三畏汤、天麻钩藤饮、半夏白术天麻汤。

干姜90克　炙甘草60克　制附子90克先煎　党参60克　山药45克　茯苓45克　泽泻45克　砂仁10克后下　肉桂50克　葛根75克　桂枝45克　麻黄10克　白芍45克　制川乌60克先煎　生黄芪90克　细辛60克　公丁香30克　郁金30克　五灵脂30克　赤石脂30克　天麻30克　钩藤50克后下　清半夏45克　炒白术45克　炒枣仁30克　知母15克　川芎30克　益母草90克

三剂，水煎服，每剂浓煎四份，早晚各服一份。

【按语】本案予以大剂量温氏奔豚汤治疗，合川乌、生黄芪有乌头汤之意，温补脾肾阳气，以阳消阴。合麻黄附子细辛汤由内而外，托透寒邪。李可先生的三畏汤既可治疗胃炎，也可治疗高血压、高血糖、高脂血症等代谢疾病。葛根汤合黄芪桂枝五物汤治疗颈椎病，天麻钩藤饮、半夏白术天麻汤化痰祛风降压。

患者用药一周，自觉胃胀明显减轻，面色好转。第二周复诊血压140/80mmHg，且排便通畅。后患者症状逐次好转，辨证用药两个月，血压稳定在126/80mmHg左右，无胃肠反应，颈项部舒适柔软。嘱患者巩固治疗一个月。嘱患者忌食生冷，注意保暖，少吃肥甘厚腻。

8. 温氏奔豚汤案（4）

韩某，男，49岁。2019年8月20日初诊。

【症见】患者患高血压四年，口服降压药血压控制尚可，但时常头晕，有昏沉感，睡眠差。口唇发紫，舌淡嫩胖大、无苔，脉沉缓。

【辨证】心脾肾阳虚，中气不足，清阳不升，虚风内动。

【方药】温氏奔豚汤合真武汤、验方除眩汤。

干姜90克　炙甘草60克　制附子100克先煎　党参60克　山药45克　茯苓45克　泽泻75克　砂仁10克后下　肉桂50克　白芍45克　炒白术45克　清半夏90克　生薏苡仁60克　天麻30克　钩藤50克后下　茺蔚子60克　生龙骨30克先煎　煅赭石60克先煎　制川乌30克先煎　生黄芪90克　蝉蜕15克　竹茹15克　白豆蔻20克后下　淫羊藿50克　珍珠母60克先煎　决明子30克

三剂，水煎服，每剂浓煎四份，早晚各服一份。

【按语】本案使用大剂量温氏奔豚汤合川乌为基础方，真武汤合除眩汤温阳利水，建中除湿，平肝除眩。半夏秫米汤加珍珠母降逆和胃、安神助眠。天麻钩藤饮祛风平肝。

患者用药一周，头晕好转，精神佳，自觉可以集中精力，睡眠也好转。之后继续辨证用药，症状逐次好转，至一个月后头晕愈，睡眠良好，患者停用降压药，血压也保持正常。继续用药一个月巩固疗效。嘱咐患者忌食生冷，少吃肥甘厚腻，注意保暖。

9. 温氏奔豚汤案（5）

高某，女，42岁。2019年8月24日初诊。

【症见】患者形体肥胖，血压偏高一年，时测150/90mmHg。此前就诊多家医院，口服降压药乏效。患者同时患有慢性胃炎、胃胀，面部黄褐斑，神疲乏力，月经量多。舌淡红胖大、苔白，脉沉缓。

【辨证】脾肾阳虚，中气不足，湿困中焦，代谢失常。

【方药】温氏奔豚汤合薏苡附子败酱散、天麻钩藤饮、半夏白术天麻汤、四物汤。

干姜90克　炙甘草60克　党参60克　制附子90克先煎　山药45克　茯苓45克　泽泻45克　砂仁15克后下　肉桂50克　沉香10克　制川乌45克先煎　生黄芪90克　炒薏苡仁60克　败酱草90克　天麻30克　钩藤50克后下　益母草60克　生龙骨30克先煎　煅赭石60克先煎　清半夏30克　炒白术45克　熟地黄18克　当归15克　白芍18克　川芎15克　黄柏10克　白芷75克　降香15克　仙鹤草60克

三剂，水煎服，每剂浓煎四份，早晚各服一份。

【按语】本案使用温氏奔豚汤加川乌温阳健脾降逆，薏苡附子败酱散温阳利湿消痈，调胃部不适。天麻钩藤合半夏白术天麻汤加味益母草、生龙骨、煅赭石祛风化痰，降血压。四物汤加白芷、降香等芳香通窍活血药物，既可调经，又可祛面部色斑。重用仙鹤草60克，强力止血。

患者用药两周后，血压130/80mmHg。加减服药一个月后，血压已经正常，120/80mmHg，面部黄褐斑也开始变淡，期间月经至，月经量正常。患者继续用药一个月，血压及月经保持正常，面部黄褐斑明显减轻。

10. 地黄饮子案（1）

林某，男，43岁。2019年9月26日初诊。

【症见】患者诉平时工作节奏快，经常劳累，长期处于乏力状态，血压偏高两年，血压不稳，可达145/85mmHg，时常心慌、心悸，伴有耳鸣、头晕。舌暗红、苔薄白，脉沉细、偶有结脉。

【辨证】心肝脾肾亏损，营卫失调，阴阳两虚，虚风内动。

【方药】地黄饮子合天麻钩藤饮、炙甘草汤、泽泻汤。

熟地黄60克　山茱萸45克　石斛45克　麦冬15克　五味子30克　石菖蒲30克　远志15克　茯苓30克　肉苁蓉30克　肉桂30克　制附子90克先煎　巴戟天30克　干姜60克　天麻30克　钩藤50克后下　生龙骨30克先煎　煅赭

石60克先煎　白芍90克　炙甘草60克　火麻仁30克　炒枣仁15克　党参45克　阿胶珠12克烊化　炒白术45克　泽泻75克　生黄芪90克

四剂，水煎服，每剂浓煎四份，早晚各服一份。

【按语】患者为阴阳俱虚状态，以阳虚为主。予以地黄饮子阴阳双补，同时重用熟地黄60克，制附子90克。炙甘草汤是阴阳并补之剂，气阴双补，治疗心律不齐。天麻钩藤饮加味生龙骨、煅赭石祛风定眩降压，白术、泽泻取泽泻汤之意利水，化痰治疗眩晕。

患者用药一周后，自觉乏力、头晕、耳鸣、心慌症状减轻，血压基本稳定。服药两周后血压趋于正常，在136/80mmHg左右，觉精力充沛，轻微头晕，偶尔耳鸣，无心慌症状。加减用药至一个半月，血压正常，除偶尔乏力外，其他症状消失，无心律不齐。嘱患者注意休息，忌食生冷，不要贪凉。

11. 地黄饮子案（2）

于某，男，50岁。2019年9月2日初诊。

【症见】患者患高血压病五年，口服降压药虽能在一定程度上降压，但血压不稳，时常高至148/86mmHg，伴有头晕，全身乏力，尤其下肢痿软无力，口中异味。舌淡胖大、苔白，脉沉细。

【辨证】肝脾肾阴阳俱虚，中气不足，虚风内动。

【方药】地黄饮子合半夏白术天麻汤、天麻钩藤饮、海藻甘草汤。

熟地黄60克　山茱萸30克　石斛45克　麦冬15克　五味子30克　石菖蒲30克　远志15克　茯苓45克　肉苁蓉30克　肉桂30克　制附子90克先煎　巴戟天30克　党参30克　干姜60克　茵陈90克　白芷30克　草果仁15克　益智仁30克　炒白术30克　清半夏30克　天麻30克　钩藤50克后下　炙甘草60克　川牛膝45克　茺蔚子60克　生黄芪90克　淫羊藿50克

四剂，水煎服，每剂浓煎四份，早晚各服一份。

【按语】患者为阴阳俱虚，以阳虚为主，肝肾不足。予以地黄饮子阴阳并补，半夏白术天麻汤祛风化痰，合天麻、钩藤、茺蔚子降压。白芷、草果仁、益智仁芳香化湿，去除口中异味。方中尤为突出四逆汤、理中汤固护两本。

患者用药一周后，自觉头晕明显减轻，精力好转。用药至第三周，血压稳定，嘱患者可以减服降压西药。患者累计服用中药两个月后完全停服降压西药。追访半年，血压一直保持正常。

12. 十二五合汤案

陈某，女，49岁。2019年10月7日初诊。

【症见】患者患高血压三年，时常神疲乏力，心慌烦躁，伴甲状腺结节，时测血压140/85mmHg。舌暗红胖润、苔白，脉沉细无力。

【辨证】脾肾阳虚，气血双亏，痰凝血瘀。

【方药】十二五合方合乌头汤、海藻甘草汤、天麻钩藤饮。

熟地黄45克　当归30克　川芎30克　白芍30克　仙茅20克　淫羊藿30克　巴戟天20克　肉苁蓉30克　黄柏10克　覆盆子30克　五味子30克　枸杞子30克　菟丝子30克　茺蔚子60克　补骨脂30克　炒白术30克　茯苓30克　炙甘草60克　制附子90克先煎　干姜90克　肉桂30克　生黄芪130克　制川乌45克先煎　钩藤50克后下　天麻30克　海藻60克　木鳖子30克

四剂，水煎服，每剂浓煎四份，早晚各服一份。

【按语】患者气血不足，脾肾阳虚，加之临近更年期，有心慌、烦躁症状。以十二五合方为基础方，突出理中汤及四逆汤温阳之意，固护先后天两本。乌附合用，温阳通阳并举，加味海藻甘草汤合木鳖子消结节，天麻钩藤饮平肝祛风。

患者用药一周，诉神疲乏力明显减轻，心慌烦躁几乎消失，血压136/80mmHg，觉周身舒适。辨证加减用药一个月，患者更年期症状消失，甲状腺结节明显变小，且面色红润，血压124/80mmHg。嘱咐患者再用药两周巩固。

13. 颈椎病合高血压案

游某，女，50岁。2019年8月31日初诊。

【症见】患者因常年伏案工作，五年前出现颈椎病，时常头晕、颈项部酸痛不适，进而出现血压高，在颈项部酸痛和头晕时候血压可达到150/95mmHg，口服降压药无显效，患者时常情绪烦躁，胃脘部胀满。舌淡红胖大、苔白腻，脉关弦、尺沉细。

【辨证】脾肾阳虚，风寒外袭，营卫失调。

【方药】黄芪桂枝五物汤合半夏白术天麻汤、二仙汤、六君子汤。

生黄芪120克　鸡血藤60克　桂枝45克　白芍45克　干姜90克　葛根75克　当归30克　炙甘草60克　鹿角片30克　苍耳子20克包煎　防风30克　法半夏30克　天麻30克　炒白术30克　煅赭石60克先煎　生龙骨30克先煎　淫羊藿30克　仙茅20克　巴戟天20克　肉苁蓉30克　黄柏10克　制川乌30克先煎　陈皮15克　茯苓30克　党参30克　肉桂30克　制附子90克先煎

三剂，水煎服，每剂浓煎四份，早晚各服一份。

【按语】黄芪桂枝五物汤加当归、葛根、鹿角片、苍耳子、防风益气温经，和血通痹，祛风柔痉治疗颈椎病。半夏白术天麻汤祛风化痰定眩，并加豨莶草、煅赭石、生龙骨收敛重镇，更有川乌、半夏祛阴寒痰湿，荡涤沉积。患者年已半百，有更年期反应，加二仙汤（仙茅、淫羊藿、巴戟天、黄柏、知母）调节激素水平，予以六君子汤补气化痰。全方体现四逆汤、理中汤固护脾肾两本之意。

患者用药一周后，自觉颈项部较用药前舒适，头晕明显减轻，进而血压下降，头目清醒感，胃胀基本消失，情绪烦躁减轻。继续用药，症状逐次好转，降压药随之减量，用药一个半月后停服降压西药，血压120/80mmHg。嘱患者坚持用药两周固本，平时减少伏案工作，忌食生冷，注意保暖。

14. 镇肝熄风汤案

王某，女，36岁。2018年8月25日初诊。

【症见】患者高血压两年，现测血压160／90mmHg，胸闷，盗汗，头目不清。舌暗红、无苔，脉弦细。

【辨证】阴虚阳亢，肝肾亏损，虚风内动。

【方药】镇肝熄风汤合二冬二母汤、天麻钩藤饮、二仙汤、半夏白术天麻汤、潜阳封髓丹。

白芍45克　龟甲15克先煎　川牛膝40克　生地黄30克　生麦芽60克　生赭石60克先煎　玄参30克　川楝子10克　天冬15克　麦冬15克　生龙骨30克先煎　生牡蛎30克先煎　茺蔚子60克　生甘草15克　知母15克　浙贝母15克　天麻15克　钩藤30克后下　淫羊藿30克　仙茅20克　巴戟天20克　肉苁蓉15克　清半夏15克　炒白术40克　黄柏10克　砂仁15克后下

七剂，水煎服，早晚各服一份。

【按语】镇肝熄风汤合天麻钩藤饮、潜阳封髓丹清热平肝、滋阴潜阳，二冬二母汤润燥化痰，二仙汤调节内分泌，半夏白术天麻汤加茺蔚子化痰降压。

患者用药一周，盗汗明显好转，头目清醒，无胸闷，测量血压140/86mmHg，去镇肝熄风汤，以地黄饮子合潜阳封髓丹、天麻钩藤饮善后。用药一个月，患者诸症消失，血压平稳在130/82mmHg左右。

小　　结

由于当前高血压患者多偏于阳虚，李可先生提出的宣通与温补治疗大法，通过调节人体气机的升降出入，从整体进行观照，这是笔者临床治疗高血压的指导思路。在基础方的选择上，依据对患者体质辨证，主要分为五类：

（1）心肾阳虚者选用破格救心汤。

（2）脾肾阳虚、阴寒上逆者选用温氏奔豚汤。

（3）肝肾亏损、阴阳并虚者选用地黄饮子。

（4）气血亏损者选用十二五合方。

（5）其他疾病导致高血压者，以本病扶阳方药为基础方。

在宣通方面突出合用麻黄桂枝类方，在温补通阳方面突出合用川乌、胆南星、半夏、生黄芪。

在此基础上合方使用有效的降压方药，如半夏白术天麻汤、天麻钩藤饮，并加味有效降压药物，如益母草（偏胖者使用）、茺蔚子、生龙骨、煅赭石等。

在扶阳药物剂量上，着重突出附子、川乌和生黄芪的剂量，制附子剂量常在60克及以上，制川乌常在30克及以上，生黄芪常在90克及以上。

从临床疗效观察来看，使用扶阳思路治疗高血压是非常可取、非常有益的，值得我们继续探索并积累系统的治疗方案。

【按语】无明显不适症状的高血压患者，建议不服西药；有明显不适症状者减服西药要逐次进行，宁可求稳，不可求急。

中风后遗症

中风又名卒中，是以猝然昏仆、不省人事、半身不遂、口眼歪斜、语言不利为主症的病证。中医对中风有外风和内风之分，外风因感受外邪所致，内风多因气血逆乱、脑脉痹阻或血溢于脑所致。人们常说的中风是西医的急性脑血管疾病——脑卒中，包括缺血性脑卒中（脑梗死）和出血性脑卒中（脑出血）。其中缺血性脑卒中占所有卒中的75%~90%，出血性脑卒中只占10%~25%。脑梗死主要是由于气虚血瘀导致脑部血管堵塞，病症相对较轻；脑出血多是由于高血压导致脑血管破裂所致，病症相对较重。

在当前医疗环境下，患者一旦中风往往都会被送往医院急救，西医通过急救手段治疗往往能很快控制病情，但其中还是有很多患者会出现半身不遂、口眼歪斜、言语不利、肢体麻木、头痛眩晕等后遗症，严重影响正常生活。笔者在临床上接触了大量的中风后遗症患者。中医对其病机的辨证多以本虚标实为主，本虚是指阳虚气虚，标实以血瘀、痰凝为主。

一 治疗思路

笔者坚持本气自病的原则，在辨证和治疗思路上执简御繁。

1.治本方

鉴于患者多为阳虚、气虚，在基础方的选择上常使用破格救心汤温阳通经，健补心肾；对于寒邪滞重者，则加用川乌，以取乌头汤之意或合用王献民先生的“杀破狼”组合。这是笔者多年探索实践的深刻体会，缺少了扶阳，或者扶阳力度不够，患者体质得不到改善，其疗效就难以保障。

对于阴阳俱虚的患者，基础方为地黄饮子。具体再结合患者情况，是偏于阴虚或是偏于阳虚，调整其中药物剂量即可。

2.效验方

在治疗中风后遗症的效验方选择上，笔者根据经验常用清代王清任的补阳还五汤。此方用于辨证为气虚血瘀之证，以重剂量生黄芪为君药，补气运血通瘀；以当归尾为臣药补血活血；以赤芍、川芎、桃仁、红花协同当归尾活血祛瘀，地龙通经活络，以行药力。本方被很多中医院和名家列为治疗中风的协定处方。笔者早年常以补阳还五汤合四物汤主治中风后遗症患者，但深感即使加大生黄芪的剂量，对于很多患者的疗效也不甚好。这就是因为没有从患者整体体质上进行辨证，缺失了扶阳思路。

3.临证合用处方

药王孙思邈所创小续命汤也是治疗中风的经典方剂，有“治中风冒昧不知痛处，拘急不得转侧，四肢缓急，遗矢便利”之说。李可老先生对此方非常推崇，并成功治疗了自己的中风。小续命汤是在麻黄汤、桂枝汤和四逆汤基础上加减，重在温阳散寒、解表祛风。笔者通常合用于存在筋脉拘挛症状的患者。

口眼歪斜者合用牵正散，白附子、僵蚕、全蝎均为祛风通络止痉之用。还可加味老鹳草。

伴有高血压者，合用半夏白术天麻汤、天麻钩藤饮并加味降压经验药物。

个别阴虚阳亢者，要用张锡纯先生的镇肝熄风汤。

二 具体医案

1. 脑梗死伴鼓胀案

王某，男，76岁。2009年4月6日初诊。

【症见】患者2009年3月突发脑梗死，急诊住院，综合治疗20天后出院。出院时患者行走困难，神疲乏力，面目及双足浮肿，特别是双足按之凹陷，腹部胀大如鼓，二便不通，苦不堪言。经人介绍前来就诊，初诊时患者被俩女儿搀扶入院，严重的垂危病容。舌淡胖大、苔厚腻，脉沉、迟无力。

【辨证】心脾肾阳衰，痰瘀互结，运化不良，代谢失常。

【方药】补阳还五汤合破格救心汤、五苓散、真武汤。

生黄芪120克　桃仁15克　红花15克　川芎15克　赤芍30克　当归60克　地龙10克　茯苓45克　生白术100克　桂枝45克　泽泻45克　猪苓30克　制附子150克先煎　炙甘草60克　干姜90克　生姜30克　党参30克　红参15克　山茱萸60克　益母草60克　炒槟榔30克　黑牵牛子15克　白牵牛子15克　防己15克　藿香30克　佩兰15克后下　白豆蔻15克后下

三剂，水煎服，每剂浓煎四份，早晚各服一份。

【按语】此方含破格救心汤之意，扶阳救逆与降压利水活血集于一体。大剂量补阳还五汤与破格救心汤合力救心肾之阳，运大气，通周身气机。五苓散健脾利水，重用生白术100克通便，合黑牵牛子、白牵牛子、槟榔行气通便利水，加益母草60克利水消肿，藿香、佩兰、白豆蔻芳香醒脾。

服药一周，患者二便通，浮肿消，神志清，精神逐渐转佳，可下地行走。苔厚腻退去，脉和缓有力。

上方随症加减，连续服用两周后，患者可自己骑老年三轮车遛弯，旁人甚是惊讶。一个月后患者自己前来就诊，表感谢，送锦旗。患者至今健在，生活完全自理。

2. 中风后遗症半身不遂案

钟某，男，68岁，著名书画家。2017年11月16日初诊。

【症见】患者既往患有高血压，中风后两个月，左半身活动不利，手脚发凉，精神差，身体乏力，意识清晰。舌淡红胖大、苔白腻，脉沉迟。

【辨证】心肾阳虚严重，中气不足，痰凝血瘀。

【方药】破格救心汤合补阳还五汤、当归四逆加吴茱萸生姜汤、肾四味方。

干姜90克　党参60克　山茱萸120克　制附子180克先煎　炙甘草60克　生龙骨30克先煎　生牡蛎30克先煎　煅磁石30克先煎　石菖蒲30克　生黄芪150克　川芎30克　红花20克　桃仁20克　赤芍30克　地龙20克　当归尾30克　水蛭9克粉冲　白芥子30克　细辛60克　生姜60克　吴茱萸30克　桂枝45克　川牛膝45克　巴戟天30克　补骨脂30克　淫羊藿30克　菟丝子30克　枸杞子30克　草果仁15克

三剂，水煎服，每剂浓煎四份，早晚各服一份。

【按语】破格救心汤合补阳还五汤补心肾、补气活血，石菖蒲化痰开窍，心脑同治，阴阳并调，固护正气。以当归四逆加吴茱萸生姜汤温经活血，水蛭破血化瘀，助通心脑血管。肾四味补益肾精兼助扶阳。

患者服药一周后，精力好转，四肢发凉好转，左侧肢体力量增强，活动较前便利，康复信心大增。上方变通加减，两个月后偏瘫近愈。患者手书“大医精诚”相赠。

3. 中风后遗症拘挛案

刘某，女，76岁。2018年10月25日初诊。

【症见】患者曾因脑梗死住院四十余日，现口㖞斜、流口水，左半身麻木酸胀，肌张力高，左侧手足拘挛成屈曲状。舌淡红胖大、苔白腻，脉沉迟涩。

【辨证】三阴阳虚，元气亏损，风寒入络，痰瘀互结。

【方药】小续命汤合麻黄附子细辛汤、补阳还五汤、潜阳封髓丹、肾四味方。

桂枝45克　川芎15克　麻黄10克　红参片15克　苦杏仁15克　白芍90克　防风30克　黄芩15克　防己15克　生姜60克　炙甘草30克　制附子90克先煎　细辛30克　白芷30克　茯苓30克　石菖蒲30克　生黄芪160克　桃仁15克　当归30克　红花15克　地龙10克　黄柏10克　龟甲10克先煎　砂仁15克后下　淫羊藿30克　补骨脂30克　菟丝子30克

四剂，水煎服，每剂浓煎四份，早晚各服一份。

【按语】小续命汤为阳虚之六经中风的要方，无论夹寒、夹热、夹湿都可辨证使用，关键在于剂量的突破使用。本方使用小续命汤温阳益气，祛风通络；合大剂量麻黄附子细辛汤通阳通络；白芷、石菖蒲开上窍；合用补阳还五汤，且重用生黄芪130克，益气运血；芍药甘草汤酸甘化阴，柔肝缓急；潜阳封髓丹收敛虚阳；肾四味温补肾精。

患者用药两周，口㖞斜、流口水及偏身麻木、酸痛症状好转；用药两个半月时，流口水现象基本消失，患者自觉手足拘挛较前明显松弛，眠差。2019年1月2日调整处方如下：

桂枝45克　制附子90克先煎　制川乌45克先煎　川芎30克　麻黄10克　党参45克　白芍120克　苦杏仁10克　防风30克　防己15克　炙甘草60克　细辛30克　白芷45克　石菖蒲60克　生黄芪150克　桃仁20克　当归30克　地龙15克　水蛭9克粉冲　茯苓45克　红花20克　生薏苡仁60克　清半夏120克　淫羊藿60克　干姜60克　川续断45克　川牛膝45克　夏天无45克

三剂，水煎服，每剂浓煎四份，早晚各服一份。

【按语】加用制川乌取乌头汤之意，加大通阳力度，祛风散寒；加量白芍至120克，治疗筋脉拘挛；夏天无活血通络止痛；半夏秫米汤降逆安眠，水蛭破血化瘀。

患者服药一周后眠安，后继续用药巩固，诸症逐渐好转。患者连续用药三个月近愈。

4. 二次中风伴便秘案

孝某，女，62岁。2017年11月28日初诊。

【症见】患者既往患有先天性心脏病，二次中风后在家人搀扶下就诊，意识正常，精神疲惫，口角歪斜，口齿不清，右侧肢体不利，硬瘫（痉挛性瘫痪），便秘。舌淡红胖大、苔白腻，脉沉细弱。

【辨证】心脾肾阳虚，痰凝血瘀，中气不足，运化不良。

【方药】破格救心汤合补阳还五汤、增液承气汤、龟鹿二仙汤。

干姜90克　炙甘草60克　制附子120克先煎　党参60克　山茱萸90克　生龙骨30克先煎　生牡蛎30克先煎　煅磁石30克先煎　生黄芪150克　当归60克　赤芍30克　川芎30克　桃仁20克　红花20克　地龙20克　石菖蒲45克　白芷45克　生白术100克　紫菀45克　肉苁蓉30克　玄参30克　生地黄30克　麦冬15克　大黄30克后下　鹿角片30克　龟甲15克先煎

四剂，水煎服，每剂浓煎四份，早晚各服一份。

【按语】本案以破格救心汤合补阳还五汤通心肾之阳、补气活血，心脑同治。石菖蒲、白芷代麝香通窍活血；生白术100克、当归60克、紫菀45克合增液承气汤健脾运气、养血润燥以通便；龟鹿二仙强肾督。

12月5日二诊，患者精神明显好转，言语较前清晰，偏瘫好转，大便得通。上方加减，患者继续服药一个月后可独自行走，自觉状态好于第一次中风前。

5. 中风后遗症伴眩晕案

张某，男，65岁。2015年1月17日初诊。

【症见】患者中风后遗症，严重头晕，恶心欲吐，如坐舟车，双手颤抖，眠差，神情呆滞，少言寡语，情绪低落，愁眉苦脸，慢性病容。因爱人去世，患者出现厌世情绪，就诊时由女儿搀扶入院。舌淡、无苔，脉沉弦。

【辨证】脾肾阳虚，脾虚肝旺，气亏血瘀，虚风内动。

【方药】真武汤合验方除眩汤、天麻钩藤饮、补阳还五汤、半夏秫米汤、定风丹（何首乌、白蒺藜）。

茯苓30克　生白术40克　白芍45克　泽泻75克　制附子60克先煎　生姜30克　白豆蔻20克后下　蝉蜕15克　竹茹15克　淫羊藿30克　决明子30克　珍珠母60克先煎　天麻15克　钩藤30克后下　茺蔚子60克　生龙骨30克先煎　煅

赭石30克先煎　生黄芪90克　当归15克　赤芍30克　川芎15克　桃仁15克　红花15克　地龙10克　清半夏90克　生薏苡仁60克　何首乌30克　白蒺藜30克

六剂，水煎服，早晚各服一份。

【按语】真武汤合验方除眩汤是笔者治疗眩晕的基础方，突出扶阳健脾化痰思路。天麻钩藤饮合定风丹养肝息风；补阳还五汤益气活血，通脑部血管；半夏秫米汤降逆和胃，安眠。

6. 中风后遗症伴头晕案

戴某，男，73岁。2018年6月2日初诊。

【症见】患者中风后遗症近十年，肢体活动缓慢，时常头晕、头疼、恶心。舌淡胖大、苔白腻，脉关弦、尺沉弱。

【辨证】脾肾阳虚湿困，痰瘀互凝，元气亏损，虚风内动。

【方药】真武汤合验方除眩汤、半夏白术天麻汤、小半夏加茯苓汤、补阳还五汤、川芎茶调散。

蝉蜕30克　竹茹30克　泽泻75克　生白术45克　淫羊藿50克　珍珠母60克先煎　决明子30克　白豆蔻30克后下　天麻30克　制附子120克先煎　清半夏30克　茯苓45克　生姜60克　生黄芪130克　赤芍30克　川芎60克　当归30克　地龙20克　桃仁20克　红花20克　土鳖虫30克　水蛭7.5克　白芥子30克　白芷45克　细辛45克　夏天无30克　红景天30克

三剂，水煎服，每剂浓煎四份，早晚各服一份。

【按语】真武汤温阳利水；除眩汤抑肝健脾除眩；半夏白术天麻汤息风祛痰；小半夏茯苓汤止呕；补阳还五汤益气活血。土鳖虫、水蛭化瘀血；白芥子祛皮里膜外顽痰；取川芎茶调散之意散寒通经；加夏天无治疗头痛。

患者用药一周，感觉眩晕次数减少，程度减轻，无呃逆，继续加减用药月余头痛愈，眩晕完全消失，且感觉精力充沛。

7. 中风后遗症伴冠心病案

杨某，男，56岁。2020年5月26日初诊。

【症见】患者既往患有冠心病，曾行心脏支架术。2020年4月患中风，多处求治无显效，前来就诊。现右侧肢体不利，口眼歪斜。舌淡胖滑润、苔白，脉沉紧。

【辨证】心脾肾阳虚，元气亏损，痰瘀互结。

【方药】破格救心汤合五苓散、补阳还五汤、牵正散、三仙汤。

干姜120克　炙甘草60克　制附子120克先煎　党参60克　山茱萸120克　生龙骨45克先煎　生牡蛎45克先煎　煅磁石45克先煎　炒白术45克　桂枝45克　泽泻45克　茯苓45克　猪苓30克　生黄芪160克　桃仁20克　红花20克　当归30克　赤芍30克　川芎30克　地龙20克　制川乌65克先煎　清半夏65克　全蝎6克粉冲　制白附子30克　僵蚕30克　仙茅30克　淫羊藿45克　仙鹤草60克　老鹳草45克

三剂，水煎服，每剂浓煎四份，早晚各服一份。

【按语】本案以大剂量破格救心汤固护心肾之阳，以五苓散健脾利湿，合补阳还五汤益气活血，更有乌头汤之意畅达阳气通行之道，牵正散治疗口眼歪斜。三仙汤被誉为植物类激素，以助扶阳。

患者用药一周，右侧肢体活动好转。其诉是自中风后恢复最快的一周，且自觉精力好于从前，对康复充满信心。上方变通加减，患者治疗两个月中风痊愈。

8. 中风后遗症伴燥热案

陈某，女，64岁。2019年4月30日初诊。

【症见】患者因脑梗死入院，出院后，时常乏力，右下肢行走不利，言语不利，口舌歪斜，常觉燥热，既往患有高血压、糖尿病。舌暗红、苔白，脉沉细。

【辨证】肝肾亏虚，阴阳两亏，中气不足，痰凝血瘀。

【方药】地黄饮子合补阳还五汤、肾四味、牵正散、潜阳丹。

熟地黄60克　山茱萸45克　石斛45克　麦冬15克　五味子30克　石菖蒲30克　远志15克　茯苓45克　制附子60克先煎　肉桂30克　巴戟天20克　肉苁蓉30克　薄荷15克后下　干姜45克　白芷30克　生黄芪160克　桃仁20克　红花20克　地龙15克　当归30克　赤芍30克　川芎30克　枸杞子30克　淫羊藿50克　菟丝子30克　砂仁15克后下　全蝎9克粉冲　僵蚕30克　白附子30克　老鹳草45克

四剂，水煎服，每剂浓煎四份，早晚各服一份。

【按语】地黄饮子调阴阳，补肝肾，收虚阳，以治风痱。补阳还五汤补气运血，肾四味方补肾固本填精以助扶阳，牵正散治疗口眼歪斜，潜阳丹治疗烘热。

患者服药一周，烘热明显好转，乏力情况明显改善。辨证加减用药一个月，患者口眼歪斜、言语不利症状近愈，右下肢活动能力有较大改善。嘱咐患者巩固用药一个月，并坚持康复训练。

小　　结

中风后遗症患者体质多为阳虚，中西医治疗后未能复原气机，因而留下后遗症。所以其治疗思路尤其要重视扶阳。笔者的经验就是在常规效验方（包括补阳还五汤、小续命汤等）的基础上，融合了破格救心汤、乌头汤及王献民先生的“杀破狼”组合，突出了制附子、制川乌、桂枝、干姜等扶阳药物的剂量。缺少了扶阳，或者扶阳力度不够，患者体质得不到改善，中风后遗症的疗效就难以保障。

面　　瘫

面瘫在临床上又被称为周围性面神经麻痹或面神经炎。此病在中医看来，多由人体正气不足，经脉空虚，风寒乘虚侵袭面部阳明、少阳脉络，导致气血痹阻，筋脉失于濡养，进而经筋弛缓不收而发病。很多人在夏天因大运动量而出汗之时，正面吹空调的冷风或以冷水洗脸，就容易导致面瘫。临床症状主要为口眼歪斜，有些患者甚至连最基本的抬眉、闭眼、鼓嘴等动作都无法完成。

当然导致面瘫的病因还有其他因素，笔者临床治疗的面瘫患者以受风寒致病为主，且治法也以汤药内服为主。此类面瘫病机，正气亏损在前，气血亏虚、血行不畅在后。如及时救治且治法得当，患者会很快康复；如迁延治疗或治法不当，再行诊治，治疗周期就会较长。笔者仅就个人经验作一分享。

一 治疗思路

笔者治疗面瘫的专方是大秦艽汤合牵正散这两个经典方剂，用以祛风、养血、荣筋。

大秦艽汤出自金代刘完素所著《素问病机气宜保命集》，原文为“中风，外无六经之形证，内无便溺之阻格，知血弱不能养筋，故手足不能运动，舌强不能言语，宜养血而筋自荣，大秦艽汤主之”。本方突出祛风通络、活血益气和清泄里热之意。牵正散用于治疗面瘫在业内已是共识，笔者不予赘述。临证可加味止痉散（全蝎、蜈蚣）及老鹳草等经验方药。

参考笔者多年经验，治疗阳虚患者需同时扶阳固本，合用四逆汤；因风寒外袭引发的面瘫，要合用麻黄附子细辛汤，以温经散寒、托透寒邪。以扶阳思路为主导，是疗效倍增的关键。

二 具体医案

1. 周围性面瘫案

于某，女，54岁。2022年5月14日初诊。

【症见】面色晦暗，三个月前出现周围性面瘫，右侧面部发麻，口眼歪斜，间断头晕，经针灸及中药治疗，效果不佳。舌淡红胖大、苔白，脉沉涩。

【辨证】肝脾肾亏损，中气不足，风寒入络。

【方药】大秦艽汤合四逆汤、补阳还五汤、麻黄附子细辛汤、止痉散、牵正散。

秦艽20克　羌活30克　独活45克　防风30克　川芎30克　白芷45克　细辛60克　黄芩15克　生地黄15克　熟地黄15克　当归15克　白芍30克　茯苓45克　炙甘草60克　炒白术45克　麻黄15克　制附子150克先煎　干姜120克　生黄芪130克　桃仁15克　红花15克　全蝎9克粉冲　蜈蚣2条粉冲　僵蚕30克　白附子15克　天麻30克　钩藤45克后下　老鹳草45克

四剂，水煎服，每剂浓煎四份，早晚各服一份。

【按语】患者素体寒盛，加之面瘫三个月，虚、寒、痰、瘀等因素相互影响，已成难症，但其病机还是阳虚寒盛，故非重剂扶阳不能挽救。以大剂量四逆汤统筹，大秦艽汤合补阳还五汤祛风散寒、行气活血，合麻黄附子细辛汤温补通阳散寒，安内攘外。止痉散、牵正散是治疗面瘫经验方剂，在扶阳基础上使用效力更彰，老鹳草是治疗面瘫经验药物。

患者用药一日，面部就有松动反应，发麻情况改善，服完一周的药后，口眼歪斜状态减轻大半。本案辨证用药一个月，痊愈。

2.面瘫初起案

尚某，女，37岁。2023年3月28日初诊。

【症见】患者颜面部有片状蝴蝶斑，因夜间门窗未闭而受风，直接来诊，现口角歪斜，左眼睑无力下垂，肢体乏重酸沉。舌淡胖大，脉沉细无力。

【辨证】心脾肾阳虚，中气不足，风寒外袭。

【方药】大秦艽汤合真武汤、麻黄附子细辛汤、止痉散、牵正散。

秦艽30克　羌活30克　独活45克　防风30克　川芎30克　白芷75克　细辛90克　黄芩20克　熟地黄15克　生地黄30克　当归30克　白芍45克　茯苓45克　炙甘草60克　炒白术45克　麻黄30克　制附片160克先煎　生姜120克　黄芪90克　全蝎6克粉冲　蜈蚣6条粉冲　麸炒僵蚕20克　制白附子30克　降香30克

七剂，水煎服，早晚各服一份。

【按语】患者素体虚弱，正气不足，卫外不固，风邪乘虚侵入经络，导致气血痹阻。疾病初起，未有传变。大秦艽汤合真武汤驱邪外出，祛风和营，温阳通痹；重剂麻黄附子细辛汤温经助阳，散逐里寒，鼓邪外出；止痉散、牵正散合用突出虫类药物祛风化痰，通络止痉，搜剔余邪；白芷、降香对药代麝香取通窍活血汤之意，活血消斑，通窍活络。

患者用药一周，口角歪斜症状基本恢复，左眼睑下垂无力明显改善，自觉精神好，无疲乏感。辨证用药一个月，患者口眼歪斜痊愈，颜面色斑淡化。

3.面瘫伴高血压头晕案

谷某，男，86岁。2020年1月11日初诊。

【症见】患者既往患有高血压、冠心病，骑车吹风后突发头晕，口角歪斜、流口水，不能鼓腮，眼睑不能完全闭合。舌质暗红、稍胖，脉弦细滑。

【辨证】脾肾阳虚，寒邪内伏，虚风内动。

【方药】大秦艽汤合真武汤、玉屏风散、“杀破狼”组合、补阳还五汤、牵正散、半夏白术天麻汤。

秦艽30克　羌活30克　独活45克　防风30克　川芎30克　白芷30克　细辛75克　熟地黄30克　生地黄30克　当归30克　赤芍30克　茯苓45克　炙甘草60克　炒白术30克　生黄芪160克　制天南星65克　清半夏65克　制川乌65克先煎　制附子180克先煎　桃仁15克　红花15克　地龙15克　全蝎9克粉冲　制白附子30克　僵蚕20克　麻黄15克　天麻30克　干姜150克

七剂，水煎服，早晚各服一份。

【按语】患者寒邪壅盛，久伏体内，阻滞清窍，凝结筋脉，从而引发头晕、风中经络。大秦艽汤疏风养血、散寒通络。玉屏风散益气固表、祛风散寒。“杀破狼”组合通瘀化痰。麻黄附子细辛汤安内攘外，透邪达表。大剂量补阳还五汤大补元气，运血化瘀，预防高龄人群由于气虚血瘀而引发内中风。牵正散搜风通络，化痰止痉。半夏白术天麻汤温湿并济，补脾燥湿。

患者用药一周，口角歪斜好转，眼睑基本可以闭合但略有不适，头晕基本消失。复诊加大扶阳药物剂量，驱邪外出的同时大补元气，辨证用药一月后，患者痊愈。

4. 面神经麻痹伴高血压案

王某，男，57岁。2019年11月16日初诊。

【症见】患者有高血压病史，近期血压控制不佳。左侧面神经麻痹伴有口角歪斜、漏风，眼睑闭合不全留有缝隙，前期针灸治疗效果不明显。舌质暗红略胖燥、苔白腻，脉沉弦细。

【辨证】肝肾亏损，虚风外袭。

【方药】大秦艽汤合真武汤、半夏白术天麻汤、天麻钩藤饮、麻黄附子细辛汤、补阳还五汤、牵正散。

秦艽30克　羌活30克　独活45克　防风30克　川芎30克　白芷30克　细辛45克　黄芩20克　生地黄30克　熟地黄15克　生石膏30克　当归30克　赤芍45克　茯苓45克　炙甘草60克　炒白术45克　天麻30克　清半夏30克　钩藤50克　制附子160克先煎　麻黄15克　生黄芪150克　桃仁15克　红花15克　地龙15克　制白附子30克　僵蚕20克　全蝎6克粉冲

七剂，水煎服，早晚各服一份。

【按语】患者起病已久，正气亏损。贼风入体，阻遏气机，造成风痰上扰，蒙蔽清阳。外风引动内风，宜内外兼治。大秦艽汤合真武汤息内风祛外风，温阳化痰，通络止痉。以半夏白术天麻汤健脾祛湿，化痰疏风；合天麻钩藤饮补益肝肾，平肝息风；麻黄附子细辛汤温经助阳，透邪达表。遵循“未病先防，既病防变”的原则，防止邪气入里传变，先以补阳还五汤大补元气，祛瘀通络。牵正散搜风通络，化痰止痉。

患者用药一周，眼睑基本可以闭合，口角歪斜好转仍轻微漏风。高血压、头晕有所改善。二诊加大黄芪剂量至210克，补益元气，意在气旺则血行，瘀祛则络通。患者继续服药一月后眼睑闭合，睡不露睛，口角不漏气，血压降至正常。面瘫越早治疗越好，时间久了难以根治。由于此案患者年龄偏大，治疗周期会较长。

5. 面瘫伴高血糖案

王某，女，74岁。2023年7月3日初诊。

【症见】患者有三高病史，口角歪斜、不能鼓腮，眼睑轻微下垂，血糖偏高（胰岛素注射治疗），近期控制不佳，伴有视物不清、头晕沉，大便黏腻不畅，舌红稍胖大、少苔，脉沉细。

【辨证】心脾肾阳虚，肝肾亏损，虚风内动。

【方药】地黄饮子合破格救心汤、补阳还五汤、牵正散。

熟地黄90克　山茱萸90克　石斛45克　麦冬30克　五味子35克　石菖蒲30克　制远志20克　茯苓45克　肉苁蓉30克　肉桂45克　制附片180克先煎　制巴戟天30克　老鹳草45克　干姜150克　炙甘草60克　党参60克　龙骨30克先煎　牡蛎30克先煎　白术75克　黄芪210克　当归45克　桃仁20克　红花20克　赤芍30克　川芎30克　全蝎6克粉冲　麸炒僵蚕20克　制白附子30克

七剂，水煎服，早晚各服一份。

【按语】患者元气虚损，阴阳双亏，虚风内动，痰浊随之上泛，堵塞窍道。地黄饮子则阴阳平调，上下兼治，合补阳还五汤益气散瘀，二者补中有敛，开中有合，共成补通开合之剂。以破格救心汤峻补心肾，固摄元气，运转大气。牵正散祛风化痰，通络止痉。老鹳草本为祛风湿止痛药，但它的祛风活血功效在治疗面瘫或中风后遗症上疗效更为显著。

患者用药一周，口角歪斜及眼睑下垂基本愈，大便通畅但仍无力。由于患者为虚性便秘，宜“塞因塞用”益气健脾、润肠通便。生黄芪用至90克，生白术用至100克，当归用至60克。辨证用药一月，患者面瘫症状完全消失，大便正常，血糖恢复至正常值。

小　结

面瘫的常见病机为人体正气不足，经脉空虚，风寒乘虚侵袭面部脉络所致。治疗思路应在祛风活血的基础上，加上扶助正气的方药。笔者的内治经验就是大秦艽汤合牵正散（专方）合用四逆汤或麻黄附子细辛汤（扶阳方），在此基础上临证化裁，效果更佳。

眩 晕 症

眩晕是临床上常见的一种疑难杂症，很多大医院都专门开设眩晕科。其致病原因复杂，西医讲高血压、心脑血管疾病、内耳迷路问题（梅尼埃综合征、耳石症等）、颈椎病、前庭神经问题等均有可能导致眩晕。中医历来有“无虚不作眩”“无风不作眩”“无痰不作眩”的论述，有“风眩”“火眩”“痰眩”“虚眩”之说，但究其病机，还是应当在阴阳虚实上进行辨证。虚者或气虚不足，清阳不升，元气亏虚，髓海不足，治法以补益为主；实者涉及风火痰瘀湿多种因素，治以祛风、重镇、化痰、利湿之法。

根据笔者临床经验，眩晕症多是虚实夹杂、上实下虚、本虚标实、痰瘀互结，但阳虚者十之八九。脾肾阳虚，下元亏虚，中阳不足，故浊阴窃据阳位而引起眩晕症。善治上者，必求于下，滋其苗者，必灌其根，治病必求于本。因而风、火、痰等虽是产生眩晕的直接因素，但产生这些病理因素的机理却是素体阳虚，辨证治疗应立足于少阴、太阴两本。

笔者早年在新疆生产建设兵团行医的时候，就体会到大部分眩晕患者的体质为阳虚，当时使用的方剂是大连石油七厂职工医院中医科王殿喜大夫自拟的除眩汤（出自《辽宁中医杂志》1980年第4期），原方包括：蝉蜕、竹茹、白术、泽泻、白豆蔻、决明子、淫羊藿、珍珠粉。他认为脾虚肝旺是眩晕病机之本，风、火、痰为致病之标。治法应“补其不足，伐其有余”。“方中蝉衣、竹茹、决明子、珍珠是治肝旺——伐其有余，具有一清二泻三镇作用；白术、泽泻、白豆蔻是治脾虚——补其不足”。此方温化寒湿，潜镇肝阳，突出了健补脾阳。笔者运用此方治疗过很多眩晕患者，在实践中还加减使用拓宽了思路，但依旧有一些眩晕患者的疗效不佳。研究扶阳医学后，笔者认识到下焦元阳亏虚、浊阴窃据阳位的道理，治法应着眼于少阴、太阴两本，于是用扶阳的思路合除眩汤，疗效更为显著。随着在实践中的探索，笔者逐渐形成了一套验之有效的治疗眩晕症的思路。

一 治疗思路

（1）突出峻补两本、温阳利水的扶阳思路。笔者在大剂量四逆汤的基础上合用了真武汤。真武汤出自《伤寒论》，药味包括“茯苓术芍附生姜”，治疗肾阳虚衰、阳虚水泛导致的“悸眩瞤惕”等症，病位在下焦肾，其中“眩”指的就是眩晕。对于肥胖患者，可以合上温氏奔豚汤以祛三阴寒逆、温阳利湿化痰。对于偏于阴虚或者阴阳俱虚患者，以地黄饮子为主，坚持阴阳并调。

（2）将验方除眩汤作为系列方使用，用其镇肝潜阳息风、健脾利湿之效。加大泽泻和白术的用量，尤其是泽泻常常用至60克以上，取意于金匮泽泻汤，更加突出了健脾利水、通三焦水道之意。

（3）临证加味：痰湿重者，可合用半夏白术天麻汤、乌头汤；呕者加小半夏汤；对于高血压等患者，常常合用天麻、钩藤等祛风定眩药物；对于虚阳上浮者，合用潜阳封髓丹收敛虚阳；对于类中风发作者，合用张锡纯先生的镇肝熄风汤。

简而言之，这一治疗思路就是以扶阳为主，立足脾肾，温阳化湿，祛风化痰，兼有镇肝息风、收敛虚阳，多处方联动共治一病。笔者以此思路在临床上经治了近千例疑难眩晕症患者，包括梅尼埃综合征、中风后眩晕、颈源性眩晕、无明显诱因眩晕等等。有效率接近90%，治愈率在80%以上。

二 具体医案

1. 眩晕伴漏证案

张某，女，27岁。2018年6月14日初诊。

【症见】患者眩晕一年多，严重时候走路不平衡，平时痛经，月经淋沥两周方尽。舌淡红胖大、苔白腻，关脉弦、尺脉沉迟。

【辨证】脾肾阳虚，中气不足，胃气上逆，虚风内动。

【方药】除眩汤合真武汤、半夏白术天麻汤、少腹逐瘀汤。

竹茹15克　蝉蜕15克　生白术30克　泽泻45克　淫羊藿30克　白豆蔻20克后下　决明子30克　珍珠母60克先煎　茯苓30克　赤芍30克　生姜75克　制附子100克先煎　清半夏30克　天麻30克　炮姜炭30克　小茴香30克　五灵脂30克　党参30克　蒲黄炭20克　肉桂30克　熟地黄18克　当归15克　川芎15克　地榆炭15克　仙鹤草60克

六剂，水煎服，早晚各服一份。

【按语】除眩汤合真武汤、半夏白术天麻汤温阳利水，化痰除眩，突出以温阳固本思路治疗眩晕。其取少腹逐瘀汤之意，合四物汤加味地榆炭、仙鹤草，温经止血、化瘀止痛。

患者用药一周，眩晕明显减轻。加减用药一个月，患者逐次好转，月经至，排除黑色血块，略微痛经，七日月经干净。巩固用药一个月，眩晕愈。

2. 眩晕伴胃气上逆、高血压案

赵某，男，52岁。2017年2月18日初诊。

【症见】患者反复眩晕近一年，严重时恶心，多方求治无显效。既往患有胆结石、高血压，现血压150/90mmHg左右，时常呃逆。舌淡嫩、无苔，脉关弦紧、尺沉迟。

【辨证】太阴少阴合病。

【方药】除眩汤合真武汤、泽泻汤、天麻钩藤饮、半夏白术天麻汤、丁香柿蒂汤、六君子汤。

竹茹15克　蝉蜕15克　泽泻75克　生白术45克　淫羊藿30克　决明子30克　白豆蔻20克后下　珍珠母60克先煎　茯苓30克　白芍45克　制附子90克先煎　生姜60克　天麻15克　钩藤30克后下　煅赭石30克先煎　煅龙骨30克先煎　法半夏30克　公丁香15克　柿蒂15克　党参45克　陈皮15克

七剂，水煎服，早晚各服一份。

【按语】真武汤、除眩汤、泽泻汤温阳利水，化痰除眩。患者血压高，合用天麻钩藤饮祛风定眩。决明子、珍珠母、煅赭石、煅龙骨平肝潜阳降压，多方合用共治眩晕。丁香柿蒂汤治呃逆，六君子汤健脾利湿顾护中焦。

患者用药三日即感觉眩晕明显好转，血压在140/86mmHg左右，呃逆消失。用药两周后眩晕几乎消失，无呃逆，血压为136/80mmHg。嘱咐患者继续用药两周，巩固疗效。

3. 眩晕伴高血压案

王某，男，48岁。2016年12月24日初诊。

【症见】面色萎黄，额头发暗，患高血压三年，西药控制血压不稳定，现160/95mmHg左右，近期眩晕，恶心呕吐。舌淡红胖大、苔白微腻，脉关弦、脉沉迟。

【辨证】脾肾阳虚，虚风内动。

【方药】除眩汤合真武汤、泽泻汤、小半夏加茯苓汤、半夏白术天麻汤加味降压药物。

竹茹30克　蝉蜕30克　生白术45克　泽泻75克　淫羊藿30克　决明子30克　白豆蔻20克后下　珍珠母60克先煎　茯苓45克　白芍45克　制附子120克先煎　生姜90克　法半夏30克　天麻30克　茺蔚子60克　生龙骨30克先煎　生赭石45克先煎　生黄芪30克　炙甘草45克

四剂，水煎服，每剂浓煎四份，早晚各服一份。

【按语】此案眩晕多有高血压因素，应突出扶阳利水化痰、潜阳息风平肝以降压，合用小半夏加茯苓汤化痰降逆止呕，半夏白术天麻汤化痰息风，茺蔚子、生龙骨、生赭石都是降压经验用药。

患者用药一周复诊，眩晕减轻，呕吐感减轻，测血压150/80mmHg，舌质转红、白腻苔褪去。辨证加减用药一个月，患者逐次好转，头晕消失，无呕吐感，面色红润，血压在140/80mmHg左右。

4. 眩晕伴膝关节炎症案

张某，女，55岁。2019年4月2日初诊。

【症见】患者面色萎黄，间断眩晕，伴恶心两年，双膝关节骨性关节炎三年，双膝关节积液伴下肢冷痛两个月，关节肿胀，经针灸理疗不见好转。舌淡红胖大、苔白厚腻，脉关弦、尺沉细滑。

【辨证】脾肾阳虚，风寒入络，痰湿困脾，虚风内动。

【方药】除眩汤合真武汤、泽泻汤、天麻钩藤饮、半夏白术天麻汤、芍药甘草汤、当归四逆加吴茱萸生姜汤、乌头汤、防己黄芪汤。

竹茹30克　蝉蜕30克　生白术60克　泽泻75克　淫羊藿45克　白豆蔻20克后下　决明子30克　珍珠母60克先煎　茯苓45克　白芍60克　生姜90克　制附子110克先煎　天麻30克　钩藤45克后下　清半夏30克　当归30克　桂枝45克　细辛75克　炙甘草60克　小通草30克　吴茱萸45克　丹参30克　防风20克　制川乌45克先煎　独活45克　生黄芪90克　木瓜30克　防己30克

四剂，水煎服，每剂浓煎四份，早晚各服一份。

【按语】眩晕与关节积液疼痛，病机均为阳虚寒湿伏邪，可按照扶阳思路一并治疗。真武汤、除眩汤温阳利水，化痰除眩。小半夏加茯苓汤化痰降逆止呕。半夏白术天麻汤化痰息风。当归四逆加吴茱萸生姜汤合乌头汤祛寒温经通络，是治疗四肢厥冷的对应方药。重用独活45克，祛风湿疗效佳、见效快。防己黄芪汤益气运血、消肿利水。木瓜化湿和络。

患者用药一周，头晕减轻，偶有恶心，双下肢冷痛与关节肿胀明显减轻。辨证用药两个月，诸症消失，且诉下肢有温暖感，自觉下肢活动优于病前。

5. 眩晕头痛案

王某，女，44岁。2019年4月9日初诊。

【症见】形体肥胖，阵发性眩晕半年，便溏。舌淡嫩滑润、无苔，脉关微弦、尺沉迟。

【辨证】脾肾阳虚，运化失调，寒痰瘀阻，虚风内动。

【方药】温氏奔豚汤合除眩汤、泽泻汤、五苓散、天麻钩藤饮、半夏白术天麻汤。

干姜120克　炙甘草60克　肉桂50克　党参60克　制附子210克先煎　炒白术45克　山药45克　茯苓45克　泽泻75克　砂仁15克后下　沉香15克　川

牛膝45克　五灵脂45克　赤石脂30克　猪苓30克　桂枝45克　竹茹30克　蝉蜕30克　淫羊藿45克　决明子30克　白豆蔻20克后下　天麻30克　钩藤50克后下　清半夏30克　珍珠母60克先煎

四剂，水煎服，每剂浓煎四份，早晚各服一份。

【按语】凡形体肥胖者以温氏奔豚汤温阳化湿，降三阴寒逆，合除眩汤、泽泻汤化痰利水除眩，五苓散健脾利湿，天麻钩藤饮、半夏白术天麻汤潜肝息风、化痰定眩，是为多方治一病。患者便溏，脾胃虚寒，方中有理中汤、四君子汤健脾温胃。参灵散一对畏药（党参、五灵脂）补气化瘀而不伤正。肉桂与赤石脂一对畏药，温肾暖脾，固肠止泻。

患者用药两周，头晕明显减轻，大便成形。辨证用药一个月，体重减轻2千克，诸症消失。后加肾四味善后，继续巩固治疗一个月，体重又减2千克。嘱咐患者控制体重，忌食寒凉肥甘，适当运动。

6. 乳腺癌伴眩晕案

马某，女，64岁。2020年11月10日初诊。

【症见】患者有乳腺癌病史，头晕发胀，耳道闷堵感，胃胀，干呕恶心，时常眼睑跳动。舌淡红、胖大中裂、苔白，脉关弦、尺沉迟。

【辨证】脾肾阳虚，虚风内动。

【方药】除眩汤合泽泻汤、真武汤、王献民先生川乌法基本方、薏苡附子败酱散、旋覆代赭汤。

蝉蜕30克　竹茹30克　生白术45克　泽泻75克　白豆蔻20克后下　决明子30克　淫羊藿50克　珍珠母60克先煎　茯苓45克　白芍90克　制附子90克先煎　生姜120克　炙甘草60克　天麻30克　清半夏65克　生黄芪150克　制川乌60克先煎　制天南星45克　党参45克　三七30克　小茴香30克　陈皮30克　炒薏苡仁60克　败酱草60克　旋覆花30克包煎　生赭石45克先煎　砂仁15克后下　吴茱萸30克

四剂，水煎服，每剂浓煎四份，早晚各服一份。

【按语】大剂量四逆汤引领除眩汤、真武汤、半夏白术天麻汤温阳化气、健脾利湿、祛风定眩；合王献民先生川乌法扶阳行气、化痰散瘀，其中的“杀破狼”组合更是化痰抗癌要药。薏苡附子败酱散加旋覆代赭汤扶阳利湿消痈、和胃降逆。

患者用药一周，头晕、头胀、眼睑跳动明显减轻，无耳道闷堵，胃胀、干呕基本消失。加减服药至12月1日，诸症继续好转，偶有失眠、眼睑跳动。调整处方为：制附子120克，白芍120克，清半夏120克，生黄芪150克。取芍药甘草汤柔筋缓急，半夏秫米汤降逆和胃安眠。本方辨证用药两个月，患者诸症愈。

7. 突发眩晕案

缪某，女，48岁。2017年2月18日初诊。

【症见】患者既往患有高血压，口服西药控制稳定，三日前突然出现头目眩晕，血压升高至150/90mmHg，面部胀红伴头昏目胀，视物昏花，身体乏力，夜睡差。舌淡红、苔白腻、中间微黄，脉关弦紧、尺沉缓。

【辨证】脾肾双亏，虚风内动。

【方药】除眩汤合真武汤、镇肝熄风汤、天麻钩藤饮、半夏白术天麻汤、半夏秫米汤。

竹茹30克　蝉蜕30克　生白术45克　泽泻75克　淫羊藿45克　白豆蔻20克后下　决明子30克　珍珠母60克先煎　白芍45克　干姜60克　茯苓30克　制附子90克先煎　天麻30克　钩藤45克后下　清半夏90克　茺蔚子60克　生薏苡仁90克　川牛膝40克　煅龙骨45克先煎　龟甲15克先煎　煅赭石60克先煎　煅牡蛎45克先煎　熟地黄45克　天冬30克　生麦芽60克　炙甘草45克

四剂，水煎服，每剂浓煎四份，早晚各服一份。

【按语】患者面部胀红，类中风发作，当急则治标，控制血压，取镇肝熄风汤之意平肝柔肝，育阴潜阳。小半夏加茯苓汤化痰降逆止呕。半夏白术天麻汤化痰息风。除眩汤治疗眩晕。

患者用药一日就觉头晕、目胀、眼花等症状减轻，次日面部胀红基本消失，血压140/80mmHg。服药一周后血压已平稳。坚持用药一月余，患者眩晕消失。后加肾四味益肾精、鼓肾气，继续调理一个月左右。

8. 眩晕伴颈椎病案（1）

智某，女，31岁。2017年4月22日初诊。

【症见】患者面色萎黄，时常眩晕，颈椎劳累时候加重眩晕，按摩、针灸疗效不佳。舌体胖大、淡嫩，脉沉弦。

【辨证】太少阳虚，脾虚湿困，风痰致眩。

【方药】除眩汤合真武汤、泽泻汤、半夏白术天麻汤、定风丹、葛根汤、芍药甘草汤。

竹茹30克　蝉蜕30克　泽泻75克　白术45克　淫羊藿45克　白豆蔻20克后下　决明子30克　珍珠母60克先煎　茯苓45克　白芍90克　生姜90克　制附子120克先煎　清半夏30克　天麻30克　何首乌30克　白蒺藜30克　葛根90克　桂枝45克　鹿衔草30克　炙甘草60克　苍耳子15克　生黄芪60克

四剂，水煎服，每剂浓煎四份，早晚各服一份。

【按语】颈椎病为致眩因素之一，重用葛根汤、芍药甘草汤加味鹿衔草、苍耳子经验用药治疗颈椎病。真武汤、除眩汤、泽泻汤、半夏白术天麻汤温阳利水，化痰除眩。定风丹养血祛风。方中四逆汤、理中汤、五苓散、建中汤两本并调。

患者用药一周显效，治疗三周诸症消失，且诉颈椎较病前舒适。嘱咐患者多加运动。

9. 眩晕伴颈椎病案（2）

闫某，女，57岁。2018年1月9日初诊。

【症见】患者患颈椎病多年，时常眩晕，右上肢外侧疼痛，拇指、示指发麻。舌淡胖大、苔白滑润，脉关弦、尺沉缓。

【辨证】脾肾阳虚，痰湿瘀阻，虚风内动。

【方药】除眩汤合真武汤、泽泻汤、半夏白术天麻汤、麻黄附子细辛汤、葛根汤。

竹茹30克　蝉蜕30克　泽泻75克　生白术45克　淫羊藿45克　决明子30克　白豆蔻20克后下　珍珠母60克先煎　茯苓45克　白芍90克　生姜90克

制附子130克先煎　清半夏30克　桂枝45克　天麻30克　炙甘草40克　苍耳子15克　葛根90克　麻黄15克　细辛60克　防风30克　羌活30克　鸡血藤60克　生黄芪120克

四剂，水煎服，每剂浓煎四份，早晚各服一份。

【按语】本案颈椎病为顽疾，是重要致眩因素，以葛根汤、芍药甘草汤、麻黄附子细辛汤并加味羌活、防风多方并用以祛风散寒，扶助正气。除眩汤合真武汤、泽泻汤、半夏白术天麻汤温阳利水、化痰除眩。加味鸡血藤、生黄芪益气、运血、通痹，是治疗手麻的经验用药。

患者用药一周即显效，加减服药三周仅偶有手麻，其余诸症消失，嘱咐患者适当运动，切忌贪凉受寒。

10. 脑鸣目眩案

金某，男，58岁。2016年10月29日初诊。

【症见】患者脑鸣一年，偶有目眩，多处求医不见成效，面色萎黄，时有便溏。舌淡滑嫩胖大、无苔，脉弦微细、尺沉缓。

【辨证】脾肾阳虚，寒湿困脾，清阳不升，浊阴不降。

【方药】除眩汤合真武汤、泽泻汤、茵陈五苓散、麻黄附子细辛汤、黄芪建中汤。

竹茹30克　蝉蜕30克　白术45克　泽泻75克　茯苓45克　白芍45克　制附子150克先煎　生姜90克　桂枝45克　猪苓30克　茵陈90克　桑椹30克　煅磁石50克先煎　炙甘草60克　石菖蒲30克　白芷45克　细辛45克　麻黄15克　生黄芪60克

六剂，水煎服，早晚各服一份。

【按语】本案脑鸣是由于阳虚寒湿瘀阻脑部所致，除眩汤合真武汤、泽泻汤温阳利水，化痰除眩。五苓散加茵陈健脾利湿，并祛面部阴黄。麻黄附子细辛汤加石菖蒲、白芷通阳开窍。蝉蜕、煅磁石是治疗脑鸣经验用药。黄芪建中汤健补中气。

患者用药一周，脑鸣减轻，大便成形，辨证用药六周后痊愈，后加肾四味益肾填精，柔性扶阳。

11. 老年性头晕案

张某，男，74岁。2020年10月15日初诊。

【症见】患者周身乏力，尤其双下肢乏力半年，头晕目眩，纳差，双手颤抖，小腿肿胀。舌淡红胖大、苔白腻，脉沉缓无力。

【辨证】心肾阳虚，痰凝血瘀，气血双亏，虚风内动。

【方药】破格救心汤合除眩汤、泽泻汤、半夏白术天麻汤、天麻钩藤饮、补阳还五汤。

干姜120克　炙甘草60克　制附子150克先煎　党参60克　山茱萸120克　生龙骨30克先煎　生牡蛎30克先煎　煅磁石50克先煎　蝉蜕30克　竹茹30克　泽泻75克　白豆蔻20克后下　决明子30克　淫羊藿30克　珍珠母60克先煎　清半夏45克　天麻30克　钩藤45克后下　生黄芪120克　桃仁20克　红花20克　当归30克　川芎30克　赤芍30克　益母草90克

四剂，水煎服，每剂浓煎四份，早晚各服一份。

【按语】老年人身心乏力，当以破格救心汤补益心肾、提振心阳；合除眩汤、半夏白术天麻汤祛风除湿定眩。患者阳虚，气血不足，脉络不通，恐有中风危险，加补阳还五汤预防。益母草90克，活血利水并调血压。

患者一周后复诊，诉乏力好转，头晕减轻，小腿肿胀好转。守方不变，辨证加减用药三周，患者眩晕消失，下肢浮肿消失。

12. 眩晕伴心悸案

王某，男，51岁。2020年9月12日初诊。

【症见】患者面色晦暗，形体肥胖，长期眩晕，时常心悸，间有胸痛彻背，寐差。舌淡红胖大、苔白，脉关微弦、尺沉缓。

【辨证】心肾阳虚，痰凝血瘀，清阳不升，浊阴不降。

【方药】破格救心汤合丹参饮、瓜蒌薤白半夏桂枝汤、半夏秫米汤、酸枣仁汤、除眩汤、泽泻汤。

干姜90克　炙甘草60克　制附子120克先煎　党参60克　山茱萸90克　生龙骨30克先煎　生牡蛎30克先煎　煅磁石50克先煎　丹参60克　檀香10克　砂仁10克后下　瓜蒌50克　薤白30克　桂枝45克　清半夏90克　炒薏苡仁60克　炒枣仁45克　茯苓30克　川芎15克　知母15克　珍珠母60克先煎　蝉蜕15克　竹茹15克　生白术45克　泽泻75克　决明子30克　淫羊藿30克　草果仁15克

四剂，水煎服，每剂浓煎四份，早晚各服一份。

【按语】患者心脏不适症状明显时，以顾护心阳为重。以破格救心汤补益心肾之阳。丹参饮活血止痛。瓜蒌薤白桂枝汤振奋胸阳。寐差最耗阳气，当引起重视，以半夏秫米汤合酸枣仁汤安眠。除眩汤加大泽泻剂量，健脾除湿定眩。

患者用药一周眩晕减轻，心悸、胸痛彻背明显好转。加减用药一月余诸症痊愈。

13. 眩晕伴便秘案

亓某，女，86岁。2019年2月16日初诊。

【症见】患者有脑梗死病史，现时常头晕，严重时如坐舟车，大便干燥。舌淡胖大边齿痕、苔薄白，脉关弦、尺沉。

【辨证】脾肾阳虚，虚风内动，运化失调。

【方药】除眩汤合真武汤、天麻钩藤饮、半夏白术天麻汤、定风丹、济川煎、补阳还五汤。

竹茹30克　蝉蜕30克　生白术100克　泽泻75克　白豆蔻20克后下　淫羊藿50克　决明子30克　珍珠母60克先煎　茯苓30克　白芍30克　生姜90克　制附子100克先煎　天麻20克　钩藤30克后下　清半夏30克　当归60克　肉苁蓉30克　桃仁20克　川芎15克　紫菀40克　红花20克　生黄芪130克　何首乌30克　白蒺藜30克　炙甘草45克

四剂，水煎服，每剂浓煎四份，早晚各服一份。

【按语】除眩汤合真武汤温阳利水、化痰除眩。天麻钩藤饮、半夏白术天麻汤潜肝息风、化痰定眩。定风丹养血祛风。老年人便干乃元气亏损，运化无力，以济川煎加味当归60克，生白术100克，生黄芪130克，益气、润肠、通便。方中另有补阳还五汤之意预防脑梗死。

患者服药一周大便通畅，头晕明显减轻，加减用药一月余痊愈。加肾四味益肾填精，巩固调理一个月。

14. 老年病兼证头晕

张某，女，82岁。2020年9月10日初诊。

【症见】患者有高血压病史，体位性眩晕，口中异味。舌淡红胖大、苔少、舌边有瘀斑，脉关微弦、尺沉弱。

【辨证】脾肾阳虚，虚风内动，元气亏损，运化不良。

【方药】除眩汤合真武汤、四逆汤、半夏白术天麻汤。

蝉蜕30克　竹茹30克　生白术45克　泽泻75克　白豆蔻20克后下　决明子30克　淫羊藿45克　珍珠母60克先煎　茯苓45克　白芍45克　制附子130克先煎　生姜90克　白芷60克　石菖蒲30克　清半夏45克　藿香30克　草果仁15克　炙甘草30克

四剂，水煎服，每剂浓煎四份，早晚各服一份。

【按语】除眩汤合真武汤温阳化气、祛风除湿、抑肝定眩。白芷、石菖蒲代麝香开窍，白芷、藿香、草果仁醒脾祛除口中异味。

本案患者及时就医，故疗效神速。患者用药一周显效，两周近愈，巩固治疗一个月。

15. 脑梗死病史伴眩晕案

于某，男，75岁。2019年3月5日初诊。

【症见】患者有脑梗死病史，现经常眩晕、头痛，左手指胀痛。舌质紫暗胖大、苔白微腻，脉关微弦涩、尺沉迟。

【辨证】脾肾阳虚，元气亏损，痰凝血瘀，虚风内动。

【方药】除眩汤合泽泻汤、四逆汤、麻黄附子细辛汤、补阳还五汤、吴茱萸汤。

竹茹30克　蝉蜕30克　生白术60克　泽泻75克　茯苓30克　淫羊藿30克　白豆蔻20克后下　珍珠母60克先煎　决明子30克　制附子150克先煎　干姜120克　炙甘草60克　麻黄10克　细辛60克　川芎30克　生黄芪90克　红花15克　桃仁15克　赤芍30克　地龙15克　天麻30克　钩藤30克后下　吴茱萸30克　党参30克　羌活30克　炙乌梢蛇30克　防风30克

三剂，水煎服，每剂浓煎四份，早晚各服一份。

【按语】患者中风之后，脾肾阳虚，痰湿内生，运化不利，气虚血瘀，脉络不畅。今眩晕头痛，还应有外感风寒引发宿疾所致，故本案在常规用药基础上，合用并突出了四逆汤、麻黄附子细辛汤及吴茱萸汤祛除寒邪之功效。

患者服药一周，眩晕和头痛明显减轻，两周后显效，手指胀痛明显好转。加减用药两个月，诸症愈。

16. 下肢浮肿伴眩晕案

祁某，女，73岁。2020年12月29日初诊。

【症见】患者有高血压病史，近期反复眩晕，行走时有踩棉花感，双下肢浮肿，夜尿频，眠差。舌淡红胖大、苔白，脉关滑、尺沉缓。

【辨证】心肾阳虚，代谢失常，痰湿内阻，虚风内动。

【方药】除眩汤合泽泻汤、真武汤、半夏秫米汤、济生肾气汤、缩泉丸。

蝉蜕30克　竹茹30克　生白术45克　泽泻75克　白豆蔻20克后下　决明子30克　淫羊藿30克　珍珠母60克先煎　天麻30克　钩藤30克后下　清半夏120克　炒薏苡仁75克　茯苓45克　白芍45克　制附子100克先煎　干姜60克　炙甘草45克　熟地黄45克　山药30克　山茱萸 30克　牡丹皮15克　肉桂30克　车前子30克包煎　川牛膝45克　益母草90克　益智仁30克　乌药30克　桑螵蛸30克

四剂，水煎服，每剂浓煎四份，早晚各服一份。

【按语】本案以四逆汤统领除眩汤、真武汤、半夏白术天麻汤温阳化气、健脾抑肝、祛风定眩，济生肾气汤温肾利水，缩泉丸补肾固涩缩尿，益母草活血利水消肿，半夏秫米汤降逆和胃安眠。

患者用药一周，诸症明显减轻。后方辨证加减，患者共调理两个月逐次好转直至痊愈。四逆汤最高用量制附子160克，干姜120克，炙甘草75克。

17. 地黄饮子案（1）

蹇某，女，46岁。2019年3月2日初诊。

【症见】患者头晕目眩三个月，眼干，神疲乏力，气短。舌淡红稍胖大、苔白，脉细弱、微数。

【辨证】心脾阳虚，肝肾亏损，虚火上浮，虚风内动。

【方药】地黄饮子合明目地黄汤、破格救心汤、潜阳丹、二仙汤。

熟地黄60克　山茱萸60克　石斛40克　麦冬30克　天冬15克　五味子30克　石菖蒲30克　远志15克　茯苓30克　肉桂30克　制附子60克先煎　肉苁蓉30克　巴戟天20克　枸杞子30克　菊花10克　白芍15克　当归30克　怀牛膝40克　生黄芪130克　干姜30克　党参60克　炙甘草30克　天麻30克　砂仁15克后下　黄柏10克　仙茅20克　淫羊藿30克

六剂，水煎服，早晚各服一份。

【按语】本案患者阴阳俱虚，予以地黄饮子合明目地黄汤引火入水，水暖生木，阴阳并调。加党参60克，重用山茱萸60克，取破格救心汤之意提振心肾阳气。潜阳丹纳气归肾，水火既济。加味二仙汤温肾阳，补肾精。

患者用药三日即觉眩晕明显减轻，辨证用药一个月，诸症消失。

18. 地黄饮子案（2）

孙某，女，50岁。2021年2月6日初诊。

【症见】患者血压不稳，最高150/90mmHg，头晕，寐差。舌暗红、胖大中裂、苔白，脉沉细、微数。

【辨证】心脾阳虚，肝肾亏损，虚风内动。

【方药】地黄饮子合四逆汤、除眩汤、泽泻汤、半夏白术天麻汤、半夏秫米汤。

熟地黄45克　山茱萸30克　石斛45克　麦冬30克　五味子30克　石菖蒲30克　远志15克　茯苓45克　肉苁蓉30克　巴戟天30克　肉桂30克　制附子90克先煎　煅磁石50克先煎　干姜60克　炙甘草30克　蝉蜕30克　竹茹30克　生白术45克　泽泻75克　白豆蔻20克后下　决明子30克　淫羊藿30克　珍珠母60克先煎　天麻30克　炒薏苡仁90克　清半夏120克

四剂，水煎服，每剂浓煎四份，早晚各服一份。

【按语】本案四诊合参患者阴阳俱虚，予地黄饮子阴阳并补。除眩汤、半夏白术天麻汤健脾除湿，祛风定眩。半夏秫米汤降逆助眠。

患者用药一周，眩晕明显减轻，自觉头目清明许多，血压132/86mmHg。此案辨证用药四周痊愈。

小　结

临床上要注意区分眩晕与头晕，二者病机与治法不同。

眩晕多为天旋地转、如坐舟车之感，有的还伴有恶心呕吐。其病机为风、痰、虚作祟，临床辨证多为脾肾阳虚，（肝）虚风内动。治法上以扶助脾肾阳气为主，合用潜镇肝阳、化痰利水之法。笔者多以除眩汤合真武汤（四逆汤）、半夏白术天麻汤、天麻钩藤饮为基础治疗方，重点突出附子、干姜、白术、茯苓、泽泻与珍珠母的剂量。

头晕多为头部昏沉之感，病机为上实下虚、浊阴窃据阳位。辨证多为肝肾亏损、虚阳外越。治法当阴阳并调、养血祛风。笔者常以地黄饮子合真武汤为基础方进行调理，突出附子与熟地黄的剂量，有时合用定风丹。

失眠、焦虑症、抑郁症

失眠、焦虑、抑郁诸症的临床症状同中有异，异中有同，所以本篇一并予以论述。当今社会此类疾患人群越来越大，引发了医学界的普遍关注，很多大医院纷纷设立心理科、精神病科予以诊治。笔者在临床上诊治此类病患数千例，严重者治愈近百例，现将治疗心得与读者分享。

西医对于此类疾病的药物治疗基本是镇静药、抗抑郁药物或配合一些营养神经的药物，如果疗效不佳就逐渐加大药量，甚至使用精神类药品，常常使患者形成药物依赖，身体发胖、乏力、食欲减退等不良反应明显。李可先生认为当前西药的功效在于把人体阴阳调整到一个低层次的平衡上，是以抑制生命力的旺盛为代价来取得暂时的安定。

笔者认为，失眠、焦虑、抑郁诸症，从内在病机上的共同点就是阴阳升降失调，阳不入阴，以阴阳大纲辨证多为阳虚，其中抑郁症患者几乎都是阳虚，而且阳虚较重。治疗大法应突出扶阳以扶正，达到阴平阳秘的平衡。

关于失眠与焦虑，中医自古就有其独到的认识。《灵枢·邪客》称“厥气客于五脏六腑，则卫气独卫其外，行于阳，不得入于阴。行于阳则阳气盛，阳气盛则阳陷，不得入于阴，阴虚，故目不瞑”并针对失眠开具处方为半夏秫米汤，“所谓决渎壅塞，经络大通，阴阳和得”。半夏秫米汤的立方之意就是通过清降阳明，通达阴阳升降之道。《素问·逆调论》称“阳明者，胃脉也，胃者，六腑之海，其气亦下行。阳明逆，不得从其道，故不得卧也。下经曰：胃不和则卧不安，此之谓也”。此处之“胃”指的就是阳明经行之消化系统。半夏性温味甘，能通阳，降逆而通泄卫气；秫米性味甘凉，能养营益阴而通利大肠。半夏、秫米合用使本方有通有补、有升有降，共成补虚泻实、沟通阴阳、和利营卫之功。半夏秫米汤也因此被誉为千古失眠第一方，它不仅对治疗失眠疗效显著，更重要的是它启发了人们对失眠焦虑病机在阳明不降时的广泛思考与探索。如用承气汤加减治疗阳明实证所致的焦虑、狂躁、失眠等症，用保和汤治疗小儿食积所致的睡眠不安等均与半夏秫米汤为同一思路。笔者临床治疗失眠时，几乎都会使用此方，一般情况下在基础方中仅合用此方就能取得神效。值得注意的是，半夏秫米汤的使用剂量要到位，笔者的经验是常用清半夏90克起步，薏苡仁（秫米）通常用

60～90克。

除了阳明气机升降不畅之外，关于失眠焦虑的原因，古人还从肝木失养、相火妄动的思路创有柴胡桂枝加龙骨牡蛎汤调节营卫，和解少阳，潜阳入阴；温胆汤理气化痰，清胆和胃；酸枣仁汤养血安神，清热除烦；从心火过旺、心肾不交的思路创制了交泰丸（黄连、肉桂），寒热并用、引火归元；从重镇安神的思路创有柏子仁汤、天王补心丹、珍珠母补益方等等。笔者临床中常用王幸福先生的睡眠验方四味。此验方药物平和，通过养阴润脏以安眠，与甘麦大枣汤立意相同。这些都是中医治疗失眠焦虑症的良方。

治疗失眠焦虑证应突出扶阳以扶正。笔者早在20世纪70–80年代，曾治疗过数例狂躁病的患者，当时使用解放军第三军医大学乔玉川先生三生饮（生石膏、生大黄、生铁落）的思路，都有很好的疗效，至少患者不再打骂他人、不再狂奔乱走。但到治疗后期有些患者却变得精神淡漠、精力不佳，由“阳证”变成阴证。研究扶阳后笔者才明白，患者后期阳证已消，虽仍有余邪，但更需振奋阳气，补足正气，这样一可通达脏腑，防止痰瘀重新阻滞经络，二可振奋神明，实现更高层次的阴阳平衡。

在治疗思路上，笔者坚持以扶阳为主，突出四逆汤剂量，结合患者体质选用基础方，合用上述对症处方，多方联动共治一病。精气亏虚或心肾阳虚者用破格救心汤，此类医案最多；阴阳俱虚者，用地黄饮子加减变通，此类医案以老年患者居多；气血双亏者，用十二五合方加减变通；气滞血瘀者，以血府逐瘀汤合四逆汤为基础方疏肝解郁，兼以扶阳，此类患者以中年女性为主。

关于抑郁症，李可先生已经论述过其内在病机就是阳气不足，对外界事物提不起精神；阳气不伸，对外界影响过于敏感。李可先生曾在一篇文章中称其用四逆汤治疗了100多例抑郁症。笔者对李可先生的病机分析和治疗思路非常赞同，在临床上主要使用破格救心汤为基础方，突出四逆汤的剂量，以提振心肾之阳，疗效亦是显著。抑郁症患者往往伴有情志不畅和失眠问题，可合用柴胡桂枝加龙骨牡蛎汤等调和阴阳、降逆安眠方药。

下面结合验案予以说明。

一 破格救心汤案

1. 重度抑郁失眠案（1）

李某，女，54岁。2016年12月13日初诊。

【症见】患者面色晦暗，紧张焦虑，易怒，失眠，乏力，心慌胸闷，濒死感，不断叹气，多次说“赶紧救救我吧”。近期每日多次发作，口服抗抑郁药物10多片。在问诊中了解到患者几年前丈夫去世，加之公司事情繁琐，精神压力大，而得此病。舌胖大、苔白腻，脉关弦、尺沉。

【辨证】心肾阳虚，营卫不和，中气不足，脾胃失调。

【方药】破格救心汤合柴胡桂枝加龙骨牡蛎汤、睡眠验方四味、半夏秫米汤、黄连温胆汤、甘麦大枣汤。

干姜60克　党参60克　炙甘草60克　山茱萸60克　制附子90克先煎　煅龙骨30克先煎　煅牡蛎30克先煎　煅磁石30克先煎　紫石英30克先煎　柴胡15克　桂枝30克　白芍30克　生姜30克　五味子30克　合欢花30克　黄精40克　生山楂40克　清半夏90克　炒薏苡仁60克　茯神30克　陈皮15克　竹茹10克　黄连6克　枳实15克　胆南星6克　丹参60克　檀香10克后下　砂仁15克后下　浮小麦60克　大枣10枚

两剂，水煎服，早晚各一份。

【按语】此案患者心慌胸闷有心阳不足之证，更兼焦虑紧张，宜重剂扶阳，使用破格救心汤合丹参饮补救心肾之阳，柴胡桂枝加龙骨牡蛎汤调节营卫、舒缓情志，黄连温胆汤理气化痰降心火，半夏秫米汤降逆和胃安眠，睡眠验方四味合甘麦大枣汤养阴润脏安神。本方突出四逆汤、桂枝汤和清半夏的剂量重在扶阳通阳，阳主阴从，水火既济。为保护胃气，黄连剂量较少。

2016年12月17日复诊，患者诉紧张、焦虑大为减轻，仅仅轻微心慌、胸闷，心情感觉愉悦，无濒死感，睡眠好转。服药至2016年12月24日，抗抑郁药物已经减半，并且每日最多发作一次，患者信心大增，对生活充满希望，表示只要看到中药在身边就感觉心情舒畅。服药到2017年1月7日，以上焦虑、抑郁诸症除睡眠差外都已经消失，偶尔需要服用抗抑郁药2～3片。

上方随症加减，继续加大扶阳药物剂量，继续服药一个月后患者完全停服抗抑郁药物，除睡眠偶差之外，无任何不适症状，心情畅达，对生活工作充满信心。该患者与笔者结成忘年之交。

2. 重度抑郁失眠案（2）

马某，女，38岁。2019年11月16日初诊。

【症见】患者因多年前失恋患严重抑郁症，情绪异常低落，对任何事物都没兴趣，严重时会出现幻觉而不能自控，偶有欲自杀的冲动。睡眠差，胆小，易受惊吓，以致严重影响工作和生活。患者已服西药两年多，每天4片，疗效越来越差。且因长期服用西药，肝脏指标受损，转氨酶较高，面部痤疮多，形体偏胖。舌淡、胖大，脉关弦、尺沉细。

【辨证】心脾肾严重阳虚，气郁痰凝，困扰神明。

【方药】破格救心汤合柴胡桂枝加龙骨牡蛎汤、睡眠验方四味、酸枣仁汤、半夏秫米汤、薏苡附子败酱散、潜阳丹、甘麦大枣汤。

干姜90克　炙甘草90克　制附子120克先煎　党参60克　山茱萸90克　煅龙骨50克先煎　煅牡蛎50克先煎　煅磁石30克先煎　柴胡15克　桂枝45克　白芍45克　五味子30克　黄精30克　合欢花15克　生山楂40克　炒枣仁30克　川芎30克　知母15克　茯神45克　清半夏90克　生薏苡仁60克　败酱草60克　砂仁15克后下　黄柏10克　升麻30克　白鲜皮45克　浮小麦60克　大枣10枚

三剂，水煎服，每剂浓煎四份，早晚各服一份。

【按语】上述方药主要针对患者身体阳气不足和睡眠不佳。破格救心汤补益心肾阳气，柴胡桂枝加龙骨牡蛎汤、睡眠四味、酸枣仁汤、半夏秫米汤调整气机，疏肝和胃。方中薏苡附子败酱散合升麻、白鲜皮有清热解毒散结功效，辅以潜阳丹治疗面部痤疮。

2019年11月23日二诊，调整处方：制附子150克，清半夏120克。渐次加大扶阳力度，巩固睡眠疗效。

2019年12月7日三诊，患者自觉烦躁减轻，制附子加至180克，继续加大扶阳力度。要求患者减服西药每天2片。

2019年12月17日四诊，患者睡眠基本正常，自觉胆子变大，气色变好，见人也会面带微笑。干姜加至160克。

2019年12月21日，患者夜睡差好转，面色发亮，痤疮已愈。制附子加至200克。扶阳力度空前。

患者服药至2020年1月4日停药回家过年，2020年4月18日来诊，患者称自己基本愈，停药期间病症无任何反复及不适感，并询问医生能否结婚生子，听到肯定的答案后，非常激动。

3. 重度抑郁失眠案（3）

许某，女，54岁。2021年4月17日初诊。

【症见】患者严重抑郁二十多年，有严重睡眠障碍，常年服用多种抗抑郁及镇静类药物，逐年累加，现每天多达13片。近期因做心脏瓣膜置换术后又要服用多种西药。长期服用西药，导致患者精神近乎痴呆，身体发胖，动辄胸闷气短，前胸后背间断性疼痛。食后胃胀难以进食，大便干燥，面色晦暗，神情呆板，沉默无语，头发花白。舌质淡胖大、苔白腻，脉关弦紧、尺沉细。

【辨证】心脾肾阳虚，营卫失调，情志郁结，运化失常。

【方药】破格救心汤合柴胡桂枝加龙骨牡蛎汤、半夏秫米汤、酸枣仁汤、珍珠母补益方、加味旋覆代赭汤、黄芪建中汤。

干姜90克　炙甘草60克　制附子120克先煎　党参60克　山茱萸90克　生龙骨30克先煎　生牡蛎30克先煎　柴胡18克　桂枝45克　白芍45克　清半夏120克　生薏苡仁60克　败酱草60克　炒酸枣仁30克　茯神30克　川芎30克　知母15克　生白术100克　当归60克　珍珠母60克先煎　生黄芪60克　旋覆花15克包煎　代赭石30克先煎　煅瓦楞30克　海螵蛸15克先煎　草果15克　山药30克　鸡内金30克

三剂，水煎服，每剂浓煎四份，早晚各服一份。

【按语】患者心脾肾亏损，中焦运化不利，布散失司，血不养心。心为君主之官，主神明，心神失养则失眠、健忘。用重剂破格救心汤合柴胡桂枝加龙骨牡蛎汤固摄心阳，收敛元气，疏肝理脾。半夏秫米汤降逆和胃，化浊宁神。酸枣仁汤养血安神，清心除烦。黄芪建中汤和理中汤温阳散寒、温胃化饮，中阳得运则寒邪自散。取旋覆代赭汤之意调节脾胃升降平衡，和胃化痰、降逆消痞。薏苡附子败酱散扶阳利湿消痈。海螵蛸、煅瓦楞制酸止痛。

患者服药一周后，食后腹胀明显改善，胸闷气短消失，大便通畅，每日可睡六七个小时。渐次加大扶阳力度。

上方加减，患者连续服药三个月，每周服用的精神类西药逐渐减少，直至半片或一片，最终全部停服。患者面色红润，目珠有神，自述吃得饱、睡得香，每日可睡七八个小时。

4. 重度抑郁失眠案（4）

胡某，女，49岁。2016年9月17日初诊。

【症见】患者有多年抑郁病史，时常胸闷，有濒死感，易哭，有高脂血症病史。就诊时表情淡漠，连声叹气，表示没有生活的动力，对周围事物没有任何兴趣。舌淡胖大、苔白腻，脉沉。

【辨证】心脾肾阳虚，情志郁结，痰凝血瘀。

【方药】破格救心汤合丹参饮、瓜蒌薤白半夏汤、柴胡桂枝加龙骨牡蛎汤、黄连温胆汤加味。

干姜90克　党参60克　炙甘草60克　山茱萸90克　制附子120克先煎　煅龙骨45克先煎　煅牡蛎45克先煎　煅磁石45克先煎　紫石英45克先煎　白芷45克　郁金30克　细辛30克　丹参60克　檀香15克后下　砂仁15克后下　瓜蒌50克　薤白20克　桂枝45克　清半夏120克　生薏苡仁90克　柴胡15克　白芍45克　陈皮15克　天南星10克　竹茹10克　黄连6克　茯苓45克　生黄芪90克

三剂，水煎服，每剂浓煎四份，早晚各服一份。

2016年9月24日二诊，患者自觉诸症明显减轻，加大扶阳药物剂量并合甘麦大枣汤养阴、润燥、助眠。用干姜120克，制附子150克，浮小麦60克，大枣12枚。

2016年9月29日三诊，诸症消失，患者面带微笑，愿意与人交流。本案患者共计就诊十次，服中药时间共两个月，停药后症状未见复发。

【按语】患者心脾阳虚、气血生化无力，神明失养，且阳气不通，痰湿内生，扰乱神明，本虚标实。予以破格救心汤大补心肾之阳，白芷、郁金、细辛代麝香通窍。瓜蒌薤白半夏桂枝汤振奋胸阳化痰浊。柴胡桂枝加龙骨牡蛎汤调和阴阳。温胆汤化痰和中安神，生黄芪大补中气。

5. 严重焦虑失眠案

王某，女，57岁。2021年12月11日初诊。

【症见】患者2021年9月22日起突发不明原因的高血压以致频繁心动过速，心痛彻背，前胸、后背束带感，呼吸困难，心率常达160～170次/分，最高185次/分。在多家三甲医院全方位检查无器质性病变。患者整日忧心忡忡，身心俱疲，夜不能寐，不能躺卧，只能坐卧，每天最多休息三个小时。牙龈肿痛，言语费力，浑身怕冷。因病导致胃口不好，近两个月体重下降10千克。背部皮肤因长期缺氧导致颜色发黑。对异味（包括雾霾）敏感，闻即有窒息感。面色晦暗，舌淡胖、边有齿痕、苔白，脉关弦、尺沉细。

【辨证】心脾亏损，元气不足，营卫失调。

【方药】破格救心汤合瓜蒌薤白桂枝半夏汤、柴胡桂枝加龙骨牡蛎汤、半夏秫米汤、酸枣仁汤、潜阳封髓丹。

干姜90克　炙甘草60克　制附子120克先煎　党参段75克　山茱萸90克　龙骨50克先煎　牡蛎50克先煎　磁石50克先煎　紫石英30克先煎　瓜蒌50克　薤白30克　桂枝45克　清半夏130克　北柴胡18克　白芍45克　麸炒薏苡仁75克　酸枣仁30克　茯神30克　川芎30克　知母15克　砂仁21克后下　黄柏30克　醋龟甲15克先煎　石菖蒲30克　制远志15克　黄芪90克　白

芷60克　降香15克

三剂，水煎服，每剂浓煎四份，早晚各服一份。

【按语】本案患者素体阳气严重衰弱，以致心阳不振，是为主症。以大剂量破格救心汤加紫石英，提振心肾阳气，固摄肾精，收敛元气，祛除寒邪痼冷，以白芷、降香合用代麝香，通窍醒脑。合柴胡桂枝加龙骨牡蛎汤镇惊安神；瓜蒌薤白桂枝半夏汤行气解郁，通阳散结，祛痰宽胸以除胸痹。大剂量半夏秫米汤降逆和胃安眠，合酸枣仁汤养阴润燥，安神助眠。潜阳封髓丹温肾纳气，收敛虚阳，以治牙龈肿痛。

患者服药三天后，诸症缓解，牙龈肿痛痊愈。辨证加减到四诊时，患者已经可以卧床休息，睡眠稳定。说话中气很足，胃口良好，排便正常，背部皮肤发黑痊愈，身上感到温热。胸前束带感仅偶尔发生，且只局限在一个点上，不影响呼吸。

2021年12月30日开方服药后，患者出现瞑眩反应：浑身发热、手掌赤红、手背发胀，汗落后恢复正常。如此反复数次，寒邪出透，患者神清气爽，诸症痊愈。后巩固治疗三月余。

6. 心慌伴失眠案

吴某，女，58岁。2018年10月25日初诊。

【症见】患者严重失眠，有高血压病史，行心脏支架术后，时常心慌，眼睛干涩。舌红胖大、苔燥，脉结代。

【辨证】心脾阳虚，气血双亏，痰凝血瘀，升降失调。

【方药】破格救心汤合炙甘草汤、桃红四物汤、丹参饮、瓜蒌薤白半夏汤、酸枣仁汤、半夏秫米汤、天麻钩藤饮。

炙甘草60克　干姜90克　制附子120克先煎　党参60克　山茱萸90克　生龙骨30克先煎　生牡蛎30克先煎　桂枝30克　石菖蒲30克　麦冬30克　火麻仁15克　阿胶珠10克　桃仁10克　红花10克　生地黄45克　当归15克　白芍30克　川芎15克　丹参60克　檀香10克后下　砂仁10克后下　瓜蒌50克　薤白30克　清半夏90克　生薏苡仁60克　炒枣仁30克　生黄芪60克　天

麻15克　钩藤50克后下　煅赭石30克先煎　大枣6枚

三剂，水煎服，每剂浓煎四份，早晚各服一份。

【按语】此案有心脏宿疾，心阳不足，以破格救心汤合丹参饮补救心阳；瓜蒌薤白半夏汤通胸阳，祛痰湿；桃红四物汤活血通瘀，防血管堵塞。合炙甘草汤气阴双调。天麻钩藤饮合龙骨、赭石助降血压；治疗失眠用半夏秫米汤和胃安眠；酸枣仁汤养血安神，清热除烦。

患者用药一周，心慌几乎消失，睡眠明显改善，感觉精力好转。辨证用药三个月，患者眠安，心慌消失。因心脏有支架，嘱咐患者每年冬夏两季分别服用中药汤剂调养一个月。

7. 心脏不适伴焦虑、失眠案

王某，女，53岁。2020年8月4日初诊。

【症见】患者时常胸痛，平时心慌、心悸，易受惊吓，夜睡差，面色晦暗。舌淡嫩胖大、无苔，脉沉细。

【辨证】心脾阳虚，心肾不交，阴阳失调。

【方药】破格救心汤合酸枣仁汤、珍珠母补益汤、甘麦大枣汤、睡眠验方四味、二仙汤。

干姜90克　炙甘草75克　制附子130克先煎　党参75克　山茱萸90克　生龙骨45克先煎　生牡蛎45克先煎　白芷75克　降香15克　茵陈90克　石菖蒲30克　远志15克　清半夏120克　炒薏苡仁90克　炒枣仁45克　茯神30克　川芎30克　知母30克　珍珠母60克先煎　浮小麦60克　大枣10枚　五味子30克　黄精45克　合欢花15克　仙茅20克　淫羊藿30克　巴戟天20克　肉苁蓉30克　当归30克　黄柏15克

三剂，水煎服，每剂浓煎四份，早晚各服一份。

【按语】患者心肾阳虚，神明失养，易受惊吓、心悸、心慌，心肾不交，伴失眠。方用大剂量破格救心汤补益心肾阳气，白芷、降香等代麝香通窍活血。重用茵陈及与附子干姜祛面部阴黄。半夏秫米汤和胃安眠。珍珠母补益汤育阴潜阳安神。酸枣仁汤、睡眠验方四味、甘麦大枣汤养阴润燥，除烦安神。考虑患者有更年期综合征，辅以二仙汤调节内分泌。多方合用调养心神，共治失眠。

患者用药一周，心悸、心慌明显减轻，易受惊吓明显好转，睡眠改善。辨证用药一个月后，诸症痊愈。继续用药一个月善后，嘱咐畅情志，注意保暖，忌寒凉。

8. 戒断综合征案

张某，男，57岁。2019年2月23日初诊。

【症见】患者有几十年抽烟史，2019年初坚决戒烟，一根不抽，出现戒断综合征。身心焦虑难受，如蚂蚁钻身不知何处抓痒，眠差，夜尿频，无食欲、食之亦无味，伴有恶心呕吐症状，下半身发凉、双腿上肢时有窜痛，大便脱肛，面色灰暗。舌淡胖、苔黄腻，脉关弦、尺沉涩。

【辨证】脾肾阳虚，营卫失调，肝胃不和，运化不良。

【方药】柴胡桂枝加龙骨牡蛎汤合破格救心汤、温胆汤、半夏秫米汤、酸枣仁汤、甘麦大枣汤、栀子豉汤、薏苡附子败酱散。

柴胡24克　桂枝45克　赤芍30克　煅龙骨30克先煎　煅牡蛎50克先煎　干姜60克　炙甘草60克　党参60克　制附子90克先煎　山茱萸60克　竹茹15克　枳实15克　茯苓30克　陈皮15克　清半夏120克　炒薏苡仁60克　炒枣仁50克　川芎15克　知母15克　五味子30克　浮小麦50克　大枣10枚　炒栀子15克　淡豆豉30克　败酱草90克　当归60克　生白术100克　生黄芪120克

三剂，水煎服，每剂浓煎四份，早晚各服一份。

【按语】此案是多方治一病思路。患者焦虑症的病机核心是脾肾阳虚，相火不降，肾水不暖，肝木失养，木失畅达，反遭土壅，进而导致整体气机紊乱。方中诸药以扶阳为主，疏肝、降逆、化痰、枢转中焦，目的都是一样的。以破格救心汤大补阳气，柴胡桂枝加龙骨牡蛎汤调整气机，温胆汤祛湿化痰，半夏秫米汤和胃安眠，兼以酸枣仁汤、栀子豉汤除烦安神，重用当归、生白术、生黄芪益气润肠通便。

上方加减治疗一月余，患者自述焦虑好转，大便每日一次，未见脱肛，双腿已暖，也不窜痛，舌苔黄腻已退。守方守法，患者断续治疗，到2019年底痊愈。

9. 小儿多动症伴失眠案

屈某，男，6岁。2017年5月20日初诊。

【症见】患儿有小儿多动症，精力不集中，常常不自觉吃手指甲，夜睡差，大便干。舌淡红、苔白腻，脉沉细。

【辨证】心脾肾阳虚，营卫失调，心肾不交。

【方药】破格救心汤合柴胡桂枝加龙骨牡蛎汤、黄连温胆汤、甘麦大枣汤。

党参15克　山茱萸15克　制附子30克先煎　干姜15克　炙甘草15克　煅牡蛎30克先煎　煅龙骨30克先煎　煅磁石30克先煎　石菖蒲15克　远志10克　生黄芪18克　柴胡12克　桂枝10克　白芍12克　茯神12克　黄连3克　竹茹10克　胆南星6克　枳实6克　法半夏10克　陈皮10克　砂仁6克后下　炒麦芽30克　大枣4枚　熟地黄15克　五味子15克　珍珠母30克先煎　大黄10克

六剂，水煎服，早晚各服一份。

【按语】对于治疗小儿多动症，现在大部分医生从阴虚火旺辨证，效果欠佳。据笔者多年临床经验，本病其实以阳虚寒盛、脾虚生湿生痰、痰湿内扰为多，本案就是其中一例。本案以破格救心汤加生黄芪补心肾之阳，此为治本。6岁小儿用制附子30克可谓大剂量。以柴胡桂枝加龙骨牡蛎汤调和阴阳，镇静安神；黄连温胆汤加胆南星清热化痰和中；甘麦大枣汤加珍珠母育阴潜阳，养血安神。大黄10克与诸药同煎以下郁热，通腑气。嘱咐家长控制患儿饮食，不可吃生冷寒凉，不可多吃甜腻。

患儿用药一周，家长称患儿睡眠安静很多，注意力有所改善，吃指甲现象减少，后逐次好转。用药五周后，除平时略有多动外，其余症状已经消失。嘱咐家长继续控制患儿饮食，养成良好生活习惯。

二 地黄饮子案

1. 糖尿病伴失眠案（1）

张某，女，67岁。2017年5月15日初诊。

【症见】患者失眠四年，时常烘热，既往患有糖尿病，注射胰岛素十多年，现血糖控制不佳，体胖，乏力。舌淡嫩胖大、无苔，脉微数。

【辨证】阴阳两虚，代谢失常，虚火上浮，阳不入阴。

【方药】地黄饮子合真武汤、潜阳封髓丹、半夏秫米汤、睡眠验方四味、珍珠母补益方。

熟地黄60克　山茱萸45克　石斛45克　麦冬30克　五味子30克　石菖蒲30克　远志15克　茯神30克　肉桂30克　制附子90克先煎　肉苁蓉30克　巴戟天30克　薄荷10克后下　生姜60克　白术30克　白芍45克　山药30克　砂仁21克后下　黄柏30克　龟甲10克先煎　清半夏120克　炒薏苡仁90克　黄精40克　生山楂40克　合欢花15克　煅龙骨45克先煎　珍珠母60克先煎　生黄芪90克

四剂，水煎服，每剂浓煎四份，早晚各服一份。

【按语】糖尿病多属消渴病范畴，大多医学著作将其归纳为阴虚火旺。但如今由于生活习惯的改变，真正表现为“三多一少”的患者很少，且大部分糖尿病患者常常体态较胖，偏于阳虚，或阴阳俱虚。本案患者亦属此类，故予以地黄饮子合潜阳封髓丹、半夏秫米汤、睡眠验方四味、珍珠母补益方治疗。地黄饮子中突出制附子、肉桂的剂量，并合真武汤温阳利水，突出阳主阴从。本案治法主要是针对失眠、烘热症状，但对于降血糖肯定有帮助，且也有不少糖尿病患者在治疗的过程中，血糖水平趋于平稳。

患者用药三日自觉烘热消失，周身舒适，服药十日后睡眠质量逐渐好转。加减服药一个月后睡眠基本正常。巩固治疗一个月，患者自觉精力充沛，眠安且稳。

2. 糖尿病伴失眠案（2）

张某，女，81岁。2020年7月18日初诊。

【症见】患者有2型糖尿病史，夜睡差，自觉后背发热两周余，下肢浮肿按之没指，胸闷乏力。舌淡红、胖大、质燥中裂、苔少，脉沉细。

【辨证】肝肾亏损，阴阳俱虚，代谢失常。

【方药】地黄饮子合济生肾气汤、半夏秫米汤、酸枣仁汤、潜阳封髓丹。

熟地黄60克　山茱萸45克　石斛45克　麦冬30克　五味子30克　石菖蒲30克　远志15克　茯神45克　肉桂30克　制附子120克先煎　肉苁蓉30克　巴戟天30克　生姜60克　大枣6枚　山药45克　牡丹皮15克　泽泻45克　车前子30克包煎　川牛膝45克　益母草90克　清半夏120克　生薏苡仁90克　炒枣仁30克　川芎30克　知母30克　砂仁15后下　黄柏10克　黄芪90克

四剂，水煎服，每剂浓煎四份，早晚各服一份。

【按语】患者年事已高，患有2型糖尿病多年，阳气已虚，肾阳不足，阳损及阴，见舌质干燥。下元空虚，虚火上浮，见自觉后背发热。阳不入阴则失眠。肾阳不足，水液运化失度，见下肢水肿。故以大剂量地黄饮子阴阳并调，突出扶阳药物比重。济生肾气汤加益母草90克温肾化气，利水消肿；半夏秫米汤和胃安眠；酸枣仁汤除烦安神；潜阳封髓丹收敛浮阳。

患者用药一周，睡眠明显好转，水肿消失近半，后背发热明显好转，自觉口中生津液。上方加减服药至第五周，诸症痊愈。嘱咐患者继续用药一个月巩固疗效。

3. 术后失眠、焦虑案

刘某，女，78岁。2017年9月9日初诊。

【症见】单侧髋关节置换术后，患者心情焦虑烦躁，失眠，便干。舌暗红、无苔，脉关弦、尺沉细微数。

【辨证】阴阳两虚，运化不良，营卫失调。

【方药】地黄饮子合睡眠验方四味、半夏秫米汤、酸枣仁汤、甘麦大枣汤。

熟地黄45克　山茱萸30克　石斛40克　麦冬30克　五味子30克　石菖蒲30克　远志15克　茯神30克　肉桂30克　制附子90克先煎　肉苁蓉30克　巴戟天30克　生姜60克　黄精40克　合欢花20克　生山楂40克　清半夏90克　生薏苡仁90克　炒枣仁40克　川芎30克　生黄芪90克　煅牡蛎45克先煎　浮小麦60克　炒麦芽60克　大枣6枚　当归45克　生白术75克

四剂，水煎服，每剂浓煎四份，早晚各服一份。

【按语】患者年老，阳气已虚，术后气血亏损，亦伤及阴液，阴阳俱虚但以阳虚为主。予以地黄饮子补益肝肾，突出扶阳药物剂量；半夏秫米汤、酸枣仁汤、睡眠四味、甘麦大枣汤合用调节阴阳平衡与气机升降以安神助眠。用生白术75克，当归45克，生黄芪90克。“塞因塞用”，健脾补血，润肠道，通大便。

患者用药两周显效，坚持用药一个月诸症消失。

三　柴胡桂枝加龙骨牡蛎汤案

1. 严重焦虑、失眠案

李某，女，58岁。2018年10月25日初诊。

【症见】患者焦虑、烦躁、夜睡差二十余年，先后就诊数十家医院、诊所，口服无数安眠药、镇静药物，疗效欠佳。患者就诊时情绪烦躁，直呼救命，面色萎黄晦暗，舌淡红胖大、苔白腻，脉关弦、尺沉缓。

【辨证】心脾阳虚，中气不足，营卫失调，心肾不交。

【方药】柴胡桂枝加龙骨牡蛎汤合四逆汤、半夏秫米汤、睡眠验方四味、酸枣仁汤、甘麦大枣汤、珍珠母补益方、五苓散。

柴胡18克　桂枝45克　白芍45克　生姜45克　煅龙骨45克先煎　煅牡蛎45克先煎　制附子60克先煎　炙甘草30克　清半夏120克　炒薏苡仁60克　黄精40克　合欢花15克　生山楂40克　五味子30克　炒枣仁50克　茯苓30克　川芎15克　知母10克　石菖蒲30克　远志10克　浮小麦60克　大枣10枚　生白术45克　猪苓30克　泽泻45克　首乌藤45克　珍珠母60克先煎

茵陈90克

三剂，水煎服，每剂浓煎四份，早晚各服一份。

【按语】患者阴阳不调，心肾不交，其本是阳虚。在四逆汤扶阳的基础上，以柴胡桂枝加龙骨牡蛎汤调和营卫、升降阴阳；半夏秫米汤、睡眠验方四味、酸枣仁汤、甘麦大枣汤助眠；石菖蒲、远志化痰醒脑；五苓散健脾利水振脾阳；重用茵陈合用附子、生姜，取茵陈蒿汤之意，治疗面部阴黄。

患者用药一周，焦虑、烦躁之感大减，诉中药真神奇。本案患者前后用药三个月，痊愈。患者面色红润，精力充沛，摆脱了对安眠药、抗抑郁药的依赖。本案四逆汤用最高剂量，制附子120克，干姜90克，炙甘草60克。

2. 情志不畅伴失眠案（1）

侯某，女，61岁。2016年1月14日初诊。

【症见】患者近半年寐差多梦，时常烦闷，情志不舒，健忘。舌胖大滑嫩、苔白腻，脉关弦、尺沉缓。

【辨证】心脾阳虚，阴阳失调，气郁痰凝，扰乱神志。

【方药】柴胡桂枝加龙骨牡蛎汤合四逆汤、半夏秫米汤、黄连温胆汤、睡眠验方四味、甘麦大枣汤、酸枣仁汤。

柴胡30克　桂枝45克　生姜90克　白芍45克　炙甘草45克　煅牡蛎45克先煎　煅龙骨45克先煎　制附子90克先煎　清半夏120克　生薏苡仁90克　茯神45克　天南星15克　陈皮15克　黄连10克　枳实15克　竹茹15克　黄精30克　五味子30克　合欢花15克　生山楂40克　石菖蒲30克　远志15克　珍珠母60克先煎　浮小麦60克　炒枣仁45克　川芎30克　大枣10枚　知母15克

三剂，水煎服，每剂浓煎四份，早晚各服一份。

【按语】本案以四逆辈扶阳治本，以柴胡、桂枝加龙骨牡蛎汤调解阴阳。黄连温胆汤清肝泄胆、化痰和中。半夏秫米汤、酸枣仁汤、睡眠验方四味、甘麦大枣汤多方合一治疗失眠焦虑。

患者用药两周，疗效显著，坚持服药月余，诸症近愈。嘱咐患者适量运动，保持心情舒畅。

3. 情志不畅伴失眠案（2）

崔某，男，18岁。2017年7月29日初诊。

【症见】患者因学习压力大，夜睡差已两个月，梦多，易惊醒，时常胡思乱想，近期精力不济，注意力不集中，烦躁。舌淡胖、苔白腻、中间微黄，脉沉。

【辨证】肝郁脾虚，中气不足，心肾不交。

【方药】柴胡桂枝加龙骨牡蛎汤合睡眠验方四味、珍珠母补益方、酸枣仁汤、半夏秫米汤、温胆汤、交泰丸、甘麦大枣汤。

柴胡30克　桂枝45克　白芍45克　生姜60克　炙甘草45克　煅龙骨30克先煎　煅牡蛎30克先煎　五味子30克　黄精40克　生山楂40克　合欢花15克　炒枣仁40克　川芎30克　茯神30克　知母15克　珍珠母60克先煎　清半夏120克　生薏苡仁90克　黄连10克　肉桂10克　陈皮20克　枳实15克　竹茹15克　胆南星10克　玉竹15克　浮小麦60克　大枣10枚　月季花12克

四剂，水煎服，每剂浓煎四份，早晚各服一份。

【按语】此案为青年学生，因学习压力大所致失眠，气机抑郁。柴胡桂枝加龙骨牡蛎汤加月季花调节营卫、畅达情志、潜阳育阴；半夏秫米汤合睡眠四味、酸枣仁汤、甘麦大枣汤安神助眠；黄连温胆汤清热化痰和中。嘱咐家长平日多疏导孩子，不要给予太多压力。

患者用药一周睡眠好转，做梦减少，睡眠质量提高。继续辨证用药一个月，患者自觉精力好转，注意力集中，除睡眠时间稍短外，已无他症。继续用药两周，痊愈。

4. 小儿烦躁寐差案

李某，女，9岁。2017年9月2日初诊。

【症见】患儿注意力不集中，乏力，烦躁、易怒、寐差已半年。形体肥胖，体重45千克。舌红胖大，脉关弦、尺沉细。

【辨证】脾肾阳虚湿困，清阳不升，浊阴不降，营卫失调。

【方药】柴胡桂枝加龙骨牡蛎汤合五苓散、四逆汤、黄连温胆汤、交泰丸、珍珠母补益方、甘麦大枣汤。

柴胡15克　桂枝20克　煅龙骨30克先煎　煅牡蛎30克先煎　白芍30克　远志15克　石菖蒲15克　白术30克　茯苓30克　泽泻30克　猪苓15克　生姜30克　制附子45克先煎　炙甘草15克　竹茹10克　枳实10克　陈皮10克　清半夏15克　胆南星6克　玉竹15克　黄连6克　肉桂6克　珍珠母40克先煎　柏子仁10克　浮小麦30克　大枣6枚　灯心草6克

六剂，水煎服，早晚各服一份。

【按语】患儿就诊时，其父母一直说孩子火大，需要败火，但患儿有注意力不集中、乏力之症，观其舌脉，属一派阴寒。患儿父母，平日溺爱孩子，予以喜食油炸、肉类、生冷之品。因其不加节制，故体态胖。患儿此类习惯，日久伤及脾阳，脾土不运，寒湿中生，加之年龄小，肾气不充，终致脾肾阳虚。寒湿日久成痰，痰郁化热，而致烦躁、寐差。故患儿阳虚是本，烦热是标，非但不可“败火”，还需扶阳且重用制附子45克。予以柴胡桂枝加龙骨牡蛎汤有舒缓情志、安神助眠之意；五苓散健脾化气利水，非常适用于形体肥胖者；黄连温胆汤清热化痰温中；交泰丸交通心肾，气机升降；甘麦大枣汤润燥除烦。

患儿用药一周后，家长诉患儿睡眠安稳，注意力集中，“火气”也小了。继续辨证用药两个月，患儿体重减轻3千克，诸症痊愈。嘱咐患儿家长节制其饮食，注意保暖，忌食生冷肥甘之品。

5. 胃肠道疾病伴失眠、焦虑案

张某，女，68岁。2018年1月25日初诊。

【症见】患者患有慢性胃炎十余年，口中异味，时常胃胀，多食加重，失眠，精神焦虑不振。舌红稍胖、苔白腻，脉关弦、尺沉迟。

【辨证】心脾阳虚，肝胃不和，运化不良。

【方药】柴胡桂枝加龙骨牡蛎汤合半夏秫米汤、薏苡附子败酱散、酸枣仁汤、珍珠母补益方、睡眠验方四味、甘麦大枣汤、理中汤及清口气经验用药。

柴胡15克　桂枝30克　炙甘草30克　白芍30克　生姜90克　玉竹15克　煅龙骨30克先煎　煅牡蛎30克先煎　清半夏120克　生薏苡仁90克　制附子120克先煎　败酱草60克　茯神30克　炒枣仁30克　知母15克　川芎30克　珍珠母60克先煎　五味子30克　合欢花15克　黄精40克　浮小麦45克　大枣10枚　益智仁30克　白豆蔻20克后下　草果仁15克　白芷30克　生黄芪60克　党参45克　白术45克

四剂，水煎服，每剂浓煎四份，早晚各服一份。

【按语】本案属于“胃不和则卧不安”典型案例，治法上肠胃疾病与失眠、情志抑郁疾病同治。以四逆汤、理中汤驾驭全方，培补两本。柴胡桂枝加龙骨牡蛎汤舒缓情志、调节营卫、潜阳入阴；半夏秫米汤清降阳明、和胃安眠，是肠胃疾病与情志疾患同治的代表方；合酸枣仁汤、珍珠母补益方、睡眠验方、甘麦大枣汤养血安神、润燥除烦；治疗胃炎，以薏苡附子败酱散寒热并用，加温热芳香药物益智仁30克、白豆蔻15克、草果仁12克、白芷30克，通滞化湿，既可养胃，又是清新口气的经验效药；生黄芪补中益气，兼有黄芪建中汤之意。

患者服药一周即表示睡眠明显改善、胃胀好转，后续逐渐加大扶阳药物剂量，制附子逐次加至150克，生姜改为干姜120克，生黄芪加至120克。辨证加减连续服药一个月，患者失眠焦虑症状基本消失，肠胃未见不适症状。后继续巩固一个月痊愈。

6. 阴虚失眠、焦虑案

王某，男，65岁。2018年4月14日初诊。

【症见】患者焦虑、心神不宁半年，顽固性颈肩综合征，时常颈项、肩部疼痛、僵硬，头痛，失眠。舌暗红胖大、苔干黄，脉细。

【辨证】肝肾阴虚，血热血瘀，营卫不和，心肾不交。

【方药】柴胡桂枝加龙骨牡蛎汤合酸枣仁汤、睡眠验方四味、半夏秫米汤、活络效灵丹、四妙勇安汤、川芎茶调散。

柴胡15克　桂枝30克　生姜30克　白芍120克　玉竹24克　煅龙骨30克先煎　煅牡蛎30克先煎　炒枣仁50克　川芎60克　茯神18克　知母15克　五味子30克　黄精30克　合欢花15克　清半夏120克　生薏苡仁75克　当归30克　丹参50克　乳香15克　没药15克　金银花60克　生地黄90克　玄参50克　公丁香30克　郁金30克　生甘草60克　细辛45克　葛根90克　全蝎6克粉冲　白芷45克

四剂，水煎服，每剂浓煎四份，早晚各服一份。

【按语】本案除了焦虑之外，也考虑颈肩综合征为外在影响因素，当前症状偏于阴虚。柴胡桂枝加龙骨牡蛎汤、半夏秫米汤、睡眠四味调节阴阳、潜阳入阴，安神助眠；治疗颈肩综合征，重用葛根汤、芍药甘草汤，合活络效灵丹、四妙勇安汤清热活血止痛；丁香、郁金理气止痛；重用川芎、细辛、白芷，取川芎茶调散之意，温通经络以止头痛。

患者用药一周，自觉颈项、肩部疼痛、僵硬明显减轻，睡眠明显好转，焦虑、心神不宁症状减轻。辨证用药一个月，患者颈肩综合征痊愈，睡眠正常，轻微焦虑感。继续辨证用药一个月，诸症消失。

四　十二五合方案

1. 畏寒肢冷伴失眠案

曹某，女，52岁。2020年7月18日初诊。

【症见】患者夜睡差，面色晦暗，黄褐斑，畏寒肢冷。舌淡嫩胖大、苔白润，脉沉细。

【辨证】心脾肾阳虚，气血双亏，营卫失调。

【方药】十二五合方合半夏秫米汤、酸枣仁汤、麻黄附子细辛汤。

熟地黄30克　当归15克　白芍45克　川芎30克　党参30克　炒白术30克　茯苓30克　炙甘草60克　生黄芪90克　桂枝45克　仙茅30克　淫羊藿30克　巴戟天20克　肉苁蓉30克　覆盆子30克　五味子30克　枸杞

子30克　菟丝子30克　补骨脂30克　制附子120克先煎　干姜90克　清半夏120克　炒薏苡仁90克　白芷75克　降香15克　炒枣仁30克　知母15克　茵陈90克　麻黄15克　细辛45克

三剂，水煎服，每剂浓煎四份，早晚各服一份。

【按语】本案患者畏寒肢冷，阳气虚弱，年已半百，肾气亏虚，气血渐衰。以十二五合方阴阳双补、气血双调；合麻黄附子细辛汤，突出使用制附子120克、干姜90克、桂枝45克、麻黄15克、细辛45克，重剂扶阳，温通散寒。以半夏秫米汤、酸枣仁汤助眠。白芷、降香取通窍活血汤之意，活血祛斑。茵陈90克合附子、干姜治疗面部阴黄。

患者用药三日后，睡眠明显好转，服药一周后，畏寒肢冷明显改善，面色变红润。辨证用药一个月，患者睡眠佳，不再畏寒肢冷，面部黄褐斑减少近半。嘱咐患者继续巩固用药一个月。

2. 气血不足伴失眠案

钟某，女，33岁。2020年7月11日初诊。

【症见】面色萎黄，夜睡差，月经量少。舌淡胖大、苔白，脉沉缓。

【辨证】肝脾肾阳虚，气血双亏，虚阳外越。

【方药】十二五合方合潜阳丹、半夏秫米汤、酸枣仁汤。

熟地黄30克　当归30克　白芍30克　川芎30克　党参45克　炒白术45克　茯苓45克　炙甘草60克　生黄芪60克　肉桂30克　仙茅20克　淫羊藿30克　巴戟天20克　肉苁蓉30克　覆盆子30克　五味子30克　枸杞子30克　菟丝子30克　补骨脂30克　制附子120克先煎　干姜90克　砂仁15克后下　黄柏10克　清半夏120克　炒薏苡仁90克　炒枣仁45克　知母10克　首乌藤30克

四剂，水煎服，每剂浓煎四份，早晚各服一份。

【按语】十二五合方重用四逆汤阴阳并补，气血双调；潜阳丹收敛浮阳以归肾；半夏秫米汤和胃安眠；取酸枣仁汤之意，除烦助眠。

患者服药一周后睡眠佳，自觉精力明显好转。继续辨证用药一个月，患者睡眠质量显著提高，期间月经正常。嘱咐平时注意保暖，忌食寒凉。

五 血府逐瘀汤案

1. 烦躁、头痛、失眠案

陈某，女，30岁。2017年2月9日初诊。

【症见】患者平日脾气急躁，近段时间因为工作节奏快导致失眠，五心烦热，时常头痛，口渴、咽干，面色晦暗。舌淡红稍胖、苔白腻，脉关弦、尺沉细。

【辨证】气滞血瘀，阳虚气亏，风寒入络，虚阳外越。

【方药】血府逐瘀汤合川芎茶调散、麻黄附子细辛汤、芍药甘草汤、潜阳封髓丹、睡眠验方四味、半夏秫米汤、珍珠母补益方。

柴胡10克 桔梗10克 枳壳10克 熟地黄30克 红花10克 当归15克 桃仁10克 川芎45克 煅龙骨30克先煎 白芍60克 炙甘草30克 羌活30克 防风30克 独活45克 细辛45克 白芷45克 黄柏10克 砂仁15克后下 龟甲10克先煎 麻黄10克 制附子90克先煎 五味子30克 黄精40克 合欢花30克 生山楂40克 清半夏90克 炒薏苡仁90克 珍珠母60克先煎

四剂，水煎服，每剂浓煎四份，早晚各服一份。

【按语】患者素体阳虚，寒邪内盛，因阳虚而气血运行不利，呈气滞血瘀之象。气机不畅，扰乱神明，不得安眠。气血滞于上焦，加之脾肾阳虚，虚阳上越，而有头痛、五心烦热。以血府逐瘀汤活血疏肝解郁，运用大剂量附子扶阳，体现治病求本之意。潜阳封髓丹引阳入阴，引火归元。川芎茶调散合麻黄附子细辛汤、芍药甘草汤，温阳通经，活血祛风，治疗风寒性头痛。睡眠验方四味、半夏秫米汤与珍珠母补益方合用，育阴潜阳，养血宁神。

患者用药一周头痛消失，睡眠好转，但夜晚烦热时会醒来，亦可入睡，口渴咽干消失。守方用药两周，诸症消失。患者主动要求再吃药两周，以巩固疗效。嘱咐患者畅达情志，少生闷气，忌食生冷，注意保暖。

2. 月经不调伴失眠案

高某，女，34岁。2016年12月17日初诊。

【症见】失眠半年，面色萎黄，有色斑，面部扁平疣，便秘，月经量少，时有延迟。舌红胖大、苔白微腻，脉关微弦、尺沉细弱。

【辨证】阳虚湿困，痰凝血瘀，运化不调。

【方药】血府逐瘀汤合四逆汤、半夏秫米汤、茵陈五苓散、麻杏苡甘汤。

柴胡10克　红花15克　桃仁15克　当归60克　熟地黄30克　川芎15克　赤芍30克　桔梗15克　枳壳15克　制附子90克先煎　生姜60克　炙甘草45克　清半夏120克　生薏苡仁90克　桂枝45克　生白术100克　茯苓30克　茵陈90克　泽泻45克　猪苓30克　麻黄10克　苦杏仁15克　皂角刺75克　白芷75克　降香30克　补骨脂30克　淫羊藿30克　白鲜皮45克

四剂，水煎服，每剂浓煎四份，早晚各服一份。

【按语】本案以四逆汤主导扶阳求本；血府逐瘀汤疏肝解郁，行气活血，调整气机，既可调节神志，又可引血下行，失眠、月经、面部扁平疣同调，重用当归、生白术润肠通便；五苓散健脾利湿，强健中土；半夏秫米汤和胃安眠；麻杏苡甘汤加白鲜皮、皂角刺是治疗扁平疣的效方；肾四味补肾填精兼助扶阳。整体处方体现一方治多病思路。

患者加减用药一个月，患者睡眠正常，面部扁平疣减少，色斑减退效果明显。

3. 月经不调、情志不畅伴失眠案

黄某，女，32岁。2017年8月24日初诊。

【症见】患者失眠两个月，平时易怒，经期量少。舌淡红稍胖大、苔薄白，脉关弦、尺沉缓。

【辨证】气滞血瘀，营卫失调，太阴阳虚。

【方药】血府逐瘀汤合半夏秫米汤、酸枣仁汤。

柴胡10克　生地黄30克　当归15克　川芎15克　赤芍15克　枳壳12克　桔梗12克　红花15克　桃仁15克　炙甘草30克　生姜60克　制附子60克先煎　败酱草60克　清半夏90克　炒薏苡仁60克　炒枣仁45克　知

母15克　茯神30克　丹参50克　桂枝30克　生黄芪60克

六剂，水煎服，早晚各服一份。

【按语】此案诸症为情志郁结所致，证属阳虚。治以血府逐瘀汤加丹参疏肝解郁、活血化瘀，合四逆汤、桂枝汤之意扶阳固本。半夏秫米汤和酸枣仁治疗失眠。

患者用药一周，诸症好转。两周后，睡眠已正常。继续辨证用药调理两月余，月经恢复正常。

六　归脾汤案

1. 神疲乏力伴失眠案

姜某，男，40岁。2015年6月16日初诊。

【症见】患者面色萎黄，时常加班，睡眠不佳已有三年，胃部不适，神疲乏力，大便不畅。舌淡红胖大、苔白，脉沉细缓。

【辨证】心脾阳虚，中气不足，心肾不交，阳不入阴。

【方药】四逆汤合归脾汤、桂枝加龙骨牡蛎汤、半夏秫米汤、交泰丸、睡眠验方四味。

炙甘草45克　干姜90克　制附子120克先煎　党参45克　生白术60克　当归30克　生黄芪60克　茯神30克　石菖蒲30克　远志15克　炒枣仁30克　木香10克　龙眼肉12克　柏子仁30克　桂枝30克　白芍45克　生龙骨30克先煎　珍珠母60克先煎　清半夏120克　生薏苡仁90克　黄连10克　肉桂15克　黄精30克　合欢花15克　五味子30克　大黄15克后下　茵陈90克　莱菔子30克

四剂，水煎服，每剂浓煎四份，早晚各服一份。

【按语】患者工作劳累，加班熬夜，阳气耗伤，心脾两虚。故以四逆辈扶阳求本；以归脾汤补益心脾；桂枝加龙骨牡蛎汤合半夏秫米汤、交泰丸清降阳明、交通心肾以助眠；生白术、当归、莱菔子通便。

患者用药两周，自觉精力好转，睡眠质量好转，胃部不适消失，大便通畅。加减用药两个月，诸症消失。嘱咐患者规律生活、工作，适量运动。

2. 烘热乏力伴失眠案

李某，女，59岁。2016年12月24日初诊。

【症见】患者失眠半年，时常头晕、烘热汗出、乏力、大便不畅。舌淡稍胖大、苔薄白，脉沉迟。

【辨证】心脾阳虚，中气不足，营卫失调。

【方药】归脾汤合四逆汤、桂枝加龙骨牡蛎汤、睡眠验方四味、半夏秫米汤、甘麦大枣汤、珍珠母补益方、潜阳封髓丹。

党参30克　生黄芪45克　当归30克　生白术60克　茯神30克　石菖蒲30克　远志15克　炒枣仁30克　龙眼肉12克　木香10克　制附子90克先煎　干姜60克　炙甘草45克　桂枝45克　白芍30克　煅龙骨30克先煎　煅牡蛎30克先煎　五味子30克　黄精40克　合欢花30克　生山楂40克　生薏苡仁60克　清半夏90克　浮小麦30克　大枣6枚　珍珠母60克先煎　砂仁15克后下　黄柏10克　龟甲10克先煎

四剂，水煎服，每剂浓煎四份，早晚各服一份。

【按语】患者虽有烘热表现，但乏力，舌淡、苔薄白，脉沉，知其乃脾肾阳气不足，其烘热为虚火上浮。故以四逆汤温补肾阳；以归脾汤补益心脾；桂枝加龙骨牡蛎汤调节阴阳；潜阳封髓丹引阳入阴；半夏秫米汤、睡眠四味和胃安眠；珍珠母补益方育阴潜阳，养血宁神；甘麦大枣汤润燥除烦。

患者用药两周显效，加减用药一个半月，诸症消失。

七　滋水清肝饮案

1. 更年期失眠、焦虑案

高某，女，51岁。2016年12月6日初诊。

【症见】患者自从进入更年期后出现焦虑，失眠，神疲乏力，对周围事物敏感，稍有刺激就加重焦虑、失眠状态。舌暗淡、苔薄白，脉沉细、微数。

【辨证】肝脾肾亏损，阴阳两虚，营卫失调。

【方药】滋水清肝饮合四逆汤、柴胡桂枝加龙骨牡蛎汤、酸枣仁汤、睡眠验方四味、半夏秫米汤。

熟地黄45克　山药30克　牡丹皮15克　山茱萸30克　茯神30克　泽泻15克　桂枝30克　柴胡15克　炒栀子12克　香附12克　白芍30克　当归15克　煅龙骨30克先煎　煅牡蛎30克先煎　制附子60克先煎　炙甘草30克　干姜30克　炒枣仁30克　川芎15克　知母15克　石菖蒲30克　远志15克　五味子30克　黄精40克　合欢花15克　生山楂40克　清半夏120克　生薏苡仁75克

四剂，水煎服，每剂浓煎四份，早晚各服一份。

【按语】患者进入更年期后阴阳俱虚，肝肾亏损，水不涵木，肝气疏泄异常，运化气机不畅。故以滋水清肝饮补益肝肾、滋阴养血，佐以四逆汤扶阳；柴胡桂枝加龙骨牡蛎汤、酸枣仁汤、睡眠验方四味、半夏秫米汤治疗失眠。

患者用药一周自觉神疲乏力明显改善，自己有运动意愿。本案前后加减用药两个月，诸症消失。

2. 偏阴虚失眠案

张某，女，56岁。2015年6月2日初诊。

【症见】患者面色晦暗，眼袋发黑，失眠两年，近三个月加重，时常彻夜不眠，心慌，烘热烦躁。舌红、无苔，脉沉细、微数。

【辨证】肝肾亏损，心肾不交。

【方药】滋水清肝饮合半夏秫米汤、睡眠验方四味、珍珠母补益方、交泰丸、甘麦大枣汤。

柴胡10克　香附12克　炒枣仁45克　炒栀子15克　熟地黄45克　白芍15克　当归12克　山药30克　茯神30克　山茱萸30克　牡丹皮15克　泽泻15克　清半夏90克　生薏苡仁60克　合欢花15克　黄精30克　五味子30克　珍珠母60克先煎　生龙骨30克先煎　首乌藤45克　肉桂10克　黄

连10克　炙甘草15克　生姜15克　制附子15克先煎　浮小麦60克　生黄芪60克　大枣6枚

六剂，水煎服，早晚各服一份。

【按语】本案患者肝肾亏虚，偏于阴虚，并有虚热内生。以滋水清肝饮补益肝肾，养血滋阴；半夏秫米汤清降阳明；交泰丸交通心肾；珍珠母汤育阴潜阳；甘麦大枣汤润脏除烦。

患者用药一周，诉每晚可以入睡三小时左右，心慌、烘热、烦躁症状明显减轻。加减用药一个月，睡眠可达五小时左右，但入睡不深，其他症状消失。再巩固用药一个月，患者睡眠可达六个多小时，且睡眠质量佳。

八　多汗伴失眠焦虑案

1. 阴虚多汗伴焦虑案

郭某，男，53岁。2017年4月27日初诊。

【症见】患者有脑梗死病史，焦虑，烦躁，面色晦暗，多汗。舌干红、无苔，脉细、微数。

【辨证】肝肾阴虚，营卫失调。

【方药】当归六黄汤合柴胡桂枝加龙骨牡蛎汤、黄连温胆汤、潜阳封髓丹。

当归15克　生地黄15克　熟地黄15克　黄芩10克　黄柏10克　黄连6克　生黄芪60克　柴胡18克　桂枝15克　煅牡蛎30克先煎　煅龙骨30克先煎　煅磁石30克先煎　陈皮10克　清半夏90克　生薏苡仁60克　炙甘草15克　茯苓15克　竹茹10克　胆南星6克　枳实10克　远志15克　炒枣仁30克　龟甲6克先煎　砂仁15克后下　五味子30克　山茱萸60克　五倍子10克　麻黄根10克

六剂，水煎服，早晚各服一份。

【按语】此案患者阴虚。拟用当归六黄汤清虚热，滋阴泻火；柴胡桂枝加龙骨牡蛎汤合潜阳封髓丹舒缓情志，调节营卫，潜阳入阴；牡蛎散加五味子、山茱萸、五倍子收敛止汗；黄连温胆汤清热化痰，和中除烦。

患者用药一周出汗多明显减轻，焦虑烦躁也大为好转。加减用药三周，诸症痊愈。

2. 自汗伴失眠案

徐某，男，45岁。2015年4月18日初诊。

【症见】患者寐差一年，近三个月时常自汗，且失眠加重，面色萎黄不华。舌淡嫩胖大、苔白，脉沉迟缓。

【辨证】脾肾阳虚，营卫不和，元气亏损，阳虚自汗。

【方药】桂枝加龙骨牡蛎汤合睡眠验方四味、半夏秫米汤、甘麦大枣汤。

桂枝30克　白芍30克　炙甘草30克　干姜60克　煅龙骨50克先煎　煅牡蛎50克先煎　制附子90克先煎　五味子30克　黄精30克　合欢花15克　生山楂30克　五倍子10克　山茱萸60克　麻黄根10克　清半夏120克　生薏苡仁75克　浮小麦30克　大枣10枚　生黄芪120克　茵陈90克

四剂，水煎服，每剂浓煎四份，早晚各服一份。

【按语】患者阳虚体质，以四逆汤扶阳治本，阴阳不调；以桂枝加龙骨牡蛎汤潜阳入阴治疗失眠；其中桂枝汤调和营卫；合牡蛎散加五味子、五倍子、生黄芪、浮小麦、山茱萸、麻黄根治疗阳虚自汗；半夏秫米汤、甘麦大枣汤、睡眠验方四味助眠。本案体现了一方治多病的思路。

患者用药一周，自汗近愈，睡眠质量明显好转。继续加减用药一个半月，诸症痊愈。

3. 更年期汗出多伴失眠案

石某，女，51岁。2017年2月16日初诊。

【症见】患者失眠，不能进入深度睡眠，因更年期时常烘热、汗出、烦躁。舌淡红胖大、苔白，脉沉迟。

【辨证】心脾阳虚，冲任失调，营卫不和。

【方药】桂枝加龙骨牡蛎汤合睡眠验方四味、甘麦大枣汤、半夏秫米汤、酸枣仁汤、潜阳封髓丹、二仙汤。

桂枝45克　白芍45克　干姜90克　炙甘草45克　煅龙骨45克先煎　煅牡蛎50克先煎　生黄芪150克　山茱萸90克　五味子30克　大枣10枚　浮小麦60克　合欢花15克　黄精40克　生山楂30克　清半夏120克　炒薏苡仁75克　茯神30克　炒枣仁30克　知母15克　川芎15克　制附子90克先煎　珍珠母60克先煎　黄柏10克　砂仁15克后下　龟甲10克先煎　仙茅30克　淫羊藿50克　巴戟天30克

四剂，水煎服，每剂浓煎四份，早晚各服一份。

【按语】本案患者处在更年期，很多医生认为更年期阴虚火旺，但临床观之，多是阳虚。本案重用制附子、桂枝、生姜，桂枝加龙骨牡蛎汤、潜阳封髓丹调节阴阳、引阳入阴；以牡蛎散加山茱萸、五味子治疗自汗；睡眠验方四味、半夏秫米汤、酸枣仁汤助眠；甘麦大枣汤加二仙汤调理冲任兼扶阳，改善更年期症状。

患者用药一周，睡眠佳，自汗明显好转，轻微烦躁。加减用药一月余，诸症消失。

小　结

失眠、焦虑、抑郁诸症同中有异，异中有同，从内在病机上的共同点就是阴阳升降失调，阳不入阴，从阴阳大纲辨证多为阳虚，其中抑郁症患者几乎都是阳虚，而且阳虚较重。此类疾病的治疗关键是突出扶阳以扶正的思路，从整体上调节阴阳升降和阴阳平衡。根据对患者的病症辨证，笔者选出了一些基础方，包括破格救心汤、地黄饮子、血府逐瘀汤、柴胡桂枝加龙骨牡蛎汤、十二五合方、归脾汤等，除了个别偏阴虚案例外，都突出了四逆辈在大处方中的主导作用，这是治疗多病缠身、迁延日久顽症的关键。

治疗失眠焦虑的针对性处方各有其不同的价值，读者可根据临证情况选用某一单方或合方使用，对于患病日久或病情严重者建议多方联用。半夏秫米汤是畅通阴阳升降之通道，笔者强烈推荐大家重点使用此方，且要重剂使用清半夏；柴胡、桂枝加龙牡汤舒缓情志、调节营卫、潜阳入阴；交泰丸交通心肾阳气升降；酸枣仁汤、甘麦大枣汤及睡眠验方四味重在养血润燥安神；珍珠母补益方镇静安神；黄连温胆汤重在除胃热。

失眠、焦虑、抑郁诸症也常有情志致病因素，医生还要对患者的心理予以疏导，并劝导其家人为患者营造良好的生活氛围。

顽固性头痛

顽固性头痛按现代医学病名可以包括偏头痛、三叉神经痛、丛集性头痛、神经性头痛、血管紧张性头痛等，这些都是医疗界的疑难病症。西医治疗通常使用大量止痛类、营养神经类、扩张血管类药物，但对于大部分病情顽固的患者，这些药物只能缓解症状，达不到根除疾病的长久疗效。

中医内治法分析顽固性头痛多从风、寒、痰、瘀、湿、火等角度着眼，具体到患者则各有侧重，但病机往往是多因夹杂。治病者，先辨阴阳，抓阴阳辨证之根本。从笔者临床诊治经验所见，阳虚者十之八九，且多是脾肾双虚。风寒湿邪得以侵袭入表及里，形成痰凝血瘀，痰瘀互结，外风带动内风，虚阳上浮，不通则痛。所以顽固性头痛的具体治法可包括治痰湿、治血瘀、治风、治火等思路，但要从根本上治疗，仍要从扶阳固本上立足，本气足才能鼓邪外出，气血阴阳达于平衡。

笔者早年治疗头痛症，主要借鉴了陈宝田先生以桃红四物汤合祛风药物的治疗思路，注重活血与祛风。在临床应用上经常合用止痉散搜剔全身经络之伏邪，以及芍药甘草汤（重用白芍）酸甘化阴、柔筋止痛。对于肝郁气滞患者以及长期反复头痛者，探索使用血府逐瘀汤为基础方进行治疗，颇有疗效。学习扶阳思路后，笔者就借鉴了李可先生使用麻黄附子细辛汤由内而外托透寒邪和川芎茶调散祛风寒、通经络的经验，又融合了王献民先生的乌附合用之法温通并举思路。

一 治疗思路

1. 以扶阳思路为基础，扶正气，开表闭，引伏邪外透

顽固性头痛多由伏邪作祟，重剂扶阳有助于阳气通行十二经表里内外，打通阴阳升降之道，并使经验方药疗效充分发挥。重视培补两本正气，正气渐旺方能逐步鼓邪外出。常使用的扶阳方药有四逆汤、理中汤、四君子汤、麻黄附子细辛汤、乌头汤、吴茱萸汤等。尤其重视附子、川乌和生黄芪温通并用、益气祛风，坚持守方使用麻黄附子细辛汤由内而外托邪外出，体现“邪之入路，亦是邪之出路”的医理。

2. 结合临床辨证，合用对症方药

（1）血瘀者，可用血府逐瘀汤、桃红四物汤。

（2）痰湿重者，用半夏白术天麻汤、泽泻汤、乌头汤。

（3）有风证（惧风）者，常用川芎茶调散（可用全方或仅用川芎、白芷、细辛三味），并借鉴使用李可先生偏正头风散内风的药物。重用川芎30～60克、细辛30克以上、白芷30克以上。

（4）有阳明标热症状，可加适量生石膏、黄芩。

（5）有虚火上浮者，合用潜阳封髓丹。

（6）久病有伏邪者，合用止痉散，以虫类血肉有情之品搜剔全身经络之伏邪。

（7）有刚痉者，合葛根汤、芍药甘草汤。

二 具体医案

1. 头痛伴失眠案

张某，女，35岁。2018年11月17日初诊。

【症见】患者面色晦暗，反复偏头痛五年，压力大、精神紧张时加重，眠差。舌红胖大、苔薄白，脉关弦、尺沉。

【辨证】肝郁气滞，风邪外袭，痰凝血瘀，营卫失调。

【方药】血府逐瘀汤合川芎茶调散、芍药甘草汤、麻黄附子细辛汤、半夏秫米汤、睡眠验方四味。

桃仁15克　红花15克　生地黄30克　当归15克　白芍90克　川芎60克　炙甘草60克　柴胡15克　桔梗15克　枳壳15克　怀牛膝15克　细辛60克　白芷60克　羌活30克　独活30克　防风15克　麻黄10克　制附子120克先煎　生姜60克　煅龙骨30克先煎　合欢花15克　五味子30克　黄精40克　生山楂40克　清半夏90克　生薏苡仁60克　珍珠母60克先煎

四剂，水煎服，每剂浓煎四份，早晚各服一份。

【按语】此案伏邪作祟，兼有气滞血瘀。以麻黄附子细辛汤合四逆汤扶阳通经，托透寒邪。以血府逐瘀汤活血化瘀，行气止痛，重用川芎60克合细辛60克、白芷60克，取川芎茶调散之意，疏风散寒止痛；重用白芍60克成芍药甘草汤，柔肝止痛；加羌活、独活、防风祛风经验用药；半夏秫米汤、睡眠验方四味、珍珠母、煅龙骨安眠。

患者用药三日，头痛明显减轻，服完一周药后睡眠改善明显。后辨证用药一个月诸症痊愈。

2. 头痛伴颈椎病案

张某，女，47岁。2018年12月31日初诊。

【症见】患者偏头痛两年，有颈椎病史，颈项部疼痛，且颈椎劳累时诱发偏头痛，心情烦躁。舌淡、边有齿痕、苔白，脉关弦、尺沉细。

【辨证】脾肾阳虚，肝郁气滞，风寒入络，痰瘀互结。

【方药】四逆汤合血府逐瘀汤、麻黄附子细辛汤、芍药甘草汤、川芎茶调散、葛根汤、定风丹。

干姜60克　制附子100克先煎　炙甘草60克　柴胡10克　桃仁15克　红花15克　生地黄30克　当归15克　川芎60克　白芍60克　桔梗10克　枳

壳10克　怀牛膝15克　麻黄10克　白芷30克　细辛45克　独活30克　羌活15克　防风15克　葛根90克　桂枝45克　何首乌30克　白蒺藜30克

四剂，水煎服，每剂浓煎四份，早晚各服一份。

【按语】本案治疗突出扶阳散寒思路，四逆汤合麻黄附子细辛汤温阳通经、托透寒邪合血府逐瘀汤活血化瘀，共治头痛。颈椎病为重要病因，重剂使用葛根汤治疗刚痉。定风丹补肝肾不足。

患者用药一周，头痛明显减轻，颈椎舒适柔软，加减服药三周后头痛愈，颈椎疼痛改善明显。

3. 三叉神经痛案

杨某，男，78岁。2020年9月1日初诊。

【症见】患者自16岁开始三叉神经痛，间断发作，常年口服卡马西平，但药物控制症状时间越来越短。现右侧面部及牙齿疼痛，急躁易怒，胃胀满，下肢容易抽筋。舌淡红胖大、苔白微腻，脉关弦、尺沉涩。

【辨证】气滞血瘀，阳虚湿困，虚实夹杂，浮火上越。

【方药】血府逐瘀汤合芍药甘草汤、薏苡附子败酱散、半夏泻心汤、麻黄附子细辛汤、潜阳封髓丹、止痉散、川芎茶调散。

柴胡12克　枳壳12克　桔梗12克　炙甘草30克　桃仁15克　红花15克　生地黄18克　当归15克　白芍90克　川芎60克　怀牛膝45克　炒薏苡仁60克　制附子90克先煎　败酱草90克　清半夏90克　党参45克　黄芩12克　黄连10克　生姜60克　麻黄10克　细辛90克　砂仁21克后下　黄柏15克　全蝎6克粉冲　蜈蚣6条粉冲　藿香30克　白豆蔻15克后下　白芷60克

四剂，水煎服，每剂浓煎四份，早晚各服一份。

【按语】本案整方立足扶阳。血府逐瘀汤疏肝行气，活血化瘀，合川芎茶调散祛风通经止痛，为本案基础方。芍药甘草汤行气缓急止痛，重用芍药酸甘化阴，对腿抽筋有特效。止痉散祛风湿，止疼痛。薏苡附子败酱散扶阳利湿消痈，治疗胃肠不适；半夏泻心汤辛开苦降、除痞泻热降气，治疗胃胀；加味藿香、白豆蔻、白芷芳香化湿，治疗胃部胀满。潜阳封髓丹引火归元，治疗牙痛等虚火症状。麻黄附子细辛汤安内攘外，托透体内阴寒。本案突出扶阳方药比重，寒热并用。

患者用药一周显效，至四诊时疼痛症状减轻大半。后方加味制川乌30克、生黄芪90克，助力温通经络。辨证用药治疗两月左右患者痊愈。

4. 三叉神经痛、高血压伴头痛案

杨某，女，76岁。2021年4月20日初诊。

【症见】患者有高血压病史，患三叉神经痛十年以上，时常头痛，连及牙齿疼痛，头昏脑胀，十分痛苦。血压波动明显，近期每日心悸胸闷。面色萎黄，舌淡红胖大、苔白，脉关弦、尺沉迟。

【辨证】心脾阳虚，营卫失调，风寒入络，虚火上浮。

【方药】破格救心汤合真武汤、麻黄附子细辛汤、桃红四物汤、川芎茶调散、潜阳封髓丹。

干姜45克　炙甘草60克　制附子120克先煎　党参60克　山茱萸90克　生龙骨30克先煎　生牡蛎30克先煎　煅磁石50克先煎　白芍90克　茯苓45克　炒白术30克　麻黄15克　细辛60克　桃仁15克　红花15克　熟地黄18克　当归15克　川芎45克　羌活30克　独活30克　防风15克　白芷45克　砂仁15克后下　黄柏10克　龟甲10克先煎　荆芥穗15克

四剂，水煎服，每剂浓煎四份，早晚各服一份。

【按语】本案患者阳气不足，寒湿内盛，虚阳上越，龙雷之火上攻。患者心脏不适，当以提振心阳为急，首选破格救心汤为基础方。真武汤温阳利水；芍药甘草汤酸甘化阴，柔肝止痛；麻黄附子细辛汤安内攘外，托透伏邪；桃红四物汤突出川芎用量，加祛风药物，取川芎茶调散之意，活血祛风止痛；潜阳封髓丹温肾纳气，引阳下行。

患者用药一周心悸、胸闷消失，头痛及牙痛近愈。二诊调整处方，干姜加至90克，制附子减为90克，加制川乌45克，增强通阳之力。患者用药后逐次显效，连续服药四周后疼痛痊愈，后继续巩固治疗一月余。

5. 长期顽固头痛伴胸闷案

高某，女，46岁。2019年3月7日初诊。

【症见】患者血管神经性头痛二十余年，口服止痛药无数，只是暂时起效，后更加严重，时常焦躁。近两年月经量少，时有胸闷，严重影响工作生活，偶有绝望感。舌淡红胖嫩、苔白腻，脉关弦、迟沉。

【辨证】心肾阳虚，寒凝血瘀。

【方药】桃红四物汤合川芎茶调散、芍药甘草汤、破格救心汤、麻附细辛汤、吴茱萸汤、瓜蒌薤白半夏桂枝汤、丹参饮、止痉散。

桃仁15克 红花15克 熟地黄30克 当归15克 白芍90克 川芎60克 白芷45克 细辛60克 炙甘草60克 生姜90克 制附子120克先煎 麻黄10克 茯苓30克 羌活20克 独活30克 防风20克 吴茱萸45克 党参60克 山茱萸60克 瓜蒌50克 薤白30克 清半夏30克 桂枝45克 丹参50克 檀香15克后下 砂仁10克后下 全蝎4克粉冲 蜈蚣4条粉冲

四剂，水煎服，每剂浓煎四份，早晚各服一份。

【按语】此案症状虽多，但病机一致，可在突出扶阳思路下一方同治多病。患者心阳不振，重用破格救心汤合瓜蒌薤白半夏桂枝汤、丹参饮补心肾、通心阳、化血瘀。疾病日久，邪气入络，加全蝎、蜈蚣搜剔全身伏邪，止痉止痛。

患者用药一周复诊，诉头痛明显减轻，十分惊奇，从未感觉头颅如此轻松，胸闷也明显减轻，周身轻松舒适。继续辨证用药两个月，患者逐次好转，疼痛渐消。期间月经至，经量较前明显增多。嘱咐患者继续用药一个月，巩固疗效。

6. 神经性头痛案

黄某，男，36岁。2021年8月24日初诊。

【症见】患者面色萎黄，形体偏胖。经常性头痛二十余年，饮酒后加重，经各种检查无异常，西医诊断为神经性头痛。反复口服止痛、营养神经、活血等药物，均无稳定疗效。舌淡胖大滑润、苔薄白，脉沉细缓。

【辨证】心脾阳虚，血瘀血虚，风寒内伏。

【方药】破格救心汤合麻黄附子细辛汤、川芎茶调散、血府逐瘀汤、止痉散。

干姜120克　炙甘草60克　制附子150克先煎　党参75克　山茱萸90克　生龙骨30克先煎　生牡蛎30克先煎　煅磁石30克先煎　麻黄15克　细辛60克　川芎45克　荆芥穗15克　防风15克　白芷30克　薄荷15克后下　羌活30克　当归15克　白芍60克　红花15克　独活30克　全蝎4克粉冲　蜈蚣4条粉冲　柴胡10克　吴茱萸15克　清半夏30克　天麻15克　桃仁15克　熟地黄30克

四剂，水煎服，每剂浓煎四份，早晚各服一份。

【按语】患者病情日久，结合舌脉体质，知阳虚严重，风寒之邪内伏，兼有血瘀。以破格救心汤补益阳气，改善体质；以麻黄附子细辛汤安内攘外，驱“伏邪”外出；川芎茶调散祛风散寒；血府逐瘀汤行气活血；芍药甘草汤缓急止痛；吴茱萸汤祛厥阴寒逆；蝎蚣散虫类药物搜剔邪气。

患者用药三日，诉疼痛减轻大半，发作次数也减少。加减用药一个月后，疼痛仅偶有轻微发作，不影响正常生活。嘱咐患者坚持用药，患者共计用药三个月，症状消失，疗效稳固。患者自诉经此段时间用药，自身体质明显增强。

7. 经前头痛伴胸闷案

牛某，女，46岁。2019年11月19日初诊。

【症见】患者面色萎黄，长期经前头痛，乳房胀痛，胸闷气短。舌淡嫩胖大、苔白，脉关弦细、尺沉迟。

【辨证】心肾阳虚，气滞血瘀，寒邪内伏。

【方药】血府逐瘀汤合川芎茶调散、芍药甘草汤、乌头汤、麻黄附子细辛汤、破格救心汤、肾四味。

柴胡12克　枳壳12克　桔梗12克　炙甘草60克　桃仁15克　红花15克　生地黄30克　当归15克　白芍90克　川芎45克　羌活20克　独活30克　防风30克　细辛60克　生黄芪90克　制川乌45克先煎　麻黄10克　党参60克

山茱萸60克　干姜60克　制附子90克先煎　白芷60克　补骨脂30克　淫羊藿30克　枸杞子30克　菟丝子30克　蜈蚣4条粉冲　全蝎4克粉冲

四剂，水煎服，每剂浓煎四份，早晚各服一份。

【按语】患者头痛诸症与月经相关，以血府逐瘀汤活血化瘀，调经止痛，合川芎茶调散、芍药甘草汤止痛。久病阳虚，寒邪入里，以用麻黄附子细辛汤散寒祛风、托邪外透。乌附并用，温通并举以扶正气。取破格救心汤之意，提振心肾之阳，治疗胸闷气短，肾四味补益肾精，兼助扶阳。

患者用药一周显效，辨证用药三周后头痛痊愈、胸闷气短症状消失。

8. 脑梗死后遗症头痛案

戴某，男，70岁。2015年6月18日初诊。

【症见】患者六年前脑梗死后反复头痛，偶有头晕。舌淡嫩胖大滑润、苔白腻，脉关弦、尺沉缓。

【辨证】脾肾阳虚，风寒入络，痰瘀互结。

【方药】血府逐瘀汤合川芎茶调散之意、芍药甘草汤、泽泻汤、半夏白术天麻汤、麻黄附子细辛汤、补阳还五汤。

柴胡12克　枳壳12克　炙甘草30克　桔梗12克　桃仁15克　红花15克　怀牛膝15克　生地黄15克　当归15克　白芍90克　川芎45克　白芷45克　细辛45克　羌活30克　防风15克　独活30克　法半夏15克　泽泻75克　生白术40克　天麻30克　制附子110克先煎　干姜60克　麻黄10克　生黄芪90克　地龙10克

七剂，水煎服，早晚各服一份。

【按语】此案为脑梗死后遗症，阳虚兼有痰瘀互结。四逆汤扶阳固本，血府逐瘀汤合芍药甘草汤、川芎茶调散之意，行气活血，调畅气机，酸甘止痛，祛风通络。麻黄附子细辛汤温阳通络开窍，托透寒邪。半夏白术天麻汤合泽泻汤化痰定眩，补阳还五汤益气活血，对症治疗脑梗死后遗症。

患者用药一周头痛基本消失，头晕明显好转。辨证用药一月余，诸症痊愈。

9. 下肢畏寒、头痛案

贺某，女，44岁。2019年11月23日初诊。

【症见】患者下肢畏寒达十年之久，逐年加重，即使夏季也不敢脱秋裤，更不敢吹电扇、空调。反复头痛，遇冷加重，痛经，量少。舌淡红胖大、苔白，脉沉涩。

【辨证】脾肾阳虚，风寒入络，寒凝血瘀。

【方药】当归四逆加吴茱萸生姜汤合少腹逐瘀汤、麻黄附子细辛汤、川芎茶调散、桃红四物汤、肾四味、黄芪建中汤。

当归30克　桂枝45克　白芍60克　细辛100克　小通草30克　炙甘草60克　吴茱萸45克　干姜120克　制附子150克先煎　炮姜炭30克　小茴香30克　五灵脂30克　党参30克　生蒲黄30克包煎　肉桂30克　川芎45克　羌活20克　独活30克　防风30克　白芷45克　熟地黄30克　桃仁15克　红花15克　白豆蔻15克后下　补骨脂30克　淫羊藿30克　菟丝子30克　全蝎4克粉冲

三剂，水煎服，每剂浓煎四份，早晚各服一份。

【按语】本案以当归四逆加吴茱萸生姜汤加制附子，合少腹逐瘀汤温经散寒、活血化瘀、调经止痛，突出扶阳药物剂量，重用细辛100克通阳气，透寒邪。参、灵相畏相成化瘀不伤正，桃红四物汤合川芎茶调散、芍药甘草汤多方治一病（头痛）。肾四味填精固本。

患者辨证用药一个月，头痛减轻大半，下肢畏寒明显减轻，常微微有汗，期间月经至，痛经减轻，依旧量少。上方加减用药至两月半，患者头痛痊愈，下肢畏寒近愈，觉有暖流通过，月经已正常。

10. 颈椎病伴头痛案

孟某，女，30岁。2021年5月15日初诊。

【症见】患者颈项部不适伴头痛一年余，严重时候伴有恶心，低头时加重。舌淡红胖大、苔白，脉关弦涩、尺沉缓。

【辨证】脾肾阳虚，寒湿困脾，风寒内袭。

【方药】黄芪桂枝五物汤合葛根汤、麻黄附子细辛汤、桃红四物汤、川芎茶调散、李可先生双呕汤、乌头汤。

生黄芪90克　桂枝45克　白芍60克　炙甘草60克　制附子120克先煎　葛根90克　麻黄15克　细辛90克　熟地黄30克　当归15克　川芎45克　桃仁15克　红花15克　白芷60克　羌活30克　独活30克　防风15克　荆芥穗15克　吴茱萸45克　茯苓45克　清半夏45克　制川乌45克先煎　薄荷15克后下　干姜90克

四剂，水煎服，每剂浓煎四份，早晚各服一份。

【按语】患者阳气不足，寒邪凝滞，阻塞经络则出现疼痛，寒邪客居阳明寒凝则恶心。故以大剂量四逆汤、乌头汤引领全方温阳行气。以黄芪桂枝五物汤益气温经、和血通痹，合葛根汤辛温解表舒筋，治疗颈部不适及头痛。麻黄附子细辛汤安内攘外，托透寒邪。桃红四物汤活血化瘀，合川芎茶调散祛风通络。吴茱萸汤治疗阳明寒呕及厥阴头痛，合小半夏加茯苓汤成李可先生双呕汤，治疗寒性呃逆。

患者用药一周显效，辨证用药三周痊愈。

11. 头痛、皮肤皲裂案

杨某，女，43岁。2020年6月25日初诊。

【症见】患者反复头痛，伴有恶心，月经量少，周身皮肤皲裂，严重时候有渗出液，眠差。舌淡红、苔白，脉关弦、尺沉细。

【辨证】阳虚寒凝，风寒外袭，气血不和。

【方药】桃红四物汤合川芎茶调散、麻黄附子细辛汤、三妙散、李可双呕汤。

桃仁15克　红花15克　生地黄30克　当归15克　赤芍30克　川芎60克　羌活20克　独活30克　白芷45克　细辛45克　麻黄10克　制附子90克先煎　苍术30克　黄柏15克　炒薏苡仁60克　土茯苓120克　防风15克　荆芥穗15克　金银花45克　茯苓30克　清半夏90克　吴茱萸30克　党参30克　生姜60克

四剂，水煎服，每剂浓煎四份，早晚各服一份。

【按语】桃红四物汤活血化瘀，既调经又治头痛，合川芎茶调散及祛风药物通经祛风寒，合麻黄附子细辛汤托透伏邪。三妙散（苍术、黄柏、生薏苡仁）加土茯苓、金银花、荆芥穗清利湿热，疗皮肤皲裂。双呕汤降逆化饮止呕，其中的吴茱萸汤暖肝和胃降逆，也是治疗厥阴寒性头痛的对应方。半夏秫米汤降逆和胃安眠。此案多方治一病、一方治多病思路均有体现。

患者用药一周，头痛、恶心、失眠明显好转，皮肤皲裂减轻。后逐次好转，加减服药至六诊，头痛痊愈，无恶心，眠佳，皮肤皲裂明显好转。

12. 头痛伴胃痛案

刘某，女，66岁。2019年3月19日初诊。

【症见】患者半年前受风后出现反复头痛，平日头部怕风、怕凉，多处治疗无效。现胃痛，稍食生冷胃痛加重，时常眠差。舌淡胖大、苔白，脉沉涩。

【辨证】脾虚胃寒，风寒入络。

【方药】川芎茶调散合麻黄附子细辛汤、半夏秫米汤、良附丸、附桂理中汤、薏苡附子败酱散、酸枣仁汤。

川芎60克　细辛60克　白芷60克　荆芥穗15克　羌活30克　防风15克　薄荷10克后下　炙甘草50克　麻黄15克　制附子120克先煎　清半夏90克　炒薏苡仁60克　高良姜15克　香附15克　党参30克　炒白术30克　干姜90克　肉桂30克　败酱草60克　砂仁10克后下　草果仁15克　炒枣仁60克　知母15克　茯神45克　首乌藤60克

四剂，水煎服，每剂浓煎四份，早晚各服一份。

【按语】此案偏于风寒。以川芎茶调散为主方祛风通络止痛，重用川芎、细辛、白芷，合麻黄附子细辛汤温阳散寒，托透伏邪。患者胃痛病机为虚寒，以附桂理中汤合良附丸温中健脾止痛，薏苡附子败酱散温阳祛湿止痛。胃不和则卧不安，以半夏秫米汤、酸枣仁汤安眠。

患者用药一周就觉头痛明显减轻，不甚畏风，胃痛明显减轻，且觉胃脘部有温暖感，睡眠改善；继续辨证用药一个月，诸证痊愈。

13. 头痛伴鼻炎案

马某，男，42岁。2019年3月26日初诊。

【症见】患者患神经性头痛、鼻炎三年，时常左侧偏头痛，鼻塞，夜眠差。舌红胖大滑润、少苔，脉关弦、尺沉细。

【辨证】肝郁脾虚，痰凝血瘀。

【方药】血府逐瘀汤合川芎茶调散、芍药甘草汤、麻黄附子细辛汤、半夏秫米汤、苍耳子散。

柴胡12克　枳壳12克　桔梗12克　桃仁15克　红花15克　炙甘草60克　当归15克　生地黄30克　川芎60克　白芍90克　羌活20克　防风20克　独活30克　白芷60克　细辛60克　全蝎4克粉冲　麻黄15克　生姜90克　制附子120克先煎　清半夏90克　炒薏苡仁60克　苍耳子30克　辛夷15克包煎

四剂水煎服，每剂浓煎四袋，早晚各服一袋。

【按语】本案合诸方治疗鼻炎。在扶阳祛寒思路下，合用苍耳子散治疗慢性鼻炎疗效更佳。

患者用药一周，头痛明显减轻，鼻塞好转。辨证用药一个半月，头痛与鼻塞痊愈，眠佳。后继续用药两周巩固疗效。

14. 头痛案

宁某，男，55岁。2020年6月2日初诊。

【症见】患者头痛六年，以后枕部及左侧颞部为主，时常向巅顶放射。有颈椎病史，骨科诊断为颈源性头痛，经多方治疗无显效。面色晦暗，右手胀痛。舌淡红胖大、苔白，脉关弦、尺沉细。

【辨证】脾肾阳虚，痰凝血瘀，寒邪内伏。

【方药】血府逐瘀汤合川芎茶调散、芍药甘草汤、麻黄附子细辛汤、潜阳封髓丹、吴茱萸汤、止痉散。

柴胡12克　枳壳12克　桔梗12克　炙甘草60克　桃仁15克　红花15克　生地黄30克　当归15克　白芍90克　川芎60克　川牛膝30克　麻黄15克　制附子120克先煎　砂仁15克后下　黄柏10克　龟甲10克先煎　羌活30克　独

活30克　防风30克　白芷60克　细辛60克　吴茱萸30克　党参30克　生姜90克　全蝎6克粉冲　蜈蚣6条粉冲　葛根75克　藁本15克

四剂，水煎服，每剂浓煎四份，早晚各服一份。

【按语】患者此前救治无效，就是因为缺失扶阳，应以扶正思路调理整体体质。本案在经验方基础上突出四逆汤、麻黄附子细辛汤和吴茱萸汤以扶正祛邪。巅顶痛，为虚阳外越，予以潜阳封髓丹加藁本收敛归肾。久病者，合止痉散搜剔伏邪并止痛。

患者用药一周，诉头痛明显减轻，右手胀痛明显减轻，面色好转。辨证用药三周，六年顽固头痛痊愈，其余症状也随之消失。

15. 头痛伴眩晕案

么某，女，51岁。2020年5月9日初诊。

【症见】患者顽固头痛、眩晕八年，有颈椎病史，时常颈项部疼痛、僵硬不适，经常心慌。舌淡红胖大、苔白，脉关弦、尺沉。

【辨证】心脾阳虚，营卫失调，脾虚肝旺，虚风内动。

【方药】验方除眩汤合泽泻汤、破格救心汤、半夏白术天麻汤、葛根汤、川芎茶调散。

蝉蜕15克　竹茹15克　生白术45克　泽泻75克　白豆蔻20克后下　决明子30克　淫羊藿50克　珍珠母60克先煎　炙甘草60克　制附子120克先煎　干姜45克　党参60克　山茱萸60克　生龙骨30克先煎　生牡蛎30克先煎　煅磁石30克先煎　清半夏30克　天麻15克　葛根75克　麻黄10克　桂枝45克　白芍45克　生姜45克　白芷30克　川芎45克　细辛30克

四剂，水煎服，每剂浓煎四份，早晚各服一份。

【按语】本案长期头痛伴眩晕，除阳虚寒凝头痛外，又有脾虚肝旺致眩。以破格救心汤温补脾肾，提振心阳，合验方除眩汤健脾泻肝，重用泽泻取泽泻汤之意，健脾利水除眩，更合半夏白术天麻汤息风祛痰。葛根汤重用葛根75克，治疗颈项部不适。重用白芷30克、川芎45克，取川芎茶调散之意，治疗头痛。此方也含麻黄附子细辛汤安内攘外，托邪外透。

一周后复诊，患者诉头晕明显好转，发作次数和程度减轻，头痛、心慌明显减轻，颈项部已觉舒适很多。调整处方：干姜90克，川芎60克，细辛45克。增强散寒止痛之效。

患者继续辨证用药三周，头痛、眩晕痊愈，颈椎舒适，仅偶有心慌。

16. 经前头痛案

王某，女，37岁。2019年12月12日初诊。

【症见】患者经常在月经前头痛，经量少，偶有皮肤过敏。舌淡红胖大、边有齿痕、苔白，脉沉细。

【辨证】脾肾阳虚，气血亏虚，中气不足，寒邪内伏。

【方药】十二五合方合川芎茶调散、玉屏风散、麻黄附子细辛汤。

熟地黄30克　当归30克　川芎45克　赤芍30克　仙茅20克　淫羊藿30克　巴戟天20克　肉苁蓉30克　覆盆子30克　五味子30克　枸杞子30克　菟丝子30克　补骨脂30克　党参45克　炒白术45克　茯苓45克　炙甘草60克　制附子110克先煎　干姜60克　生黄芪75克　徐长卿30克　桃仁15克　红花15克　白芷45克　细辛60克　羌活15克　独活30克　防风30克　麻黄15克

三剂，水煎服，每剂浓煎四份，早晚各服一份。

【按语】患者头痛症状较轻，经量少、过敏，为阳气不足、气血亏虚所致，以十二五合方为基础阴阳并调、气血双补，突出扶正祛邪之思路。取川芎茶调散之意，合麻黄附子细辛汤，祛风寒、通经络、止痛，加桃仁、红花成桃红四物汤，活血化瘀止痛。玉屏风散加徐长卿，益气、固表、抗过敏。

患者连续用药两周，月经至，头痛明显减轻。辨证用药至次月，月经时已不头痛，期间未见皮肤过敏。

17. 三叉神经痛偏阴虚案

张某，女，70岁。2020年11月12日初诊。

【症见】因儿子脑瘫，患者过度操劳，整日思虑，导致三叉神经痛多年反复发作，到处就诊未愈。半年来，经中药、西药、针灸理疗等治疗，起效甚微。右侧面部痛如刀割，形体消瘦，慢性病容，神疲乏力。舌红、无苔，脉弦小数。

【辨证】情志郁结，气滞血瘀，风寒入络。

柴胡12克　枳壳12克　桔梗12克　炙甘草30克　桃仁15克　红花15克　生地黄18克　当归15克　白芍90克　川芎30克　怀牛膝45克　羌活15克　独活15克　防风15克　白芷30克　细辛45克　全蝎4克粉冲　蜈蚣4条粉冲　麻黄10克　制附子30克先煎　生姜15克

七剂水煎服，早晚各服一份。

【按语】临证前期考虑患者情志问题严重，予以血府逐瘀汤行气活血，合川芎茶调散疏风止痛、止痉散祛风解痉、麻黄附子细辛汤助阳祛寒。

辨证用药一个月，患者疼痛明显减轻，但症状反复。考虑患者常年劳累，积劳成疾，肾水亏虚，水浅不养龙，虚火上浮，舌脉亦对症，故当考虑补益肾阴，阳中求阴，引阳入阴。调整处方。

熟地黄90克　天冬30克　麦冬30克　巴戟天30克　五味子15克　茯苓10克　企边桂6克粉冲　白芍120克　炙甘草60克　全蝎6克粉冲　蜈蚣6克粉冲　龟甲15克先煎　砂仁21克后下　黄柏30克

七剂，水煎服，早晚各服一份。

【按语】本案重用傅青主引火汤补益肾水，潜阳丹收敛虚阳，引真龙下潜，芍药甘草汤柔筋止痛，止痉散定风止痛。

患者用药当日则疼痛减轻大半，一周后近愈，服药两周后多年痼疾痊愈！

小　结

顽固性头痛作为顽疾，笔者临床所见几乎都是虚寒证。首当重视扶阳固本，以温阳散寒、通经化瘀为基本治疗思路，突出四逆汤、麻黄附子细辛汤，再合用血府逐瘀汤或桃红四物汤、芍药甘草汤、川芎茶调散对症治疗，具体使用上要突出附子、川乌、生黄芪、白芷、细辛、川芎各药的剂量，不可低于30克。

笔者使用上述思路，先后经治近千余例顽固性头痛案例，每个案例都疗效突出，限于篇幅仅选取极少特殊案例供读者参考。

李可先生增补的偏正头风散也是治疗顽固性头痛的有效验方，其实际应用已经大大突破了原方治疗范围，希望有志者勤于研习，多加应用。本人限于条件未能将原方应用于临床，但常借鉴使用方内药物，确实增益不少疗效。谨列其方药如下：

红参、五灵脂、制首乌、炒白蒺藜、制川草乌、生石膏、天麻、川芎、白芷、甘草、细辛、芥穗、防风、羌活、辛夷、苍耳子、苍术、全蝎、蜈蚣、僵蚕、地龙、天南星、制白附子、明雄黄、乳香、没药。

风湿、骨外科疾病

颈肩腰腿痛疾病

笔者根据自己的临证经验将颈肩腰腿痛系列疾病归纳到一起进行论述，此类病症主要包括由于颈椎病、腰椎间盘突出（增生）症、神经压迫综合征、各关节炎症（包括膝关节骨性关节炎、肩周炎、网球肘）等引起颈腰四肢疼痛、麻木、怕凉等症状，也包括上述病症的术后调养。

中医用外治法治疗颈肩腰腿痛的历史悠久，比如针灸、推拿、中药外敷等，对很多疾病能起到神奇的疗效，尤其是对一些急症患者效果立竿见影。但对于风寒湿性体质明显或者肾精、元气亏虚严重的患者，尤其是数年、十几年，甚至几十年迁延不愈的慢性病患者，中医外治法就会疗程长，见效慢。

中医内治法的特色就是讲求整体辨证论治，这是西医治疗手段和中医外治法难以做到的。此类疾病的病因主要是由于素体虚弱，受风寒湿邪入侵，部分患者可有日久郁而化热，出现疼痛热象。从阴阳辨证上看，患者多属于阳虚体质，邪之所凑，其气必虚，风寒湿邪层层积压以致沉寒痼冷，在病证表现上往往是风寒湿热混杂。笔者所经治的患者多为阳虚型的慢性疼痛，只有少量红肿热痛突出的热性急症。治疗大法就是祛外邪、补正气、固两本。独活寄生汤、古方三痹汤、乌头汤、黄芪桂枝五物汤、桂枝芍药知母汤加味方（加味红花、细辛、薏苡仁、羌活）、当归四逆加吴茱萸生姜汤等，都是治疗此类疾病的代表方剂。笔者在新疆行医的时候，由于那里地处高原、风寒严重，颈肩腰腿痛患者很多，就常常应用这些方剂。有的患者疗效很好，有的就不尽如人意。随着病例的增多，笔者发现疗效不佳的患者多是风寒湿邪严重的久病患者，于是逐渐明白这是因为温热药物的力量不够，需要加大扶阳散寒通经的力度，所以就在用三痹汤时加上少量的川乌、草乌；用当归四逆加吴茱萸生姜汤时加小剂量的四逆汤，如此疗效就更为显著。

笔者学习了扶阳学说尤其是李可先生的治疗经验后，在治疗颈肩腰腿痛疾病时就更为重视和更加广泛地从扶阳固本的角度来祛外邪、止疼痛。所谓扶阳，就是在治疗此类疾病时善于使用、敢于使用温热散寒、通经化痰的药物祛外邪（伏邪）、止疼痛、扶正气。除了通常的扶阳方药外，笔者还重点借鉴了李可先生重用金匮乌头汤（麻黄、芍药、黄芪、甘草、川乌）和生黄芪的经验，以及王献民先生的川乌法，使得疗效猛增。所谓固本就是在祛邪的同时要重视调补两本（元气与中气），提高患者身体免疫力，使正气渐旺，不断鼓邪外出，以求疗效长久；尤其是对于慢性病患者，在守方守法治疗一段时间获得止痛疗效后，就应偏重于培补两本元气，这个阶段可参考使用地黄饮子、金匮肾气汤、十二五合方。

一　治疗思路

为了便于论述，本文姑且按症状表现部位及患者类型将治疗思路分为三类：颈项及上肢疼痛，腰髂下肢疼痛，老年人等体质虚弱患者。

（1）症状在颈项及上肢：此类疾病包括颈椎病、肩周炎、颈肩综合征等，基础方是黄芪桂枝五物汤。本方益气温经，和血通痹。笔者使用本方时常常加味当归、生麻黄，也常合用麻黄附子细辛汤，以安内攘外、托邪外出，甚至贯穿始终使用麻黄附子细辛汤；对于四肢怕凉及厥阴头痛者，可合用当归四逆加吴茱萸生姜汤合四逆汤，但温阳药物剂量一定要到位，尤其是吴茱萸用量常在30克以上方有奇效；对于痉证患者，症状是颈项部僵硬、疼痛，合用葛根汤以升津液、濡筋脉、疏解风寒，葛根剂量一般在60～90克；可临证加味防风、羌活、独活、片姜黄等祛风药物，加止痉散、炙乌梢蛇疗效更佳。

（2）症状在腰髂下肢部：比如坐骨神经痛、腰椎间盘突出症、腰椎椎管狭窄症、梨状肌综合征、臀上皮神经卡压综合征等，这些疾病可引起腰部下肢的疼痛、发麻、怕凉等症状。治疗基础方：①阳虚寒逆者，用当归四逆加吴茱萸生姜汤加味四逆汤、乌头汤，并加味丹参、独活、防风、没药、全蝎、川牛膝、川续断等活血祛风止痛药物。②风湿阻络者常合用或单用古方三痹汤或独活寄生汤，三痹汤与独活寄生汤功效相似，比独活寄生汤多了生黄芪和川续断。笔者常重用生黄芪补气、运气祛大风。

（3）老年人及体质虚弱者，常常伴有肝肾不足、气血亏虚、肾精不足、元气亏损等证。在上述对应思路基础上，常常配合金匮肾气汤（加大肉桂、制附子用量）、地黄饮子、十二五合方使用，以培补肾阳与脾阳，气血双调。这些方药也可以作为颈肩、腰腿疼痛等慢性病治疗的善后固本方。

除了上述治疗思路外，具体到不同患者，还可加味经验用药。如怕风寒易外感者，合用玉屏风散，重用生黄芪益气固表；有瘀血者，加土鳖虫、三七粉、丹参等；止痛药物推荐重用川乌通阳散寒止痛；芍药甘草汤酸甘化阴，缓急止痛，白芍用量60克以上；止痉散（全蝎粉、蜈蚣粉冲服），性善走窜，内入脏腑，外达经络，能息风止痉，能穿筋透络，又能镇痛；丁香、郁金一对畏药合用，温通理气，开郁止痛，且宽胸利膈，消胀除满，有启脾醒胃之功；对于肢体发麻症状，常用生黄芪、鸡血藤行气活血除痹（二者常常重用至60克以上）；常用鹿角片30克充实肾督；鹿衔草、莱菔子、苍耳子合用，治疗骨质增生、骨刺，是笔者学习前人的经验用药；威灵仙、楮实子合用是化铁丸，软坚散结又封藏肾精；有时也可用适量桑枝，祛风湿、通经络，它也是很好的引经药。

由于颈肩腰腿痛患者多为陈年旧疾，诸病缠身，在使用方药上，笔者常常运用一方治多病、多方合用治一病的思路。

二 具体医案

1. 颈椎病伴足癣案

唐某，男，65岁。2019年7月11日初诊。

【症见】患者有双侧颈动脉斑块史，常腰痛，伴足癣。颈椎病，颈项部疼痛、僵硬，左手麻木，手背发凉一年有余，经按摩、针灸等治疗无效。舌淡红胖大、苔白，脉沉。

【辨证】脾肾阳虚，风寒入络，寒湿邪气久伏。

【方药】黄芪桂枝五物汤合当归四逆加吴茱萸生姜汤、乌头汤、葛根汤、麻黄附子细辛汤、化铁丸、肾八味。

生黄芪60克　桂枝30克　赤芍45克　生姜90克　炙甘草45克　当归30克　吴茱萸30克　细辛60克　小通草15克　制附子90克先煎　制川乌30克先煎　麻黄10克　葛根60克　鸡血藤60克　桑枝30克　防风15克　羌活30克　土鳖虫15克　威灵仙18克　楮实子30克　炒杜仲15克　巴戟天20克　骨碎补30克　补骨脂30克　淫羊藿30克　菟丝子30克　枸杞子30克　土茯苓120克　萆薢30克

三剂，水煎服，每剂浓煎四份，早晚各服一份。

【按语】病患在颈部风寒者，以黄芪桂枝五物汤加味当归、生麻黄调和营卫、益气温经、和血通痹，合葛根汤柔痉散寒。手臂发凉兼腰痛，以当归四逆加吴茱萸生姜汤合四逆汤、乌头汤温经散寒、养血通脉，合麻黄附子细辛汤由内而外温经散寒、托邪外出。以上为本案基础方。生黄芪、鸡血藤合用为治疗麻木的对药，桑枝、防风、羌活祛风通络，土鳖虫化瘀血。楮实子、威灵仙为化铁丸，治疗骨刺、骨质增生。肾八味补益肾精，炒杜仲、巴戟天、骨碎补强筋壮骨。土茯苓120克，萆薢30克清下焦湿热，治足癣。

患者用药一周，手背发凉消失，颈项部疼痛、僵硬感减轻，手麻减轻，足癣消失大半，加减用药三周疼痛痊愈。嘱咐患者避免久坐、受凉，忌食生冷。

2. 颈椎病伴头晕案

徐某，女，59岁。2018年3月31日初诊。

【症见】患者眩晕，颈项部疼痛僵硬，四肢麻木、怕凉，近期加重，乏力。舌淡红胖大、苔白腻，脉沉细。

【辨证】脾肾阳虚，痰瘀互结，中气不足，风寒外袭。

【方药】真武汤合泽泻汤、当归四逆加吴茱萸生姜汤、葛根汤、化铁丸、玉屏风散、肾八味。

茯苓30克　生白术40克　白芍30克　制附子60克先煎　生姜45克　泽泻75克　天麻15克　当归30克　桂枝45克　炙甘草30克　细辛60克　小通草15克　吴茱萸30克　川牛膝40克　羌活30克　葛根60克　桑枝30克　防风15克　生黄芪60克　鸡血藤60克　威灵仙18克　楮实子30克　炒杜仲15克　川续断40克　巴戟天12克　沙苑子30克　补骨脂30克　淫羊藿30克　菟丝子30克　枸杞子30克　血竭4克粉冲　炙乌梢蛇15克

三剂，水煎服，每剂浓煎四份，早晚各服一份。

【按语】颈源性头晕既有风寒兼有痰阻因素。以真武汤温阳利水，治疗“眩”症，重用泽泻即有泽泻汤之意，培补脾肾阳气共除水患，并加味天麻平肝息风。肢体发凉合用当归四逆加吴茱萸生姜汤，肢体麻木用生黄芪、鸡血藤行气、活血、除痹。上方加大黄芪剂量，即有黄芪桂枝五物汤之意。合葛根汤柔刚痉，合玉屏风散益气固表，加桑枝通络。化铁丸软坚藏精，治疗骨质增生。炒杜仲、巴戟天、沙苑子、补骨脂、淫羊藿、菟丝子、枸杞子为补肾填精大法。血竭粉化瘀止痛。炙乌梢蛇补肾、祛大风。

患者用药一周，眩晕次数明显减轻，四肢不凉，发麻减轻。上方加减用药一个月，患者头晕愈，除手指尖轻微发麻外，其他诸症消失。

3. 颈椎微创手术后案

刘某，男，82岁。2019年3月23日初诊。

【症见】患者因颈项部伴右上肢疼痛住院，核磁示颈椎间盘突出，经颈椎微创手术，疼痛减轻一半，但依旧颈项僵痛，右肩及上臂痛，继续理疗及口服中成药治疗，改善不明显。舌红、苔白，脉关上弦涩、尺沉细。

【辨证】心脾阳虚，中气不足，风寒外袭。

【方药】黄芪桂枝五物汤合葛根汤、乌头汤、麻黄附子细辛汤、薏苡附子败酱散、芍药甘草汤、止痉散。

生黄芪90克　桂枝45克　当归30克　生姜60克　白芍90克　葛根75克　防风15克　羌活15克　姜黄12克　细辛45克　桑枝30克　鸡血藤60克　鹿衔草15克　莱菔子30克　制附子90克先煎　制川乌30克先煎　麻黄10克　炙甘草45克　生薏苡仁60克　败酱草60克　公丁香15克　郁金15克　全蝎4克粉冲　蜈蚣4条粉冲　血竭4克粉冲　大枣6枚

三剂，水煎服，每剂浓煎四份，早晚各服一份。

【按语】病在颈部及上肢，以黄芪桂枝五物汤合葛根汤、乌头汤、麻黄附子细辛汤为基础方，生黄芪重用90克，突出其行气运血之力，乌头汤、麻黄附子细辛汤以温阳散寒，通经止痛，托透寒邪。加味防风、羌活、姜黄、鸡血藤等祛风活血药物，鹿衔草、莱菔子为治疗颈椎增生经验用药。薏苡附子败酱散温阳利湿，消痈止痛。芍药甘草汤柔筋、缓急、止痛。丁香、郁金理气止痛。止痉散搜剔内外经络邪气并止痉止痛。血竭粉化手术血瘀并止痛。此为多方治一病思路，全方位进攻，以求速效。

患者用药一周复诊，诉用药第二日疼痛就明显减轻。现颈项部柔软舒适，右上肢疼痛明显减轻，后带两周药物回家煎服。两周后电话随访，诸症消失。

4. 颈腰椎疼痛案

张某，女，69岁。2018年12月22日初诊。

【症见】患者颈腰椎疼痛，手脚发凉，下肢麻木，便秘，头痛，有胆囊息肉病史。舌淡红胖大、苔白腻，脉沉细涩。

【辨证】脾肾阳虚，寒邪内伏，痰凝血瘀。

【方药】当归四逆加吴茱萸生姜汤合四逆汤、乌头汤、麻黄附子细辛汤、玉屏风散、芍药甘草汤、古方三痹汤、川芎茶调散、化铁丸。

当归60克　桂枝45克　白芍90克　细辛90克　小通草15克　炙甘草60克　吴茱萸30克　干姜75克　制附子110克先煎　制川乌30克先煎　麻黄15克　生黄芪120克　丹参50克　全蝎6克粉冲　防风45克　生白术100克　独活30克　秦艽20克　川芎60克　炒杜仲20克　川牛膝40克　党参30克　白芷45克　炙乌梢蛇15克　炒薏苡仁60克　威灵仙30克　楮实子40克

三剂，水煎服，每剂浓煎四份，早晚各服一份。

【按语】患者肢体怕冷，以当归四逆加吴茱萸生姜汤合四逆汤、乌头汤、麻黄附子细辛汤温通血脉、散寒通络、扶正祛邪，这是基础方药。重用制附子110克，制川乌30克突出温阳通阳之意，从而化痰、止痛。重用芍药90克取芍药甘草汤之意，从而柔筋、缓急、止痛。玉屏风散益气固表，生黄芪120克以取得补气运血之效。合用古方三痹汤补益肝肾，祛风散寒。细辛、川芎、白芷合用取川芎茶调散之意，以达祛风散寒之效，与吴茱萸汤合用治疗厥阴风寒型头痛。化铁丸祛风湿并治疗增生。另方中重用当归60克和生白术100克可益气血、健脾运、润肠道、助排便。

患者用药一周，颈腰椎疼痛消失，手脚怕凉明显减轻，下肢发麻基本消失，头痛痊愈，大便通畅。继续用药两周巩固效果，诸症痊愈。

5. 颈椎伴头晕、潮热汗出案

陈某，女，51岁。2018年5月29日初诊。

【症见】患者有颈椎病史，现头晕，双手胀，神疲乏力，潮热汗出。舌红、苔白微腻，脉沉细。

【辨证】脾肾阳虚，营卫不和，中气亏损。

【方药】真武汤合泽泻汤、葛根汤、黄芪桂枝五物汤、破格救心汤、甘麦大枣汤、二仙汤、潜阳封髓丹。

茯苓30克　白术40克　白芍40克　制附子90克先煎　生姜45克　炙甘草45克　泽泻75克　天麻15克　葛根60克　生黄芪90克　桂枝30克　山茱萸60克　煅牡蛎30克先煎　煅龙骨30克先煎　五味子30克　五倍子10克　麻黄根10克　浮小麦50克　大枣5枚　仙茅15克　淫羊藿30克　巴戟天15克　肉苁蓉15克　龟甲10克先煎　砂仁15克后下　关黄柏10克

三剂，水煎服，每剂浓煎四份，早晚各服一份。

【按语】患者主症为水气上逆所致眩晕，兼有更年期综合征。以真武汤合泽泻汤温阳健脾利水，加味天麻治疗眩证。葛根汤治痉证。黄芪桂枝五物汤调和营卫、益气活血通痹。更年期女性心肾阳气渐虚，元气亏损，以用李可先生破格救心汤提振心阳、封藏元气。山茱萸、五味子、五倍子和甘麦大枣汤治疗虚汗潮热。考虑患者处于更年期，合用二仙汤、潜阳封髓丹温肾填精、纳气归元。

患者用药一周，出汗、潮热消失，头晕明显减轻，加减用药一个月，诸症痊愈。

6. 地黄饮子治疗颈椎病头晕案

岳某，女，57岁。2017年3月28日初诊。

【症见】患者颈项僵硬，时有头晕，眼胀痛，乏力，血压略高，大便略干不畅。舌淡红、苔质偏干、苔白，脉沉细。

【辨证】肝脾肾亏损，阴阳两虚，营卫失调。

【方药】地黄饮子合肾四味、杞菊地黄汤加葛根。

熟地黄60克　山茱萸30克　石斛45克　麦冬15克　五味子30克　石菖蒲30克　远志15克　肉桂30克　制附子60克先煎　肉苁蓉30克　巴戟天30克　薄荷15克后下　生黄芪60克　淫羊藿30克　补骨脂30克　菟丝子30克　枸杞子30克　菊花10克　生龙骨30克先煎　珍珠母60克先煎　川牛膝40克　丹参30克　大黄10克　葛根60克　草果10克　当归30克　生白术60克

四剂，水煎服，每剂浓煎四份，早晚各服一份。

【按语】患者属于阴阳俱虚，地黄饮子阴阳双补，肾四味补肾精，杞菊养肝明目，生龙骨、珍珠母平肝潜阳，加葛根60克，取葛根汤之意，治疗痉证。生白术60克合当归30克，益气健脾，润肠通便；大黄10克协助通便。

患者连续用药两周，精力好转，头晕程度减轻，血压平稳，眼部胀痛明显改善，大便通畅。辨证加减用药一个多月，诸症消失。

7. 颈椎病伴严重失眠案

葛某，女，60岁。2017年5月11日初诊。

【症见】患者患颈椎病，严重失眠，偶有头晕，颈椎僵硬。舌淡嫩、苔白，脉沉细。

【辨证】心脾阳虚，营卫失调，中气不足，风寒外袭。

【方药】黄芪桂枝五物汤合葛根汤、麻黄附子细辛汤、桂枝加龙骨牡蛎汤、半夏秫米汤、睡眠验方四味、甘麦大枣汤、珍珠母补益汤。

生黄芪90克　桂枝45克　白芍60克　炙甘草30克　生姜45克　煅龙骨30克先煎　煅牡蛎30克先煎　葛根60克　麻黄15克　细辛45克　制附子60克先煎　肉桂10克　清半夏90克　生薏苡仁60克　生山楂30克　合欢花15克　黄精30克　五味子30克　珍珠母60克先煎　浮小麦30克　大枣6枚　香橼10克

四剂，水煎服，每剂浓煎四份，早晚各服一份。

【按语】本案患者颈椎僵硬，以黄芪桂枝五物汤调和营卫、益气活血，治疗血痹，合葛根汤、麻黄附子细辛汤由内而外温经散寒，托邪外出，并柔筋止痛。老年性严重失眠合用多方，以桂枝加龙骨牡蛎汤调节阴阳，固涩阳气，半夏秫米汤和胃降逆安眠，睡眠验方四味，加珍珠母取珍珠母补益汤之意。用甘麦大枣汤加香橼，解郁治脏躁。

临证加减用药三周，患者睡眠正常，情志舒达，颈项僵硬痊愈。

8. 颈椎病伴痛经案

邹某，女，32岁。2016年5月12日初诊。

【症见】患者颈肩部僵硬不适，四肢怕冷，双手发麻，月经不调，痛经，血块多，有胃、十二指肠溃疡病史。舌淡红胖大、苔白，脉关弦、尺沉缓。

【辨证】脾肾阳虚，子宫虚寒，中气亏损，寒凝血瘀。

【方药】当归四逆加吴茱萸生姜汤合麻黄附子细辛汤、玉屏风散、少腹逐瘀汤、李可三畏汤、葛根汤。

当归30克　桂枝45克　白芍60克　炙甘草30克　细辛45克　小通草15克　制附子90克先煎　吴茱萸30克　生姜60克　麻黄15克　羌活30克　防风15克　白术15克　生黄芪90克　鸡血藤60克　桑枝30克　炮姜炭30克

小茴香30克　川芎15克　赤芍15克　五灵脂30克　党参30克　肉桂30克　赤石脂30克　补骨脂30克　鹿衔草15克　葛根60克　丹参15克

四剂，水煎服，每剂浓煎四份，早晚各服一份。

【按语】患者肢体怕冷，以当归四逆加吴茱萸生姜汤合四逆汤为主方，既可治疗阳虚颈肩、腰腿痛，也可治疗女子宫寒月经不调，合用少腹逐瘀汤调经。麻黄附子细辛汤温通周身经络、脏腑之阳，逐寒外出。玉屏风散益气固表，合葛根汤、黄芪桂枝五物汤，加鹿衔草、桑枝、鸡血藤协助治疗颈肩不适。患者既往患有胃、十二指肠溃疡，易腹痛，取李可三畏汤之意治疗，其中党参、五灵脂又可调理妇科之瘀血证，补益而不留邪，化瘀而不伤正。

患者用药两周，自觉颈项部舒适感，双手发麻消失，胃痛腹痛明显减轻，食欲增强。辨证用药一个月，期间月经至，排出血块甚多，但不痛经，怕凉情况明显好转。患者继续用药一个月，胃十二指肠溃疡痊愈，无颈项手臂不适症状。月经再至，除少量血块外，无痛经。本案体现了病机相投情况下一方治多病的思路。

9. 颈椎病伴胸闷案

吴某，男，30岁。2018年6月16日初诊。

【症见】患者有颈椎病史，面色萎黄，头晕头痛，手麻，后背及下肢发冷，下肢轻微浮肿，时常胸闷，乏力，有呕吐感。舌淡红胖大、苔白，脉沉弱。

【辨证】心肾阳虚，正气不足，风寒入络，运化不良。

【方药】当归四逆加吴茱萸生姜汤合四逆汤、乌头汤、小半夏加茯苓汤、葛根汤、瓜蒌薤白半夏桂枝汤、丹参饮、川芎茶调散、玉屏风散、防己黄芪汤、止痉散。

当归30克　桂枝45克　白芍45克　细辛45克　小通草30克　吴茱萸30克　炙甘草60克　生姜90克　制附子90克先煎　制川乌30克先煎　麻黄15克　生黄芪90克　川牛膝30克　茯苓45克　法半夏30克　葛根60克　瓜蒌30克　薤白15克　丹参60克　砂仁10克后下　檀香10克后下　鸡血藤60克

白芷45克　川芎45克　防风15克　白术30克　防己15克　全蝎6克粉冲　蜈蚣6条粉冲　大枣5枚

三剂，水煎服，每剂浓煎四份，早晚各服一份。

【按语】当归四逆加吴茱萸生姜汤合四逆汤、乌头汤温通血脉，既可通四肢血脉，也可通心胸之阳，配合瓜蒌薤白半夏汤、麻黄附子细辛汤共奏振奋胸阳之力，丹参饮活血及白芷开心窍。生黄芪与鸡血藤行气补血活血，通达四肢治手麻。防己黄芪汤治疗下肢浮肿。吴茱萸汤合小半夏加茯苓汤止呕。玉屏风散益气固表。止痉散搜剔经络之邪。细辛、白芷、川芎合用，取川芎茶调散之意，祛风散寒止头痛。

患者用药一周，颈椎舒适，胸闷、手麻、怕凉明显减轻，头痛、头晕明显减轻，下肢浮肿消失。辨证用药一个月，诸症痊愈。

10. 手麻合并腔隙性脑梗死病案

邓某，男，67岁。2018年4月14日初诊。

【症见】患者左手发麻，神疲乏力，胸闷气短，便秘，失眠，既往患有腔隙性脑梗死、高血压。舌红、苔白腻，脉沉缓。

【辨证】元气亏损，气血不和，中气不足，运化不良。

【方药】黄芪桂枝五物汤合补阳还五汤、玉屏风散、四逆汤、半夏秫米汤。

生黄芪100克　桂枝45克　白芍45克　生姜45克　炙甘草30克　川芎15克　桃仁15克　红花15克　赤芍30克　当归60克　地龙15克　桑枝30克　鸡血藤60克　羌活30克　生白术100克　防风15克　制附子60克先煎　清半夏90克　生薏苡仁60克

四剂，水煎服，每剂浓煎四份，早晚各服一份。

【按语】此方仍然是在扶阳的基础上，以四逆汤为主导。黄芪桂枝五物汤合补阳还五汤益气、活血、通络，合用桑枝、鸡血藤治疗麻木，生白术100克、当归60克、桃仁15克治疗阳虚、血虚、便秘，加味防风取玉屏风散之意，加羌活祛上肢风邪，半夏秫米汤降逆和胃安眠。

患者用药一周，精力好转，手麻减轻，大便通畅，虽干，但睡眠好转。

辨证用药一个半月后，患者精力好，轻微手麻，大便、睡眠均正常。后予以善后治疗。

11. 手指疼痛伴脑梗死、头晕案

于某，男，75岁。2019年4月20日初诊。

【症见】患者有脑梗死病史，现双手指疼痛，遇冷加重，时常头晕。舌质胖大紫暗、苔白，脉关弦、尺沉涩。

【辨证】脾肾阳虚，痰凝血瘀，寒邪久伏，瘀阻经络。

【方药】当归四逆加吴茱萸生姜汤合四逆汤、乌头汤、麻黄附子细辛汤、补阳还五汤、古方三痹汤、小半夏加茯苓汤、天麻钩藤饮。

当归30克　桂枝45克　赤芍15克　细辛60克　炙甘草60克　吴茱萸30克　干姜120克　制附子150克先煎　制川乌30克先煎　生黄芪130克　麻黄10克　川牛膝30克　川芎30克　桃仁15克　红花15克　炙乌梢蛇15克　水蛭7.5克　独活30克　羌活30克　秦艽20克　防风30克　党参30克　茯苓30克　清半夏60克　松节20克　天麻30克　钩藤50克后下　益智仁30克

三剂，水煎服，每剂浓煎四份，早晚各服一份。

【按语】肢体寒证，以当归四逆加吴茱萸生姜汤合四逆汤、乌头汤为主方温通经脉，重用制附子、细辛、制川乌。麻黄附子细辛汤温阳散寒驱邪。补阳还五汤益气活血治疗脑梗死，重用生黄芪。合古方三痹汤补益肝肾祛风湿，小半夏加茯苓汤化痰祛湿，天麻、钩藤治疗眩晕兼顾高血压。

患者用药一周，手指疼痛明显减轻，怕凉减轻，头晕明显好转，舌质紫暗好转。辨证用药一月，患者诸症消失，舌淡红、苔薄白，脉微沉。诉精力好于往常。

12. 腰椎间盘突出症案

王某，女，69岁。2017年8月10日初诊。

【症见】患者面色萎黄，有腰椎间盘突出症，按摩针灸治疗无效，腰痛伴左下肢痛麻、怕冷。舌淡嫩胖大、无苔，脉沉细涩。

【辨证】肝脾肾阳虚，风寒湿邪内伏。

【方药】当归四逆加吴茱萸生姜汤合四逆汤、乌头汤、化铁丸、肾四味。

当归30克　桂枝45克　白芍60克　细辛60克　小通草15克　炙甘草60克　吴茱萸30克　生姜60克　制附子90克先煎　制川乌30克先煎　独活45克　防风30克　丹参30克　没药15克　川牛膝40克　全蝎6克粉冲　木瓜15克　生黄芪90克　鸡血藤60克　威灵仙30克　楮实子40克　豨莶草30克　松节30克　川续断30克　炒杜仲15克　鸡矢藤30克　巴戟天30克　补骨脂30克　菟丝子30克

三剂，水煎服，每剂浓煎四份，早晚各服一份。

【按语】当归四逆加吴茱萸生姜汤合四逆汤、乌头汤加味独活、防风、没药、全蝎、川牛膝、川续断、丹参是笔者总结出治疗腰椎间盘突出症、坐骨神经痛等下肢神经疼痛、怕凉、抽搐的效方。此方温阳补血活血，散寒祛风。生黄芪与鸡血藤治疗肢体发麻，化铁丸治疗骨质增生。加松节、川续断、炒杜仲、鸡矢藤等祛风湿强腰膝药物，合肾四味补肾填精。

患者将上方服尽，一周显效。辨证治疗两个月，痛麻症状消失。

13. 腰椎间盘突出症案

孙某，女，60岁。2019年3月28日初诊。

【症见】患者患腰椎间盘突出症十余年，常因受凉、劳累出现腰痛伴双下肢疼痛。此次发病，经按摩、针灸等理疗无效，不可久坐、久行，疼痛影响睡眠。平日怕凉，颈椎也常常僵硬疼痛，面色萎黄。舌淡胖大、苔白腻，脉沉细。

【辨证】脾肾阳虚，风寒入络，寒邪久伏，变生痼疾。

【方药】当归四逆加吴茱萸生姜汤合四逆汤、乌头汤、古方三痹汤、葛根汤、芍药甘草汤、化铁丸。

当归30克　桂枝45克　白芍90克　细辛90克　小通草15克　干姜75克　炙甘草60克　吴茱萸45克　制附子110克先煎　制川乌45克先煎　生黄芪120克　麻黄15克　夏天无30克　炒没药15克　全蝎6克粉冲　独活45克　桑寄生20克

秦艽20克　防风30克　熟地黄18克　茯苓30克　杜仲20克　怀牛膝40克　葛根75克　威灵仙30克　楮实子30克　松节20克

三剂，水煎服，每剂浓煎四份，早晚各服一份。

【按语】肢体怕冷严重，以当归四逆加吴茱萸生姜汤合四逆汤、乌头汤为主方，重用制附子和制川乌，加大温通阳气力度。合三痹汤、葛根汤补气血，益肝肾，祛风除湿通痹；制川乌30克有通阳止痛作用，夏天无活血祛风湿止痛，松节理气止痛；芍药甘草汤酸甘化阴，柔筋止痛；化铁丸治疗骨质增生。

患者将上方服尽，一周显效。原方稍作变通坚持服药一个半月，诸症近愈。

14. 腰椎滑脱病案

郑某，男，48岁。2018年12月18日初诊。

【症见】患者有腰椎滑脱病史，现腰部疼痛，稍微走动，疼痛向下肢放射，经针灸、中药外敷等治疗无效，偶有头晕。舌淡胖、苔白，脉关弦、尺沉涩。

【辨证】脾肾阳虚，元气不足，风寒外袭。

【方药】当归四逆加吴茱萸生姜汤合四逆汤、乌头汤、化铁丸、古方三痹汤、肾四味。

当归30克　桂枝45克　白芍90克　细辛45克　小通草15克　炙甘草60克　吴茱萸45克　生姜90克　制附子100克先煎　制川乌45克先煎　生黄芪120克　炙麻黄15克　威灵仙30克　楮实子30克　骨碎补30克　川续断30克　独活30克　桑寄生20克　秦艽20克　防风45克　熟地黄30克　川芎15克　炒杜仲20克　川牛膝30克　补骨脂30克　淫羊藿30克　枸杞子30克　菟丝子30克

三剂，水煎服，每剂浓煎四份，早晚各服一份。

【按语】腰椎滑脱症是临床难治疗疾病，严重者需要手术治疗，且手术效果不能保证，同时症状容易反复发作。本案予以当归四逆加吴茱萸生姜汤，合古方三痹汤温通血脉，补益肝肾，祛风散寒，重用生黄芪120克补气运血，重用热性药物吴茱萸45克、生姜90克、制附子100克、制川乌45克。芍药甘草汤缓急止痛。化铁丸治疗骨质增生，并加骨碎补等祛风湿、强筋骨药物。

肾四味填精补肾。

患者用药一周疼痛减轻，辨证用药一个月基本愈，嘱患者避免劳累负重。

15. 腰椎椎管狭窄症案

李某，男，49岁。2018年1月27日初诊。

【症见】患者有腰椎间盘突出症、腰椎椎管狭窄症病史，现腰痛，不能久坐、久行。舌淡嫩、苔白，脉沉迟。

【辨证】肝脾肾俱亏，阳气受损，风寒入络。

【方药】古方三痹汤合四逆汤、麻黄附子细辛汤、化铁丸。

独活45克　桑寄生30克　桂枝45克　细辛60克　秦艽20克　防风20克　当归15克　熟地黄30克　白芍40克　茯苓30克　川芎15克　炒杜仲20克　川牛膝40克　党参45克　生黄芪120克　炙甘草60克　制附子120克先煎　麻黄15克　威灵仙30克　楮实子40克　鹿衔草30克　骨碎补30克　炙乌梢蛇15克　红花15克　石楠叶30克　松节20克　生薏苡仁60克　鹿角片30克

四剂，水煎服，每剂浓煎四份，早晚各服一份。

【按语】古方三痹汤补气血，益肝肾，祛风散寒，生黄芪120克祛大风，补正气，重用独活45克、细辛60克、制附子120克等扶阳祛风药物。四君子汤补脾土。化铁丸治疗骨质增生，并合骨碎补、鹿衔草、炙乌梢蛇、石楠叶、松节等祛风湿、强筋骨要药。鹿角片补益督脉壮阳。全方内含麻黄附子细辛汤由内而外托透寒邪。

患者用药一周，疼痛明显减轻。原方随证变通，患者坚持服药两个月，诸症痊愈。

16. 双下肢疼痛伴抽筋案

刘某，女，74岁。2017年6月24日初诊。

【症见】患者有腰椎间盘突出症史，现双下肢疼痛，反复抽筋，每日频发十余次，并有三高症病史，冠心病并安装心脏起搏器，失眠。舌淡胖、无苔，脉沉弱。

【辨证】脾肾阳虚，风寒湿夹杂，久而入络内伏。

【方药】当归四逆加吴茱萸生姜汤合四逆汤、乌头汤、半夏秫米汤、肾四味。

当归20克　桂枝30克　白芍120克　细辛90克　炙甘草60克　小通草15克　制附子90克先煎　吴茱萸30克　生姜90克　制川乌45克先煎　生黄芪90克　川牛膝45克　没药15克　丹参15克　木瓜15克　全蝎9克粉冲　鹿角片30克　党参45克　独活45克　桑寄生30克　防风30克　川续断45克　威灵仙30克　楮实子40克　清半夏120克　生薏苡仁75克　补骨脂30克　淫羊藿30克　菟丝子30克

三剂，水煎服，每剂浓煎四份，早晚各服一份。

【按语】患者阳虚明显，痛在下肢，以当归四逆加吴茱萸生姜汤合四逆汤、乌头汤为基础方，温通驱寒止痛。下肢抽筋，用芍药甘草汤加木瓜，以缓急柔筋，芍药甘草汤中白芍通常用量要在60克以上才能取得止痛疗效。独活寄生汤补肝肾、祛风湿。肾四味补肾填精益髓，半夏秫米汤降逆和胃安眠。

患者用药一日后，抽筋次数降至每日两三次，甚是惊喜，一周药尽，抽筋现象消失。后减少白芍用量，患者再坚持用药两周，下肢疼痛显效。原方变通加减坚持服药一个月痛症痊愈，眠佳。

17. 膝关节疼痛案

王某，女，59岁。2019年2月12日初诊。

【症见】患者双膝关节疼痛两年，拍摄X线片诊断为双膝关节骨性关节炎，关节肿胀，双小腿胀痛、发麻，经按摩、针灸、红外线等理疗无效。舌淡红胖大、苔白，脉沉。

【辨证】脾肾阳虚，风寒入络，痰湿凝聚。

【方药】当归四逆加吴茱萸生姜汤合四逆汤、乌头汤、芍药甘草汤、防己黄芪汤、化铁丸。

当归30克　桂枝45克　白芍90克　细辛45克　炙甘草30克　木通15克

吴茱萸30克　生姜60克　制附子60克先煎　制川乌30克先煎　生黄芪90克　怀牛膝30克　独活45克　防风15克　木瓜15克　川续断30克　防己30克　鸡矢藤30克　鸡血藤60克　大枣5枚　威灵仙30克　楮实子30克　石斛30克

三剂水煎服，每剂浓煎四份，早晚各服一份。

【按语】当归四逆加吴茱萸生姜汤合四逆汤、乌头汤为基础方。芍药甘草汤缓急柔筋止痛。防己黄芪汤利水消肿。生黄芪与鸡血藤合用益气活血通痹治疗发麻。化铁丸治疗骨质增生。方中以川续断、牛膝、木瓜强筋壮骨，独活、防风祛风湿。

患者用药一周，关节肿胀消失，疼痛减轻，辨证用药一个月，膝关节疼痛减轻90%，双小腿胀痛、发麻症状消失。

18. 足跟痛案

张某，女，33岁。2019年4月27日初诊。

【症见】患者右侧足跟痛，经针灸、膏药贴服治疗无效，X线显示左侧跟骨骨刺，现眼干眼痛，视物模糊，寐差，腰背痛。舌淡红胖大、苔白，脉关弦、尺沉涩。

【辨证】肝脾肾阳虚，阴阳失调，正气不足，风寒外袭。

【方药】当归四逆加吴茱萸生姜汤加制附子和制川乌、右归饮、化铁丸、肾四味、睡眠验方四味。

当归30克　桂枝45克　白芍60克　细辛45克　炙甘草30克　木通15克　生姜45克　吴茱萸30克　川牛膝40克　制附子75克先煎　制川乌30克先煎　熟地黄45克　山药15克　山茱萸45克　威灵仙30克　楮实子30克　川续断30克　炒杜仲15克　鹿衔草30克　莱菔子30克　木瓜15克　淫羊藿30克　补骨脂30克　菟丝子30克　枸杞子30克　五味子30克　黄精30克　合欢皮15克　血竭4克粉冲

三剂，水煎服，每剂浓煎四份，早晚各服一份。

【按语】当归四逆加吴茱萸生姜汤加制附子和制川乌温经通络，加熟地黄、山药、山茱萸取右归饮之意，合肾四味补肾气；化铁丸与鹿衔草、莱菔子合用治疗骨质增生，合川续断、杜仲、木瓜强筋骨、舒筋脉。患者寐差，加入睡眠验方四味。

患者用药一周，觉足跟痛减轻，眼睛干涩消失，睡眠好转，再坚持辨证用药一月余，诸症消失。

19. 股骨头坏死案

张某，男，49岁。2019年4月30日初诊。

【症见】患者右侧股骨头坏死，右侧髋关节疼痛伴活动受限。舌红胖大、苔厚腻、色灰黑，脉弦紧、尺沉迟。

【辨证】脾肾阳虚，痰凝血瘀，伏邪盘踞，久而成痈。

【方药】当归四逆加吴茱萸生姜汤合四逆汤、乌头汤、阳和汤、肾四味。

当归30克　桂枝45克　赤芍45克　细辛60克　炙甘草60克　小通草30克　生姜60克　吴茱萸45克　制附子90克先煎　制川乌45克先煎　防风30克　没药15克　丹参45克　全蝎6克粉冲　熟地黄60克　肉桂30克　鹿角片30克　炮姜炭30克　麻黄10克　白芥子30克　白芷30克　生黄芪130克　龟甲15克先煎　骨碎补30克　补骨脂30克　淫羊藿30克　菟丝子30克　枸杞子30克

三剂，水煎服，每剂浓煎四份，早晚各服一份。

【按语】股骨头坏死从病理机制上看为股骨头供血不足，产生无菌性炎症，导致股骨头变形、塌陷。中医将其归纳为阴疽的范畴。本案患者舌苔厚腻、色灰黑为寒盛之象，脉沉紧，主里病、寒证、痛证。予以当归四逆加吴茱萸生姜汤合制川乌、防风、没药、丹参、全蝎粉，以温通经脉、祛寒活络止痛。阳和汤温阳补血、散寒通滞，是治疗阴疽的首选方剂。大剂量生黄芪大补元气又托疮生肌，肾四味补肾精固本。

患者用药两周，右髋关节疼痛明显减轻，活动量随之增大。坚持辨证用药一个月，疼痛已不明显，但嘱咐患者坚持用药三个月巩固效果，且避免负重劳累、外伤、酒精和房事，必要时可进行康复训练。

20. 腰膝疼痛伴胃脘疼痛案

燕某，女，65岁。2018年3月8日初诊。

【症见】患者腰部伴双下肢怕风、怕凉，疼痛两年，遇冷加重，偶有两胁窜痛，既往患有慢性胃炎，胃脘疼痛。舌红胖大、苔白腻，脉沉细。

【辨证】脾肾阳虚，气血双亏，风寒湿夹杂。

【方药】古方三痹汤合四逆汤、十二五合方、薏苡附子败酱散、肾四味。

独活45克　桑寄生30克　秦艽20克　防风30克　细辛45克　川芎15克　当归15克　熟地黄30克　白芍30克　桂枝30克　茯苓15克　炒杜仲15克　川牛膝40克　党参30克　生黄芪60克　川续断20克　骨碎补30克　制附子90克先煎　炙甘草30克　白术30克　生薏苡仁30克　败酱草30克　干姜60克　菟丝子30克　淫羊藿30克　覆盆子30克　仙茅20克　肉苁蓉20克　巴戟天20克

六剂，水煎服，早晚各服一份。

【按语】古方三痹汤合四逆汤补益肝肾，祛风散寒。十二五合方气血阴阳双补，合肾四味等补肾药物补肾填精。生黄芪补大气。理中汤、四君子汤、薏苡附子败酱散健脾和胃，治疗胃炎。

嘱患者平时注意保暖，勿贪凉，忌食生冷，少食肥甘。患者用药一周显效，下肢怕风、怕凉明显好转，疼痛减轻，两胁窜痛消失，胃脘明显舒适。坚持用药一月余，下肢怕凉、疼痛痊愈，胃脘疼痛未复发。

21. 腰椎间盘突出症伴下肢发凉案

孔某，女，50岁。2019年1月19日初诊。

【症见】患者患有腰椎间盘突出症二十余年，反复发作，腰痛伴右下肢疼痛，每次理疗后可缓解。本次发病因劳累所致，且不慎遇风受凉后出现右下肢发凉、怕凉，右下肢皮肤温度降低，行走稍久则腰痛加重，伴右下肢放射痛，不能平卧，必须屈曲侧卧，理疗1个月未见明显好转。舌淡胖、苔薄白，脉沉弱。

【辨证】肝脾肾俱亏，阳气不足，风寒入络。

【方药】当归四逆加吴茱萸生姜汤合四逆汤、乌头汤、化铁丸、古方三痹汤、肾四味。

当归30克 桂枝45克 白芍90克 细辛60克 炙甘草60克 小通草15克 吴茱萸45克 干姜60克 制附子90克先煎 制川乌45克先煎 生黄芪120克 麻黄15克 怀牛膝40克 丹参30克 威灵仙30克 楮实子30克 石斛40克 独活45克 桑寄生20克 羌活20克 防风20克 炒杜仲20克 川续断30克 枸杞子30克 菟丝子30克 骨碎补30克 补骨脂30克 淫羊藿30克

三剂，水煎服，每剂浓煎四份，早晚各服一份。

【按语】当归四逆加吴茱萸生姜汤合用古方三痹汤补益肝肾，祛风散寒，温通血脉，重用制附子90克温阳，制川乌45克止痛。白芍90克，取芍药甘草汤之意，缓急止痛。生黄芪120克补气运血。肾四味补肾填精，并加入化铁丸等祛风湿、强筋骨药物。

嘱患者注意保暖勿贪凉，忌食生冷。患者用药一周，感觉腰腿疼痛减轻，怕凉症状好转，右下肢皮肤温度上升。坚持用药三周后患者已可平卧。本案随证加减用药一个半月，诸症消失，腰腿力量明显增强。

22. 足心疼痛案

杨某，女，31岁。2016年4月26日初诊。

【症见】患者左足心疼痛半年，局部无红肿热痛，西医诊断可疑为跖腱膜炎，外用膏药无效，行走疼痛加重伴头晕。面色萎黄，常伴头晕。舌红、苔薄白，脉沉细。

【辨证】肝肾亏损，阴阳俱虚，寒痰凝聚，虚火上浮。

【方药】地黄饮子合芍药甘草汤、定风丹、化铁丸、潜阳封髓丹。

熟地黄45克 山茱萸30克 石斛30克 麦冬15克 五味子30克 石菖蒲10克 远志10克 肉桂15克 制附子45克先煎 肉苁蓉30克 巴戟天20克 生姜30克 白芍60克 炙甘草30克 白蒺藜30克 何首乌30克 威灵仙30克 楮实子30克 骨碎补30克 赤芍15克 炒杜仲15克 怀牛膝30克 鸡矢藤30克 白芷30克 龟甲15克先煎 砂仁21克后下 关黄柏30克

四剂，水煎服，每剂浓煎四份，早晚各服一份。

【按语】患者肝肾亏损，肾水不足，不得滋养肝木，生发之力弱，脾阳不健，相火不降，虚火上浮，故有头晕。脾土不健，见面色萎黄。肝肾亏虚，肝主筋，肾主骨，见左足筋骨疼痛。此案阴阳并虚，以地黄饮子补益肝肾，阴阳并补。芍药甘草汤柔肝缓急止痛。定风丹既可补肝肾，也可定风止眩，合潜阳封髓丹收敛虚阳。化铁丸治疗骨质增生，合骨碎补、牛膝强腰膝。重用茵陈合附子、生姜祛面部阴黄。

患者用药一周，足心疼痛减轻一半，头晕也明显好转。上方辨证加减用药一个月，诸症痊愈。

小　结

中医内治法临床治疗的颈肩腰腿痛案例，绝大部分是久有宿疾，或迁延治疗效果不佳。要取得临床疗效，就要坚定扶阳思路，敢于大剂量使用扶阳药物，以祛邪止痛。在取得止痛疗效后，务必让患者坚持配合予以巩固，此时的治疗思路就转以固两本为主，祛寒止痛为辅。

笔者临床所用处方，均为大家所熟知的经典方药，取得良好疗效的关键就是加大了扶阳药物剂量和比重。

（1）由于患者多为阳虚，且多为慢性痛症，在医嘱上要特别强调忌饮食生冷，注意防寒保暖，以免病情反复。

（2）对于常年反复发作的慢性病患者，医生要做好其心理疏导，不能见到止痛疗效就放弃治疗，要医患配合巩固治疗至少一到三个月。

风湿、类风湿疾病

按照现代医学的标准来看，风湿病和类风湿疾病（以类风湿关节炎为代表）有很大的不同。为便于读者区分，笔者简论如下：

从概念上来说，风湿病是一种常见的急性或慢性结缔组织炎症，而类风湿关节炎是一种病因未明的慢性、以炎性滑膜炎为主的全身免疫性疾病。

从病因上来说，除了风寒湿的外在环境因素外，类风湿疾病往往还有遗传、病毒、内分泌等致病因素。

从症状上来说，风湿病主要表现为关节游走性疼痛，受累关节多为膝、踝、肩、肘、腕等大关节。类风湿疾病好发于手、腕、足等小关节，除患处疼痛外，还有肿胀、关节强直、软组织挛缩、关节活动受限和关节畸形等改变，故致残率较高。理化指标呈现类风湿因子高，血沉指标高，CCP、AKA阳性等。

从疗效上来说，风湿病疼痛易止，但难治愈，常反复发作；类风湿疾病病情更加顽固，疼痛难治，骨关节的形状改变几乎不可恢复。

笔者在临床上通常将这两类疾病放在一个范畴内，因为在中医看来二者都有共同的病机——风寒湿邪，只是类风湿疾病更甚。而且在临床上有些患者理化指标正常，也会出现指关节疼痛或红肿、掌指关节疼痛或红肿、膝关节疼痛伴有骨端膨大变形或红肿等症。中医坚持以证为主的整体辨证，不必拘泥于西医的理化指标。关于类风湿疾病，中医通常将其归于痹证的范畴，历来有“历节病”“骨痹”“顽痹”“鹤膝风”等名称，当代名医焦树德首先提出“尪痹”一词被纳入了《中华人民共和国中医药行业标准·中医病证诊断疗效标准》。“尪”者意指足跛不能行、胫曲不能伸、身体羸弱的废疾；“痹”者闭也，乃闭塞不通之意。《素问·痹论》有云：“痹在于骨则重，在于脉则血凝不流，在于筋则屈伸不利，在于肉则不仁，在于皮则寒。”因此可以将风湿、类风湿疾病的病机归为风寒湿邪导致肝脾肾严重亏损，以致肝不养筋，脾不养肉，肾不养骨，两本元气虚弱，痰凝血瘀。

笔者早年在新疆曾经常治疗此类疾病，由于新疆地处高寒地区而且游牧民较多，他们经常风餐露宿，患有风湿、类风湿疾病的人数众多。笔者当时就认识到温热药物的重要性，坚持用经方来治疗，取得了不错的疗效，很多游牧民成群结队慕名来诊。但由于当时没有明确的扶阳思路，在重点药物的剂量和辨证思路上没有突破，所以长远疗效时有不稳。自从深入研究扶阳、广泛实践扶阳后，笔者对此类疑难疾病的认识有了重大提升。此类疾病有久病寒重、久病痰凝、久病血瘀、久病伤脾肾两本的特征，阳虚寒凝的患者居多。在治疗思路上，应坚守扶阳散寒、祛风止痛为攻伐之道，还应同时兼顾两本或在后续调养时将重心放在调补脾肾两本之上。

一 治疗思路

1. 急性发作期（关节红肿期）

常用桂枝芍药知母汤加味方。《金匮要略》称“诸肢节疼痛，身体魁羸，脚肿如脱，头眩短气，温温欲吐，桂枝芍药知母汤主之”。加味方的主要思路是祛风除湿、通阳散寒，佐以清热，突出麻黄附子细辛汤安内攘外、托透内外寒邪之效。此方要重用白芍，突出芍药甘草缓急止痛的作用。临床可配合使用经验止痛药物：乌梢蛇、络石藤、金银花、忍冬藤、石楠叶、松节、全蝎、蜈蚣、豨莶草、白花蛇舌草、山慈菇、老鹳草、薏苡附子败酱散等；也可视患者情况合用独活寄生汤或古方三痹汤。

2. 病久者，肝肾亏虚

这个时期患者关节红肿的情况不明显，但见关节变形严重，舌脉有肝肾亏虚之象。可以古方三痹汤或独活寄生汤为基础方。用药经验：独活剂量要在30克以上；必加生黄芪60～150克，升中气、固卫气、祛大风。常配合经验药物：细辛、制川乌、乌梢蛇、络石藤、忍冬藤、石楠叶、松节、全蝎、豨莶草、老鹳草等；有热象或者风湿活动者合用桂枝芍药知母汤加味方。

此类患者往往陈年旧疾累积，寒湿痰凝血瘀严重，笔者在临床上又借鉴了李可和王献民两位先生的经验，突出并坚持使用麻黄附子细辛汤安内攘外，托邪外出，重用生黄芪与川乌，取乌头汤之意通阳止痛，广泛使用“杀破狼”组合，以雷霆之力温阳通经驱寒化痰。有了这一用药思路，疗效会更为迅速和显著。

治疗这类疾病，笔者通常采用的是多方治一病的思路，温阳散寒、清热止痛、固表祛风、调补两本。

3. 严重的急性发作期（急性风湿热，红肿胀痛，疼痛难忍）

严重的急性发作期或上方治疗效果不明显者，以重剂发汗法治疗能迅速见效。

重剂发汗法，笔者汲取的是河南省信阳市中医院董长富大夫之经验，其选择的基础方为越婢加术汤合乌头汤加减：生麻黄120克，生石膏500克，生白术60克，红花12克，威灵仙9克，炙甘草30克，大枣10枚（50克），制川乌15克，防风20克，生姜15克。患者服药后关闭屋门，不可见风，使汗出，不能大汗，全身汗出透后停药，喝稀米粥加适量盐糖两碗。汗出透则疼痛止、红肿消。生石膏可制约麻黄的辛燥，白术可制约麻黄的大汗，其中机理，望读者细细玩味。对于前两种思路治疗风湿、类风湿疾病效果不明显者，用之神效，待伏邪托透外出后，再重新参考慢性病治疗思路。

对于风湿疼痛严重且顽固的患者，笔者也常使用马钱子粉止痛，初始剂量为每次0.3克，每日两次空腹服用，可以酌情以0.1克的幅度增加，最大可用至每次0.6克，连续使用一周后，再间隔一周才能继续服用。马钱子粉可用于多种疑难疾病。若中毒，中毒反应多为抽搐、惊厥等中枢神经的反应，紧急处理方法是让患者多饮凉水，之后及时就医。

二 具体医案

1. 类风湿关节炎案（1）

魏某，男，67岁。2018年7月12日初诊。

【症见】患者患类风湿关节炎二十余年，手指肿胀变形三年余，指间关节骨端膨大，指关节发凉，时有疼痛，五指拳握无法伸展。患者常年服用多种西药。舌暗红胖大、苔白腻，脉沉涩。

【辨证】脾肾阳虚，风湿入络。

【方药】桂枝芍药知母汤加味方合乌头汤、古方三痹汤。

桂枝30克　白芍60克　知母15克　生白术45克　生薏苡仁60克　败酱草60克　羌活20克　红花15克　麻黄15克　制附子100克先煎　干姜75克　炙甘草60克　制草乌15克先煎　制川乌15克先煎　细辛30克　独活45克　桑寄生20克　秦艽20克　防风20克　川芎15克　当归15克　熟地黄30克　茯苓30克　生黄芪120克　松节30克　七叶莲30克　炙乌梢蛇15克　雷公藤15克　防己20克　夏天无30克　全蝎6克粉冲　蜈蚣6条粉冲

四剂，水煎服，每剂浓煎四份，早晚各服一份。

【按语】患者体质阳虚，风寒湿邪侵袭，迁延不愈，日久侵入肝肾，肝肾不足，脾土不运，湿邪更盛，闭塞阳气，痰瘀阻塞关节，故关节肿胀，不通则痛。本方以桂枝芍药知母汤通阳行痹，祛风逐湿，和营止痛。古方三痹汤祛风湿、止痛痹、益肝肾、补气血。这两方是临床治疗风湿、类风湿疾病的常用处方，但若想起到满意疗效，其关键就在于突出扶阳和加大热性药物的剂量。为此笔者合用麻黄附子细辛汤和乌头汤，从少阴至太阳通透扶阳，温阳散寒、通经活络、托邪外出，这是本方的主导方。重用生黄芪“治大风”，补气运血。然后再用一些特效药物予以辅助治疗。松节祛风湿、舒筋通络，七叶莲祛风湿止痛，夏天无是止痛良药。雷公藤为治疗类风湿特效药，待症状控制，逐次减量直至去除。乌梢蛇既可补肝肾，又可祛风湿；全蝎、蜈蚣又名止痉散，搜风剔络止痛。

患者服药一周，疼痛明显减轻，手指屈伸方便很多，对疗效非常满意。调整处方，继续加大扶阳药力，制附子加至120~150克，制川乌加至30克，细辛加至60~90克，生黄芪加至150克。患者手指肿胀与关节变形逐渐好转，加减服药三个月后，患者五指抓握有力，可张开大部分手掌。

2. 类风湿关节炎案（2）

李某，女，39岁。2017年9月2日初诊。

【症见】患者有类风湿关节炎三年，手关节遇冷疼痛。面色萎黄，舌淡胖、苔白，脉沉。

【辨证】脾肾阳虚，风寒入络，肝肾亏损。

【方药】桂枝芍药知母汤加味方合乌头汤、古方三痹汤。

桂枝45克　白芍60克　知母30克　炙甘草60克　干姜60克　麻黄15克　防风30克　制附子100克先煎　制川乌30克先煎　生黄芪100克　红花15克　细辛45克　生薏苡仁60克　羌活15克　独活45克　秦艽15克　川芎15克　当归15克　熟地黄30克　茯苓15克　川续断30克　党参45克　炒白术45克　豨莶草30克　老鹳草30克　炙乌梢蛇15克　石楠叶30克　木瓜15克　松节20克　雷公藤15克　鸡矢藤30克

四剂，水煎服，每剂浓煎四份，早晚各服一份。

【按语】本方桂枝芍药知母汤加味方合乌头汤、古方三痹汤补益肝肾、祛风除湿、通阳散寒，佐以清热止痛，加治疗类风湿疾病常用经验用药。理中汤、四逆汤顾护两本。

2017年9月9日复诊：患者手指关节疼痛明显减轻。调整处方：生黄芪120克，制附子110克，其他不变。

2017年9月26日三诊：患者血象检查白细胞$2.4 \times 10^9/L$。调整处方：干姜90克、制附子150克、川续断45克，渐次增加扶阳力度，其他不变。两周后复查白细胞上升至正常范围，疼痛基本消失。

临证加减，患者坚持服药两月余，手指疼痛消失，病告痊愈。

3. 急性期案（1）

张某，女，67岁。2015年3月17日初诊。

【症见】患者形体肥胖，患类风湿关节炎近二十年，近日四肢浮肿伴疼痛，双手指关节尤甚，手指发麻发胀。舌淡红胖大、苔白腻，脉弦紧、尺沉细。

【辨证】脾肾阳虚，元气亏损。

【方药】桂枝芍药知母汤加味方合乌头汤、古方三痹汤、芍药甘草汤、肾四味。

桂枝45克　白芍90克　知母15克　炙甘草60克　生姜30克　麻黄15克

防风30克　制附子90克先煎　干姜45克　细辛60克　红花15克　生薏苡仁60克　羌活30克　独活45克　制川乌45克先煎　生黄芪120克　川芎15克　当归15克　熟地黄30克　川牛膝30克　鸡矢藤30克　老鹳草30克　豨莶草18克　松节30克　补骨脂30克　枸杞子30克　淫羊藿30克　菟丝子30克　炙乌梢蛇15克

四剂，水煎服，每剂浓煎四份，早晚各服一份。

【按语】桂枝芍药知母汤加味方合乌头汤、古方三痹汤祛风除湿、通阳散寒止痛，用白芍90克，取芍药甘草汤之意，缓急止痛；合鸡矢藤、炙乌梢蛇、老鹳草、豨莶草、松节等祛风湿热；肾四味补肾填精固本。

患者用药一周，四肢浮肿减退，手指胀痛减轻，精力好转。后渐次加大附子、干姜、细辛、黄芪用量，患者坚持用药近两个月，诸症逐渐好转，疼痛减轻90%以上，四肢浮肿全部消失，除遇冷后手指疼痛外，平日已无症状。

4. 急性期案（2）

王某，女，81岁。2015年4月28日初诊。

【症见】患者面色晦暗，双手关节肿胀疼痛，检验显示类风湿因子增高，血沉增快，肌酐增高。舌暗红稍胖大、苔白腻中间微黄，脉弦紧、尺沉涩。

【辨证】肝肾亏损，风湿入络。

【方药】桂枝芍药知母汤加味方合三妙散、苍术白虎汤、防已黄芪汤、四物汤。

桂枝45克　白芍60克　知母15克　炙甘草30克　干姜45克　麻黄15克　防风15克　制附子60克先煎　细辛45克　羌活15克　红花15克　生薏苡仁60克　苍术30克　关黄柏15克　生石膏60克先煎　生黄芪90克　防已15克　生地黄30克　当归15克　川芎10克　鸡矢藤30克　炙乌梢蛇15克　威灵仙30克　松节30克　老鹳草30克　豨莶草30克　忍冬藤60克　桃仁15克

六剂，水煎服，早晚各服一份。

【按语】本案治疗思路为寒热并用，主方仍然选用桂枝芍药知母汤加味方，剂量突出麻黄附子细辛汤作用，加三妙散清利湿热，加生石膏60克，取苍术白虎汤之意，清气分之热、燥内蕴之湿，防己黄芪汤合桃红四物汤行气血、消水肿，合用临床验之有效的祛风湿、通络药物。

患者用药一周，手部红肿热痛减轻，加减用药一个月，理化检查各项指标下降，病情稳定。后加大扶阳、补元气之力度，巩固治疗一段时间。

5. 急性期案（3）

刘某，男，48岁。2020年4月28日初诊。

【症见】患者有类风湿关节炎病史，突发双手局部发热，伴拇指变形，疼痛难忍，关节肿胀，口服各种止痛药无效，寝食难安。患者远在甘肃，只能远程视频就诊，见舌红胖大、苔白。

【辨证】脾肾阳虚，风寒入侵，寒湿化热。

【方药】桂枝芍药知母汤加味方合乌头汤、防己黄芪汤、苍术白虎汤。

桂枝45克　赤芍45克　知母15克　炙甘草60克　干姜90克　麻黄15克　独活30克　羌活30克　红花15克　生薏苡仁60克　防风30克　细辛45克　制附子60克先煎　制川乌45克先煎　生黄芪90克　防己30克　松节30克　苍术30克　生石膏60克先煎　炙乌梢蛇15克　蚕沙15克包煎　夏天无30克　生地黄30克　七叶莲15克

四剂，水煎服，每剂浓煎四份，早晚各服一份。

【按语】本案患者处于急性风湿热期，以红肿热痛为主，病机依旧是阳虚寒湿。予以桂枝芍药知母汤加味合乌头汤祛风除湿、通阳散寒，苍术白虎汤燥湿、清气分热，防己黄芪汤行气消肿，麻黄附子细辛汤攘外安内，加乌梢蛇、蚕沙、松节、夏天无、七叶莲等祛风湿止痛药物。

患者用药一剂后，诉疼痛减轻，开始消肿，三剂后红肿热痛减轻大半。连续用药两周，症状基本消失。再巩固用药两周，以古方三痹汤加味制川乌、麻黄附子细辛汤、乌梢蛇、松节、夏天无等，善后。

6. 急性期案（4）

李某，女，45岁。2019年4月27日初诊。

【症见】患者面色萎黄，近日手指指关节、双膝关节红肿热痛，十分痛苦，未做西医检查治疗。舌红胖大、苔微黄腻，脉沉细。

【辨证】脾肾阳虚，风寒入络，寒湿化热。

【方药】桂枝芍药知母汤加味方合乌头汤、古方三痹汤、苍术白虎汤、三妙散。

桂枝45克　赤芍45克　知母30克　生白术45克　炙甘草60克　干姜60克　麻黄15克　茯苓45克　防风30克　制附子90克先煎　制川乌30克先煎　生黄芪110克　独活45克　羌活20克　秦艽20克　细辛60克　川芎30克　当归15克　熟地黄30克　党参30克　红花15克　松节30克　生石膏100克先煎　忍冬藤100克　苍术45克　黄柏15克　生薏苡仁60克　炙乌梢蛇15克　夏天无30克

四剂，水煎服，每剂浓煎四份，早晚各服一份。

【按语】桂枝芍药知母汤合乌头汤、古方三痹汤对症治疗风寒湿邪，重用制附子、制川乌、生黄芪、麻黄、细辛，突出扶阳通经散寒。患者局部红肿热痛，系风湿化热，加生石膏100克，取苍术白虎汤之意；合忍冬藤100克，三妙散清气分之热、燥内蕴之湿，夏天无通络止痛。四逆汤、理中汤、四君汤调补两本。

患者用药一周，关节红肿热痛即减轻，变通用药六周，痊愈。

7. 风湿肿胀发热38日案

陈某，男，88岁。2022年7月7日初诊。

【症见】患者长期患有冠心病、心力衰竭、高血压、前列腺增生病，曾行支架手术。因受寒反复发热、手足肿胀38日。前中医治疗使用过小柴胡汤、柴胡桂枝汤、荆防败毒散、五苓散等思路辨证加减治疗，或有微效。西医住院治疗，诊断为慢性心衰（急性加重）、肺气肿、低钾血症、冠心病，治疗无效后下达病危通知。刻下患者意识清醒，精神萎靡，体温基本在37.5~38.5℃，周身皮肤温度偏高、夜尿频、烦躁、喜卧、手足肿胀、按之凹陷，汗出正常。舌淡红、苔微白腻，脉弦紧小数、尺脉弱。

【辨证】心肾阳虚，少阳不和，代谢失常。

【方药】破格救心汤合小四五汤、桂枝芍药知母汤、麻黄附子细辛汤、大青龙汤之意。

生姜45克　干姜30克　炙甘草60克　制附子100克先煎　党参 60克　山茱萸90克　龙骨45克先煎　牡蛎45克先煎　细辛45克　柴胡30克　黄芩 20克　清半夏45克　生地黄30克　当归15克　赤芍45克　川芎15克　炒白术30克　桂枝30克　茯苓30克　泽泻30克　猪苓30克　知母30克　羌活30克　防风30克　麻黄15克　生石膏60克先煎　苦杏仁15克　生黄芪90克　防己45克

三剂，水煎服，每剂浓煎四份，早晚各服一份。

【按语】综合考虑患者体征与症状：年龄大，阳虚为本，有外感、内伤双重因素，病机复杂。患者年高，患有冠心病、心力衰竭等病，需固护心肾，以破格救心汤固护心肾，防传变之祸，以保命为首要目的。有尿频、前列腺增生病，合用小四五汤调解代谢。手足肿胀，考虑风湿因素，合用桂枝芍药知母汤加味方、防己黄芪汤祛风除湿。麻黄附子细辛汤安内攘外，重用生石膏，有大青龙汤之意。

服药一周，患者精力好转，不再喜卧，体温有好转，在36.7~37.5℃之间，37℃以上仍居多，肿胀依旧，其余症状依旧。

以扶阳的思路治疗显效，且以破格救心汤固本救急，说明治疗思路大方向正确。二诊后以破格救心汤合济生肾气汤合小四五汤加减治疗，加地骨皮、青蒿等即为清透之法，效果基本同前。

笔者思索，患者最初发热，确实有受寒（吹空调）情况，考虑风寒湿因素为主因及诱因；手足同时肿胀，前臂、小腿虽有肿胀，但不及手足明显，遂不再考虑泌尿系统疾病及心脏疾病为主因，转而考虑风寒湿因素为主因。患者发热初期，是太阳病导致发热，患者自行口服退热药后，太阳病导致的高热已经消除。由于患者年老体衰正气不足，无力将所受风寒湿邪鼓出体外，以致邪气留恋少阳与正气相搏，成拉锯之势，故体温反复。加之患者关节退化，多有局部寒湿风邪，故成肿胀。笔者十分认同李可先生对风湿病的认识——当风寒邪气严重时候，患者疼痛明显，表现为“痹证”；当湿邪明显，风寒邪气不明显时候，患者可无疼痛，以肿胀为主。本案患者当属湿邪明显的风湿肿胀。前面处方虽一直以麻黄剂透邪外出，但奈何患者阳虚体弱，邪气留恋内伏，故当以重剂发汗。7月23日调整治疗思路。

【辨证】心脾肾阳虚，风寒湿入络，湿邪内伏。

【方药】董长富先生重剂汗法经验方。

麻黄120克　生石膏500克先煎　生白术60克　红花30克　威灵仙30克　制川乌45克先煎　防风30克　炙甘草30克　生姜60克

三剂，水煎服，每剂药煎出一碗，每次口服半碗。

【按语】嘱咐患者药后紧闭窗户，不要见风，盖住衣被，周身透汗，药后服用加少许白糖、食盐的清米粥。若汗出畅快，肿胀消除，则停服余下药液，若汗出不畅或肿胀不消，则根据患者状态择时口服余下药液。

患者当天上午服用半剂后就周身透汗，下午体温降至36.5~37.3℃，且基本在37℃以下，肿胀也明显消退。7月24日，患者再次发汗后，肿胀已经消除80%以上，体温已经基本正常，偶尔有超过37℃，基本在36~36.8℃。

后以桂枝芍药知母汤加味方、古方三痹汤、川乌法、防己黄芪汤治疗，患者症状逐次好转，体温正常，肿胀消失，弦紧小数的脉象也转为平和脉象，仅余夜间尿频，考虑患者高龄，故对此也不再强求。

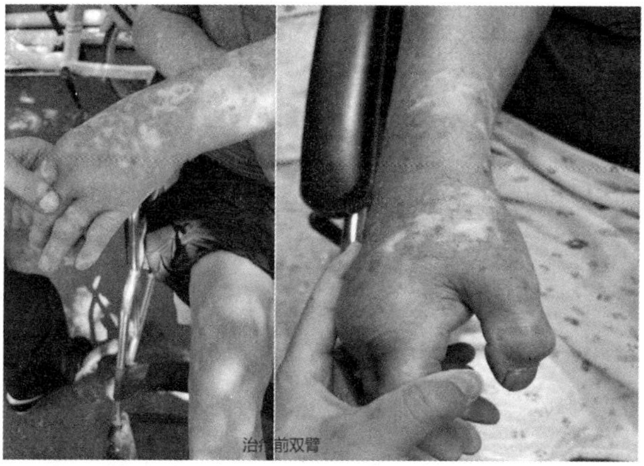

治疗前双臂

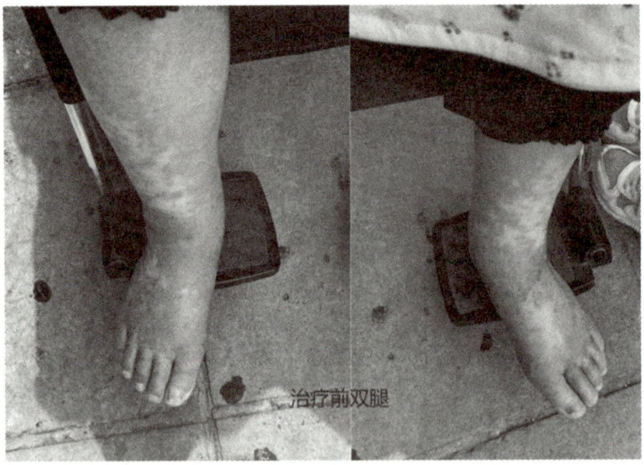

治疗前双腿

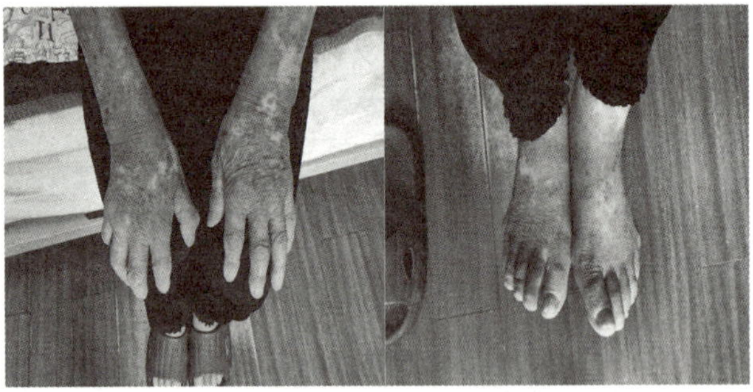
四肢浮肿消退

8. 类风湿红斑狼疮案

杨某，女，57岁。2015年5月16日初诊。

【症见】患者患类风湿关节炎及红斑狼疮两年，双手红肿热痛，右侧尤甚，双膝关节肿痛。舌淡红胖大、苔燥，脉沉细。

【辨证】肝肾亏损，风湿入络。

【方药】桂枝芍药知母汤加味方合古方三痹汤、乌头汤、防己黄芪汤、苍术白虎汤、三妙散。

桂枝45克　知母30克　白芍90克　炙甘草45克　干姜60克　麻黄15克　防风30克　制附子60克先煎　羌活15克　红花15克　生薏苡仁60克　独活45克　秦艽20克　细辛45克　川芎15克　当归15克　熟地黄30克　制

川乌30克先煎　生黄芪90克　防己30克　生石膏60克先煎　苍术30克　关黄柏15克　忍冬藤100克　松节30克　络石藤30克　鸡矢藤30克　炙乌梢蛇15克　桑枝30克

四剂，水煎服，每剂浓煎四份，早晚各服一份。

【按语】患者体质以风寒湿为主，局部有郁热，治疗思路寒热并用。主方仍然选用桂枝芍药知母汤减味方合三痹汤、乌头汤，突出扶阳药物剂量，加三妙汤清利湿热，加生石膏60克，取苍术白虎汤之意，清气分之热、燥内蕴之湿，防己黄芪汤益气固表、行水消肿，合用祛风湿通络特效药物。

患者用药一周，手指及膝关节红肿热痛减轻，加减用药一个月，红肿热痛消失。逐渐减去三妙丸及清热药物，加大扶阳药物剂量，患者坚持用药两个月，症状基本控制，病情稳定。

9. 类风湿关节炎伴关节积液案

李某，女，36岁。2019年1月15日初诊。

【症见】患者面色萎黄，患有类风湿关节炎，本次发作膝关节积液，双膝关节肿胀疼痛，浑身乏力，便溏。舌淡红、苔黄腻，脉弦、尺沉。

【辨证】肝脾肾亏损，脾虚湿困。

【方药】桂枝芍药知母汤加味方合乌头汤、古方三痹汤、芍药甘草汤、四妙散、防己黄芪汤。

桂枝45克　白芍90克　知母30克　生白术60克　炙甘草60克　麻黄15克　干姜90克　防风30克　羌活15克　细辛60克　制附子90克先煎　制川乌30克先煎　生黄芪130克　独活45克　秦艽20克　川芎15克　当归15克　熟地黄30克　茯苓30克　猪苓30克　川牛膝40克　防己30克　泽泻45克　苍术30克　黄柏15克　生薏苡仁60克　松节30克　炙乌梢蛇15克　木瓜20克　忍冬藤120克　金银花45克　白花蛇舌草60克

四剂，水煎服，每剂浓煎四份，早晚各服一份。

【按语】本案主方仍然选用桂枝芍药知母汤加味方合乌头汤、古方三痹汤，突出扶阳药物加大剂量。芍药甘草汤缓急止痛，四妙散（苍术、黄柏、牛膝、生薏苡仁）清利湿热，防己黄芪汤行气消肿，合用祛风湿通络经验药物，重用茯苓、泽泻以助消除积液，重用忍冬藤、金银花、白花蛇舌草清热解毒。

患者用药一周，双膝关节肿胀消退一半，疼痛明显减轻。变通用药一个月，痊愈。

10. 类风湿关节炎伴高尿酸案

李某，女，66岁。2019年3月21日初诊。

【症见】患者患类风湿关节炎二十余年，现手指关节及腰膝关节疼痛，遇风受凉加重，尿酸高达486umol/L。舌淡红胖大、苔燥，脉沉细。

【辨证】肝脾肾亏损，阳气不足，正气亏损，伏邪盘踞。

【方药】桂枝芍药知母汤加味方合乌头汤、古方三痹汤、芍药甘草汤、四妙散。

桂枝45克　赤芍45克　知母15克　炙甘草60克　干姜75克　麻黄15克　防风30克　生薏苡仁60克　羌活20克　细辛60克　红花15克　制附子90克先煎　制川乌45克先煎　生黄芪130克　独活45克　秦艽20克　川芎15克　当归30克　熟地黄30克　茯苓30克　炒杜仲30克　川牛膝45克　党参30克　忍冬藤120克　苍术30克　黄柏15克　土茯苓120克　滑石块100克

四剂，水煎服，每剂浓煎四份，早晚各服一份。

【按语】本案主方选用桂枝芍药知母汤加味方合乌头汤、古方三痹汤，重用制附子、制川乌、生黄芪、细辛，突出扶阳药物剂量。重用忍冬藤120克，清利风湿热痛，此为治疗风湿疾患急性、亚急性期的要药。四妙汤清利湿热。重用土茯苓120克、滑石100克降尿酸，这是学习王幸福先生经验用药。土茯苓也有通利关节、祛风湿的作用。

患者用药一周，手指关节及腰膝疼痛明显减轻，复查尿酸412umol/L；用药三周，关节疼痛完全消失，复查尿酸347umol/L，恢复正常水平。后续变通用药一个月巩固疗效，以冀痊愈。

11. 疑难风湿疼痛案

王某，女，61岁。2018年10月16日初诊。

【症见】患者周身关节疼痛十年有余，近日晨僵，需活动后晨僵方消失。足跟发凉疼痛，四肢发麻，类风湿因子（–），周身疼痛明显，严重失眠。舌紫暗胖大、苔白腻，脉沉细缓。

【辨证】脾肾阳虚，元气亏损，风湿久困，痰凝血瘀。

【方药】桂枝芍药知母汤加味方合乌头汤、古方三痹汤、半夏秫米汤、化铁丸。

桂枝45克　白芍90克　知母15克　炙甘草75克　干姜150克　麻黄15克　防风30克　白术60克　羌活30克　细辛90克　生薏苡仁100克　红花15克　制附子175克先煎　制川乌30克先煎　制草乌15克先煎　生黄芪150克　独活45克　川芎15克　当归30克　熟地黄30克　茯苓30克　清半夏120克　鸡血藤60克　老鹳草30克　白鲜皮45克　松节30克　炙乌梢蛇15克　威灵仙30克　楮实子30克

三剂，水煎服，每剂浓煎四份，早晚各服一份。

【按语】患者虽不是类风湿关节炎，但有是证则用其药。桂枝芍药知母汤加味方祛风除湿、通阳散寒，用麻黄15克，重用细辛90克、制附子175克、制川乌30克、制草乌15克。川乌、草乌联合使用，取乌头汤祛寒止痛之意。古方三痹汤补气血，益肝肾，祛风散寒，重用独活45克。上方含有麻黄附子细辛汤温阳、补阳、通阳，又有大剂量四逆汤。加羌活配合独活以祛上下身之风；生黄芪150克治大风，补正气，拒外邪；鸡血藤补气行血，治疗麻木；老鹳草、松节加化铁丸是治疗风湿的经验用药；炙乌梢蛇补肝肾，祛风湿；重用清半夏120克、生薏苡仁100克，成半夏秫米汤，降逆和胃安眠。

患者用药一周已感觉周身疼痛明显减轻，睡眠质量提高。上方加减用药一个月后，周身疼痛减轻70%以上，晨僵与四肢麻木症状基本消失，足跟发凉、疼痛大为减轻。患者间断治疗半年左右，生活质量大为提高，仅轻微疼痛，不再影响生活，精力大为好转！

12. 微创术后疼痛案

秦某，女，58岁。2015年5月19日初诊。

【症见】患者行颈腰椎病微创术后，现颈腰依旧疼痛。五心烦热两年余，面部潮红，眠差，手部小关节疼痛变形。舌红瘦小、苔白，脉细。

【辨证】肝肾亏损，虚火上浮，气虚阳虚，风湿入络。

【方药】傅青主引火汤合潜阳封髓丹、交泰丸、桂枝芍药知母汤加味方、古方三痹汤、化铁丸。

生地黄90克　麦冬30克　天冬30克　巴戟天30克　龟甲10克先煎　砂仁21克后下　关黄柏30克　肉桂10克　黄连6克　桂枝30克　白芍45克　知母15克　炙甘草15克　干姜15克　麻黄10克　红花15克　羌活15克　生薏苡仁30克　制附子30克先煎　败酱草30克　独活30克　桑寄生15克　炒杜仲15克　威灵仙30克　楮实子30克　川续断30克　骨碎补30克　石楠叶15克　生黄芪60克　鸡矢藤30克　吴茱萸15克　川牛膝15克

六剂，水煎服，早晚各服一份。

【按语】本案患者症状偏于阴虚，五心烦热及舌脉之象为之证，但其手部小关节变形为风寒湿邪侵扰所致，故治疗需寒热并用。用傅青主引火汤合潜阳封髓丹补肾水、下潜离位之相火，交泰丸交通坎离，使水火相济，以治疗五心烦热、面部潮红、失眠。用桂枝芍药知母汤加味方合古方三痹汤祛风除湿、通阳散寒，加羌活、川续断、骨碎补、石楠叶、鸡矢藤等祛风湿通络的经验药物，且合并化铁丸祛风湿、消骨刺。薏苡附子败酱散温阳利湿、消痈止痛。

嘱患者不用凉水，忌食生冷，少食肥甘。患者用药一周，五心烦热明显好转，睡眠明显改善，颈腰椎疼痛明显减轻，手指关节疼痛好转。患者信心大增，随后带药出院，并在家继续口服中药一个月。三个月后电话回访，患者称五心烦热及失眠已愈，手指关节遇冷有疼痛，平日已无疼痛。

13. 不明原因左臂疼痛案

杜某，女，58岁。2020年6月6日初诊。

【症见】患者一个月前无明显诱因出现左上臂肌肉严重疼痛，夜间加重不能寐，患处无红肿。患者进行颈椎、上臂影像检查，无明显异常，在他院多次就诊服药无缓解。舌胖大、少苔，脉弦、尺沉涩。

【辨证】肝肾亏损，营卫失调，风寒入络。

【方药】黄芪桂枝五物汤合芍药甘草汤、“杀破狼”组合、丁香郁金对药、止痉散、潜阳封髓丹。

生黄芪90克　桂枝45克　生姜45克　炙甘草60克　白芍120克　制川乌45克先煎　制天南星30克　清半夏30克　公丁香30克　郁金30克　全蝎6克粉冲　蜈蚣6条粉冲　砂仁21克后下　龟甲30克先煎　黄柏30克　大枣6枚

六剂，水煎服，早晚各服一份。

【按语】黄芪桂枝五物汤益气温经、和营通痹。白芍120克，取芍药甘草汤酸甘化阴、柔筋止痛。“杀破狼”组合突出散寒通阳、化痰行气、活血通络之意。丁香、郁金相反相成，行气止痛，适用于各类急慢性疼痛。止痉散搜风通络止痛。潜阳封髓丹收纳浮阳，坎离既济，阴阳得和。此案用药精简，在扶阳思路下多方共治一病。

患者用药一天，诉疼痛明显减轻，服药三日后手臂疼痛消失，仅有酸沉感。后巩固用药一周，痊愈。

14. 腰痛怕冷、颈项疼痛手麻案

刘某，男，50岁。2020年5月7日初诊。

【症见】患者面色晦暗，腰痛，怕冷，颈项部疼痛，右手发麻，眠差。舌紫暗胖大、中间有裂纹，脉沉缓。

【辨证】脾肾阳虚，肝肾亏损，寒湿入络。

【方药】古方三痹汤合“杀破狼”组合。

独活30克　桑寄生15克　秦艽20克　防风30克　细辛60克　川芎30克　当归15克　熟地黄30克　白芍30克　桂枝45克　茯苓30克　炒杜仲20克　川牛膝45克　党参60克　炙甘草60克　生黄芪130克　川续断45克　制附子60克先煎　制川乌60克先煎　炙乌梢蛇15克　清半夏45克　制天南星30克

白芷45克　苍耳子30克　骨碎补30克　鹿角片30克　鸡血藤60克　淫羊藿30克

四剂，水煎服，每剂浓煎四份，早晚各服一份。

【按语】古方三痹汤补肝肾、祛风寒，重用生黄芪130克、制附子60克、制川乌60克，含乌头汤之意，“杀破狼”组合扶阳祛寒、化痰行气，半夏秫米汤降逆和胃安眠，且有苍耳子、鹿角片、骨碎补是治疗颈椎症状的经验用药，生黄芪、鸡血藤这一对药行气活血通痹。

患者用药一周，诉腰部怕凉与疼痛好转，颈项背部舒适，手麻减轻，睡眠明显好转，面色有光泽。加减用药六周，患者诸症痊愈。

15. 重剂汗法案（1）

李某，男，63岁。2022年2月17日初诊。

【症见】患者患类风湿关节炎十余年，现双手指关节弯曲变形，屈伸不利，伴腕关节发热肿胀疼痛，偶有下肢抽筋，大便黏腻不畅。舌质暗红胖大、苔白，脉沉细。

【辨证】肝脾肾亏损，风寒入络，寒邪内伏。

【方药】桂枝芍药知母汤加味方合古方三痹汤、乌头汤。

桂枝30克　白芍120克　知母15克　炙甘草60克　干姜120克　麻黄15克　红花15克　防风30克　生薏苡仁75克　细辛120克　制附子100克先煎　制川乌75克先煎　独活45克　羌活30克　秦艽20克　川芎15克　当归60克　熟地黄30克　茯苓30克　党参30克　生黄芪150克　炙乌梢蛇30克　金银花30克　忍冬藤100克　鸡矢藤30克　骨碎补30克　白花蛇舌草60克　生白术100克

三剂，水煎服，每剂浓煎四份，早晚各服一份。

【按语】桂枝芍药知母汤加味合古方三痹汤祛风除湿、通阳散寒止痹痛。大剂量的芍药甘草汤酸甘化阴，柔筋止痛。麻黄附子细辛汤补散兼施，散逐里寒。因寒湿之邪痹阻关节，气血运行阻滞，乌头汤温经散寒，通络宣痹。用少量藤类药物清热祛风通络。

患者用药一周，指关节及腕部疼痛好转，肿胀明显消退，下肢抽筋痊愈。继服上方一月余，各关节疼痛明显缓解，指关节可以适度弯曲，腕关节肿胀完全消退。患者断续调理，状况日渐好转。

后患者服药感觉良好，自行停药数月后，在2022年9月指关节再次肿胀疼痛，按照上方思路服用一周疗效不明显，遂使用重剂发汗法，处方如下：

麻黄120克　生石膏500克先煎　生白术60克　红花30克　威灵仙30克　制川乌45克先煎　防风30克　炙甘草30克　生姜60克

三剂，水煎服，早晚各服一份。

【按语】嘱患者服药前门窗紧闭，熬制浓稠米粥去米留汤，加入适量糖、盐备用。服药后用被蒙头，盖住全身，要求遍身出汗，待汗出透且落。汗后服食米汤。

连续两天发汗后，肿胀疼痛明显缓解，由于患者体质强壮，坚持将三剂药全部服完。自觉疼痛明显减轻，全身关节轻松。继服桂枝芍药知母汤加味方合古方三痹汤、乌头汤，调理近愈。

16. 重剂汗法案（2）

孔某，女，57岁。2020年5月16日初诊。

【症见】类风湿关节炎十余年，现双手指指关节变形，骨端膨大，伴有类风湿结节，时常腰腿疼痛。舌淡红胖大、苔白，脉沉。

【辨证】肝脾肾亏损，阳虚痰凝，经络瘀阻。

【方药】桂枝芍药知母汤加味方合古方三痹汤、“杀破狼”组合。

桂枝30克　白芍60克　知母15克　炙甘草60克　干姜90克　麻黄15克　红花15克　防风30克　生薏苡仁60克　细辛90克　制附子100克先煎　制川乌75克先煎　制天南星45克　清半夏45克　独活45克　羌活30克　秦艽20克　川芎15克　当归15克　熟地黄30克　茯苓30克　炒杜仲20克　怀牛膝30克　党参30克　生黄芪120克　川续断30克　炙乌梢蛇30克　全蝎6克粉冲　木瓜30克

三剂，水煎服，每剂浓煎四份，早晚各服一份。

【按语】桂枝芍药知母汤加味合古方三痹汤、“杀破狼”组合祛风湿、补肝肾、行气血、化痰瘀、通经络，且含芍药甘草汤酸甘化阴，柔筋止痛；麻黄附子细辛汤攘外安内，托寒邪外出，突出使用川乌75克、细辛90克、生黄芪120克；用全蝎虫类药物搜风通络止痛。

患者用药一周，指关节疼痛好转，屈伸较前便利，腰痛好转。二诊，加夏天无30克止痛。三诊，各关节疼痛好转大半，指关节活动自如，类风湿结节也开始消退。患者断续调理，状况日渐好转。

本案患者在2022年3月气候变化之际，指关节疼痛再次发作，笔者按照上述思路予以加减治疗两周疗效不显，遂使用重剂发汗法，处方如下：

麻黄120克　生石膏500克先煎　生白术60克　红花30克　威灵仙30克　制川乌45克先煎　防风30克　炙甘草30克　生姜30克

三剂，水煎服，早晚各服一份。

医嘱同上一案例。患者服药后，连续两天发汗，疼痛症状近愈。

17. 右上肢发麻案

金某，女，70岁。2018年11月15日初诊。

【症见】患者因颈椎病导致末梢神经炎，阵发性右上肢发麻、酸沉一年，有颈椎病史，时常颈项、背部疼痛、僵硬，间断头晕。舌淡红胖大、苔白，脉沉涩。

【辨证】阳虚气亏，营卫失调，风寒外袭。

【方药】黄芪桂枝五物汤合芍药甘草汤、葛根汤、乌头汤。

生黄芪90克　桂枝45克　生姜60克　白芍90克　炙甘草30克　鸡血藤60克　葛根75克　制附子60克先煎　苍耳子20克　羌活20克　防风30克　当归30克　鹿角片30克　片姜黄15克　制川乌30克先煎　白芥子30克　水蛭7.5克　天麻15克　丹参30克　大枣5枚

四剂，水煎服，每剂浓煎四份，早晚各服一份。

【按语】黄芪桂枝五物汤加制附子60克益气扶阳、温经通络、和血通痹，合制川乌30克，取乌头汤之意，祛风湿止痛。芍药甘草汤柔筋止痛，重用葛根75克，取葛根汤之意，合用苍耳子、羌活、鹿角片、片姜黄等治疗颈椎病。

白芥子行气化痰，水蛭化瘀。丹参、天麻治疗头晕。

患者用药一周，手麻、颈项部疼痛、头晕减轻大半，加减用药三周诸症愈。后巩固用药两周。

小　结

时人多谓痹证，实证多，虚证少；热证多，寒证少。这与笔者几十年的临床体会恰恰相反。践行扶阳医学以来，笔者经治风湿、类风湿疾病案例数百，绝大部分为寒证、虚证患者。按照上述扶阳思路予以治疗，均取得了显著疗效。中医辨证应从整体上辨阴阳，如果只关注局部患处的红肿热痛，就容易失之偏颇。

对于痹证，风寒湿三邪是主要致病因素，且多为日久邪深，所以患者几乎都是阳虚，治法当以温阳散寒祛风、通阳化痰通络、温中健脾祛湿为大法。笔者选用桂枝芍药知母汤加味方和古方三痹汤为基础方剂，加味麻黄附子细辛汤、乌头汤、“杀破狼”组合就是要突出扶阳通阳之意，使气血畅行无碍，痹证自消。重剂发汗法可有效托透风寒湿邪，是很好的辅助治疗思路。

对于患者最为关注的疼痛症状，因临床上患者往往虚实、寒热夹杂，对于风寒疼痛者，治以温阳通经，散寒止痛；红肿热痛者，多为风湿化热所致，可加味使用忍冬藤、络石藤、石楠叶、松节、豨莶草、炙乌梢蛇及三妙散、芍药甘草汤等临床验之有效的方药。

治疗痹证之秘在于重剂！由于痹证患者往往是陈年旧疾累积，风寒湿邪层层伏至三阴，由内而外层层驱邪外出，必然需要加大重点药物的剂量，如附子温阳、川乌通阳、胆南星与半夏化痰、桂枝固卫、干姜温中、黄芪补气，细辛托邪、独活祛风等。上述医案所用剂量供读者参考。

关于风湿、类风湿疾病的治疗，医生要让患者明白医患配合的重要性。这主要包括以下几点：

（1）做好长期配合治疗的心理准备。一时见效易，长期巩固难。从笔者的实际经验看，少则需要两个月，多则半年以上，严重者需要多年调理。

（2）对骨关节的康复不能有不切实际的预期。对于类风湿患者，笔者能做到让其不再肿胀疼痛，伸展更加灵活，但骨关节变形是不可治愈的；对于一些老年患者，骨关节的劳损也是不可逆的。

（3）在日常生活中，要配合调整不良习惯。人们通常说慢性疾病是“三分治，七分养”，这是很有道理的。在饮食起居中要远离风寒湿的侵扰，注意保暖，节制过于耗散阳气的行为，如酗酒、熬夜、劳累、房事等。

消化系统疾病

按照古中医的思路，人身之消化系统消纳水谷，生化气血，其运行涉及五脏六腑之阴阳升降。以中土脾胃为轴升降于内而灌溉四维，四维如轮升降于外而成中气，其中哪一个环节升降不畅，都会导致中土失衡，引发消化系统疾病。所以消化系统疾病涉及脏腑较多，疾病种类也繁多，常常虚实寒热表里诸证相杂。施今墨先生提出过治胃十一法：寒宜温、虚宜补、热宜清、腑实宜泻、积滞宜消、肠滑宜涩、嘈杂宜和、呕逆宜降、津枯宜生、下陷宜升、痛宜通。这既说明了消化系统疾病的复杂性，也提示了我们要在坚持阴阳为大纲的前提下进行八纲辨证，灵活变通。

笔者坚守扶阳医学思路，切实体会到肾乃先天之本、脾乃后天之本的重要性，无论遇到什么病症，都会立足于顾护两本的思路。治疗消化系统疾病更应如此！当代人们的很多生活方式和工作方式都在不同程度地损害脾肾阳气，尤以喜食寒凉为最，故消化系统疾病的治疗当以扶阳为主线，融合李东垣脾胃学说，着眼培补脾肾之阳，调节中气与元气的升降。在此基础上辨证施治，临证加减，就能执简驭繁，提升疗效。

根据自己的临床医案，笔者简单按照疾患部位分为胃病、慢性腹泻、顽固性便秘、胆囊炎与胆结石、口腔溃疡五部分来分别论述治疗思路。

胃　　病

胃病从病名上包括西医所讲浅表性胃炎、萎缩性胃炎、糜烂性胃炎、胃溃疡、反流性食管炎等，从症状上看主要包括痞满、胃痛、反酸、呃逆、腹痛、腹胀等。治疗思路应坚持以理中汤、四逆汤温补脾肾为主导贯穿始终，合用四君子汤、六君子汤、五苓散、补中益气汤、升阳益胃汤、参苓白术散、黄芪建中汤等稳固中焦，再结合具体辨证合用对症方药。

心下痞满者，虚证选旋覆代赭汤为基础方，虚实夹杂则选用半夏泻心汤，胃虚气逆痰阻者可与旋覆代赭汤合用。从临床上看，大多患者症状为虚实夹杂。旋覆代赭汤中旋覆花性温，下气降逆，代赭石质重镇逆，此方降逆不伤脾胃阳气，故适用于虚证。半夏泻心汤组方包括半夏、黄芩、干姜、人参、炙甘草、黄连、大枣，其中半夏辛苦，降逆和胃，人参、干姜、甘草与大枣温热，可健补中焦，黄芩、黄连苦寒，可泻心下热痞，但重用久用易伤中气，故此方适用于虚实夹杂证。这两个处方都有半夏，可见它是和胃降逆的要药。笔者常用半夏，个人体会是宜用清半夏，剂量上15克起和胃，30克起降逆，60克起与薏苡仁合用（半夏秫米汤）更有安眠之效。

湿重腹胀者，可合平胃散加味草果、乌药、莱菔子以燥湿、温中行气。

伴有少阳证，症见往来寒热，胸胁苦满，默默不欲饮食，心烦喜呕，口苦，咽干，目眩，有一症即可合用小柴胡汤。

呃逆者，合用丁香柿蒂汤，丁香、柿蒂温中降逆又益气，对于胃寒性呃逆疗效显著。

呕吐者多为寒呕，故以温胃降逆化痰为宜，可合用吴茱萸汤、小半夏加茯苓汤、旋覆代赭汤。

反酸者可合用朱丹溪的左金丸清肝泻火，降逆止呕，可加味煅瓦楞、海螵蛸这两味药制酸止痛。

胃脘疼痛者，笔者常借鉴使用焦树德先生的三合汤或四合汤，即丹参饮、百合乌药散、良附丸与失笑散的合方。丹参饮中丹参活血化瘀、通经止痛，檀香行气调中，砂仁温中纳气归肾；百合乌药散降肺胃郁气；良附丸中高良姜辛热散寒可温中，香附疏肝理气、解郁通滞，是治疗寒性气滞胃痛的良方；失笑散中蒲黄活血散瘀，五灵脂行血止痛，对血瘀中焦所致的心腹疼痛疗效甚佳。焦树德先生称其合方思路是针对疼痛日久或多处经治无效者，这类病证多虚实寒热夹杂，单靠某一思路难以尽治，合方就是从肝郁气滞、肺胃不降、胃寒、血瘀等多方位进行治疗。

溃疡（口腔溃疡、胃炎、肠炎、胃肠溃疡、阑尾炎等）者，合用薏苡附子败酱散。这是笔者临床广泛使用的金匮方剂，尤其普遍应用于胃肠系统疾病和皮肤病。胃肠系统疾病多由阳虚气虚所致寒湿之证，日久郁而化热，形成痈疡，或有上逆反酸。薏苡附子败酱散三味药，附子温阳通经，提振脏腑阳气祛寒湿；薏苡仁甘寒，健脾利湿，下气排脓；败酱草微寒微苦，能清热泄浊，利水消肿，破瘀排脓；据王幸福先生临床经验，败酱草有止胃酸之效。三药合用，可广泛应用于各种寒湿化热之证的治疗。

虚寒型胃部不适日久者，合用李可先生自拟的三畏汤，即人参（可易为红参，笔者亦常选用价廉的党参）与五灵脂、丁香与郁金、肉桂（或油桂）与赤石脂这三对畏药。人参与五灵脂一补一通，益气活血，补虚化瘀；丁香与郁金温通理气，开郁止痛，宽胸除胀；肉桂与赤石脂温肾暖脾，固肠止泻。三对畏药相畏相成，各有偏重。人参与五灵脂偏于止痛，丁香与郁金偏于除胀，肉桂与赤石脂偏于止泻。三者合用可修复脾胃中气，被李可先生广泛应用于各类溃疡、痞胀及胃肠系统炎症，且对于虚寒型糖尿病的治疗也有很好的辅助疗效。

腹部及脐周胀痛者，合用木香、九香虫这一温阳理气止痛对药，这是笔者借鉴王献民先生的临床经验。

胃病系列案例，按照症状分为痞证、胃痛、反酸及呃逆进行阐述。

一 痞证

1. 胃癌胀满案

杜某，男，62岁。2023年2月2日初诊。

【症见】患者胃癌伴腹膜后淋巴结转移，慢性病面容枯黄无华，现食后胃腹胀满、腹腔积液，双下肢肿胀，按之没指，大便秘结。舌红嫩胖润、苔白略腻，脉沉细濡。

【辨证】脾肾阳虚，元气亏损，痰凝血瘀。

【方药】旋覆代赭汤合薏苡附子败酱散、五苓散、王献民川乌法、砂半理中汤、海藻甘草汤。

旋覆花30克　煅赭石60克先煎　干姜150克　清半夏75克　炒薏苡仁75克　败酱草120克　制附子150克先煎　党参75克　白术60克　肉桂45克　茯苓45克　泽泻45克　猪苓45克　黄芪260克　天南星75克　制川乌90克先煎　三七45克　小茴香45克　当归30克　桂枝30克　砂仁15克后下　吴茱萸30克　海藻60克　炙甘草75克　木鳖子45克　炒槟榔45克　黑牵牛子30克　益母草120克

四剂，水煎服，每剂浓煎四份，早晚各服一份。

【按语】此案为癌症未手术患者，已耗损元气，此时用药可以补阳扶正为主，攻补兼施。本案患者以附桂及砂半理中汤合四逆汤护胃气、强肾气。旋覆代赭汤合薏苡附子败酱散扶阳健脾、和胃止痛。王献民先生的川乌法合用海藻甘草汤、木鳖子等药对抗肿瘤，温阳通经、活血消瘀、化痰散结；五苓散加用炒槟榔、黑牵牛子、益母草等药，温阳化气、利水消肿、逐水通便。

患者用药两周，诸证显效，胃腹胀满好转但仍有食欲不振、纳差，下肢肿胀消退，二便正常。后方去益母草加白花蛇舌草120克，辅助抗癌用药一个月，诸症消失。

2. 术后痞满案

马某，男，27岁。2023年5月13日初诊。

【症见】患者平素易外感，心脏卵圆孔未闭，行封堵术后半年余，现心下痞满、呃逆，夜间小便频数，大便溏泄。舌淡胖润、苔薄白，脉沉细弱。

【辨证】心脾肾阳虚，寒邪内伏，代谢失常。

【方药】破格救心汤合旋覆代赭汤、砂半理中汤、参苓白术散、玉屏风散、缩泉丸及补肾经验药物。

干姜160克　炙甘草75克　制附子230克先煎　党参75克　山茱萸130克　生龙骨45克先煎　生牡蛎45克先煎　煅磁石45克先煎　旋覆花30克包煎　煅赭石60克先煎　清半夏30克　炒白术60克　茯苓45克　砂仁15克后下　吴茱萸30克

炒白扁豆30克　陈皮20克　山药45克　莲子肉20克　麸炒薏苡仁60克　黄芪120克　防风30克　肉桂45克　益智仁30克　乌药15克　桑螵蛸30克　补骨脂30克　淫羊藿30克

三剂，水煎服，每剂浓煎四份，早晚各服一份。

【按语】心脏卵圆孔未闭为先天禀赋不足，脾肾两本亏虚不能推动心脏的正常发育，因而素体虚弱，方中破格救心汤强心固肾、破阴回阳、收敛元气，旋覆代赭汤合砂半理中汤温阳降逆、理气和胃。参苓白术散合玉屏风散益气健脾、利湿化痰，可治肺脾两虚之虚人外感，补脾气、益肺气、健脾运。缩泉丸及补肾经验药物温补肾阳、固精缩尿止遗。

患者用药一周，食后胃胀、腹胀基本消失，晨起大便溏泄、夜间尿频明显减少。二诊加强扶阳药物的剂量，将制附子230克改为260克、干姜160克改为180克、山茱萸130克改为150克后，辨证用药一个月，诸症基本消失，服药期间再无外感发生。

3. 胃切除术后案

韩某，男，59岁。2018年4月10日初诊。

【症见】患者胃癌行切除术后，现食后胃胀、反酸、呃逆，胁痛，面色萎黄。舌红胖大、苔白，脉关虚弦、尺沉。

【辨证】太阴阳虚，元气亏损，胃气上逆，运化失调。

【方药】旋覆代赭汤合薏苡附子败酱散、砂半理中汤、黄芪建中汤、丁香柿蒂汤、左金丸、海藻甘草汤。

旋覆花15克包煎　煅赭石50克先煎　生姜30克　清半夏45克　炒薏苡仁30克　败酱草30克　制附子90克先煎　党参45克　白术45克　肉桂30克　干姜90克　砂仁15克后下　草果仁15克　白豆蔻15克后下　公丁香15克　柿蒂15克　吴茱萸10克　黄连6克　煅瓦楞30克先煎　海藻50克　炙甘草50克　茯苓30克　白芍60克　生黄芪90克　三棱30克　木鳖子30克　泽漆30克　浙贝母20克

六剂，水煎服，早晚各服一份。

【按语】癌症患者术后，治疗时当着眼于患者之整体，固护脾肾阳气，保护生命之本，攻补兼施，以补阳扶正为主。本案患者以附桂及砂半理中汤护胃气，黄芪建中汤提振中气，以四逆汤补肾气，旋覆代赭汤合丁香柿蒂汤合左金丸、煅瓦楞降逆止呃抑酸。薏苡附子败酱散扶阳利湿消痈。芍药甘草汤柔肝止痛。加用海藻甘草汤、泽漆、浙贝母、木鳖子、三棱等化痰散结之药，另加生黄芪90克补中气，取张锡纯消中有补之意。

患者用药一周，诸证显效，仅偶有反酸、呃逆。后持续用药一个月，诸症基本消失，建议患者断续服用上方调理。此案追访三年，胃部无异。

4. 呃逆伴胁肋部疼痛案

杨某，男，61岁。2020年9月5日初诊。

【症见】患者有肝硬化病史，严重呃逆，胃脘不适，胃胀，两胁肋部疼痛，轻微口苦，经治几家医院口服多种西药无效，眠差，大便不畅。舌紫暗、苔白腻，脉沉缓。

【辨证】脾肾阳虚，中气不足，清阳不升，胃气不降。

【方药】旋覆代赭汤合砂半理中汤、吴茱萸汤、薏苡附子败酱散、木香九香虫对药、平胃散、减味膈下逐瘀汤。

旋覆花15克包煎　煅赭石45克先煎　党参30克　清半夏90克　炒白术30克　茯苓30克　炙甘草60克　砂仁15克后下　吴茱萸15克　炒薏苡仁30克　制附子120克先煎　败酱草60克　木香15克　九香虫15克　桃仁15克　鳖甲30克先煎　苍术30克　厚朴15克　陈皮30克　生白术60克　当归30克　川芎15克　红花15克　柴胡15克　枳壳15克　香附15克　干姜90克　生黄芪60克

四剂，水煎服，每剂浓煎四份，早晚各服一份。

【按语】四逆汤扶一身阳气；附子及砂半理中汤温脾护中。旋覆代赭汤降阳明胃逆；吴茱萸汤祛阳明寒逆；木香、九香虫理气止痛；平胃散燥湿健脾；桃仁、鳖甲散结护肝、对肝硬化有特殊疗效；膈下逐瘀汤活血破结；当归30克，生白术60克，生黄芪60克，益气润肠通便。稍取小柴胡汤之意，和解少阳，以通利三焦。

用药一周，患者胃胀、呃逆、两胁疼痛明显好转，口苦消失，大便通畅，睡眠佳。坚持辨证用药一月余，患者胃部不适痊愈。

5. 胃气上逆案

王某，女，56岁。2020年5月28日初诊。

【症见】患者有胃病史，近日胃胀满，反酸，灼热感，呃逆。舌淡红胖大、苔白、有齿痕，脉关弦、尺沉细。

【辨证】脾胃虚寒，胃气上逆。

【方药】旋覆代赭汤合香砂六君子汤、吴茱萸汤、丁香柿蒂汤、薏苡附子败酱散。

旋覆花15克包煎　煅赭石30克先煎　清半夏30克　党参45克　炒白术30克　茯苓30克　炙甘草30克　砂仁15克后下　吴茱萸15克　干姜60克　丁香15克　柿蒂15克　炒薏苡仁60克　制附子90克先煎　败酱草60克　肉桂30克　海螵蛸15克先煎　煅瓦楞30克先煎

六剂，水煎服，早晚各服一份。

【按语】附桂理中汤温中祛寒，统筹全局，并有香砂六君子汤之意。旋覆代赭汤降逆，合丁香柿蒂汤止呃、吴茱萸汤祛阳明之寒止呃，合用其他健胃方药同治。

患者用药一周显效，两周时胃不适痊愈。

6. 太阳少阳合病伴胸闷案

王某，男，22岁。2017年6月6日初诊。

【症见】患者两周前感冒咳嗽，近三日出现胃脘胀满不适，胸口堵闷感，汗出多。舌淡红胖大、苔白腻，脉关虚弦、尺沉细。

【辨证】太阳少阳合病。

【方药】小柴胡汤合半夏泻心汤、变通小青龙汤、瓜蒌薤白桂枝汤。

柴胡30克　清半夏45克　党参30克　黄芩15克　生姜30克　大枣6枚　炙甘草30克　黄连12克　制附子60克先煎　砂仁10克后下　瓜蒌30克　薤白20克　桂枝30克　炙麻黄15克　细辛45克　白芍30克　炙

紫菀30克　炙款冬花30克　桔梗15克　茯苓30克　枳壳15克　乌梅15克　生黄芪60克

六剂，水煎服，早晚各服一份。

【按语】患者素体阳虚，外感病迁延，发生传变，太阳表证未解，传入少阳太阴。当在扶阳基础上太阳、少阳、太阴同调。予以小柴胡汤和解少阳，半夏泻心汤辛开苦降，治疗痞满，取变通小青龙汤之意，表里双解、宣肺止咳，其中麻黄附子细辛汤加乌梅温阳驱寒，治疗伤寒感冒，增强免疫力（这是李可先生的经验），加生黄芪健补中气，瓜蒌薤白桂枝汤通胸阳，治疗胸闷。

患者用药一周痊愈。

7. 少阳太阴合病伴心痛彻背案

苏某，女，52岁。2017年11月27日初诊。

【症见】患者面色萎黄，时常胃胀，口苦，食冷加重，胸闷气短，后背疼痛。舌暗红胖大，脉关弦、尺沉。

【辨证】少阳不和，脾虚胃寒，胸阳不振，寒热夹杂。

【方药】小柴胡汤合半夏泻心汤、薏苡附子败酱散、平胃散加味方、瓜蒌薤白桂枝汤。

柴胡18克　黄芩12克　党参45克　清半夏45克　炙甘草30克　生姜45克　黄连10克　生薏苡仁60克　制附子60克先煎　败酱草60克　苍术30克　厚朴20克　陈皮20克　草果仁15克　乌药15克　莱菔子30克　木香15克　瓜蒌50克　薤白30克　桂枝30克

六剂，水煎服，早晚各服一份。

【按语】小柴胡汤和解少阳，半夏泻心汤辛开苦降，治疗痞满，薏苡附子败酱散扶阳利湿消痈，因患者脾胃虚寒，突出附子用量。平胃散加味方燥湿运脾，健利中焦，消除胀满。患者后背疼痛，对症选取瓜蒌薤白桂枝汤进行治疗。

患者坚持用药一个月，诸症愈。

8. 少阳太阴合病伴便秘案

薛某，女，85岁。2020年7月25日初诊。

【症见】患者食后胃胀痞满，口苦，大便干燥不畅，还有高血压、2型糖尿病史。舌淡红胖大、苔白腻，脉沉缓。

【辨证】少阳太阴合病，中气不足，升降失调。

【方药】小柴胡汤合半夏泻心汤、薏苡附子败酱散、平胃散加味方。

柴胡18克　黄芩12克　黄连10克　党参30克　清半夏45克　生姜60克　炙甘草45克　炒薏苡仁60克　制附子90克先煎　败酱草60克　苍术30克　厚朴15克　陈皮30克　草果15克　乌药10克　炒莱菔子30克　藿香30克　生白术100克　当归60克　大黄10克

六剂，水煎服，早晚各服一份。

【按语】小柴胡汤和解少阳，半夏泻心汤辛开苦降，薏苡附子败酱散扶阳利湿消痈，平胃散加味方燥湿健脾、消痞满，藿香芳香醒脾，重用生白术、当归益气健脾润肠，大黄与诸药同煎通腑气。纵观全方，虽使用和法、消法，但仍以温补法为主，以理中汤、四逆汤统筹全方。

患者一周用药诸症近愈，再服药一周痊愈。

9. 少阳太阴合病伴精神焦虑案

张某，女，67岁。2017年10月12日初诊。

【症见】患者患慢性胃炎十年，胃部胀满不适，口中异味，发黏，一年来精神焦虑，夜睡差，体重骤减。舌淡红、苔燥，脉沉细。

【辨证】肝胃不和，营卫失调。

【方药】柴胡桂枝加龙骨牡蛎汤合半夏泻心汤、薏苡附子败酱散、潜阳封髓丹、半夏秫米汤、酸枣仁汤、睡眠验方四味、甘麦大枣汤。

柴胡15克　黄芩15克　党参15克　清半夏90克　桂枝30克　煅牡蛎30克先煎　煅龙骨30克先煎　黄连10克　生姜30克　炙甘草30克　制附子60克先煎　生薏苡仁60克　败酱草60克　砂仁15克后下　黄柏10克　龟甲10克先煎　炒枣仁30克　茯神18克　川芎15克　白芍30克　知母10克　五

味子30克　黄精40克　合欢花15克　生山楂40克　浮小麦30克　大枣10枚

四剂，水煎服，每剂浓煎四份，早晚各服一份。

【按语】胃不和则卧不安。此类患者为阳虚，当在扶阳基础上辨证施治，对症治疗，方能事半功倍。予以柴胡桂枝加龙骨牡蛎汤和解阴阳，既有柴胡剂和解之意，又有桂枝汤调和营卫。薏苡附子败酱散扶阳利湿消痈利脾胃，加清半夏90克成半夏秫米汤治疗失眠，体现和胃安眠思路。酸枣仁汤合睡眠验方四味养血安神，除烦助眠。潜阳封髓丹收敛虚阳。甘麦大枣汤养心润燥安神。

患者10月19日复诊，失眠症状明显好转，胃脘部已觉舒适，口中异味减轻。患者诉食欲差，去黄连，加炒麦芽60克以开胃。

后随证加减，患者坚持服药共计两个月，胃脘不适、失眠焦虑痊愈。

二　胃痛

1.胃痛伴呃逆案

段某，女，58岁。2023年5月20日初诊。

【症见】患者形体消瘦、面容憔悴，多年慢性萎缩性胃炎伴反流性食管炎，现食后胃部隐痛，呃逆、反酸，便溏，夜睡多梦。舌淡嫩胖润、苔稍腻，脉细滑。

【辨证】心脾阳虚，中气不足，运化不良。

【方药】旋覆代赭汤合参苓白术散、薏苡附子败酱散、三畏汤、附桂理中汤、砂半理中汤、丁香柿蒂汤、黄芪建中汤。

旋覆花30克包煎　赭石45克先煎　党参段60克　麸炒白术45克　茯苓45克　炙甘草60克　清半夏120克　砂仁15克后下　制吴茱萸20克　炒白扁豆30克　陈皮20克　山药45克　生姜120克　麸炒薏苡仁90克　白附片150克先煎　败酱草120克　丁香30克　郁金30克　五灵脂60克　肉桂45克　赤石脂45克　黄芪90克　白芍45克　熟地黄30克　当归20克　川芎20克　柿蒂20克　姜

厚朴30克

四剂，水煎服，每剂浓煎四份，早晚各服一份。

【按语】患者素体羸弱，胃痛迁延日久，进食减少，脾胃愈加虚弱。以旋覆代赭汤益气和胃、降逆止呕；附桂理中汤合砂半理中汤温补脾阳、理气和中。参苓白术散健脾利湿、温阳止泻。李可先生三畏汤益气活血、温肾启脾，合薏苡附子败酱散扶阳利湿消痈，对胃炎有显效。丁香柿蒂汤降逆止呕。重用生黄芪，取黄芪建中汤温中散寒、缓急止痛之意。重剂半夏秫米汤安胃助眠。

患者用药一周胃痛减轻，呃逆、反酸消失，便溏较前改善，失眠多梦近愈。坚持用药一个月，面色红润，体重有所增加，胃痛完全消失，胃安则卧宁，现可睡七八小时且无梦。

2. 虚寒型胃痛案

刘某，女，34岁。2023年7月2日初诊。

【症见】患者形体消瘦，乏力倦怠。曾于五年前患有胃痛，近期胃部持续性冷痛连及腹背部，喜温喜按，呃逆。舌淡嫩滑润、无苔，脉沉细弱。

【辨证】脾虚胃寒，中气不足，运化不良。

【方药】旋覆代赭汤合附桂理中汤合砂半理中汤、三合汤、薏苡附子败酱散、丁香柿蒂汤、黄芪建中汤。

旋覆花30克包煎　煅赭石60克先煎　党参60克　麸炒白术45克　茯苓45克　清半夏30克　砂仁15克后下　制吴茱萸15克　生姜120克　炙甘草60克　白附片150克先煎　肉桂45克　百合30克　乌药20克　丹参60克　檀香15克后下　高良姜45克　香附45克　丁香30克　柿蒂20克　麸炒薏苡仁90克　败酱草120克　黄芪90克　白芍45克

四剂，水煎服，每剂浓煎四份，早晚各服一份。

【按语】患者胃部冷痛并伴有乏力，为虚寒型胃痛。以旋覆代赭汤合丁香柿蒂汤益气和中、降逆止呕。附桂理中汤温补脾肾、祛寒止痛。焦树德先生三合汤温中和胃、调气养血，是治疗胃脘疼痛的名方。薏苡附子败酱散扶阳健脾、利湿消痈。

患者用药一周复诊，胃痛、呃逆基本消失，身体乏力症状减轻。辨证用药三周，疼痛消失未再反复。

3. 胃痛伴心脏病案

李某，男，52岁。2023年6月4日初诊。

【症见】患者一年前曾行心脏支架手术，偶发晨起胃痛，连及左侧肩背，进食后减轻或消失，伴遍身多汗，动则加重，全身散在点状性湿疹伴皮炎、皮肤瘙痒。舌淡胖嫩滑润，苔薄白，脉沉细弱。

【辨证】心脾肾阳虚，中气不足，寒湿困脾。

【方药】破格救心汤合旋覆代赭汤、薏苡附子败酱散、砂半理中汤、黄芪建中汤、减味五味消毒饮及经验药物。

干姜230克　炙甘草75克　制附子330克先煎　党参75克　山茱萸130克　生龙骨45克先煎　生牡蛎45克先煎　煅磁石45克先煎　旋覆花30克包煎　煅赭石60克先煎　清半夏75克　白术60克　茯苓45克　砂仁15克后下　吴茱萸30克　炒薏苡仁75克　败酱草120克　黄芪130克　白芍45克　肉桂45克　炙乌梢蛇15克　金银花45克　荆芥穗20克　蒲公英30克　地丁45克　野菊花45克　徐长卿45克　土茯苓120克

四剂，水煎服，每剂浓煎四份，早晚各服一份。

【按语】患者行心脏支架术后，心脾肾三脏元气大伤，此时皮肤湿疹是兼证，先要顾护两本、兼清表邪。方中重剂破格救心汤强心回阳、大补心肾，收敛元气，旋覆代赭汤合薏苡附子败酱散温胃和中、降逆止呃。黄芪建中汤合砂半理中汤温中止痛，理气散寒。减味五味消毒饮搭配炙乌梢蛇、徐长卿等祛风止痒药物，解毒散结、疗疮生肌。

患者用药一周，诸证显效，心胃气痛明显减轻，家属叙述汗出如油好转，床单泛黄明显减少，但仍有皮肤瘙痒难耐，去野菊花、加蝉蜕祛风止痒。后辨证用药一个月，诸症基本消失。

4. 胃痛胃胀案

张某，女，61岁。2020年8月25日初诊。

【症见】患者饭后胃胀，胃痛，伴有灼热感。舌淡红胖大、有齿痕、苔白，脉关虚弦、尺沉细。

【辨证】太阴阳虚，寒热错杂，中气不足，运化不良。

【方药】半夏泻心汤合薏苡附子败酱散、木香与九香虫对药、平胃散加味方、黄芪建中汤。

清半夏60克　党参45克　黄芩12克　黄连10克　生姜45克　炙甘草30克　炒薏苡仁60克　制附子90克先煎　败酱草90克　木香15克　九香虫15克　苍术30克　厚朴30克　陈皮30克　草果仁20克　乌药15克　莱菔子30克　藿香30克　蒲公英60克　炒白术45克　茯苓45克　白芍45克　生黄芪60克　肉桂30克

四剂，水煎服，每剂浓煎四份，早晚各服一份。

【按语】患者脾阳不足，虽有灼热感，不可一味地见热清热，当知此为寒湿化热，是为标证。以附桂理中汤补益脾阳固本，加生黄芪、白芍是黄芪建中汤，半夏泻心汤辛开苦降治疗痞满，薏苡附子败酱散扶阳利湿消痈，平胃散加味草果、藿香燥湿健脾、醒脾祛湿，木香、九香虫理气止痛，蒲公英为治疗胃炎的经验药物。

患者辨证用药三周，逐次好转，加减用药三个月痊愈。

5. 胃溃疡疼痛案

杨某，女，47岁。2020年8月18日初诊。

【症见】患者有胃溃疡，反复胃胀、胃痛，月经量极少，经行一日即止，胸闷憋气，心烦气急，寐差。舌暗红胖大、舌下瘀络明显、苔白腻，脉关弦、尺沉涩。

【辨证】太阴阳虚，运化失调，气滞血瘀。

【方药】血府逐瘀汤合薏苡附子败酱散、半夏泻心汤、半夏秫米汤、平胃散加味方、丹参饮、潜阳丹。

柴胡15克　枳壳15克　桔梗30克　炙甘草30克　桃仁15克　红花15克　生地黄30克　当归15克　赤芍30克　川芎15克　炒薏苡仁60克　制附子60克先煎　败酱草60克　清半夏120克　党参45克　黄芩12克　黄连10克　生姜45克　苍术30克　厚朴30克　陈皮20克　草果20克　紫菀30克　藿香30克　丹参45克　檀香10克后下　砂仁15克后下　黄柏10克

四剂，水煎服，每剂浓煎四份，早晚各服一份。

【按语】患者年近五旬，月经量少，已有早衰之象，责之于肾；反复胃胀，脾阳不足，当脾肾同治。以四逆汤、附子理中汤统筹全局。血府逐瘀汤理气化瘀，引血下行。薏苡附子败酱散扶阳利湿消痈，半夏泻心汤降逆，合潜阳丹收敛虚火以归肾，半夏秫米汤治疗和胃助眠，平胃散燥湿健脾，加味草果、藿香芳香醒脾，丹参饮活血止痛。方中多方合一，多病兼顾。

患者用药一周，胃痛、胃胀明显减轻，继续辨证用药，逐次好转。五周后，胃胀、胃痛痊愈，期间月经至，经量接近正常。嘱咐患者继续用药两个月调理月经。

6. 萎缩性胃炎伴肠化案

孙某，男，61岁。2019年1月17日初诊。

【症见】患者有慢性萎缩性胃炎伴糜烂，重度肠化，现胃痛，呃逆，反酸，食欲不佳，便秘。舌淡胖、苔稍腻，脉沉细缓。

【辨证】太阴阳虚，中气不足，运化失调。

【方药】附桂理中汤合砂半理中汤、参灵散、济川煎、旋覆代赭汤、丁香柿蒂汤、左金丸、薏苡附子败酱散。

党参60克　生白术100克　干姜90克　炙甘草60克　茯苓45克　肉桂30克　制附子120克先煎　砂仁15克后下　清半夏30克　五灵脂45克　当归60克　肉苁蓉30克　草果仁15克　旋覆花30克包煎　煅赭石60克先煎　枳壳30克　公丁香20克　柿蒂20克　吴茱萸15克　黄连10克　败酱草90克　炒薏苡仁90克　生黄芪90克　炒麦芽60克　煅瓦楞30克先煎　白豆蔻15克后下

四剂，水煎服，每剂浓煎四份，早晚各服一份。

【按语】患者以脾阳不足为重，全方以附桂理中汤引领，砂半理中汤加四君子汤温中补中，重用生白术100克、当归60克益气活血、补脾润肠，加生黄芪90克运大气，合济川煎以通便。参灵散益气化瘀止痛不伤正，取李可先生三畏汤之意，合薏苡附子败酱散扶阳利湿消痈，对胃炎伴糜烂有显效。丁香柿蒂汤、旋覆代赭汤、左金丸加煅瓦楞、败酱草降逆抑酸。

患者用药一周食欲好转，胃痛减轻，呃逆消失，反酸减轻，大便较前通畅。患者坚持用药，症状逐次好转。辨证用药三个月，患者复查，胃糜烂痊愈，肠化减轻。

7. 胃痛、漏下案

郭某，女，37岁。2020年8月22日初诊。

【症见】患者功能性子宫出血，漏下，月经量多，月经期间出现心慌憋闷感，平时食后胃胀、胃痛、呃逆。舌淡润、少苔，脉沉细缓。

【辨证】脾肾阳虚，中气不足。

【方药】十二五合方合良附丸、旋覆代赭汤、吴茱萸汤。

熟地黄45克　当归30克　川芎30克　白芍30克　仙茅30克　淫羊藿30克　巴戟天20克　肉苁蓉30克　覆盆子30克　五味子30克　枸杞子30克　菟丝子30克　补骨脂30克　党参60克　炒白术30克　茯苓30克　炙甘草60克　制附子120克先煎　生姜45克　生黄芪90克　肉桂45克　高良姜30克　香附30克　山茱萸60克　旋覆花15克包煎　煅赭石先煎　砂仁10克后下　吴茱萸15克　炮姜45克　仙鹤草60克

四剂，水煎服，每剂浓煎四份，早晚各服一份。

【按语】患者崩漏，其本为虚证，虚为阳虚，脾统血，肾纳气，脾肾阳虚，致使气之固摄作用减弱，而致崩漏，故治本当求之于脾肾两本，月经期的心慌憋闷，属气血虚的表现，胃胀、胃痛是脾胃阳虚表现。十二五合方突出扶阳药物的剂量，强调了两本，保护了胃气，使全方补益更强。本案组方加用山茱萸，补肝虚、敛肝气，有李可先生破格救心汤扶阳固脱之意，亦有固冲汤的固摄收敛之效。旋覆代赭汤降逆，良附丸温中止痛，吴茱萸汤祛寒，炮姜与仙鹤草固涩止漏。整方在四逆汤、理中汤的统领下，将温阳、补益、降逆、祛寒等思路有机地联系起来，突出了扶阳为纲、一方治多病的原则。

患者用药一周后，诉胃胀、胃痛、呃逆明显好转，精力好转。继续加减用药，后逐次好转，月经至，经量明显减少，不适之症近无。继续加减用药调理月余，痊愈。

8. 胃痛伴胸阳不振案

刘某，男，61岁。2020年7月18日初诊。

【症见】患者有冠心病史，近日胸闷憋胀，食后胃胀，脐周疼痛不适，偶有呃逆，面色萎黄。舌暗红胖大、苔白，脉沉细缓。

【辨证】心脾阳虚，中气不足，运化不良。

【方药】破格救心汤合三畏汤、丹参饮、薏苡附子败酱散、丁香柿蒂汤、三妙散、小半夏加茯苓汤及木香九香虫对药。

干姜90克　炙甘草60克　制附子150克先煎　党参60克　山茱萸90克　生龙骨30克先煎　生牡蛎30克先煎　煅磁石30克先煎　丁香30克　郁金30克　五灵脂30克　肉桂45克　赤石脂30克　丹参45克　檀香10克后下　砂仁15克后下　木香15克　九香虫15克　炒薏苡仁60克　败酱草60克　柿蒂20克　清半夏30克　生姜30克　茯苓45克

四剂，水煎服，每剂浓煎四份，早晚各服一份。

【按语】此案突出在调理胃肠系统疾病时，遇到胸阳不振症状时，应同样予以重视。以破格救心汤大补心肾之阳，提振心肾阳气，再合用对症方药治疗。

患者服药一周，诸症显效，加减服药一个月，痊愈。

三　反酸及呃逆

1. 反流性食管炎伴月经不调案

李某，女，41岁。2018年4月12日初诊。

【症见】患者面部有黄褐斑，月经量少、痛经，反流性食管炎，胃炎，胃溃疡，时常胃痛，呃逆，眠差。舌暗红、苔白，脉沉细涩。

【辨证】太阴阳虚，胃气上逆，气血不和。

【方药】旋覆代赭汤合左金丸、半夏秫米汤、理中汤、薏苡附子败酱散、丁香柿蒂汤、桃红四物汤。

旋覆花15克包煎　煅赭石30克先煎　党参45克　清半夏90克　吴茱萸10克　黄连8克　白术45克　肉桂30克　草果仁15克　生姜75克　炒薏苡仁60克　制附子100克先煎　败酱草60克　蒲公英30克　公丁香12克　柿蒂12克　桃仁10克　红花10克　生地黄15克　白芍15克　当归15克　川芎30克　炙甘草45克　生黄芪60克

六剂，水煎服，早晚各服一份。

【按语】患者太阴、少阴阳虚，仍突出附桂理中汤、四逆汤的主导作用，脾肾同调。薏苡附子败酱散扶阳利湿消痈。半夏秫米汤和胃安眠。旋覆代赭汤合丁香柿蒂汤、左金丸降逆止呃抑酸。桃红四物汤补血活血、化瘀调经止痛。

患者用药一周，胃痛、呃逆、反酸症状明显减轻，用药两周后睡眠明显改善。患者持续服药两个月，症状逐次减轻，期间月经至，经量增加，痛经痊愈。

2. 糜烂性胃炎案

胡某，女，53岁。2017年12月5日初诊。

【症见】患者面色萎黄，萎缩性胃炎伴糜烂，心下痞满多年，呃逆，反酸。舌红、苔白腻，脉关虚弦、尺沉细。

【辨证】脾胃不和，中气不足，太阴阳虚，运化不良。

【方药】半夏泻心汤合薏苡附子败酱散、旋覆代赭汤、左金丸、丁香柿蒂汤、四君子汤。

清半夏45克　党参30克　炙甘草30克　黄芩12克　黄连10克　生姜30克　炒薏苡仁45克　制附子60克先煎　败酱草45克　砂仁15克后下　旋覆花15克包煎　煅赭石30克先煎　吴茱萸15克　白术30克　茯苓15克　公丁

香10克　柿蒂10克　生黄芪45克　蒲公英30克

七剂，水煎服，早晚各服一份。

【按语】本案整体处方以理中汤、四逆汤贯穿，四君子汤健中，半夏泻心汤与旋覆代赭汤合用以降逆除满，薏苡附子败酱散扶阳利湿消痈，治疗胃炎伴糜烂，左金丸治疗反酸呃逆，丁香柿蒂汤温胃降逆止呃。

患者用药一周痞满、呃逆、反酸明显减轻，辨证用药一个月，症状全部消失。嘱咐患者忌食寒凉。

3. 慢性胃炎案

李某，女，35岁。2018年3月29日初诊。

【症见】患者面色萎黄，晨起口苦，有慢性胃炎病史，胃脘疼痛，反酸、呃逆，眠差，前额疼痛明显。舌淡红胖大、苔白滑，脉关弦、尺沉。

【辨证】少阳不和，阳虚寒凝，中气不足，运化不良。

【方药】小柴胡汤合半夏泻心汤、四君子汤、旋覆代赭汤、丁香柿蒂汤、平胃散、薏苡附子败酱散、半夏秫米汤、左金丸、川芎茶调散。

柴胡18克　清半夏90克　党参45克　黄芩10克　生姜60克　炙甘草30克　白术45克　茯苓45克　肉桂30克　砂仁10克后下　旋覆花30克包煎　煅赭石60克先煎　公丁香30克　柿蒂30克　苍术15克　陈皮15克　厚朴15克　制附子90克先煎　败酱草60克　炒薏苡仁60克　煅瓦楞30克先煎　海螵蛸30克先煎　吴茱萸15克　黄连10克　细辛30克　川芎45克　白芷30克

四剂，水煎服，每剂浓煎四份，早晚各服一份。

【按语】本案突出附桂理中汤、四逆汤之意。口苦为少阳证，选小柴胡汤和解少阳，重用清半夏90克，与炒薏苡仁60克成半夏秫米汤使胃和眠安。四君子汤补中，半夏泻心汤、旋覆代赭汤合丁香柿蒂散降逆止呃，左金丸抑酸。平胃散健脾燥湿，运气和胃。细辛30克、川芎45克、白芷30克合用，取川芎茶调散之意，治疗风寒型头痛。此案一方治多病，坚持扶阳，统筹兼顾。

患者用药一周，诉胃脘疼痛、口苦反酸明显减轻，睡眠改善，头痛消失。

坚持加减用药两个月后诸症消失。

4. 萎缩性胃炎伴肠化案

李某，女，57岁。2019年5月30日初诊。

【症见】患者面色萎黄，轻度萎缩性胃炎伴中度肠化，现时常反酸，不思饮食，习惯性大便干燥。舌淡胖嫩、无苔，脉沉缓。

【辨证】脾肾阳虚，运化不良，升降失调。

【方药】三畏汤合砂半理中汤、薏苡附子败酱散、左金丸、济川煎。

党参60克　五灵脂30克　公丁香30克　郁金30克　肉桂30克　赤石脂30克　旋覆花30克包煎　煅赭石60克先煎　清半夏30克　煅瓦楞30克先煎　海螵蛸30克先煎　茯苓45克　炙甘草60克　砂仁15克后下　生薏苡仁60克　败酱草90克　制附子150克先煎　吴茱萸30克　黄连10克　山药45克　生黄芪120克　干姜120克　当归60克　生白术100克　大黄15克　肉苁蓉30克　紫菀60克　郁李仁15克　火麻仁30克

四剂，水煎服，每剂浓煎四份，早晚各服一份。

【按语】三畏汤相畏相成修复脾胃中气为主方，以理中汤、四逆汤为统领。合薏苡附子败酱散扶阳利湿消痈，旋覆代赭汤合煅瓦楞、左金丸降逆抑酸。济川煎加味治疗习惯性便干。

患者服药一周药后，反酸消失，纳可，大便明显好转。辨证用药三周，不适之症消失。

5. 呃逆便溏案

孟某，男，48岁。2020年7月4日初诊。

【症见】患者胃脘不适多年，时常呃逆，便溏，掌心汗多。面色晦暗，舌淡红胖大、边有齿痕、苔白腻，脉沉细涩。

【辨证】脾肾阳虚，中气不足，运化不良。

【方药】三畏汤合薏苡附子败酱散、旋覆代赭汤、丁香柿蒂汤、四神丸。

丁香30克　郁金30克　党参60克　五灵脂45克　肉桂50克　赤石脂30克

炒薏苡仁60 制附子120克先煎 败酱草90克 旋覆花15克包煎 煅赭石30克先煎 炒白术45克 茯苓30克 炙甘草60克 吴茱萸20克 砂仁15克后下 柿蒂30克 干姜90克 山药45克 生黄芪60克 仙鹤草60克 煅牡蛎50克先煎 五味子30克 山茱萸60克 肉豆蔻15克

四剂，水煎服，每剂浓煎四份，早晚各服一份。

【按语】本案以附桂理中汤统筹全局，温补脾阳。三畏汤温阳补中理气，旋覆代赭汤合丁香柿蒂汤降逆。吴茱萸汤祛阳明之寒，合四神丸之意，加仙鹤草以止泻。取牡蛎散之意合黄芪、山茱萸、五味子收涩止汗。

患者用药一周，胃脘不适明显好转，呃逆基本消失，便溏明显好转，掌心出汗好转。辨证用药一月余诸症愈。

小　结

胃部不适、痞满、胃痛、反酸、呃逆、腹痛、腹胀等症，结合临床辨证，常用的方药很多，但要疗效更佳，尤其是治疗慢性胃部疾病，其治疗思路应坚持以理中汤、四逆汤温补脾肾为主导贯穿始终，临证合用四君子汤、六君子汤、五苓散、补中益气汤、黄芪建中汤等扶阳方剂。根据笔者经验，薏苡附子败酱散可以用于各类胃部不适症状。

慢性腹泻

造成腹泻的因素可有寒湿、湿热、情志、饮食不当等，但慢性腹泻如久泻、难治性腹泻等往往是寒湿所致，脾阳虚弱，中气不升，运化失调，日久伤至肾阳。故治疗久泻、疑难泄泻者，必须立足于温补脾肾，健运中气。

关于腹泻的治疗，经典名方有参苓白术散、四神丸、痛泻要方等。根据笔者经验，简述如下。

参苓白术散适用于脾胃虚弱、寒湿较重导致的中气不足、饮食不化、肠鸣泄泻。该方以四君子汤为基础，加味山药、莲子肉助健脾益气，兼能止泻；白扁豆、薏苡仁助健脾渗湿；砂仁醒脾和胃，行气化滞；桔梗宣肺利气，通调水道，又能载药上行，培土生金。

四神丸适用于脾肾阳虚型腹泻，尤其是有五更泄泻症状的患者。五更为阳气初升之时，此时腹泻当为肾阳不足之症。补骨脂辛苦大温，能补相火以通君火，火旺乃能生土；肉蔻辛温，能行气消食，暖胃固肠；五味子咸能补肾，酸能涩精；吴茱萸辛热，除湿燥脾，散寒止痛、助阳止泻；姜、枣暖胃补土。

痛泻要方适应证为腹痛而泻，治在补脾泻肝。白术补脾燥湿为君，白芍柔肝缓急止痛为臣，陈皮理气燥湿、醒脾和胃为佐，防风升散肝郁以助止泻，为脾经引经药。

前文指出，三畏汤中肉桂与赤石脂合用，有温肾暖脾、固肠止泻之效，薏苡附子败酱散温阳利湿，除痈疡，可治疗各类胃肠炎症。

早年间，笔者在某杂志上收集到一个治疗慢性结肠炎和溃疡性结肠炎所致长期反复发作腹泻的验方，基础药物组成为：青皮、陈皮、苏梗、藿香、鸡内金、车前子、山药、茯苓、泽泻。此方以对药为基础，组方思路主要是疏肝行气，健脾利湿。此类腹泻临床上非常难治，西医认为它是一种病因尚不十分明确的结肠和直肠慢性非特异性炎症性疾病。笔者使用此方治疗取得了一些疗效，但却做不到治愈，心中十分困惑。

上述治疗腹泻的处方，或温胃，或健脾，或泻肝，或温肾，各有所长，其中均有温补药物，在临床中均经常使用。这些方药对于近期患病的腹泻非常见效，而对于长期腹泻则疗效不够稳固，原因就在于医生的治疗思路，未立足脾肾两本和人身整体阴阳气机的调护。腹泻日久者，往往虚实寒热夹杂，多因并存。要提高疗效，应当坚持并突出扶阳以扶正的思路，坚持以理中汤、四逆汤为主导，合用四君子汤、六君子汤、黄芪建中汤等方药健补脾胃，在此基础上合用上述止泻处方，多方治一病。

1. 纳差、慢性结肠炎案

王某，男，29岁。2018年10月13日初诊。

【症见】患者面色晦暗，十余年来便溏，每日三四次，胃胀，食欲差，形体消瘦，诊断为慢性结肠炎，平日畏寒肢冷。舌淡嫩胖大、苔白，脉沉细。

【辨证】脾肾两虚，中气不足，运化不良。

【方药】附桂理中汤合参苓白术散、归脾汤。

制附子120克先煎　党参45克　炒白术30克　茯苓30克　干姜45克　肉桂30克　炙甘草30克　白扁豆30克　山药30克　砂仁15克后下　炒薏苡仁45克　当归15克　生黄芪60克　远志15克　炒枣仁15克　木香10克　龙眼肉12克　石菖蒲30克　陈皮15克　莪术30克　炒麦芽30克　鸡内金15克　白芍15克　炮姜30克　熟地黄30克　乌药10克　白豆蔻15克后下　草果仁15克

三剂，水煎服，每剂浓煎四份，早晚各服一份。

【按语】此案为脾肾虚寒泄泻。附桂理中汤合四逆汤温补脾肾阳气。参苓白术散健脾渗湿，归脾汤补益心脾，并合用莪术、麦芽、鸡内金等开胃之药，又可消滞，以助消化吸收。白豆蔻、草果仁芳香化温，温中健脾。

患者用药一周，诉食欲增加，大便略成形，睡眠改善。加减用药一个月后，食欲很好，大便已经基本成形，每日一两次，面部光泽红润，体重增加2.5千克，畏寒肢冷好转。后患者间断用药三个月，诸症消失。

2. 纳差、腹泻伴便血案

魏某，男，49岁。2018年10月30日初诊。

【症见】患者胃肠功能紊乱、慢性肠胃炎三年，大便每日五六次，便溏，稍微遇冷则如厕，有五更泻现象，便常规显示潜血阳性，时常胃痛，胃胀，不敢多食，面色萎黄，形体消瘦。舌淡红略胖、少苔，脉弱。

【辨证】脾肾阳虚，中气不足，运化不良。

【方药】三畏汤合薏苡附子败酱散、四神丸、参苓白术散、附桂理中汤，乌梅丸。

党参30克　五灵脂30克　公丁香30克　郁金30克　赤石脂30克　肉桂30克　炒白术45克　制附子60克先煎　炒薏苡仁60克　败酱草60克　炮姜炭30克　仙鹤草60克　吴茱萸30克　补骨脂15克　五味子15克　肉豆

蔻15克　白扁豆20克　生黄芪60克　山药30克　茯苓30克　炙甘草30克　乌梅30克　川椒15克

六剂，水煎服，早晚各服一份。

【按语】附桂理中汤温中补虚，易干姜为炮姜炭，合仙鹤草有止泻止血作用。在四逆汤基础上使用四神丸更能温肾散寒，涩肠止泻，治疗五更泻。三畏汤温中补气、化瘀止痛。吴茱萸汤散寒止痛，助阳止泻。取参苓白术散之意健脾渗湿，取乌梅丸之意缓肝调中，温暖下焦，薏苡附子败酱散扶阳利湿消痈。诸方合一，共治一病。

患者用药一周后，大便次数减至每日二三次，略微成形。辨证用药共计一个月，患者大便每日一两次，基本成形，五更泻消失，食欲增强。

3. 腹泻伴肝脾大案

王某，男，45岁。2018年4月14日初诊。

【症见】患者胆切除术后，肝脾大。长期怕冷，腹泻每日3～4次，夜尿频。面色晦暗，神疲乏力。舌红胖大、苔白腻，脉关虚弦、尺沉缓。

【辨证】脾肾阳虚，脾虚胃寒，运化不良。

【方药】附桂理中汤合薏苡附子败酱散、参苓白术散、黄芪建中汤、四神丸、缩泉丸。

党参30克　茯苓30克　白术60克　肉桂30克　炮姜炭30克　制附子120克先煎　炒薏苡仁30克　败酱草60克　仙鹤草100克　白扁豆15克　山药30克　炙甘草60克　陈皮10克　防风15克　白芍30克　生黄芪60克　赤石脂30克　补骨脂30克　吴茱萸15克　肉蔻15克　五味子15克　乌药10克　益智仁30克　桃仁15克　鳖甲30克先煎　草果仁15克　乌梅30克　花椒15克

四剂，水煎服，每剂浓煎四份，早晚各服一份。

【按语】本案突出祛寒、补虚、建中、扶正思路，以附桂理中汤合四逆汤扶助脾肾阳气，黄芪建中汤补虚健中，重用仙鹤草100克为补虚止泻。取参苓白术散之意健脾渗湿，痛泻要方补脾泻肝，四神丸合赤石脂、肉桂温肾散寒止泻，取乌梅丸之意，缓肝补中。缩泉丸治疗尿频。桃仁、鳖甲是治疗肝脾大的经验药物。

患者用药一周，腹泻好转，可达每日两次。辨证用药两个月，患者大便已正常且成形，面色红润，精神明显好转。

4. 大便溏稀伴隐血案

吴某，女，22岁。2020年5月7日初诊。

【症见】患者大便溏稀多年，受凉加重，几乎无成形时，里急后重，面色萎黄，形体消瘦，便常规显示隐血阳性。舌淡红胖大、苔白腻，脉沉缓。

【辨证】太阴阳虚，中气不足，运化失调。

【方药】三畏汤合参苓白术散、附桂理中汤、香连丸。

丁香30克　郁金30克　党参30克　五灵脂30克　肉桂30克　赤石脂30克　茯苓30克　炒白术30克　白扁豆15克　陈皮15克　山药30克　炙甘草30克　莲子肉15克　砂仁10克后下　炒薏苡仁45克　黄连10克　木香10克　制附子60克先煎　炮姜炭45克　仙鹤草60克

六剂，水煎服，早晚各服一份。

【按语】患者大便溏稀日久，脾阳虚衰，寒湿内生，脾络受损，血溢脉外。以附桂理中汤温脾健脾，祛寒除湿，易干姜为炮姜炭，增强止血作用，更合仙鹤草补虚止泻止血。三畏汤补虚理气止泻，调节修复脾胃气机。参苓白术散健脾渗湿止泻。香连丸清热燥湿，行气止痛，取其清热有治疗隐血之意。

患者用药一周，诉大便开始成形，且觉腹部有暖意。辨证用药一月后，患者大便已基本成形，检查便常规隐血阴性。遂去香连丸，嘱咐患者巩固用药一个月，忌生冷寒凉。

5. 溃疡性结肠炎案

王某，男，28岁。2017年10月14日初诊。

【症见】患者面色晦暗，有溃疡性结肠炎，大便黏液带血，肠鸣音多，排气多，里急后重。舌淡胖、苔白，脉沉细。

【辨证】太阴阳虚，运化失调。

【方药】止泻经验方合附桂理中汤、薏苡附子败酱散、四神丸、乌梅丸、香连丸。

青皮15克　陈皮15克　苏梗15克　藿香15克　鸡内金15克　车前子20克包煎　山药15克　茯苓30克　泽泻20克　党参30克　炒白术30克　肉桂30克　炮姜炭45克　制附子60克先煎　生薏苡仁30克　败酱草60克　花椒15克　乌梅30克　补骨脂15克　肉蔻15克　五味子15克　吴茱萸15克　仙鹤草60克　赤石脂30克　炙甘草30克　木香10克　黄连6克　白扁豆30克　草果仁10克

六剂，水煎服，早晚各服一份。

【按语】本案以止泻经验方疏肝行气，健脾利湿。附桂理中汤、四逆汤温补脾肾阳气，易干姜为炮姜炭，增强止血作用。赤石脂、肉桂取三畏汤之意，可治疗大便脓血。薏苡附子败酱散扶阳利湿消痈，乌梅丸缓肝调中，温暖下焦，四神丸温肾散寒、涩肠止泻，组方中也含有参苓白术散健脾之意，香连丸燥湿行气，草果温中。

一周后复诊，患者大便次数减少，肠鸣音减少，脓血便减轻，去车前子，加生黄芪60克以健补中气。

三诊时，脓血便已愈，肠鸣音正常，大便次数正常。调整处方：去草果仁，加干姜60克，制附子加至100克，生黄芪加至90克。加大温阳补气力度。继续用药两周，巩固疗效。

6. 长期急性腹泻案

王某，女，60岁。2018年9月29日初诊。

【症见】患者间断出现急性腹泻十余年，可因受凉、情绪变化、劳累等因素诱发，腹泻来势急迫，必须马上如厕。近三年发作次数增加，两三天发作一次，时常呃逆。舌红胖大、苔白，脉沉涩。

【辨证】脾肾阳虚，中气不足，运化不良。

【方药】止泻经验方合砂半理中汤、附桂理中汤、参苓白术散、痛泻要方、黄土汤、丁香柿蒂汤。

青皮15克　苏梗15克　陈皮15克　藿香15克　泽泻30克　茯苓30克　炒白术30克　山药20克　车前子30克包煎　鸡内金15克　党参45克　肉桂30克　制附子90克先煎　炮姜炭30克　清半夏15克　砂仁10克后下　白扁豆15克　赤石脂30克　防风15克　白芍15克　灶心土30克　柿蒂15克　公丁香15克　生姜30克

六剂，水煎服，早晚各服一份。

【按语】患者症状常年迁延不愈，脾肾阳虚是根本，并伴多种致病因素。在理中汤、四逆汤扶阳固本的基础上合用止泻经验方治疗；加砂仁、半夏温中理气调理肠胃，取参苓白术散之意健脾利湿；赤石脂加肉桂为一组对药，取三畏汤之意，取黄土汤之意，温中止泻，痛泻要方补脾泻肝；丁香柿蒂汤降逆止呃。

患者用药两周，急性腹泻明显好转，五六日发作一次；加减用药一个月后，7～10日发作一次。嘱咐患者坚持用药，并保持良好情绪，注意饮食。患者共计用药三个月，急性腹泻症状已被控制，即使偶有突发便意，也可自主控制。

7. 长期慢性腹泻案

张某，男，26岁。2018年10月27日初诊。

【症见】患者慢性腹泻八年，每天四五次，并有五更泄泻，形体消瘦，神疲乏力，少气懒言，面色萎黄。舌红胖大、苔薄白，脉沉弱。

【辨证】心肾阳虚，中气不足，运化不良。

【方药】破格救心汤合桂枝加龙骨牡蛎汤、附桂理中汤加赤石脂、黄土汤、四神丸。

干姜60克　炙甘草60克　制附子120克先煎　党参60克　山茱萸90克　生牡蛎30克先煎　煅磁石30克先煎　生龙骨30克先煎　桂枝45克　白芍15克　生姜30克　生黄芪60克　炒白术30克　肉桂30克　赤石脂30克　灶心土30克　仙鹤草60克　吴茱萸30克　五味子30克　肉蔻15克　补骨脂30克　淫羊

藿30克　枸杞子30克　菟丝子30克　青皮15克　陈皮15克　藿香15克　苏梗15克

四剂，水煎服，每剂浓煎四份，早晚各服一份。

【按语】患者患慢性腹泻日久，形体消瘦，已成虚劳，气血亏虚，心脾肾阳虚。治病求本，予以破格救心汤温补心肾，提振心阳；桂枝加龙骨牡蛎汤调和阴阳；附桂理中汤加黄芪建中汤补虚温中散寒；黄土汤、肉桂合赤石脂、四神丸温脾肾、暖下焦以止泻；取止泻经验方之意，疏肝行气以畅达肝脾气机；加肾四味大补肾精固本。

患者用药一周，腹泻明显好转，诉精力好转。用药两周，大便基本成形，每日一次。取效之速，令患者惊叹。嘱咐患者巩固用药一个月以固本，平时忌生冷寒凉，注意保暖。

8. 克罗恩病案

李某，男，48岁。2021年8月28日初诊。

【症见】患者面色萎黄，患“克罗恩”肠炎十年，口服激素控制，现肠道狭窄、溃疡，腹痛腹泻次数多。舌淡胖、边有齿痕，脉沉细滑。

【辨证】脾肾阳虚，中气不足，运化不良。

【方药】止泻经验方合薏苡附子败酱散、附子理中汤、四神丸、黄芪建中汤。

青皮15克　陈皮15克　苏梗15克　干姜30克　鸡内金15克　车前子30克包煎　山药30克　茯苓30克　泽泻25克　炒薏苡仁60克　制附子120克先煎　败酱草75克　肉豆蔻15克　补骨脂30克　五味子30克　吴茱萸15克　姜炭45克　党参30克　赤石脂45克　桂枝45克　生黄芪60克　白芍90克　炙甘草60克　仙鹤草60克

三剂，水煎服，每剂浓煎四份，早晚各服一份。

【按语】“克罗恩病”在医学界是疑难杂病，西医也多是用激素及生物制剂、免疫抑制剂控制症状。患者由于久服激素，造成了脾肾阳虚，寒从中生，且一停西药就腹泻不止。用药时需突出散寒补虚、温中健脾的思路。以止泻经验方行气健脾、利湿止泻。薏苡附子败酱散扶阳利湿消痈；附子理中汤合四神丸温补脾肾两本之阳气；干姜、炮姜炭同用，增强温中止泻的作用；肉桂、赤石脂对药取自三畏汤，收敛涩肠；黄芪建中汤温养脾胃、散寒止痛；重用仙鹤草温中补虚、截疟止痢。

服药两周，腹泻、腹痛明显改善，大便由每日4~5次减少至1~2次，神疲乏力改善。辨证用药一个月后，患者自行停服激素药物，腹痛、腹泻略有反复，继续服用上方两个月，痊愈。

小　结

前文所列治疗腹泻的经验处方，或温胃，或健脾，或泻肝，或温肾，各有所长，但对于长期的慢性腹泻患者，由于两本元气耗散严重，其治疗思路应当坚持并突出扶阳以扶正的思路，坚持以理中汤、四逆汤为主导，合用四君子汤、六君子汤、黄芪建中汤等方药健补脾胃，在此基础上灵活辨证合用止泻方药，多方治一病，以求速效。

顽固性便秘

便秘的治疗，有痞、满、燥、实等阳明腑实症状的，可用三个承气汤分而治之。阴虚便秘用增液汤，血虚便秘用通幽汤，肠胃燥热、脾约便秘用麻子仁丸系列，大家对此并不陌生，在此不予多论。笔者在临床上最常见的便秘症状多为阳虚、气虚所致，在老人及体虚者身上多见。其症状多为面色晦暗，神疲纳差，舌大、苔白滑润，脉象沉涩，长时间大便不行且没有大便之意，排便无力且大便也不干燥。

阳虚、气虚便秘患者，用大黄类或者增液汤类的方剂也可有效果，但往往是开始有效，后来疗效差，长期服用则病情更严重。此类患者的病机是脾肾阳虚，中气不足，大气不转，无力推动胃肠运行，是因虚而秘，当塞因塞用，以补为先，以扶阳为本。

对于此类患者的治疗，笔者常以四逆类为主导，扶肾阳乃扶一身之阳，阳气足则一身气机运转。合用并重用当归、生白术、生黄芪治疗气虚型便秘。这是借鉴李东垣通幽汤思路重用当归30克或60克，养血润肠；借鉴仲景去桂加白术汤之意，重用生白术60克或100克，健脾燥湿、生津润肠；借鉴气虚便秘用黄芪汤的思路，重用生黄芪60克以上以健脾运气。必要时辅以张景岳济川煎（当归、牛膝、肉苁蓉、泽泻、升麻、枳壳）温肾润肠通便。此方中肉苁蓉温肾益精，润燥滑肠；当归养血和血，辛润通便；牛膝补肾强腰，其性下降；枳壳宽肠下气，泽泻入肾泄浊；少加升麻以升清降浊。张景岳称此方是“用通于补之剂”。有时也重用生紫菀以宣肺通肠，皆因肺与大肠相表里。有阴虚、腑实证者，可在前期用加味承气汤、通幽汤之思路。现结合案例予以说明。

1. 习惯性便秘

赵某，女，29岁。2018年10月20日初诊。

【症见】患者自青少年时期就开始习惯性便秘，现大便三五日一行，常常胃脘不适，眠差，面色萎黄。舌淡红胖大、苔白，脉沉细。

【辨证】太阴阳虚，中气不足，运化不良。

【方药】济川煎合四逆汤、重用当归白术生黄芪、五苓散、薏苡附子败酱散、半夏秫米汤。

生白术100克　生黄芪60克　当归60克　川牛膝45克　肉苁蓉30克　泽泻30克　升麻10克　枳壳15克　紫菀60克　桃仁15克　郁李仁15克　制附子90克先煎　干姜60克　桂枝30克　茯苓30克　炙甘草30克　玄参30克　生地黄30克　麦冬15克　莱菔子30克　茵陈90克　败酱草60克　生薏苡仁60克　清半夏90克

四剂，水煎服，每剂浓煎四份，早晚各服一份。

【按语】济川煎为补肾阳、通便的方剂，在四逆汤的基础上使用，更是如虎添翼，重用当归60克，加桃仁体现通幽汤之意，配合使用生白术100

克、生黄芪60克，健脾运气，润肠通便。紫菀宣肺，通大肠，通便。五苓散健脾利水，以增强运化。使用玄参、生地黄、麦冬、郁李仁增阴润肠，辅助通便。薏苡附子败酱散扶阳利湿消痈，治疗胃脘不适；半夏秫米汤和胃安眠。

患者用药一周，大便虽三日一行，但胃脘舒适。辨证用药一个月，逐次好转，大便渐恢复正常。

2. 长期便秘伴胃胀案

龙某，男，62岁。2018年9月22日初诊。

【症见】患者便秘二十余年，排便无力，痔疮，便血，血色鲜红，时常胃胀。舌红、苔白腻，脉沉。

【辨证】太阴脾虚，中气不足，胃阴受损，运化不良。

【方药】济川煎合附子理中汤、薏苡附子败酱散、平胃散、增液承气汤。

生白术100克　生黄芪90克　当归60克　川牛膝40克　肉苁蓉30克　枳壳15克　升麻10克　紫菀60克　玄参30克　生地黄30克　麦冬15克　大黄10克　桃仁15克　郁李仁15克　炒槟榔30克　乌梅30克　制附子90克先煎　党参45克　炙甘草30克　炮姜炭30克　肉桂30克　赤石脂30克　生薏苡仁60克　败酱草60克　苍术15克　厚朴15克　陈皮15克　炒莱菔子60克

四剂，水煎服，每剂浓煎四份，早晚各服一份。

【按语】患者便秘日久，当求速效。济川煎加生白术100克、生黄芪90克以补脾气，运大气，提中气，仍以附子理中汤温固中焦；合用增液承气汤加桃仁15克、郁李仁15克、炒槟榔30克加强通便之力，有急则治其标之意；大黄清泻郁热；桃仁活血化瘀改善痔疮局部郁结之血热；炮姜炭、赤石脂有止血之效；平胃散消除胃胀。

患者用药一周，大便明显通畅，便血减少，胃胀消失。坚持服药，逐次好转，至一个月时，大便每日一次，开始有点干，后面正常软便，无便血。逐次去增液承气汤及桃仁、槟榔，嘱咐患者不要吃寒凉油腻食物，适量运动，患者用药两个月痊愈。随访两年未复发。

3. 胃部分切除术、肠梗阻案

赵某，男，57岁。2020年8月11日初诊。

【症见】患者在1998年行肠梗阻手术、胃部分切除术，但近十年小肠梗阻反复发作，每年发作三四次，医院治疗措施是上通胃管将气体和液体吸出以减压，下以灌肠清大便，患者饱受折磨。发作时脐周疼痛，大便不通伴有畏寒肢冷，眠差。面容苍老、形体消瘦，牙齿基本掉光，血压偏高。舌淡嫩、花剥苔，脉沉弱。

【辨证】脾肾虚寒，元气受损，运化无力。

【方药】温氏奔豚汤合济川煎、木香与九香虫对药、薏苡附子败酱散、天麻钩藤饮。

炙甘草60克　制附子130克先煎　党参60克　山药60克　茯苓45克　泽泻45克　砂仁15克后下　肉桂30克　怀牛膝45克　干姜90克　生白术100克　当归60克　紫菀45克　桃仁15克　肉苁蓉30克　九香虫15克　木香15克　生薏苡仁60克　败酱草60克　大黄10克　天麻30克　钩藤30克后下　生龙骨30克先煎　煅赭石45克先煎

四剂，水煎服，每剂浓煎四份，早晚各服一份。

【按语】患者肠梗阻日久，阳气大虚，经络脏腑气机阻滞，运化失节，脏腑功能失运，无力助推排便。千万不能见梗阻而妄用承气汤，此患者为本虚标实，治法当扶阳固本，塞因塞用。在四逆汤基础上，使用温氏奔豚汤温养先天命门真火，引上焦之虚火归元，并有理中汤之意，脾肾同调，生白术100克补脾润肠通便，合通幽汤之意加当归60克、桃仁15克补血润肠。济川煎补肾通便，紫菀宣肺以通大肠。九香虫、木香理气。薏苡附子败酱散扶阳利湿消痈。加大黄10克与诸药同煎，以通腑气。取天麻钩藤饮之意，清降浊阴，龙骨、代赭石平肝潜阳，兼治高血压。

患者服药一周后大便通畅，他院检查梗阻消失，患者及西医均惊讶不已。大便通畅后，患者血压也趋于平稳，由于中药汤剂里已经添加降压药物，故建议患者停服降压西药。三诊时测量血压为130/80mmHg。上方守方守法临证加减，患者断续治疗半年多，再未发生过肠梗阻，血压持续稳定，体重增加，精力旺盛。

小　结

本文重点论述的是由于阳虚、气虚导致的顽固性便秘，这种病症比阳明腑实证便秘更为常见。治疗思路是以四逆类扶阳处方加味并重用当归、生白术、生黄芪，健脾、益气、润肠。临证可以合用济川煎之意，亦补亦通，加味炙紫菀宣肺通肠。

胆囊炎与胆结石

对于胆囊炎的治疗，不可看见一个“炎”字而妄加清热解毒之品。胆囊炎的急性发作期，以湿热为主，应重在利胆化湿、清热解毒，可用大柴胡汤加减治疗；但对于慢性胆囊炎或者急性胆囊炎转为慢性后，病机为脾阳虚弱，脾虚湿盛，寒湿化热，当以扶阳健脾利湿为主，清利湿热为辅。

由于患者在胆囊炎、胆结石急性发作时候，都会去找西医急诊，中医临床遇到的主要是慢性患者，或者是西医治疗后转为慢性，但一直有症状（右侧胁肋部疼痛、胃脘不适、口苦、消化不良等）的患者。笔者在临床上治疗过几例亚急性胆囊炎的患者，采用了大柴胡汤的思路，后期还是以扶阳思路善后。笔者治疗的慢性胆囊炎及胆结石患者有数百例，取得疗效的关键就是立足于扶阳，在附桂理中汤的基础上合用利胆汤或用其意，往往是一周起效，逐次好转，并能够根治。对于胆结石的患者，还应在此基础上加味排石药物。

利胆汤这个治疗胆囊炎和胆结石的当代验方，是笔者早年在某中医杂志上所获，处方为柴胡、木香、金钱草、海金沙、黄芩、郁金、蒲公英、赤白芍，疼痛者加味延胡索、香附、川楝子，胆结石者加味鸡内金、鱼脑石。现结合案例予以说明。

1. 胆结石伴胃部不适案

徐某，女，58岁。2018年6月9日初诊。

【症见】患者有胆结石病史，现右肋下疼痛，食欲差，胃胀，便溏，面色萎黄。舌淡胖、苔白腻，脉关弦、尺沉细。

【辨证】肝脾不调，运化失调。

【方药】利胆汤合附桂理中汤、平胃散加味。

柴胡18克　黄芩12克　广金钱草90克　海金沙30克包煎　鸡内金30克　郁金30克　白芍15克　赤芍15克　木香15克　鱼脑石30克　蒲公英60克　茵陈90克　藿香30克　佩兰15克后下　香附15克　党参30克　炒白术30克　炮姜炭30克　制附子90克先煎　肉桂30克　陈皮15克　厚朴15克　苍术30克　草果仁12克　炙甘草30克　仙鹤草60克　生黄芪60克

六剂，水煎服，早晚各服一份。

【按语】利胆汤疏肝利胆，化湿止痛，其中金钱草、海金沙、鸡内金为三金汤中的主要成分，鱼脑石是排石的经验药物。附桂理中汤温中健脾，藿香、佩兰芳香醒脾，平胃散燥湿健脾温中，仙鹤草止泻。

患者用药一周，右肋下疼痛明显减轻，食欲好转，胃胀减轻，大便基本成形。连续用药一个月，患者逐次好转，疼痛消失，轻微胃胀，大便正常。坚持加减用药三个月，B超显示结石完全消失。

2. 胆结石、胆囊炎伴下肢肿胀案

罗某，女，32岁。2018年6月16日初诊。

【症见】患者形体肥胖，有胆囊结石病史，偶有胆区疼痛，现双下肢肿胀，双下肢血管彩超检查无异常，患者平日口苦，食欲差。舌淡红胖大、苔白，脉关弦、尺沉涩。

【辨证】脾肾双亏，代谢失常，中气不足，运化不良。

【方药】利胆汤合小四五汤、化铁丸。

柴胡18克　黄芩12克　广金钱草90克　海金沙30克包煎　鸡内金30克　郁金30克　蒲公英60克　生黄芪60克　党参45克　清半夏15克　生姜30克　炙甘草30克　生地黄30克　川芎15克　赤芍15克　当归15克　猪苓15克　泽泻30克　桂枝30克　炒白术30克　茯苓30克　益母草90克　制附子90克先煎　干姜30克　砂仁10克后下　草果仁12克　楮实子30克　威灵仙30克　川牛膝30克

六剂，水煎服，早晚各服一份。

【按语】利胆汤疏肝利胆，清利湿热。取陈宝田教授之小四五汤调气行水，益气养血、活血化瘀，调理代谢，此方也是笔者治疗泌尿系统疾病的经验效方。益母草90克利水，三金汤与化铁丸碎石。整方仍有附子理中汤，实为健脾固本之基础方。

患者连续用药两周，口苦消失，胆区疼痛未发作，下肢水肿明显减轻，食欲改善。用药一个月，胆区疼痛未发作，下肢水肿消失。配合胆囊排石治疗，患者坚持用药三个月，B超显示结石完全消失。

3. 乙型肝炎案

谢某，女，49岁。2020年9月12日初诊。

【症见】患者有乙型肝炎，平时周身酸痛，乏力。舌淡红胖大、苔白腻，脉沉。

【辨证】脾肾阳虚，肝脾不和，中气不足。

【方药】温氏奔豚汤合五苓散、膈下逐瘀汤、升麻鳖甲汤、王献民先生乌附法。

制附子90克先煎　干姜90克　炙甘草60克　党参60克　山药45克　茯苓45克　泽泻45克　砂仁15克后下　肉桂50克　炒白术45克　桂枝45克　猪苓30克　桃仁15克　牡丹皮15克　赤芍30克　乌药15克　红花15克　五灵脂45克　枳壳15克　香附15克　生黄芪150克　制川乌75克先煎　清半夏45克　升麻30克　鳖甲30克先煎　五味子60克　虎杖30克　茵陈90克

四剂，水煎服，每剂浓煎四份，早晚各服一份。

【按语】中医治疗疾病，不可被病名牵着鼻子走，不可拘泥于理化指标，当以人为本，以证为主，辨证施治。笔者从扶阳思路出发，固本补益，扶阳祛寒，对证加减。四逆汤合温氏奔豚汤温阳祛寒，化湿祛浊。五苓散健脾利湿，健利中焦。膈下逐瘀汤活血逐瘀，破癥消结。合用王献民先生乌附法，鼓邪外出。升麻鳖甲汤枢转气机，调转阴阳。五味子乃治疗转氨酶高的经验药物。虎杖、茵陈等抗病毒药物，并有茵陈五苓散、茵陈蒿汤之意。

上方辨证加减，本案患者坚持治疗半年之久，后查转氨酶及乙肝表面抗原已经转阴。

小　　结

本文主要向读者推介利胆汤这个经验方，合用附桂理中汤等扶阳方剂，可以用于治疗胆囊的慢性疾病。

顽固性口腔溃疡

口腔溃疡已是当代普遍易发疾病，由于疾病位置敏感，对患者造成很大烦恼。偶发性口腔溃疡几天后可以自愈，但顽固性口腔溃疡反复发作，很多医生就对其束手无策。大部分医生认为口腔溃疡是心火旺、肝火旺、胃火旺，甚至是肺火旺，或者认为是阴虚火旺，多用各种清火、泻火、滋阴的药物，这就走入了只看其标、未知其本的误区。

口腔溃疡患者的体质绝大部分是脾阳不足或肾水不暖，以致虚火上浮，其治疗思路应当温补脾阳、温肾纳气、引火归元，在基础方剂中合用潜阳封髓丹通常一周内就能治愈。笔者案例不胜枚举。

顽固性口腔溃疡患者往往都有肠胃病史，其证候寒热错杂，因寒湿郁而化热，并伴有脾肾阳虚、虚阳外越。故病患处有寒、有热、有痰、有瘀。针对此类患者，笔者以前学习借鉴陈宝田先生半夏泻心汤合四物汤治疗白塞综合征之经验。其立意是心下痞满导致阳不入阴，半夏泻心汤寒热并用，辛开苦降，四物汤补血活血、化瘀养阴。此方虽然疗效很好，但对于阳虚较重的患者却疗效不佳。笔者后来摸索加味了白芷、细辛温经通窍，加味薏苡附子败酱散温阳利湿消痈，并合用潜阳封髓丹温肾水、降虚火，疗效大为提高。

因此，治疗顽固性口腔溃疡应立足于脾肾阳虚、寒热错杂、虚阳外越等多重因素，在理中汤或附子理中汤温中扶阳的引领下，合用上述方药。脾虚湿重者可加味五苓散，伴唇炎者加泻黄散。另阴阳俱虚患者可在地黄饮子合潜阳封髓丹的基础上辨证加减治疗。

1. 严重舌体溃疡反复发作案

孙某，男，72岁。2018年7月5日初诊。

【症见】患者有严重舌体溃疡，久治不愈，服用维生素B_2及外用粉剂无效，反复发作伴头痛。舌淡红、苔白腻，脉关弦、尺沉。

【辨证】阳虚湿困，寒湿化热。

【方药】半夏泻心汤合生地四物汤、薏苡附子败酱散、潜阳封髓丹。

清半夏45克　黄芩12克　黄连10克　生姜30克　炙甘草30克　党参30克　当归15克　生地黄30克　赤芍30克　川芎30克　白芷30克　细辛30克　炒薏苡仁60克　败酱草60克　制附子60克先煎　黄柏30克　砂仁21克后下　龟甲15克先煎　蒲公英60克　石菖蒲30克　草果仁15克　藿香30克　佩兰15克后下　炒白术30克

六剂，水煎服，早晚各服一份。

【按语】本案以理中汤温中健脾，半夏泻心汤加白芷、细辛辛开苦降、温经通窍，潜阳封髓丹纳气归肾，收敛虚阳，薏苡附子败酱散扶阳利湿消痈，四物汤补血活血化瘀。蒲公英为治疗胃炎的经验药物，石菖蒲开窍，配合草果、藿香、佩兰芳香药物醒脾、健利中焦。

患者用药三日，口腔溃疡减少大半，服药一周近愈，再用药巩固一周痊愈。

2. 反复口腔溃疡伴胃胀、便秘案

尹某，女，53岁。2018年1月23日初诊。

【症见】患者反复发作口腔溃疡，常常胃脘胀满，性情急躁，便秘。舌红、胖大、少苔，脉关虚弦、尺沉涩。

【辨证】脾肾阳虚，虚火上浮，中气不足，运化失调。

【方药】半夏泻心汤合熟地四物汤、潜阳封髓丹、平胃散。

清半夏45克　党参30克　炙甘草15克　生姜30克　黄连8克　黄芩10克　熟地黄18克　当归60克　白芍15克　川芎15克　白芷30克　细辛30克　黄柏10克　砂仁15克后下　龟甲10克先煎　枳壳15克　草果仁12克　苍术30克　厚朴15克　陈皮15克　白豆蔻15克后下　制附子60克先煎　生白术100克　紫菀40克　大黄10克　柴胡15克　佛手15克　香橼15克

六剂，水煎服，早晚各服一份。

【按语】本案痞证与口腔溃疡并存者。处方以扶阳为主线，四逆汤加理中汤，体现脾肾之阳同补，先天、后天两本同调。半夏泻心汤合四物汤、潜阳封髓丹加白芷、细辛治疗口腔溃疡。平胃散燥湿运脾，行气和胃除胀满。当归60克、生白术100克通便；紫菀宣肺，取“肺与大肠相表里”之意，以通便；大黄与诸药同煎通郁热；柴胡、佛手、香橼疏肝柔肝。

患者用药一周，胃部胀满明显减轻，口腔溃疡消失殆尽，继续辨证用药两周，诸症消失。

3. 严重口腔溃疡案

何某，女，32岁。2020年5月16日初诊。

【症见】患者反复口腔溃疡三个月，遍布口舌黏膜，严重处糜烂，口服维生素B_2及外用喷剂无效，曾口服牛黄清心丸等清火药物，病情反而加重。患者形体消瘦，面色萎黄，大便溏稀。舌淡嫩、苔白，脉沉细。

【辨证】脾阳不足，虚火上浮，寒热错杂，升降失调。

【方药】半夏泻心汤合生地四物汤、薏苡附子败酱散、潜阳封髓丹。

清半夏45克　党参30克　黄芩12克　黄连10克　生姜30克　炙甘草30克　生地黄15克　当归15克　赤芍15克　川芎10克　白芷30克　细辛30克　炒薏苡仁45克　制附子60克先煎　败酱草60克　砂仁15克后下　黄柏10克　龟甲15克先煎　炒白术30克　生黄芪45克

六剂，水煎服，早晚各服一份。

【按语】本案为单纯的口腔溃疡，并无兼症。在附子理中汤温补脾阳的主导下，诸方合用疗效佳，加生黄芪托疮生肌。

患者诉用药一日即显效，三日好转大半，一周痊愈。嘱咐患者再用药两周巩固疗效，平时忌食生冷寒凉，忌用清火药物。

4. 儿童反复口腔溃疡伴纳差便溏案

王某，女，5岁。2020年8月22日初诊。

【症见】患儿反复口腔溃疡，掌心燥热，面色萎黄，纳差，便溏。舌淡红、花剥苔，脉沉。

【辨证】太阴阳虚，寒热夹杂，中气不足，运化不良。

【方药】半夏泻心汤合生地四物汤、薏苡附子败酱散、潜阳封髓丹、参苓白术散。

清半夏15克　党参10克　黄芩8克　黄连6克　生姜15克　炙甘草10克　生地黄12克　当归10克　赤芍12克　川芎10克　炒薏苡仁15克　制附子30克先煎　败酱草30克　砂仁10克后下　黄柏8克　龟甲6克先煎　山药15克　白扁豆10克　炒白术15克　茯苓15克　鸡内金10克　焦三仙各10克

七剂，水煎服，早晚各服一份。

【按语】对于小儿花剥苔（即地图舌）一般认为湿热熏蒸所致，但临床观之，小儿花剥苔的大多数体质还是阳虚，太阴阳虚为本，阳明湿热为标。附子理中汤合参苓白术散之意，扶助脾肾阳气，加鸡内金、焦三仙开胃，半夏泻心汤合薏苡附子败酱散、四物汤、潜阳封髓丹治疗口腔溃疡。

患儿用药一周，口腔溃疡痊愈，花剥苔明显好转，食欲佳，大便成形。

加减用药三周诸症痊愈。

5. 儿童舌尖反复溃疡案

王某，男，11岁。2018年6月23日初诊。

【症见】患儿面色萎黄，舌尖溃疡反复发作两年，口服维生素B_2无效。舌淡胖大滑润、苔白，脉濡。

【辨证】脾虚胃寒，寒热夹杂，虚阳外越。

【方药】半夏泻心汤合生地四物汤、薏苡附子败酱散、潜阳封髓丹、茵陈五苓散。

清半夏15克　黄连6克　黄芩8克　生姜15克　炙甘草10克　党参15克　生地黄10克　当归10克　白芍10克　川芎10克　白芷10克　细辛10克　制附子30克先煎　炒薏苡仁30克　败酱草30克　砂仁10克后下　龟甲6克先煎　黄柏6克　茯苓30克　炒白术30克　肉桂15克　炮姜炭15克　泽泻10克　猪苓10克　茵陈30克

七剂，水煎服，早晚各服一份。

【按语】本方以附子理中汤合五苓散为主方，突出治本之意。

患者用药一周，口腔溃疡明显减轻，第二周痊愈。嘱咐忌寒凉生冷油腻。

小　结

偶发性口腔溃疡多为虚火上浮所致，治疗方法很简单，就是单独使用潜阳封髓丹或在治疗其他疾病时合用潜阳封髓丹。

顽固性口腔溃疡多有脾肾阳虚日久的病机，临床辨证多为寒热错杂、虚阳外越，其治疗思路是以理中汤或附子理中汤等温中扶阳方药为基础，合用潜阳封髓丹、半夏泻心汤、生地四物汤、薏苡附子败酱散，并加味白芷、细辛，多方多法共治一病。

皮肤顽症

综　　述

中医界有句谚语称“内不治喘，外不治癣”，意指呼吸系统的喘证和皮肤病里的癣证非常难治，即使是名医也没有把握治好，治不好就容易砸自己的牌子，所以很多医生都不愿意治疗这两类病。癣证是皮肤顽症，难治是共识。其实皮肤病里还有很多顽症也一样难治，包括各类慢性湿疹、白癜风、带状疱疹后遗症等，有的病难在不能除根，有的病难在见效太慢！现代医药更新换代迅速，治法和新药层出不穷，但在皮肤病治疗上可以说依然是没有实质性的突破，绝大部分治疗也只是缓解急症。

笔者临床接触皮肤顽症已有数十年，早年在新疆生产建设兵团独立开门诊时就已经发现皮肤类疾病是当今社会的常见病、多发病和疑难病。由于皮肤病的疗效能够让大家直观看见，如果能在皮肤病治疗上取得成效，医生就很容易赢得患者的口碑。按照专病专治的思路一直探索，笔者收集阅读了几十本皮肤病书籍与无数验案，尝试使用了不少被专业期刊报道为有效的经方验方，但在皮肤顽症治疗方面，疗效显著者很少，无效或病情反复者更多，心中困惑，不得其解。

笔者的一位老首长就是得了严重的银屑病，整个背部、腿部银屑，泛滥脱皮，整日痛痒难耐，苦不堪言，无法入眠，最终导致心肾衰竭，50多岁早亡。当时新疆各路名医以及各种民间医生都经治无效，束手无策。笔者曾经治疗的一位女性银屑病患者，全身道道皴裂，皮肤糜烂，痛痒难耐，最后服安眠药自杀。由于对皮肤顽症患者之苦感触颇深，强烈激发了笔者悲天悯人之心，遂下定决心在皮肤顽症治疗领域有所突破。到北京行医后，笔者接触到了扶阳学说，尤其是深刻学习和感悟了李可先生的经验集，才对皮肤病的病机与治疗思路有了明显的境界提升。

首先，要对皮肤顽症有总体性的辨证认知。古中医的特色就是讲求总体性的辨证论治，扶阳学说强调阳主阴从，两种思路熔为一炉，辨证格局就焕然一新。人体五气（木火土金水），本于阴阳，阳主阴从，肾阳为先天之本；五气运转，中气（脾土之气）为轴，此为后天之本。治病救人，当始终如一顾护两本，此为辨治一切疾病的基础医理。扶阳医学为治疗各种疑难杂症、破解人类医学难题提供了很好的解决思路。

其次，再进行具体分析。皮肤（皮毛）为人体之表，人身荣卫之气与自然寒热之气交感于此。荣卫之气不足或失衡，则外邪入侵脏腑。所以治疗皮肤病医理之二就是着眼于作为表证的荣卫气血。

荣卫不和就会伤到中气，脾土受伤则运化不利而生湿。错误治疗荣卫表病（单纯使用清热去火、寒凉之法）最伤中气，迁延日久，肾阳元气亦受伤害。至于体表则或寒或湿或热，寒至极则生瘀、生斑，乃至肿块；湿至极则生疮、生疹、生油，热至极则生燥，皮肤失养，以致生痒、生癣、脱皮。

因此一切皮肤病的表证就是营卫气血失和，此为肝胆（木气）和肺胃（金气）升降不利所致，但根本在于脾土（中气）与肾阳（元气）不足。阳明燥热或肝胆湿热是标，太阴少阴阳虚是本。

笔者治疗皮肤顽症的特色是将伤寒、扶阳与温病学说熔为一炉。

（1）在解表方面，辛温解表与辛凉清热解表兼容，具体依据辨证各有偏重。辛温解表处方包括麻黄类、桂枝类，辛凉解表处方包括清卫分之热的银翘散、五味消毒饮，清气分之热的人参白虎汤与清血分之热的犀角地黄汤（可用牡丹皮、紫草、生石膏代替犀角）。麻杏石甘汤兼有两种思路，麻黄与生石膏相配合共同宣泄肺部郁热，可用于痤疮类疾病的治疗。治疗湿疹伴皮炎类疾病，两种解表思路融合更为有效。

（2）在皮肤顽症的基础方选择上，按照干湿分型，分别选用李可先生的乌蛇荣皮汤和施今墨弟子孙一民先生的湿疹汤。偏湿热者，可合用三妙或四妙散加土茯苓、苦参等。偏燥热者，可合用二至丸滋养肾阴，加大生地黄、赤芍、金银花、牡丹皮、紫草等药物剂量养阴凉血。

（3）前期为急症者，可用龙胆泻肝汤、防风通圣散、消风散等，过敏者合用李可先生经验方脱敏灵（苏叶、蝉蜕、浮萍草、地龙）和徐长卿祛风止痒。

（4）在扶阳固本方面，须时刻谨防寒凉之药伤害中气，可兼用理中、建中方药，偏于本虚者更需加大理中、四逆类方药剂量。在皮肤病治愈后，可根据患者体质选用十二五合方、地黄饮子、破格救心汤等作为基础方予以调补。

（5）特别推荐经方薏苡附子败酱散（汤剂），其可广泛应用于皮肤病的治疗。该方温清并用，原为肠痈与皮肤甲错而立。该方中制附子温阳通经，振奋胃肠阳气以消湿（以阳消阴）；薏苡仁甘寒，健脾利湿下气排脓；败酱草微寒微苦，能清热泄浊，利水消肿，破瘀排脓。三药合用，阳气通，湿热除，痈疡无，营血复，甲错消。笔者经过多年体悟并学习各家经验，认识到该方扶阳利湿消痈，可将其扩展应用于人体各处痈疡的治疗，其中就包括皮肤与美容类疾病。皮肤表面的痘、疹、疮均属痈疡，皮肤干燥失养可类比甲错，故该方可广泛应用于痤疮、湿疹、带状疱疹、荨麻疹、银屑病、神经性皮炎、鹅掌风等皮肤病的治疗。

（6）对于皮肤重病顽症须用药独特，且须用重剂！观古今名家用药有奇效者，莫不在剂量上下功夫，“医家不传之秘在于量”，诚不我欺！特效药的选择就是不要拘泥于原有处方的选药，张景岳称“药不执方，合宜而用”。这就需要平时注意收集用药经验，或亲身试验积累一些特效药物，对其药性掌握透彻。在治疗皮肤病方面，笔者重点借鉴了李可先生的经验，药物主要用生黄芪、金银花、土茯苓、白鲜皮、白蒺藜、炙乌梢蛇、狼毒、木鳖子等，姑且将其药性与常用剂量列举如下。

生黄芪，味甘性温，善补中气，运大气，固表气，益气运血，化腐生肌敛疮。生黄芪用量60克起，常用90克，重症可用至150克及以上。

金银花，味甘，性寒，归肺、心、胃经，清热解毒，疏散风热。李可先生称其为“疮毒圣药”，善治一切大小痈疽，肿毒恶疮。用量常30克起，重症可至90～120克。

土茯苓，味甘、淡，性平，归肝、胃经，利湿去热，通利关节。借鉴李可先生经验，常用120克，对于重症湿疹（痈肿疮毒等）疗效明显。

白鲜皮，味苦咸，性寒，入肺、大肠、脾与胃四经，清湿热而疗死肌，为风热疮毒、皮肤痒疹特效药。服之可使溃烂、坏死、角化之肤迅速层层脱落而愈。常用量为30～60克。

白蒺藜，味苦、辛，性平，归肝经，善行善破，专入肺肝，宣肺之滞，疏肝之瘀，最善退翳。白蒺藜与何首乌合用为定风丹，养血祛风，滋养肝肾，常用于顽癣、皮炎的治疗，用量为30克起；白蒺藜与沙苑子合用逐瘀祛风，益精强肾，常用于白癜风的治疗，剂量为60～90克。

炙乌梢蛇，按照李可先生讲解，其“味甘咸，入肺脾二经，功能祛风，通络，止痉。治皮毛肌肉诸疾，主诸风顽而癣，皮肤不仁，风瘙瘾疹，疥癣麻风，白癜风，瘰疬恶疮，风湿顽痹，口眼歪斜，半身不遂，实是一切皮肤顽症特效药”。临床应用15克起，慢性病常30克起。以打粉口服为佳，因其气味难闻，可做蜜丸吞服。

全蝎、蜈蚣、牛蒡子、黑芥穗、狼毒、木鳖子都是特效辅助药。全蝎、蜈蚣为血肉有情之品，可深入血分，搜剔伏匿之邪，宜粉冲服用。牛蒡子、黑芥穗可透发血中伏毒。狼毒主“恶疮，鼠瘘，疽蚀”，“积年干癣，恶疾风疮”，对各种顽固、积久难愈之皮肤病有明显疗效，常用3～6克。木鳖子，味苦微甘，性温有小毒，入肝脾胃经，为消积块、化肿毒要药，对于皮肤硬化或有疖肿者颇有疗效，用至30～50克未见不良反应。

关于临证心得，如见皮治皮，则永无宁期，必须着眼整体，坚持阴阳辨证，在解表与透邪的同时，调补两本，祛除寒湿，切不可一味清热解毒。

在笔者每月经治的患者中，皮肤病患者数量占相当比重，治疗无效者为零！关于皮肤病的治疗周期，如果要治愈，短则一个月，长则半年左右，严重者需要一年左右。所以在临床上，医患配合也很关键，有不少患者取得一定疗效后就停止治疗，实在可惜。也有患者不能约束自己，继续食用寒凉，影响疗效。

就个人的临床经验而言，所接触的皮肤顽症主要包括湿疹、急慢性荨麻疹、银屑病、神经性皮炎、白癜风、带状疱疹，这类案例较多。同时也治疗了少量的酒糟鼻、外阴白斑、系统性红斑狼疮、外科疮疡等疑难案例。

湿　疹

湿疹是一种常见、多发、难治的皮肤瘙痒疾病，它发病无特定部位，无特定人群。临床上一般把湿疹分为急性湿疹、亚急性湿疹、慢性湿疹三种类型。急性期患者发病较急，皮损潮红肿胀，有丘疹或疹疱，且糜烂有黄脓，湿热症状明显。亚急性期相对症状较轻，有水疱流清水，寒湿症状明显。慢性湿疹的主要症状为红色斑点，皮肤增厚，粗糙脱屑，苔藓样变和皮肤瘙痒等，有的不时急性发作，有的还伴有神经性皮炎、鹅掌风、静脉曲张等。慢性湿疹反复性强，较难治疗。

关于湿疹的病机，中医普遍认为与素体肝郁脾虚有关，肝木克土，土不养木，以致湿热内蕴于皮肤。急性与亚急性期治疗思路以清热利湿、凉血解毒和祛风止痒为主，慢性期以养血祛风、健脾利湿为主。

风寒暑湿燥火，六淫为病，最难祛除的就是湿邪。皮肤病里有湿邪，脾胃病、风湿病里面也有湿邪。古代医家治疗湿邪的经典方剂不少，但因“湿性重着”“缠绵难愈”，故古人总结祛除湿邪“如油和面，难分难解”。笔者认为湿邪本质上都是脾阳虚衰和肾阳、命门之火虚弱所致，阳虚湿困，日久郁而化热。阳虚是因，湿热是果。治疗上应坚持和突出扶阳思路，阳气一振，湿邪自除。因此在治疗思路上祛湿与扶阳需同步进行，后期不断加大扶阳力度以固本祛邪。

一 治疗思路

1. 急性或亚急性湿疹治疗思路

湿热蕴结标证明显者，患病部位通常潮红发痒，流黄水出脓（急性），或有水疱、流清水（亚急性），舌苔干燥黄腻等。选方要用龙胆泻肝汤（《太平惠民和剂局方》），方中龙胆草大苦大寒，既能清利肝胆实火，又能清利肝经湿热；黄芩、栀子苦寒泻火，燥湿清热；泽泻、木通、车前子渗湿泄热，导热下行；实火所伤，损伤阴血，当归、生地黄养血滋阴，邪去而不伤阴血；柴胡舒畅肝经之气，引诸药归肝经；甘草调和诸药。该方可迅速清利肝胆湿热之证。龙胆泻肝汤要想疗效佳，龙胆草和栀子必须在15克以上。如有外科疮疡或过敏症状，可以合上防风通圣散（《宣明论》卷三），该方解表攻里，发汗达表，疏风退热，适用于风热壅盛、表里俱实者。

为巩固疗效，还可以合上四物汤、薏苡附子败酱散，活血化瘀、祛湿排脓。为加强湿热效果，可参考使用四妙散或三妙散，加味重剂土茯苓。

需要提示的是，龙胆泻肝汤中多为苦寒之药，待控制住标证后，就要减量或按照慢性湿疹的思路进行治疗。

2. 慢性湿疹治疗思路

慢性湿疹的治疗，笔者常用湿疹汤和乌蛇荣皮汤为基础方。湿疹汤主要适用于舌体胖大滑润、苔白，通常舌两边有齿痕，患处湿热，辨证为脾虚湿困的患者。乌蛇荣皮汤主要适用于舌体偏瘦或稍胖大，苔燥或不甚滑润，患处干痒或伴有皮炎，辨证为阴阳两虚的患者。

湿疹汤原方：冬瓜皮30克，冬瓜子30克，赤小豆30克，薏苡仁24克，赤茯苓15克，滑石12克，金银花15克，连翘15克，黄柏6克，苍术6克，胡黄连9克，生甘草3克。

方中冬瓜皮、冬瓜子、赤小豆、薏苡仁、赤茯苓、滑石利湿，金银花、连翘、生甘草清热解毒，苍术、黄柏、胡黄连燥湿。共奏利湿、清热、解毒之功效。

临床应用中，笔者较原方药物剂量偏大，尤其加大金银花和苍术的剂量，意在突出辛凉解表与健脾燥湿，并加味了桃仁、当归、生地黄以养血破瘀。在清除湿热方面，常合用银翘散之意和三妙或四妙散，重用土茯苓，湿热严重者合用五味消毒饮。在扶阳固本方面，合用五苓散加附子、生姜和薏苡附子败酱散。

乌蛇荣皮汤为李可先生所创，原方：

生地黄30克，当归30克，桂枝10克，赤芍15克，川芎10克，桃仁10克，红花10克，牡丹皮15克，紫草15克，何首乌30克，白蒺藜30克，白鲜皮30克，乌梢蛇肉30克（蜜丸吞服），炙甘草10克，生姜10片，大枣10枚。

李可先生解读，本方是桃红四物汤合桂枝汤，养血润燥，活血祛瘀，通调营卫，实是治皮科的基本大法；定风丹滋养肝肾，乌须发，定眩晕，养血祛风止痒；牡丹皮、紫草凉血解毒；白鲜皮苦咸寒，入肺、大肠、脾、胃四经，功能清湿热而疗死肌，为风热疮毒、皮肤痒疹特效药。服之，可使溃烂、坏死、角化之皮肤，迅速层层脱落而愈。乌梢蛇味甘咸，入肺脾二经，功能祛风、通络止痉。治皮肤肌肉诸疾，主诸风顽癣、皮肤不仁、风瘙瘾疹、疥癣麻风、白癜风、瘰疬恶疮、风湿顽痹，实是一切皮肤顽症特效药。诸药相合，可增强体质，旺盛血行，使病变部位气血充盈，肌肤四末得养，则病愈。

本方为治疗各种皮肤顽症立下了基本大法，执简驭繁，可用治鹅掌风、银屑病、神经性皮炎、花斑癣、白癜风、疣、青霉素过敏性皮炎、过敏性湿疹、黄水疮、顽症、斑秃、皮肤划痕症、臁疮（下肢溃疡）、过敏性紫癜瘤疾、黄褐斑、局限性皮肌炎、疮毒内攻等多种皮科顽症。

李可先生的原方里并没有突出扶阳的重要性，笔者通过观察他后来的医案，认为在乌蛇荣皮汤的立意里，占主导之位的始终是扶阳，只是根据患者及病情所在阶段不同，扶阳比重相应调整。其医案方药中既有温病学派的清营汤、银翘散、白虎汤和犀角地黄汤的思路，又有桂枝汤、理中汤、四逆汤、玉屏风散、麻黄附子细辛汤、肾四味等伤寒扶阳思路，亦有地黄饮子、二至丸等养阴思路。活学活用乌蛇荣皮汤，确实能够治疗多种疑难皮肤病。

3. 外洗方

为配合疗效，还有两个外洗的经验方，湿热严重者可以配合使用，先熏后洗，一剂药可用两天。

（1）蛇床子60克，百部60克，苦参60克，益母草60克，野菊花30克，地骨皮100克，徐长卿30克，土茯苓60克。

本方适用于肛周、外阴熏洗。

（2）白矾15克，白鲜皮30克，青花椒15克，黄柏30克，生艾叶30克，蛇床子60克，苦参30克，透骨草15克，茵陈30克。

本方适用于身体其他部位的泡洗或外洗。

二 具体医案

1. 老年急性湿疹案

严某，女，81岁。2016年6月14日来诊。

【症见】患者多年患有慢性湿疹，一周前急性发作，全身红疹，色鲜红呈片状，瘙痒难耐。面色灰暗，口苦咽干，目眵黄浊，舌淡胖大、有齿痕、苔黄腻略燥，脉关弦滑、尺沉迟。

【辨证】脾肾阳虚，寒湿困脾，肝胆湿热。

【方药】龙胆泻肝汤合防风通圣散、麻杏石甘汤、四逆汤。

龙胆草20克　黄芩12克　炒栀子15克　泽泻25克　木通10克　车前子20克包煎　当归15克　生地黄40克　柴胡15克　炙甘草30克　防风20克　川芎15克　赤芍30克　薄荷10克后下　大黄10克　滑石块30克　麻黄6克　苦杏仁15克　生石膏30克先煎　苍术30克　金银花45克　荆芥穗15克　生姜60克　制附子120克先煎　徐长卿30克　炙乌梢蛇30克　皂角刺45克　白鲜皮30克

四剂，水煎服，每剂浓煎四份，早晚各服一份。

【按语】本着“急则治标，缓则治本”的思路，患者肝胆火盛，此阶段表里俱实，木火侮金，选防风通圣散表里双解，合龙胆泻肝汤泻肝胆火热，以清下法为主。麻杏石甘汤宣降气分之热，重用金银花45克，辛凉解表，清热解毒，清营分之热。白鲜皮清湿热、疗死肌并止痒，炙乌梢蛇祛风养肤，徐长卿祛风化湿、抗过敏、止痒。本案在热象明显的情况下，依然重用四逆汤，因为从其舌脉看，患者还是素体阳虚，中气不足。温清并用，保护胃气。如果只选择寒凉药，待急性期一过，远期疗效欠佳。

患者服上方两周，湿疹面积明显缩小，局部色泽淡红，仅轻微瘙痒，双小腿轻微肿胀，舌淡暗、苔薄白。此时急性期已过，改以扶阳固本思路为主。拟方乌蛇荣皮汤合防己黄芪汤、三妙散，具体如下：

桃仁20克　红花20克　当归30克　生地黄45克　赤芍30克　川芎20克　桂枝45克　干姜90克　炙甘草45克　牡丹皮15克　紫草15克　防风20克　白鲜皮45克　生薏苡仁60克　炙乌梢蛇30克　何首乌30克　白蒺藜30克　麻黄10克　徐长卿30克　白术30克　生黄芪60克　防己15克　益母草60克　制附子120克先煎　苍术30克　黄柏15克　土茯苓120克　苦参30克

四剂，水煎服，每剂浓煎四份，早晚各服一份。

【按语】乌蛇荣皮汤补肝肾，调营卫，养血润燥，活血化瘀，治疗老年性皮肤瘙痒。防己黄芪汤治疗下肢肿胀。

此方随证化裁，立法格局不变，逐渐加大扶阳药物剂量，患者服药一个月后湿疹愈。

2. 急性湿疹伴皮炎案

刘某，男，28岁。2018年4月18日初诊。

【症见】患者腹部湿疹伴接触性皮炎，局部皮肤色红瘙痒、破溃后有渗出液。面色萎黄，口苦，心烦，大便干结不畅。舌淡红胖大、苔黄腻，脉滑弦。

【辨证】太阴阳虚，脾虚湿困，肝胆湿热。

【方药】防风通圣散合龙胆泻肝汤、三妙散、四物汤。

防风15克 大黄10克 荆芥穗10克 麻黄15克 炒栀子15克 生甘草15克 桔梗12克 川芎15克 当归15克 生石膏30克先煎 滑石块30克 薄荷10后下 黄芩15克 苍术30克 僵蚕10克 茵陈30克 柴胡15克 生地黄30克 车前子10克包煎 泽泻25克 木通10克 龙胆草15克 徐长卿30克 炙乌梢蛇30克 生薏苡仁60克 关黄柏10克 土茯苓120克 赤芍30克 苦参30克

四剂，水煎服，每剂浓煎四份，早晚各服一份。

【按语】此案例是典型的湿热证，方用防风通圣散解表通里，龙胆泻肝汤除肝胆湿热，加用徐长卿、乌梢蛇祛风止痒，合用三妙散加重剂土茯苓清热利湿。四物汤养血破瘀，滋养肌肤。

患者4月25日复诊，诉服药后大便稀溏，口苦减轻，腹部皮肤破溃处渗出液减少，开始结痂，皮肤瘙痒明显缓解，舌淡红胖大、苔薄白，脉同前。湿热已祛大半，清泻之法不可久用，中病即止。复诊处方：五苓散加附子、生姜，合湿疹汤加苦参、土茯苓。患者服药两周后痊愈。

3. 急性荨麻疹案

曹某，女，32岁。2019年9月3日初诊。

【症见】患者四肢急性荨麻疹，局部皮肤瘙痒，挠抓后红疹满身，红疹呈片状，可自行消散，但遇风或遇热则犯。面色萎黄，体胖，情急易怒，口苦咽干，大便不畅，纳差。舌红、苔黄腻，脉滑数。

【辨证】脾肾阳虚，中气不足，脾虚湿困，寒湿化热。

【方药】防风通圣散合龙胆泻肝汤、麻黄附子细辛汤、三妙散。

防风20克 大黄10克 荆芥穗10克 麻黄10克 炒栀子15克 赤芍30克 生甘草30克 桔梗10克 当归15克 川芎15克 生石膏30克先煎 滑石块30克 薄荷10克后下 黄芩10克 苍术30克 龙胆草18克 柴胡18克 生地黄30克 车前子20克包煎 泽泻25克 木通10克 炙乌梢蛇15克 徐长卿45克 制附子60克先煎 细辛45克 土茯苓120克 黄柏15克 生薏苡仁60克

三剂，水煎服，每剂浓煎四份，早晚各服一份。

【按语】防风通圣散合龙胆泻肝汤清利肝胆湿热并去除内外风热。病情反复说明久有伏邪，以麻黄附子细辛汤攘外安内，透发体内伏邪。

患者服药一周后复诊，诉口干苦及纳差明显改善，四肢荨麻疹发作频率明显减少，发作时红疹消退较快，瘙痒程度明显减轻。调整处方为五苓散加附子、生姜合湿疹汤、薏苡附子败酱散，患者连续服药两周病愈。

4. 慢性湿疹急性发作

德某，男，76岁。2018年6月16日初诊。

【症见】患者周身散发皮肤溃烂多年，反复发作绵延不愈。近期病情加重，局部皮肤色红而痒，挠破后皮肤呈片状溃烂伴渗出液，不近衣物，痛苦不堪。面色晦暗、纳差、情绪烦闷，乏力困倦，大便四五日一次。舌暗红胖大、苔黄腻腐，脉沉细缓。

【辨证】湿毒浸淫，脾肾阳虚，营卫失和。

【方药】防风通圣散合龙胆泻肝汤、五苓散。

防风20克　大黄15克　荆芥穗10克　麻黄10克　炒栀子15克　赤芍30克　连翘30克　生甘草30克　桔梗10克　川芎15克　当归15克　生石膏45克先煎　滑石块30克　薄荷10克后下　黄芩15克　苍术30克　龙胆草18克　柴胡18克　生地黄45克　车前子20克包煎　泽泻30克　木通10克　炙乌梢蛇30克　茯苓30克　白术30克　土茯苓120克　金银花75克　白鲜皮30克　桂枝30克　猪苓15克　生姜60克　制附子90克先煎

三剂，水煎服，每剂浓煎四份，早晚各服一份。

【按语】患者已过古稀之年，肝脾肾俱虚，元气精血虚弱，故而皮肤之疾反复多年不愈，湿毒浸淫。首诊以急则治标之法，方用防风通圣散和龙胆泻肝汤，合用五苓散健脾利湿。

患者服用一周后皮肤破溃处渗出液明显减少，溃烂之处开始内敛，但仍有新发溃疡出现，大便两日一行，较前改善。继续服用上方一周后溃疡控制，大便每日一次，患者神色如常。遂调整处方，以乌蛇荣皮汤合五苓散、薏苡附子败酱散、三妙散加土茯苓、黄芪建中汤加金银花，其中制附子120克、土茯苓120克、黄芪120克、金银花45克。三剂，浓煎。患者服药一周后，诉皮肤破溃处均已结痂，已可正常穿衣，继予原方巩固治疗两周而愈。

5. 手足癣亚急性发作案

宋某，女，54岁。2018年8月6日初诊。

【症见】患者多年双手掌及双侧足底皮癣，每年入夏加重，今局部有小水疱，瘙痒难忍，挠破后局部出血脱皮。舌红胖大、苔微黄，脉滑实。

【辨证】太阴脾虚，寒湿化热。

【方药】龙胆泻肝汤合湿疹汤、四妙散、银翘散。

龙胆草15克　炒栀子15克　黄芩15克　柴胡18克　生地黄30克　车前子10克包煎　泽泻25克　木通10克　生甘草15克　当归15克　滑石块60克　冬瓜皮30克　冬瓜仁30克　生薏苡仁60　赤小豆30克　胡黄连10克　苍术30克　关黄柏10　桃仁15克　茯苓30克　土茯苓120克　蛇床子30克　怀牛膝15克　金银花45克　连翘12克　荆芥穗10克　生姜45克　苦参30克

三剂，水煎服，每剂浓煎四份，早晚各服一份。

【按语】此案用龙胆泻肝汤合湿疹汤泻肝胆火热，利湿解毒。重用土茯苓120克、苦参30克清热利湿以缓解皮肤瘙痒。金银花、连翘、荆芥穗辛凉解表清热。生姜45克，防止清热药物苦寒伤胃气。

患者连续用药三周诸症被控制，后续以乌蛇荣皮汤合湿疹汤、四逆汤巩固治疗。

6. 后背泛发湿疹案

孙某，女，26岁。2021年4月29日初诊。

【症见】患者后背皮肤多发片状红色斑，局部可见粟粒样小突起，瘙痒，反复发作和治疗近十年，神疲乏力，便溏。舌胖大淡红、苔薄白，脉细缓。

【辨证】脾肾阳虚，寒湿困脾，营卫失调。

【方药】五苓散加附子生姜合湿疹汤、薏苡附子败酱散、生地四物汤。

桂枝45克　炒白术45克　茯苓45克　泽泻45克　猪苓30克　干姜90克　制附子120克先煎　冬瓜皮30克　冬瓜子30克　赤小豆30克　生薏苡仁30克　木鳖子30克　金银花45克　连翘30克　玄参15克　桃仁15克　生地黄45克　当归30克　生黄芪120克　炙甘草60克　苦参30克　炙乌梢蛇30克　荆芥穗15克　赤芍30克　牡丹皮15克　紫草15克　败酱草60克　土茯苓120克

三剂，水煎服，每剂浓煎四份，早晚各服一份。

【按语】五苓散加附子生姜健脾利湿，扶助两本，湿疹汤清利湿热。薏苡附子败酱散扶阳利湿消痈。生地四物汤合紫草、牡丹皮凉血养血，重用金银花辛凉解表清热，重用苦参、土茯苓解毒通络。重用生黄芪补气运血。

患者服药一周，皮肤粟粒样小突起明显减少，神疲困倦改善，后背皮肤瘙痒减轻。处方同前不变，继服一周。患者5月19日三诊，后背片状色斑及粟粒样小疹近消。继续调理两周，痊愈。

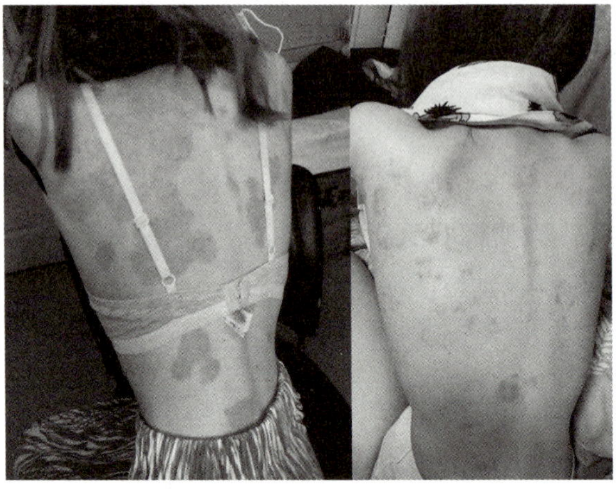

治疗两周效果对比图

7. 周身泛发湿疹案

运某，女，58岁。2018年7月17日初诊。

【症见】患者周身点状多发湿疹多年，浑身发痒，搔之加重，畏寒形瘦，大便干结，情急易怒，口干不欲饮。舌淡嫩胖大、有齿痕、苔水滑腻微黄，脉沉细缓。

【辨证】脾肾阳虚，寒湿困脾。

【方药】五苓散加味附子生姜合湿疹汤、三妙散、脱敏灵。

桂枝45克　白术60克　茯苓45克　泽泻45克　猪苓30克　制附子120克先煎　生姜90克　冬瓜皮30克　冬瓜仁30克　赤小豆30克　胡黄连10克　生薏苡仁60克　苍术30克　关黄柏15克　白鲜皮40克　桃仁15克　生地黄30克　当归45克　土茯苓120克　蛇床子30克　金银花30克　连翘12克　荆芥穗10克　蜂房10克　炙乌梢蛇30克　蝉蜕15克　浮萍草15克　地龙15克　苏叶15克　徐长卿30克

四剂，水煎服，每剂浓煎四份，早晚各服一份。

【按语】此患者阳虚明显，是典型的太阴脾阳虚为本，阳明胃燥热是标。故在湿疹汤的基础上合用五苓散及附子、生姜。金银花、连翘、荆芥穗辛凉解表，脱敏灵加蜂房抗过敏止痒；为患者开外洗方配合治疗。

患者用药一周显效，后复诊加大制附子剂量，易生姜为干姜。坚持用药两个月，痊愈。

8. 慢性湿疹案

潘某，男，65岁。2019年5月21日初诊。

【症见】患者胸前区及手部慢性湿疹十余年，近一个月来皮肤瘙痒明显，湿疹加重，颜色鲜红，部分患处可见水疱，大便黏腻，寐差。舌淡嫩胖大、苔白，脉沉滑。

【辨证】太阴阳虚，脾虚湿困，寒湿化热，运化不良。

【方药】五味消毒饮合薏苡附子败酱散、湿疹汤、三妙散、四逆汤、半夏秫米汤。

金银花45克　蒲公英30克　紫花地丁30克　野菊花30克　天葵子30克　荆芥穗15克　白鲜皮30克　生薏苡仁60　败酱草30克　冬瓜皮30克　冬瓜仁30克　赤小豆30克　胡黄连10克　滑石块30克　苍术30克　黄柏15克　茯苓30克　泽泻30克　桃仁15克　生地黄45克　当归30克　炙甘草30克

徐长卿30克　清半夏90克　制附子90克先煎　生姜60克

四剂，水煎服，每剂浓煎四份，早晚各服一份。

【按语】湿疹汤基础方合五味消毒饮、三妙散，意在加大清热解毒力度，防范急性湿疹发作。加四逆汤温清并用。薏苡附子败酱散扶阳利湿消痈。患者睡眠差，加入清半夏90克合生薏苡仁，取半夏秫米汤之意，和胃安眠。

患者用药一周眠安，湿疹减去大半，两周后将生姜改为干姜120克，制附子加至150克，增强扶阳固本之力。患者坚持服药三个月，十余年顽固湿疹痊愈。

9. 慢性湿疹伴结节性疮疹案

范某，男，29岁。2018年10月25日初诊。

【症见】患者面色萎黄，形体偏胖，平素喜食生冷，周身慢性湿疹，病变部位瘙痒，后颈部、头部结节性疮疹，触之坚硬。舌暗红、胖大嫩滑、无苔，脉沉迟缓。

【辨证】阳虚寒凝，脾虚湿困，痰瘀互结。

【方药】五苓散加附子生姜合湿疹汤、薏苡附子败酱散、麻黄附子细辛汤、软坚散。

桂枝45克　白术45克　茯苓45克　泽泻45克　猪苓30克　制附子120克先煎　生姜90克　冬瓜皮30克　冬瓜仁30克　生薏苡仁30克　赤小豆30克　胡黄连10克　滑石块30克　金银花45克　荆芥穗15克　苍术30克　黄柏15克　桃仁15克　生地黄30克　当归15克　炙甘草60克　炙乌梢蛇30克粉冲　土茯苓120克　苦参30克　败酱草60克　麻黄15克　细辛45克　玄参30克　浙贝母20克　生牡蛎30克先煎

三剂，水煎服，每剂浓煎四份，早晚各服一份。

【按语】患者阳虚与湿热都很严重，清湿热方面使用重剂金银花、土茯苓和苦参。扶阳方面重用制附子120克、生姜90克，合五苓散温阳利水化湿，麻黄附子细辛汤通阳散寒、透邪出表。软坚散化痰散结，治疗结节。

患者服药后有腹泻，这并非不良反应，而是机体排出寒湿邪气的现象，用药一周湿疹明显改善，服药两周后，结节性疮疹明显好转。后加大四逆汤剂量，生姜改为干姜120克，制附子加至180克。临证加减，患者连续用药两个月，湿疹痊愈，继续巩固治疗月余，结疖消。

10. 慢性唇炎伴湿疹案

赵某，女，64岁。2018年3月10日初诊。

【症见】患者有白血病史，多年慢性唇炎湿疹，局部皮肤瘙痒脱屑，脱屑后皮肤结痂，如此循环反复，影响正常进食和言语。自觉头重，头目不清，口干，口臭，便溏。舌淡红胖大、苔薄白，脉沉细缓。

【辨证】心肾阳虚，脾虚湿困，湿浊郁热，虚火上浮。

【方药】五苓散合湿疹汤、薏苡附子败酱散、潜阳封髓丹、泻黄散。

桂枝45克　生白术45克　茯苓45克　泽泻45克　猪苓30克　冬瓜皮30克　冬瓜仁30克　生薏苡仁60克　赤小豆30克　胡黄连10克　苍术30克　关黄柏30克　桃仁15克　生地黄30克　当归15克　滑石块30克　炙甘草30克　败酱草60克　制附子120克先煎　砂仁15克后下　龟甲10克先煎　生姜90克　土茯苓120克　防风30克　生石膏30克先煎　炒栀子10克　藿香30克　徐长卿30克　蝉蜕30克　生黄芪90克

四剂，水煎服，每剂浓煎四份，早晚各服一份。

【按语】患者有白血病史，精血元气亏损，体质为太阴脾虚，脾土不健，运化失调，久则生湿，相火不降，虚阳上升，生唇炎湿疹。湿浊内阻，清阳不升，清窍不荣，故头晕、头目不清。泻黄散又名泻脾散，泻脾胃伏火，防风有“火郁发之”之意，生石膏散热，栀子清热，藿香醒脾，是治疗唇炎的效方。潜阳封髓丹为治疗虚火上浮神方，与泻黄散合用。蝉蜕、徐长卿脱敏止痒。

患者服药12天后复诊，口唇皮肤破溃明显改善，瘙痒减轻。其自述进食较前方便许多。处方去泻黄散，加四物汤生血养血，制附子加至180克，生姜改干姜120克加大扶阳力度。本案患者服药两个月，痊愈。

11. 慢性湿疹伴皮炎案

张某，男，45岁。2017年6月24日初诊。

【症见】患者面色晦暗，形体肥胖，双下肢慢性湿疹伴神经性皮炎一年有余，使用激素药物涂抹当时有效，不久复发更加严重。病患部位皮肤粗糙较厚，呈暗红色，右脚为重。舌红稍胖大、苔白，脉沉细。

【辨证】心脾阳虚，肝肾不足，脾虚湿困，营卫失调。

【方药】乌蛇荣皮汤合三妙散、银翘散、五苓散。

当归30克　生地黄40克　赤芍30克　牡丹皮15克　紫草30克　川芎15克　桃仁20克　红花20克　生姜90克　炙甘草30克　桂枝45克　生薏苡仁60克　白鲜皮45克　防风30克　何首乌30克　白蒺藜30克　炙乌梢蛇粉30克蜜丸吞服　苍术30克　黄柏15克　土茯苓120克　苦参30克　木鳖子30克　金银花45克　连翘15克　荆芥穗10克　白术45克　茯苓45克　猪苓30克　泽泻45克　制附子120克先煎

三剂，水煎服，每剂浓煎四份，早晚各服一份。

【按语】乌蛇荣皮汤培补肝肾、养血润燥、活血祛瘀、通调营卫。重剂土茯苓120克除湿解毒和木鳖子30克消瘀散结，两者为治疗疑难皮肤病的要药，必须在剂量上突破。五苓散加附子、生姜扶两本而祛湿邪。

患者连续服药一个月后红疹逐渐褪去，不再瘙痒，但患处皮肤依旧粗糙较厚。由于患者断续治疗，2017年12月7日复诊时见其湿疹近一月内稳固未复发，去清热药物，加玄参30克、浙贝母30克、生牡蛎30克、全蝎6克（粉冲）、蛇蜕15克，木鳖子加至50克，专治皮肤硬化。后续逐渐加大扶阳药物剂量，患者治疗半年多基本愈。

12. 全身点状皮炎伴湿疹案

梁某，男，32岁。2017年7月3日初诊。

【症见】患者面部潮红，全身性多发性点状皮炎伴湿疹十余年，反复治疗不愈。舌红、苔白，脉弦数。

【辨证】肝肾阴虚，血热血瘀，营卫失调。

【方药】乌蛇荣皮汤合银翘散、归茅地黄汤。

生地黄60克　当归30克　川芎15克　赤芍30克　桃仁15克　红花15克

桂枝30克　生姜45克　炙甘草15克　牡丹皮30克　紫草30克　生薏苡仁60克　防风30克　白鲜皮45克　白蒺藜30克　炙乌梢蛇粉30克蜜丸吞服　首乌藤30克　土茯苓120克　金银花60克　连翘30克　荆芥穗15克　木鳖子30克　知母15克　生黄芪60克　生石膏30克先煎　生槐花15克　水牛角30克　白茅根60克　黄芩20克

四剂，水煎服，每剂浓煎四份，早晚各服一份。

【按语】本案例体现了卫气营血理论的治法。患者疾患在气分、营分、血分有热，生石膏、知母清气分热，金银花、连翘、荆芥穗清营分热，加白茅根合当归取归茅地黄汤之意，水牛角替代犀角，取犀角地黄汤之意，清血分热。乌蛇荣皮汤本是桂枝汤合桃红四物汤加牡丹皮、紫草、白鲜皮、定风丹而成，其主方桂枝汤、桃红四物汤调和营卫，活血化瘀，调节阴阳，可谓治本之法，其标证在卫气营血，有热邪，结合卫气营血理论，引邪外出，使邪有出路，可谓寒热并有，多法合用，标本同治。

后续逐渐加大扶阳药物剂量，减少清热药物剂量。患者连续用药两月余，多年顽疾痊愈。

13. 顽固湿疹伴皮炎案

袁某，男，50岁。2019年5月21日初诊。

【症见】患者头部及双腋下神经性皮炎伴湿疹，阴囊湿疹，病史十年有余。患者甚是痛苦，言每日被病痛折磨，有时感觉生不如死，多方求医，口服、外洗、熏蒸、放血、针刺治疗，无显效。舌淡红稍胖大、苔黄腻，脉沉细缓。

【辨证】肝肾亏损，阴阳两虚，寒湿化热。

【方药】乌蛇荣皮汤合三妙散、五味消毒饮加荆芥穗、薏苡附子败酱散。

生地黄60克　当归30克　赤芍30克　川芎15克　桃仁15克　红花15克　牡丹皮15克　紫草30克　桂枝45克　生姜90克　炙甘草30克　炙乌梢蛇粉30克蜜丸吞服　防风30克　白鲜皮40克　生薏苡仁60克　何首乌30克　白蒺藜30克　土茯苓120克　苍术30克　关黄柏15克　苦参30克　金银

花45克　蛇床子30克　蒲公英30克　紫花地丁30克　天葵子30克　野菊花30克　木鳖子30克　制附子120克先煎　败酱草60克

三剂，水煎服，每剂浓煎四份，早晚各服一份。

【按语】患者湿热明显，重用生地黄60克、赤芍30克、紫草30克凉血活血，重用土茯苓120克与苦参30克，强化清热利湿之效。蛇床子燥湿祛风、杀虫止痒，木鳖子30克消肿解毒，可用于治疗皮肤顽疾。为防众多凉药偏寒伤阳，以四逆汤顾护阳气，寒热并用。

患者用药两周显效，头部、腋下、阴囊湿疹开始消退，瘙痒不适感可以忍耐。加减用药两月，湿疹消去大半。由于患病日久，加之体质原因，湿疹时有反复，但程度明显减轻。后期逐渐减少清热药物，加大扶阳药物剂量，患者坚持用药半年后痊愈。

14. 顽固性慢性湿疹伴溃疡案

刘某，男，61岁。2017年8月19日初诊。

【症见】患者慢性湿疹引起溃疡三十年余，特别是双手部皮肉溃疡，接触风寒湿热都会加重，奇痒难耐，严重影响日常生活，多处求医无显效，几近丧失治疗信心。刻下：面色晦暗，口干欲饮，口嗅，自汗，动则尤甚。舌淡红胖大、有齿痕、苔黄厚腻，脉沉迟缓。

【辨证】脾肾阳虚，寒湿化热，营卫不和。

【方药】麻黄附子细辛汤合乌蛇荣皮汤、二妙散、银翘散减味方、脱敏灵。

麻黄15克　细辛45克　制附子120克先煎　当归30克　生地黄45克　赤芍15克　川芎15克　牡丹皮15克　紫草15克　桃仁20克　红花20克　桂枝45克　生姜90克　炙甘草45克　防风30克　白鲜皮45克　生薏苡仁60克　炙乌梢蛇30克蜜丸吞服　土茯苓120克　苍术30克　关黄柏15克　苦参30克　金银花60克　连翘30克　荆芥穗15克　蜂房15克　浮萍草15克　地龙15克　蝉蜕15克　苏叶15克　木鳖子30克　生黄芪120克　白术30克

三剂，水煎服，每剂浓煎四份，早晚各服一份。

【按语】患者病患日久，伤气伤阳，乃为阳虚阳郁阳遏体质。麻黄附子细辛汤，温阳助阳通阳，祛三阴寒气，通经络阳气，层层托邪透表，可谓本方的君方。乌蛇荣皮汤调和营卫，活血化瘀。银翘散合二妙散解毒利湿，重剂土茯苓和苦参是治疗湿浊浸淫类皮肤病的效药。脱敏灵止痒。木鳖子30克治疗皮肤顽疾。

患者用药两周湿疹及双手溃烂明显好转，溃烂处渗出已不明显，且有收口结痂之势。其诉服药三日后出现出汗、腹泻症状，服至第六日汗出腹泻停止。因患处明显好转，患者情绪较前和缓很多。舌暗红胖大有齿痕、苔白腻，脉沉滑缓。调整处方生姜改为干姜，并加大四逆汤剂量。本案患者共服药两个月左右，痊愈。

15. 老年慢性湿疹伴胃肠不适案

王某，女，86岁。2020年11月5日初诊。

【症见】患者多年慢性湿疹发作，遍身瘙痒一月有余，口服外用多种西药及中成药无效，腹胀肠鸣，大便干，睡眠差。舌淡稍胖大、苔白，脉沉细。

【辨证】肝脾肾亏损，阴阳两虚，营卫失调。

【方药】乌蛇荣皮汤加味。

当归60克　生地黄90克　赤芍30克　川芎15克　牡丹皮15克　紫草30克　桃仁15克　红花15克　桂枝45克　干姜45克　炙甘草30克　生薏苡仁60克　白鲜皮30克　防风15克　何首乌30克　白蒺藜30克　炙乌梢蛇30克　制附子60克先煎　蝉蜕30克　金银花45克　土茯苓120克　生黄芪90克　玄参30克　麦冬15克　木香15克　九香虫15克　大黄10克　炒莱菔子30克　生白术100克

三剂，水煎服，每剂浓煎四份，早晚各服一份。

【按语】患者虽体质阳虚，但现阶段阴液已伤，标热明显，故乌蛇荣皮汤突出生地黄剂量，加金银花清热，玄参、生地黄、麦冬养阴，和大剂量当归、生白术润肠通便，大黄通腑气，木香、九香虫对药加莱菔子理顺肠胃腑气。

患者用药一周症状明显好转，加减服药三周，痊愈。

小　结

对于湿疹的治疗，急性期以龙胆泻肝汤合防风通圣散为基础方，慢性湿疹以湿疹汤（湿热型）和乌蛇荣皮汤（干热型）为基础方。但值得一提的是，同一患者治疗期间内可能会有不同证型变化，处方应随诊而变，总的原则是随着症状改善逐步减少，直至去除清热解毒药物，逐步加大扶阳药物剂量，重视培补脾肾之阳。在善后期一定要以补脾建中为主，只有使患者体内阳气充足且通畅调达，湿疹才能从根本上治愈。

荨　麻　疹

荨麻疹是一种常见的过敏性皮肤病，临床表现为风疹样皮肤损害，骤然发生并迅速消退，愈后不留任何痕迹。因其皮损时隐时现，故中医称之为瘾疹。又因皮疹高出皮肤，成块连片，遇风易发，又称为风疹。荨麻疹按发作情况有急性、慢性之分。

西医按过敏类疾病治疗，寻找过敏原，服用抗过敏药物，使用激素药物疗法。中医认为病机是素体阳虚，中气不足，则易受外感，尤其易受风寒湿热四邪发作。所以要重视健脾胃补中气，提升正气，增强素体免疫力。

一　治疗思路

此类疾病的治疗思路是以消风散（《太平惠民和剂局方》）合四物汤为基础方，消风散健脾胃，祛风邪，补中气，辛温解表，是治疗因风邪引发的皮肤麻木、瘙痒、瘾疹的效方；四物汤养血活血化瘀，滋养肌肤。

风邪可分为风寒与风热，风寒者合用麻黄附子细辛汤辛温解表，风热者合用银翘散辛凉解表。另可加味李可先生的脱敏灵及徐长卿息风解表止痒。

健脾扶阳祛邪固本方面，可选用玉屏风散、四逆汤、理中汤、四君子汤、五苓散（加味附子、生姜），健脾行气、扶助两本。

急性荨麻疹用此方法治疗，常常一日显效，两三周内痊愈。慢性荨麻疹可参考湿疹的治疗思路变通应用。

二 具体医案

1. 慢性荨麻疹案

李某，女，39岁。2017年11月9日初诊。

【症见】患者近日颜面皮肤色红瘙痒，局部轻微浮肿，挠后更甚。三甲医院查过敏原为“冷空气、粉尘、螨虫”等。平素易外感，形体消瘦，神疲困倦。舌淡胖嫩、苔薄白，脉沉细濡。

【辨证】脾肾阳虚，气血亏虚，中气不足，风寒内伏。

【方药】消风散合四物汤、麻黄附子细辛汤、四逆汤。

羌活30克　防风30克　荆芥穗30克　川芎30克　厚朴30克　党参45克　茯苓30克　陈皮20克　僵蚕30克　蝉蜕30克　藿香30克　熟地黄15克　当归15克　白芍15克　何首乌30克　生黄芪60克　徐长卿30克　炙乌梢蛇15克　生藕节30克　紫草30克　制附子90克先煎　炙甘草45克　生姜60克　麻黄15克　细辛45克　炒白术45克

四剂，水煎服，每剂浓煎四份，早晚各服一份。

【按语】综合患者诸症，就诊时皮肤色红、瘙痒是亟待解决之标证，用消风散祛风除湿止痒；“治风先治血，血行风自灭”，用四物汤合四逆汤及何首乌、黄芪以温阳益气养血，固护营卫。颜面色红瘙痒，加生藕节、紫草、徐长卿凉血止痒。

患者2017年11月16日复诊，颜面皮肤瘙痒减轻80%，局部皮肤色红较前消退。继予原方，2017年11月23日三诊，皮肤瘙痒痊愈，皮肤颜色如常，神疲困倦明显改善。三诊处方：以十二五合方加玉屏风散，以补益气血，增强体质，加减服药一个月。后追访，过敏未复发。

2. 季节性荨麻疹案

陈某，男，42岁。2018年11月22日初诊。

【症见】患者每遇季节交替则周身皮肤过敏伴瘙痒，痒甚难忍，挠后局部起粟粒样红疹，抑或伴随外感症状，发热畏寒。舌淡红胖大、苔白腻，脉沉迟缓滑。

【辨证】脾肾阳虚，营卫不和，风邪犯肺。

【方药】消风散合麻黄附子细辛汤、玉屏风散、四物汤、脱敏灵。

羌活30克　防风30克　荆芥穗20克　川芎20克　厚朴20克　党参40克　茯苓45克　陈皮20克　炙甘草60克　僵蚕10克　蝉蜕15克　藿香10克　麻黄15克　细辛45克　制附子150克先煎　白术30克　生黄芪120克　当归15克　熟地黄30克　白芍30克　炙乌梢蛇30克　生姜30克　浮萍草30克　苏叶30克　地龙10克　金银花45克　徐长卿30克

三剂，水煎服，每剂浓煎四份，早晚各服一份。

【按语】患者每逢季节交替则皮肤瘙痒，属于交节病。往往体有宿疾，交节时分新感引动伏邪。故合用麻黄附子细辛汤由内而外托邪透表而出，合玉屏风散扶助正气、提高免疫力，四物汤、脱敏灵养血祛风、脱敏止痒。

患者服药一周后复诊，皮肤瘙痒及粟粒样红疹明显好转，继服一周后病情控制，调整处方：制附子180克、黄芪150克、当归45克、熟地黄30克，扶阳为主，养阴为辅，阴阳并调。巩固用药两周，痊愈。

3. 虚寒性荨麻疹案

商某，男，64岁。2019年6月15日初诊。

【症见】患者有荨麻疹伴皮肤瘙痒，遇寒加重，得温可消退，平素畏寒肢冷。舌淡胖大、有齿痕、苔白，脉沉缓。

【辨证】脾肾阳虚，中气不足，卫外不固。

【方药】麻黄附子细辛汤合消风散、定风丹、脱敏灵。

麻黄15克　制附子90克先煎　细辛60克　羌活15克　防风15克　荆芥穗15克　川芎15克　当归15克　党参30克　茯苓30克　陈皮15克　炙甘草30克　僵蚕10克　蝉蜕15克　藿香15克　白术30克　生黄芪60克　何首乌30克　白蒺藜30克　生姜60克　徐长卿30克　炙乌梢蛇15克　浮萍草15克　苏叶15克

四剂，水煎服，每剂浓煎四份，早晚各服一份。

【按语】患者皮肤病遇寒加重，用麻黄附子细辛汤以扶阳通经、托邪外出；定风丹补益肝肾，可祛内外风邪。

患者2019年6月22日复诊，皮肤瘙痒明显减轻，新发荨麻疹较前减少。继服原方八剂后荨麻疹愈。嘱其每日服用生黄芪30克煎汤，热水送服附子理中丸，调护营卫两个月，期间荨麻疹再未发作。

4. 慢性荨麻疹案

赵某，女，53岁。2016年10月18日初诊。

【症见】患者慢性荨麻疹反复发作八年，尤其对面粉过敏，常服用抗过敏药物。严重失眠三年，连续睡眠不足两个小时。常常胃脘不适，呃逆。舌淡嫩胖大、苔白腻，脉沉濡、双关部尤甚。

【辨证】心脾阳虚，中气不足，营卫失调，运化不良。

【方药】乌蛇荣皮汤合麻黄附子细辛汤、玉屏风散、半夏秫米汤、丁香柿蒂汤。

当归30克　生地黄30克　赤芍15克　牡丹皮15克　紫草15克　川芎15克　桃仁15克　红花15克　桂枝30克　生姜45克　炙甘草30克　防风30克　白鲜皮30克　生薏苡仁60克　炙乌梢蛇30克　何首乌30克　白蒺藜30克　麻黄15克　制附子60克先煎　细辛30克　白术30克　生黄芪60克　清半夏90克　公丁香15克　柿蒂15克　党参30克　蝉蜕30克　浮萍草15克　徐长卿30克

三剂，水煎服，每剂浓煎四份，早晚各服一份。

【按语】患者脾胃虚弱，中气不足，升降失调。在乌蛇荣皮汤的基础上合用麻黄附子细辛汤安内攘外，托邪外出；玉屏风散益气固表，增强免疫力。胃不和则卧不安，重用清半夏成半夏秫米汤降逆和胃安眠，丁香柿蒂汤降逆止呃；加味抗过敏经验药物蝉蜕、浮萍草、徐长卿。治病要谨守病机，患者中焦不利，升降失调，方中理中汤、四逆汤为君，调节脾胃运化，大气乃转。

患者用药一周，过敏显效，睡眠好转，可睡四个小时，胃脘舒适，呃逆几乎消失。辨证用药一个月，停服抗过敏药物及安眠药物。连续用药两个月，过敏痊愈，睡眠正常。

小　结

消风散是治疗荨麻疹的对症处方，可以合用脱敏灵、加味重剂徐长卿祛风止痒。

在临床应用上，要注意急性与慢性之别。慢性荨麻疹通常见于糅合风湿，需要在辨证治疗湿疹的同时合用消风散等方药共同治疗。急性荨麻疹的治疗，要分清楚患者属于风寒型还是风热型，即遇冷还是遇热瘙痒加重。风寒者合用麻黄附子细辛汤辛温解表，风热者合用银翘散辛凉解表。

带状疱疹

带状疱疹最常见发病部位在胸腹或腰部，又名缠腰龙，但也会发病于头部及四肢。带状疱疹发病迅速，从最初的红斑、丘疹很快变为成簇的水疱甚至脓疱、血疱，而后逐渐结痂脱落。这也是一个皮肤病顽症，其急性发作相对容易控制，但后遗症——神经性疼痛长期存在，不时发作，可持续数月或数年甚至数十年不等。

西医认为其病机是病毒感染，主要治疗思路是抗病毒、营养神经和止痛。

中医普遍认为是肝胆湿热所致，肝胆火盛及脾湿郁久、外感毒邪而发。头部带状疱疹多属风热上攻，躯干带状疱疹多证属肝郁化火，下肢带状疱疹证多属肝经湿热下注。常用对症处方就是龙胆泻肝汤。此方能泻肝火并清利湿热，且滋养阴血。但医家应用此方治疗效果则有很大差别。笔者认为主要原因有二,一是君药龙胆草的剂量较低，剂量在15克以下疗效欠佳；二是龙胆泻肝汤以苦寒之药为主，只是治标救急之方，长用则伤中气，继而反致脾虚湿困、郁而化热。因此治疗带状疱疹，一定要坚持阴阳辨证与整体施治的思路，治标的同时也要扶阳固本，否则很难消除带状疱疹的后遗症。

一 治疗思路

（1）带状疱疹发作期，必须要用龙胆泻肝汤迅速控制病情，有外科疡症者合上防风通圣散。由于两个处方多有苦寒之药易伤中气，所以要中病即止，且适当搭配保护脾胃的热性药，如附桂理中汤、五苓散等。

（2）后遗症之神经性疼痛多因经络阻滞，风寒湿余毒不清。如患者阳虚不明显，以小柴胡汤为主方，用和解之法，思忖其病毒缠绵于半表半里，且患处多在少阳经行处；如患者阳虚明显，则以阳和汤主方，用补益之法。阳和汤中熟地黄、鹿角胶补肾助阳，麻黄、肉桂助阳气通达营卫，炮姜温中散寒、入血分，白芥子辛散利气、散寒祛痰，可以去除皮里膜外一切痰瘀。本方益精气，扶阳气，化寒凝，通经络，温阳补血以治本，化痰通络以治标。

（3）在加味方上，止痛选用芍药甘草汤酸甘化阴、缓急止痛，另借鉴李可先生使用丁香、郁金一对畏药，温通理气，开郁止痛，以及经验药物延胡索活血散瘀、行气止痛。去溃疡用薏苡附子败酱散，且要贯穿始终。薏仁清利肠胃湿热，败酱草排脓消痈，附子辛热、行瘀滞之气。抗病毒药物（借鉴西医药理）选取的是贯众、络石藤、马齿苋、板蓝根等。顽疾加止痉散粉冲，可通达经络，搜剔深藏之伏邪，止痉止痛十分有效。

（4）善后时仍然要坚持健脾扶阳思路，注重改善患者体质。

二 具体医案

1. 面部带状疱疹后遗症疼痛案

赵某，女，77岁。2022年1月11日初诊。

【症见】患者一年前面部带状疱疹，经中药、针灸治疗，疱疹消除，但遗留面神经疼痛，经常发作，严重时候疼痛难当，情绪烦躁，寝食难安。长期口服止痛药，也只能短暂轻微缓解。平时口苦，胃反酸，胃脘怕凉。舌淡红胖大、苔白，脉关弦、尺沉细。

【辨证】脾肾阳虚，中气不足，少阳不和。

【方药】小柴胡汤合芍药甘草汤、薏苡附子败酱散、麻黄附子细辛汤、良附丸、左金丸。

柴胡24克　黄芩15克　党参45克　清半夏30克　干姜90克　炙甘草60克　白芍120克　炒薏苡仁60克　制附子130克先煎　败酱草60克　丁香30克　郁金30克　白芷45克　细辛45克　麻黄10克　延胡索10克　夏天无30克　全蝎6克粉冲　蜈蚣6条粉冲　黄芪60克　茯苓30克　炒白术30克　煅瓦楞子30克先煎　海螵蛸15克先煎　高良姜15克　香附15克　黄连10克　吴茱萸15克

三剂，水煎服，每剂浓煎四份，早晚各服一份。

【按语】小柴胡汤和解少阳，芍药甘草汤缓解止痛，薏苡附子败酱散扶阳利湿消痈，丁香郁金散理气止痛，麻黄附子细辛汤安内攘外，蝎蚣散搜剔伏邪，延胡索、夏天无止痛，黄芪运大气。内有四君子汤健脾，良附丸温胃，左金丸加煅瓦楞子、海螵蛸抑制胃酸。

患者用药一周疼痛减轻近半，反酸症状减轻。加减服药三周后，疼痛近愈，已经不再口服任何止痛药。

继续坚持扶阳，补益心肾脾，增强体质防止病情反复，以破格救心汤合旋覆代赭汤加味治疗带状疱疹后遗症经验药物，巩固疗效。

2. 带状疱疹急性发作案

焦某，女，57岁。2019年2月23日初诊。

【症见】患者左下肢有疱疹，色红，剧烈疼痛五日。大便黏腻舌红、苔黄腻，脉弦滑数。

【辨证】少阳不和，肝胆湿毒。

【方药】龙胆泻肝汤合小柴胡汤、四物汤、芍药甘草汤、薏苡附子败酱散。

龙胆草15克　炒栀子15克　黄芩15克　柴胡30克　生地黄30克　车前子20克包煎　泽泻25克　木通10克　炙甘草45克　当归15克　川芎15克　白芍90克　马齿苋90克　公丁香15克　郁金15克　贯众30克　络石藤30克　生薏苡仁60克　制附子60克先煎　败酱草60克　党参30克　法半夏15克　板蓝根30克　白鲜皮30克　延胡索15克

四剂，水煎服，每剂浓煎四份，早晚各服一份。

【按语】患者带状疱疹急性发作，肝胆湿热症状明显，主方选用龙胆泻肝汤清利肝胆湿热，小柴胡汤重用柴胡30克和解少阳，重剂芍药甘草汤加丁香、郁金与延胡索，以柔肝缓急止痛，薏苡附子败酱散扶阳利湿消痈，马齿苋、贯众、络石藤、板蓝根等为抗病毒经验用药。

患者用药一周，疱疹面积缩小，疼痛明显减轻，色泽已不甚红，去龙胆泻肝汤，改为小柴胡汤加味思路，患者加减用药一个月痊愈。

3. 老年带状疱疹急症案

李某，女，88岁。2021年4月17日初诊。

【症见】患者右侧腹部带状疱疹三日，疱疹色红伴有水疱疼痛难忍，影响睡眠，神疲乏力。舌淡红胖大、苔薄黄，脉关弦、尺沉迟。

【辨证】心脾阳虚，少阳不和，寒湿困脾。

【方药】破格救心汤合薏苡附子败酱散、小柴胡汤、芍药甘草汤、丁香郁金散、止痉散。

干姜90克　炙甘草60克　制附子120克先煎　党参60克　山茱萸90克

生龙骨30克先煎　生牡蛎30克先煎　煅磁石30克先煎　炒薏苡仁60克　败酱草60克　柴胡24克　黄芩12克　清半夏30克　白芍120克　丁香30克　郁金30克　马齿苋60克　贯众30克　白鲜皮45克　板蓝根30克　全蝎6克粉冲　蜈蚣6条粉冲　延胡索20克　夏天无30克

三剂，水煎服，每剂浓煎四份，早晚各服一份。

【按语】带状疱疹实证者，是为肝胆湿热。虚证者，多是邪气留恋，正气无力抵邪外出，虽有热象，多是局部郁热。临床上以虚者为多，常见于中老年人及疲劳后、大病后的年轻人。患者年事已高，以破格救心汤补益心肾，薏苡附子败酱散扶阳利湿消痈，小柴胡汤和解少阳理三焦，芍药甘草汤柔筋止痛，丁香郁金散加延胡索、夏天无理气止痛，止痉散搜剔经络、祛邪止痛，加马齿苋、贯众、板蓝根、白鲜皮清热消疹抗病毒。

患者服药三天后疼痛减轻大半，一周后疼痛已不明显，疱疹开始结痂，睡眠改善。再服药一周疱疹消失，疼痛痊愈，精神恢复。

4. 带状疱疹疼痛引发血压升高案

施某，女，83岁。2019年11月9日初诊。

【症见】患者有高血压病史，左胸肋带状疱疹急性发作，到医院打针输液治疗后疱疹已消，但患处疼痛不止；血压升至高160/70mmHg，压差大，未服降压药，大便不畅。舌淡瘦小、苔薄黄，脉关弦、尺沉细。

【辨证】肝肾亏损，营卫失调。

【方药】小柴胡汤合桂枝汤、薏苡附子败酱散、芍药甘草汤、丁香郁金对药、半夏白术天麻汤、天麻钩藤饮。

柴胡30克　党参30克　黄芩15克　清半夏30克　生姜30克　炙甘草30克　桂枝30克　白芍90克　炒薏苡仁60克　制附子45克先煎　败酱草60克　公丁香30克　郁金30克　马齿苋90克　贯众30克　天麻30克　炒白术30克　钩藤30克后下　夏天无30克　大枣10枚

六剂，水煎服，早晚各服一份。

【按语】本案带状疱疹的急性期已过，不必使用防风通圣和龙胆泻肝汤，重在治疗神经痛。小柴胡汤和解少阳，疗效重在柴胡剂量30克。桂枝汤调和营卫。芍药甘草汤柔肝缓急止痛，重在使用白芍剂量90克。加丁香、郁金、夏天无止痛，马齿苋、贯众清热抗病毒。患者年事已高，阴阳并虚，加用增液汤养阴生津，且制附子剂量偏小，阴阳并补。半夏白术天麻汤与天麻钩藤饮化痰息风，健脾祛湿，治疗高血压。

患者服药三天疼痛减半，一周后疼痛近愈。血压降至140/70mmHg。效不更方，患者继服药两周后，疼痛痊愈。

5. 带状疱疹后遗症案

郝某，女，77岁。2018年7月14日初诊。

【症见】患者面色晦暗，下肢带状疱疹后遗症，疼痛一年有余，皮损处发黑发暗，部分皮肤增厚硬化。舌暗红稍胖大、苔白，脉沉细。

【辨证】脾肾阳虚，寒凝血滞。

【方药】阳和汤合活络效灵丹、丁香郁金对药、芍药甘草汤、止痉散、薏苡附子败酱散、麻黄附子细辛汤、软坚散。

熟地黄45克　炮姜30克　鹿角霜30克　麻黄10克　白芥子15克　炙甘草30克　丹参45克　乳香15克　没药15克　公丁香15克　郁金15克　白芍90克　全蝎4克粉冲　蜈蚣4条粉冲　制附子90克先煎　细辛45克　生薏苡仁90克　败酱草60克　马齿苋90克　玄参30克　浙贝母30克　生牡蛎30克先煎　砂仁15克后下

四剂，水煎服，每剂浓煎四份，早晚各服一份。

【按语】患者患病日久，脾肾阳虚亏损为本，寒湿阻络、痰凝血瘀为标，虚实夹杂。皮损处发黑发暗，以阳和汤温阳散寒、填精补血，合麻黄附子细辛汤温通经络、托邪透表，合活络效灵丹活血化瘀、行气止痛，软坚散治疗皮肤硬化。

患者连续用药两周神经痛消失，皮损发黑、发暗明显好转。巩固治疗两月余硬皮消失。

6. 耳内带状疱疹案

胡某，女，79岁。2020年7月14日初诊。

【症见】患者耳内带状疱疹10日，口服阿昔洛韦及止痛药无效，吞咽即连及耳内疼痛，口角糜烂，情绪烦躁。舌淡红胖大、苔黄腻，脉关细弦、尺沉。

【辨证】少阳不和，太阴脾虚，郁而化热。

【方药】小柴胡汤合龙胆泻肝汤、薏苡附子败酱散、四逆汤、芍药甘草汤、丁香郁金散、止痉散、潜阳封髓丹。

柴胡45克　黄芩15克　党参30克　清半夏90克　干姜60克　炙甘草60克　白芍120克　生薏苡仁60克　制附子90克先煎　败酱草60克　丁香30克　郁金30克　延胡索15克　全蝎6克粉冲　蜈蚣6条粉冲　砂仁21克后下　龟甲15克先煎　黄柏30克　马齿苋60克　贯众30克　白鲜皮45克　龙胆草15克　炒栀子15克　生地黄30克　当归15克　木通15克　泽泻45克　生黄芪60克

三剂，水煎服，每剂浓煎四份，早晚各服一份。

【按语】急则小柴胡汤和解少阳，重剂柴胡45克，合用龙胆泻肝汤清肝胆湿热，薏苡附子败酱散扶阳利湿消痈，芍药甘草汤柔肝止痛，丁香郁金散加延胡索理气止痛，止痉散搜剔通络止痛，潜阳封髓丹收敛虚阳，另有马齿苋、贯众、白鲜皮清热解毒经验药物，生黄芪托邪气、运大气。

患者用药三日，诉疼痛减轻，连续服药两周后，耳内仅轻微疼痛，疱疹近愈，吞咽正常，黄腻舌苔已经退去。调整处方，去龙胆泻肝汤避免寒凉败胃，加活络效灵丹活血化瘀止痛，柴胡减至18克，继续治疗两周，带状疱疹痊愈。

7. 带状疱疹慢性发作案

曹某，女，52岁。2021年2月4日初诊。

【症见】患者腰部及右侧胁肋部带状疱疹疼痛发作三月余，医院治疗效果不佳。期间不断新发疱疹，患处面积渐大。刻下：面色晦暗，畏寒肢冷。患处灼热疼痛，神疲乏力，心情烦躁。舌淡润胖大、苔薄白，脉细沉濡。

【辨证】脾肾阳虚，少阳不和，营卫不和。

【方药】小柴胡汤合芍药甘草汤、四逆汤、薏苡附子败酱散、丁香郁金对药、止痉散。

柴胡24克　黄芩12克　党参30克　清半夏30克　干姜60克　炙甘草60克　白芍120克　炒薏苡仁60克　制附子90克先煎　败酱草60克　丁香30克　郁金30克　马齿苋60克　贯众30克　板蓝根30克　白鲜皮45克　全蝎6克粉冲　蜈蚣6条粉冲　延胡索15克　生黄芪60克

四剂，水煎服，每剂浓煎四份，早晚各服一份。

【按语】小柴胡汤和解少阳，透半表半里邪气；生黄芪运大气，托邪外出。薏苡附子败酱散扶阳利湿消痈，重剂芍药甘草汤以求快速止痛，止痉散搜剔经络之邪。方中重用四逆汤，皆因患者畏寒肢冷，阳虚严重。

患者用药一周疱疹未新发，疼痛明显减轻，服药两周近愈，加减服药四周痊愈。

小　结

急性带状疱疹治以龙胆泻肝汤思路，有痈疡者合用防风通圣散。君药龙胆草剂量要在15克以上。

带状疱疹后遗症的治疗要突出小柴胡汤的和解半表半里之法，在温补扶阳的基础上合用止痛方药，如芍药甘草汤、丁香郁金散、止痉散。

这两种思路合用薏苡附子败酱散疗效更佳。

顽　癣

银屑病俗称牛皮癣，是一种常见的慢性、复发性的皮肤顽疾。银屑病常被称为不治之症，终身难以治愈，严重者可长期折磨患者心力交瘁而亡。其临床表现以红斑、鳞屑为主，全身均可发病，以头皮、四肢较为常见，多在冬季加重。中医将银屑病归为“白疕”“风”“蛇虱”“干癣”等，认为银屑病的发病与血热、血燥、血瘀、湿毒、风燥、冲任失调有关，治疗思路主要为凉血解毒、清热除湿、祛风润燥、活血化瘀、调理冲任。

笔者根据临床经验，将银屑病（各类顽癣）、玫瑰糠疹、神经性皮炎、皮肤淀粉样变、老年人干燥性皮肤瘙痒、白癜风等皮肤干燥失养类的疾病归为同一类，因为从症状上讲共性较多，包括阵发性瘙痒、皮肤不断起皮硬化、表面干燥等。

在病机辨证上，一切疑难杂症都是人身整体气机升降长期失衡所致，表证往往内连脏腑，终归于太阴少阴两本。根据古中医本气自病与扶阳思路，顽癣的直接原因就是血不荣肤，分为血寒和血热两种类型。血寒导致气滞血瘀，瘀久化热，其病机是肝脾肾阳虚寒逆所致；血热导致津液营养耗失，无法荣养皮肤，其病机在于肝肾阴阳并虚，以致血虚内燥化风，体表血热夹瘀。

一 治疗思路

顽癣的治疗，笔者主要借鉴并使用李可先生所创乌蛇荣皮汤为基础方。乌蛇荣皮汤处方包括：桃红四物汤、桂枝汤、定风丹及牡丹皮、紫草、白鲜皮、炙乌梢蛇。

方中桃红四物汤，活血化瘀，养血润燥；桂枝汤以扶助阳气，通调营卫；牡丹皮、紫草清热凉血解毒，重用生地黄、牡丹皮、紫草代替犀角，借鉴了温病学派热入血分用犀角地黄汤的治疗思路；定风丹滋养肝肾，养血祛风；辅以荣肤特效药炙乌梢蛇、白鲜皮。诸药相合，可增强体质，旺盛血行，使病变部位气血充盈，肌肤四末得养，则病愈。

李可先生的原有处方里并没有突出扶阳的重要性，但通过观察他后期的治疗思路和医案，占主导之位的是始终扶阳，只是根据患者及病情所在阶段不同，扶阳比重相应调整。此方经笔者实践，消清温补熔为一炉，互不掣肘，反而相得益彰。

临证加减方药

（1）对于阳虚严重患者，桂枝用到30~45克，生姜至少在30克，并加用制附子，根据患者阳虚程度确定用量，一般30克起，笔者最高用至310克。合用薏苡附子败酱散疗效更佳。

（2）如果患者皮损发红，热象明显，生地黄用量往往40～60克，赤芍、牡丹皮、紫草用到30克，加大凉血清热的作用，阴虚患者或热重伤阴者，可加二至丸等养阴药物。

（3）如果患者局部热象明显，舌脉又显示患者阳虚明显，舌淡红、舌体胖大，脉沉，则寒热并用，相辅相成。温药与凉药的剂量都会较大，比如生地黄60克、赤芍30克、生姜60克、制附子90克。

（4）一定要重用金银花，辛凉解表透热毒，这是顽癣要药。

（5）顽癣伴湿疹时合用三妙散、重用土茯苓120克和苦参30克清热利湿。

（6）过敏瘙痒者加李可先生脱敏灵。

（7）炙乌梢蛇的使用，打粉冲服效果更佳。乌梢蛇粉味腥，可做成蜜丸服用。

（8）久病患者多有伏邪，合用麻黄附子细辛汤，开表透里，辅以虫类药物（全蝎、蜈蚣）搜剔伏邪，及狼毒、木鳖子、黑荆芥穗、皂角刺等经验用药。

二　具体医案

1. 慢性湿疹继发银屑病关节炎案

王某，女，50岁。2021年9月25日初诊。

【症见】患者慢性湿疹继发银屑病十余年，四处尝试内外治法，病情反而愈发严重，自觉治疗无望。现全身皮肤泛发片状红疹，患处皮肤硬化并伴脱屑，以头部、面部和臀部为重，瘙痒难耐，部分皮肤湿疹有渗出液。舌淡嫩胖大滑润、无苔，脉弦细数。

【辨证】脾肾阳虚，寒湿困脾，郁久化热。

【方药】五苓散合湿疹汤、三妙散、麻黄附子细辛汤、乌蛇荣皮汤。

炒白术45克　桂枝45克　茯苓45克　泽泻45克　猪苓30克　制附子160克先煎　薏苡仁60克　败酱草60克　冬瓜皮30克　麸炒冬瓜子30克

赤小豆30克 麸炒苍术30克 黄柏15克 桃仁15克 地黄45克 当归30克 干姜120克 炙甘草60克 土茯苓120克 苦参30克 酒乌梢蛇20克粉冲 白鲜皮45克 麻黄15克 细辛90克 赤芍30克 金银花45克 荆芥穗15克 木鳖子30克

三剂，每剂浓煎四份，早晚各一份。另开具外洗方。

【按语】患者阳虚为本，脾肾阳虚，水液代谢失司，湿浊内阻困脾，病久失治，郁而化热，湿热甚重。以湿疹汤、三妙散祛热利湿，合五苓散健脾利湿，薏苡附子败酱散扶阳利湿消痈，取乌蛇荣皮汤之意活血凉血调和营卫，四逆汤固本扶阳，麻黄附子细辛汤安内攘外，金银花、荆芥穗清透热邪。

患者用药一周显效，红疹明显消退，局部脱屑及瘙痒减轻。因患者病情顽固，辨证及治则不变，随证加减药物，患者服药一个月后皮肤症状明显改善，后持续服药近半年而愈。本案后方加减中不断加大扶阳药物剂量，最高用量制附子310克，干姜280克。选取某次处方供读者参考。

炒白术45克 桂枝45克 茯苓45克 泽泻45克 猪苓30克 制附子310克先煎 薏苡仁60克 败酱草90克 干姜245克 炙甘草90克 徐长卿45克 蝉蜕30克 生黄芪130克 党参75克 黄柏30克 土茯苓120克 桃仁15克 生地黄45克 当归30克 赤芍30克 川芎30克 酒乌梢蛇30克粉冲 白鲜皮45克 木鳖子30克 砂仁25克后下 狼毒6克 金银花60克 荆芥穗15克

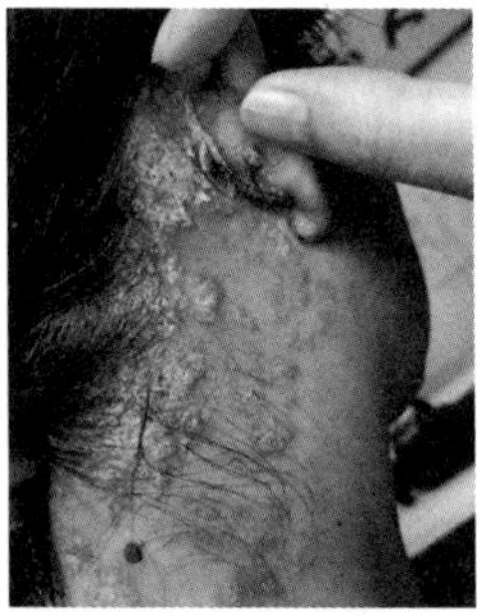

治疗前

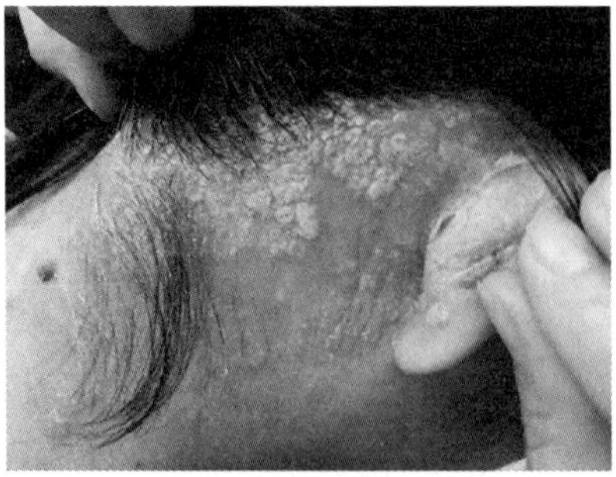

治疗一个月

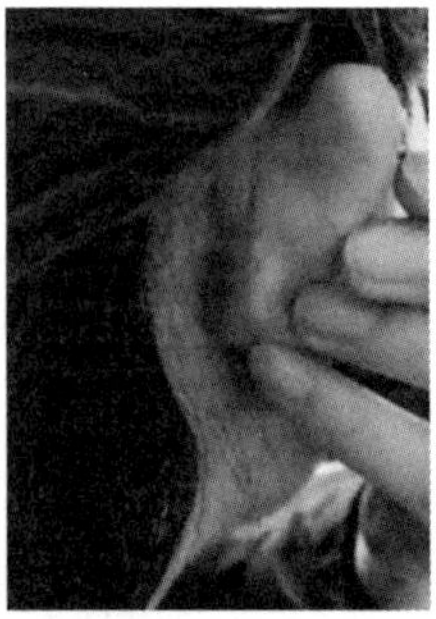

治疗后

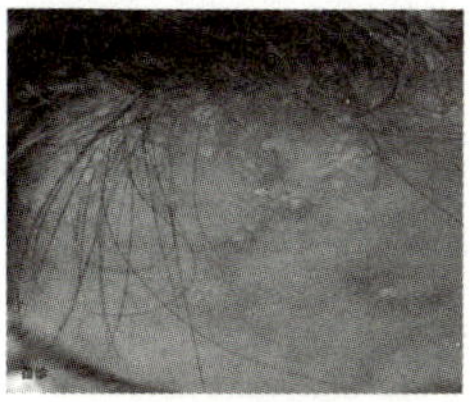

治疗前

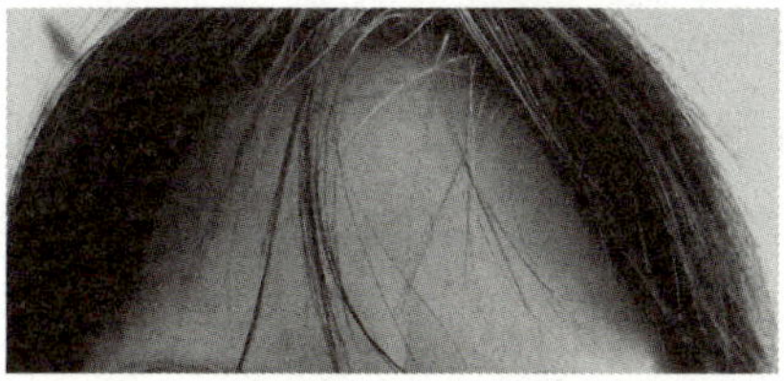

治疗后

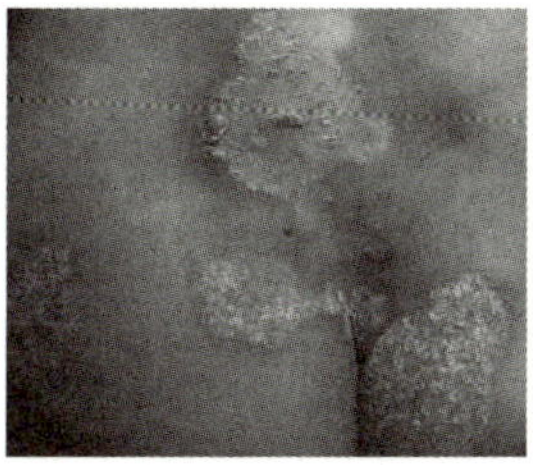

治疗前

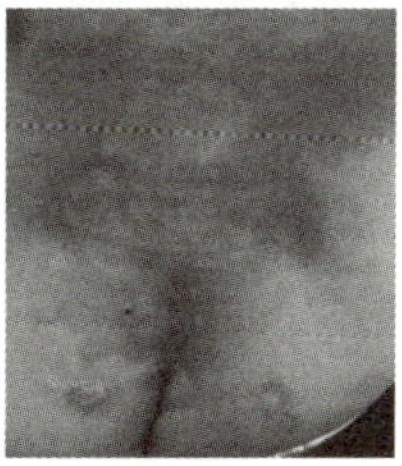

治疗后

治疗前后效果图

2. 顽固神经性皮炎案

张某，男，41岁。2017年6月24日初诊。

【症见】患者形体偏胖，面色萎黄，腹部及腿部红色片状神经性皮炎十余年，患处皮肤干燥较厚，瘙痒难耐。平素喜食生冷寒凉及肥甘厚味，舌淡胖、苔白滑润，脉弦滑数。

【辨证】阴阳两虚，脾虚湿困，湿毒浸淫，营卫不和。

【方药】乌蛇荣皮汤加附子、三妙散、五苓散、银翘散。

当归30克　生地黄45克　赤芍30克　川芎15克　桃仁15克　红花15克　牡丹皮30克　紫草30克　桂枝30克　生姜30克　炙甘草30克　白鲜皮30克　防风20克　何首乌30克　白蒺藜30克　徐长卿30克　炙乌梢蛇粉30克蜜丸吞服　苍术15克　黄柏10克　生薏苡仁75克　土茯苓120克　木鳖子30克　狼毒6克　制附子60克先煎　白术30克　茯苓30克　泽泻30克　猪苓15克　金银花45克　荆芥穗15克　牛蒡子15克　皂角刺30克

三剂，水煎服，每剂浓煎四份，早晚各服一份。

【按语】本案患者阴阳两虚，湿浊浸淫肌肤，以乌蛇荣皮汤为主，辅以五苓散、三妙散温阳祛湿，重用金银花和土茯苓清热透表、解毒利湿。荆芥穗、牛蒡子与皂角刺透发血中热邪，木鳖子、狼毒为治疗神经性皮炎的特效药。

患者服药两周复诊，皮肤病损情况可见明显好转，后续生地黄、生姜、制附子、甘草、金银花等扶阳清热药物剂量逐渐加大。

处方加减的原则就是扶阳为主，兼顾清热解毒。此案患者治疗半年多，患处皮肤变薄，基本愈。

3. 周身神经性皮炎案

刘某，女，38岁。2018年7月7日初诊。

【症见】患者周身神经性皮炎近十年，局部皮肤色红脱屑，瘙痒严重，以头部、背部和下肢为重，家族有银屑病、神经性皮炎病史。舌红、苔黄腻，脉弦滑。

【辨证】阴阳并虚，瘀毒浸淫，营卫不和。

【方药】乌蛇荣皮汤合二至丸、犀角地黄汤、银翘散。

生地黄60克　当归60克　赤芍30克　牡丹皮30克　紫草30克　川芎15克　桃仁15克　红花15克　桂枝15克　生姜15克　炙甘草15克　防风20克　白鲜皮45克　生薏苡仁60克　何首乌30克　白蒺藜30克　炙乌梢蛇30克粉冲　金银花100克　生槐花30克　蛇蜕15克　女贞子30克　墨旱莲30克　生黄芪60克　制附子45克先煎　徐长卿30克　水牛角100克　蜂房10克　全蝎4克粉冲

三剂，水煎服，每剂浓煎四份，早晚各服一份。

【按语】患者瘀毒化热明显，兼有阴虚血热，用乌蛇荣皮汤时重用生地黄60克、当归60克、赤芍30克、牡丹皮30克凉血活血，结合卫气营血理论，重用金银花、生槐花、水牛角清热解毒，加二至丸滋肝肾之阴。以低剂量桂枝、生姜、制附子扶阳并防寒凉药物伤及中焦。

患者一周后复诊，病变皮肤颜色变浅，脱屑及瘙痒减轻。继予上方服药一周。三诊时皮肤状况明显改善。寒凉之药中病即止，调整处方，去水牛角，金银花减至60克，加白芷60克以通窍活血。后期逐渐减去清热药物，加大扶阳药物剂量，桂枝加至45克，生姜改为干姜45克，制附子加至90克。患者坚持用药四个月近乎痊愈。

4. 遗传性神经性皮炎伴银屑病案

刘某，男，48岁。2016年3月15日初诊。

【症见】患者患有遗传性银屑病，患病已三十余年，全身遍布，以前胸后背为重，病患部位皮质很厚，循环脱屑，脱屑后皮肤呈粉红色。舌暗红稍胖大、苔微黄，脉沉弦滑。

【辨证】肝肾亏损，营卫不和。

【方药】乌蛇荣皮汤合银翘散、二至丸。

桃仁20克　红花20克　生地黄60克　当归30克　赤芍30克　牡丹皮30克　紫草30克　川芎20克　桂枝30克　生姜30克　炙甘草15克　白鲜皮40克　生薏苡仁40克　防风15克　何首乌30克　白蒺藜30克　炙乌梢蛇30克粉冲　木鳖子30克　狼毒9克　金银花90克　土槿皮15克　蛇蜕15克　板蓝根30克　制附子15克先煎　荆芥穗10克　生槐花30克　女贞子30克　墨旱莲30克　徐长卿30克

三剂，水煎服，每剂浓煎四份，早晚各服一份。

【按语】此案患者阴阳并虚，但偏于阴虚，血热妄行，故清热养阴药物比重较大。对于皮肤病顽症，选取乌梢蛇、木鳖子、狼毒、土槿皮、蛇蜕专药治疗，乌梢蛇粉冲服效果更好。加减服药三个月后病患部位基本不痒，皮肤已变软。

后续去板蓝根，加水牛角60～100克，取犀角地黄汤之意，凉血散瘀，制附子剂量逐渐加至60克。此案患者疗效显著，经过大半年的治疗，全身已不瘙痒，病患部位皮肤厚度已如正常皮肤，患者非常满意。后续偶有发作，服药很快就能控制。

5. 全身点状皮炎案

郭某，男，77岁。2019年4月18日初诊。

【症见】患者形体偏胖，患全身点状性皮炎病十余年，多处求治无显效。

患处点状面积大小如花生粒，颈部尤为明显，病变皮肤色红瘙痒，搔之脱屑。舌淡胖中裂，脉关沉细、尺沉缓。

【辨证】脾肾阴阳两虚，寒湿化热。

【方药】乌蛇荣皮汤合犀角地黄汤、止痉散、五苓散。

生地黄60克　赤芍30克　牡丹皮30克　当归30克　川芎15克　桃仁15克　红花15克　桂枝30克　紫草15克　炙甘草15克　炙乌梢蛇粉30克蜜丸吞服　白鲜皮40克　生薏苡仁60克　防风15克　何首乌30克　白蒺藜30克　土茯苓120克　生槐花30克　生姜30克　金银花45克　荆芥穗15克　水牛角15克　全蝎6克粉冲　蝉蜕15克　茯苓30克　泽泻30克　白术30克　猪苓15克　制附子45克先煎　木鳖子30克　蛇蜕15克　生石膏30克先煎

三剂，水煎服，每剂浓煎四份，早晚各服一份。

【按语】本案湿热夹杂，前期重用温病卫气营血清热药物，包括生地黄、紫草、牡丹皮、白鲜皮、土茯苓、金银花、生石膏，合五苓散加生姜、制附子扶阳健脾。

本案患者加减用药一个月几乎痊愈，后去生石膏、水牛角，加大四逆汤、五苓散剂量，制附子加至180克。患者连续调养两个月痊愈。

6. 老年性皮肤瘙痒案

朱某，男，79岁。2017年3月14日初诊。

【症见】患者有老年性皮肤瘙痒，眠差，腰椎间盘突出症。舌淡红胖大、苔白，脉寸关尺均沉迟缓细弱。

【辨证】脾肾阳虚，肝肾亏损，元气不足，营卫失调。

【方药】麻黄附子细辛汤合乌蛇荣皮汤、半夏秫米汤、肾四味、脱敏灵。

麻黄15克　制附子60克先煎　细辛45克　当归30克　生地黄30克　赤芍30克　川芎20克　桃仁10克　红花10克　牡丹皮15克　紫草20克　桂枝30克　生姜60克　炙甘草60克　防风30克　白鲜皮45克　生薏苡仁60克　炙乌梢蛇粉15克蜜丸吞服　何首乌30克　白蒺藜30克　生黄芪60克　清半夏90克　首乌藤30克　骨碎补30克　淫羊藿30克　菟丝子30克　补骨

脂30克　枸杞子15克　苏叶30克　蝉蜕30克　浮萍草30克　地龙20克

三剂，水煎服，每剂浓煎四份，早晚各服一份。

【按语】老年性皮肤瘙痒属于慢性病、虚性病，久有伏邪，故合用麻黄附子细辛汤。重用生黄芪益气运血祛风。半夏秫米汤安眠。首乌藤既能安眠，又能祛风止痒，更助脱敏灵祛风止痒。肾四味补肾填精，壮腰止痛。

患者用药一周显效，皮肤瘙痒明显减少，睡眠明显改善。后加减用药一月痊愈。

7. 慢性神经性皮炎伴湿疹案

刘某，男，19岁。2016年4月9日初诊。

【症见】患者有家族性顽癣病史，13岁起患病，病程日久，形体肥胖，全身慢性神经性皮炎兼湿疹，头部与脸部较重，遇风加重，形体偏胖。舌暗红胖大、苔薄白，脉沉细缓。

【辨证】肝脾肾亏损，阴阳两虚，中气不足，寒湿化热。

【方药】乌蛇荣皮汤合三妙散、玉屏风散、薏苡附子败酱散。

生地黄60克　当归30克　赤芍30克　川芎15克　桃仁15克　红花15克　紫草30克　桂枝30克　生姜60克　炙甘草30克　炙乌梢蛇粉30克蜜丸吞服　生薏苡仁60克　制附子90克先煎　白鲜皮45克　何首乌30克　白蒺藜30克　败酱草60克　木鳖子30克　苍术30克　关黄柏10克　土茯苓120克　生白术30克　生黄芪90克　徐长卿30克　蝉蜕15克　金银花45克　荆芥穗15克

三剂，水煎服，每剂浓煎四份，早晚各服一份。

【按语】患者体质阳虚为本，局部湿热为标，故寒凉药生地黄、赤芍、紫草与温热药桂枝、生姜、制附子共用且用量都不小。患者病情遇风加重，为肺卫不固，合用玉屏风散，重用生黄芪益气固表。

上方辨证加减，逐渐加大扶阳力度，患者坚持用药半年，近乎病愈，仅双侧额颞部有少量点状皮损。在后续处方上加用独活30克以祛外邪，防止疾病反复。

8. 玫瑰糠疹案

王某，女，24岁。2019年3月23日初诊。

【症见】患者四肢躯干多发点状红疹，医院诊断为玫瑰糠疹，经口服西药及理疗治疗无效，素体肥胖，面部扁平疣。舌淡红胖大、苔薄白，脉沉。

【辨证】阳虚湿困，营卫失调，中气不足。

【方药】乌蛇荣皮汤合五苓散、玉屏风散、麻黄附子细辛汤、麻杏苡甘汤加皂角刺、白芷降香对药、薏苡附子败酱散。

当归30克　生地黄60克　赤芍30克　牡丹皮30克　紫草30克　川芎15克　桃仁20克　红花20克　生姜60克　炙甘草45克　桂枝45克　生薏苡仁90克　白鲜皮45克　防风30克　何首乌30克　炙乌梢蛇30克　生黄芪60克　徐长卿30克　白术45克　猪苓45克　泽泻45克　茯苓45克　麻黄15克　苦杏仁15克　皂角刺60克　细辛45克　白芷60克　降香15克　败酱草60克　制附子90克先煎

三剂，水煎服，每剂浓煎四份，早晚各服一份。

【按语】西医认为此病多与病毒有关，从中医辨证角度入手，不是简单堆砌具有抗病毒作用的中草药，而是考虑患者体质以脾阳虚为本，在乌蛇荣皮汤的基础上，重用五苓散健脾利湿，重用生黄芪，合白术、防风成玉屏散固表御邪，徐长卿30克抗过敏，麻杏苡甘汤加皂角刺合四物汤治疗扁平疣，通窍活血汤（重剂细辛、白芷代麝香）治疗面部色斑，薏苡附子败酱散扶阳利湿消痈。患者多方救治无效，病程日久，体内必有伏邪，以麻黄附子细辛汤温阳通经、托邪外出。

患者用药一周显效，坚持用上方加减服药两个月，皮疹全部结痂脱落，痊愈，没有任何瘢痕及色素沉着，且面部扁平疣基本消失。

9. 顽固点状银屑病

于某，女，23岁。2018年5月26日初诊。

【症见】患者腰腿发凉，经行腹痛，点状银屑病十余年瘙痒难忍，泛发于双臂和腹部，经年多处救治无效。舌淡滑润胖大，脉关缓、尺沉细。

【辨证】脾肾阳虚，阴阳俱虚，营卫不和，痰凝血瘀。

【方药】乌蛇荣皮汤合薏苡附子败酱散、麻黄附子细辛汤、重剂金银花。

当归30克　生地黄60克　赤芍30克　川芎15克　桃仁15克　红花15克　紫草30克　牡丹皮30克　桂枝30克　生姜60克　炙甘草45克　白鲜皮45克　防风30克　何首乌30克　白蒺藜30克　炙乌梢蛇粉50克蜜丸吞服　土茯苓120克　制附子90克先煎　生薏苡仁60克　败酱草60克　细辛60克　麻黄10克　木鳖子30克　金银花100克　荆芥穗15克　徐长卿45克　蝉蜕30克　全蝎4克粉冲　独活30克

三剂，水煎服，每剂浓煎四份，早晚各服一份。

【按语】患者坚持长期冲服乌梢蛇粉，虽偶有反复，但总体不断向好。后续加入醋狼毒6克，苦参30克，生黄芪90克，疗效倍增。本案坚持治疗半年多基本愈，随访两年未复发。

小　结

治疗顽癣的基础方就是李可先生创制的乌蛇荣皮汤，临床应用应合四逆辈扶阳方药。根据患者体质的辨证，注意调节方中温阳养阴、清热凉血药物的剂量。在兼证上，伴有湿热证者，可以合用湿疹汤、三妙散、五苓散等健脾祛湿；伴有干热证者，合用犀角地黄汤、银翘散、五味消毒饮等清热凉血。对于顽固病情，要加味特效药物苦参、狼毒、木鳖子及全蝎、蜈蚣等。

白　癜　风

白癜风，也称白驳风，是一种常见的后天性皮肤色素脱失病，也是一种皮肤顽疾。皮损特征为大小形态不一的色素脱失斑，呈乳白色或瓷白色，边界清晰，表面光滑等。该病可发生于身体任何部位，以头面及四肢较为常见。

西医认为是一种色素代谢异常的常见皮肤病，无明显诱因，可能与遗传、自身免疫、内分泌及精神等因素有关。由于病因不明，西医也无理想的疗法。中医认为白癜风的病机是气虚血少，风邪外侵，闭阻皮肤血络，治疗思路主要是益气养血、活血祛瘀、祛风化痰、滋补肝肾。

一 治疗思路

治白癜风，笔者选用乌蛇荣皮汤合通窍活血汤并重用白蒺藜作为基础方，注重扶阳补气，取得了令人的满意疗效。笔者取意于《医林改错》的通窍活血汤，以白芷、细辛等芳香辛窜的药物替代麝香。白蒺藜善行善破，专入肺肝，可宣肺之滞，疏肝之瘀，最善磨翳，常用于皮肤顽症的治疗，重剂使用对于白癜风疗效非常；白蒺藜与沙苑子合用逐瘀祛风，益精强肾，对于白癜风的治疗效果更佳。

在扶阳固本方面，配伍四逆汤、肾四味等；健脾补气祛湿方面配伍五苓散（加味附子、生姜）和苍术、黄柏、土茯苓等，清热解毒方面可用五味消毒饮或薏苡附子败酱散以及金银花等。偏于阴虚血热的，配伍天冬、麦冬、党参及二至丸等，并加大生地黄、牡丹皮、赤芍、紫草的用量，有时也配伍活络效灵丹助力活血化瘀。

对于轻度白癜风患者，可在治疗其主症或进行整体调理时加味白蒺藜、细辛、白芷、沙苑子等克白经验药物，也能取得神奇疗效。

在临床上笔者接触的白癜风患者阳虚寒湿者居多，而且往往阴阳并虚，肝脾肾均应兼顾。纯阴虚血热者少之又少。在组方思路上则是寒热并用，扶阳养阴并举，扶阳为主并且贯穿始终，这是取得疗效的关键。

李可先生创制的克白散也是一个效方，笔者在临床上并未单独使用，而是常用于治疗白癜风的后期养护。新疆老家有两位亲友，他们身患轻度白癜风又不愿意喝汤药，笔者给他们配制了克白散，经服用三个月内白癜风痊愈。由此可见，李可先生的克白散值得推荐使用。谨录其原方如下：

沙苑子750克，九制豨莶草500克，乌梢蛇肉250克，制首乌150克，白蒺藜150克，三七100克，藏红花50克，海螵蛸50克，白药子50克，苍术50克，重楼

50克，降香50克，紫草50克，甘草50克。诸药打粉，每服5克，每日3次。

二 具体医案

1. 头部白癜风伴头发发白案

郝某，女，41岁。2020年9月19日初诊。

【症见】患者面色萎黄，头部左侧白癜风伴严重斑秃，在他处治疗后斑秃改善，但长出白发。眉毛脱落数年。舌淡嫩、无苔，脉沉细。

【辨证】脾肾阳虚，营卫失调。

【方药】乌蛇荣皮汤合四逆汤、神应养真丹、二至丸加味克白药物。

生地黄45克　当归45克　赤芍45克　牡丹皮15克　紫草30克　川芎15克　桃仁20克　红花20克　干姜90克　炙甘草60克　桂枝60克　生薏苡仁60克　白鲜皮45克　豨莶草30克　何首乌30克　白蒺藜90克　炙乌梢蛇45克冲服　制附子130克先煎　白芷100克　降香30克　细辛120克　生黄芪90克　女贞子50克　墨旱莲30克　丹参60克　沙苑子50克　天麻15克　菟丝子30克

三剂，水煎服，每剂浓煎四份，早晚各服一份。

【按语】本案以乌蛇荣皮汤合四逆汤扶助阳气、养血润燥、活血化瘀、通调营卫为基础方，以神应养真丹和二至丸滋补肝肾，生养头发。克白经验药物突出，重剂白芷可替代麝香作用，加降香、细辛，通窍之力更胜，白蒺藜、沙苑子、豨莶草是李可先生克白散重要药物。

上方辨证加减服药三个月，患者斑秃处已生黑发，眉毛也可见长出。

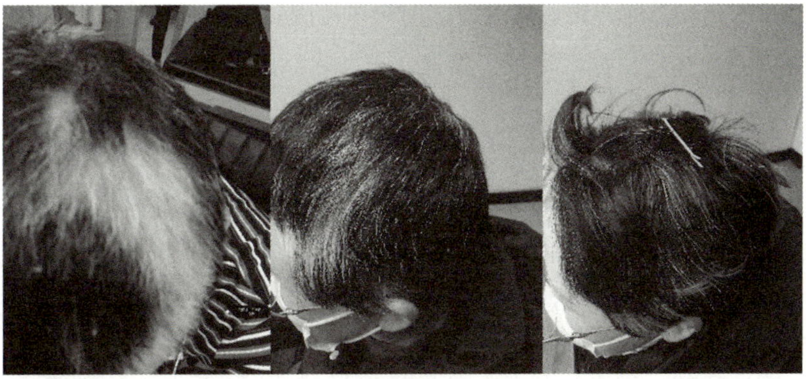

2. 银屑病伴白癜风案

金某，男，40岁。2012年8月30日初诊。

【症见】患者头皮有银屑病伴白癜风，局部皮肤色素缺失且色红脱屑，耳部湿疹，瘙痒流水。舌红稍胖大、苔黄腻，脉关濡小数、尺沉。

【辨证】脾肾阳虚，寒湿化热，湿浊浸淫。

【方药】乌蛇荣皮汤合五味消毒饮、三妙散。

桃仁20克　红花20克　当归30克　生地黄30克　牡丹皮15克　赤芍25克　紫草20克　川芎15克　桂枝30克　生姜60克　炙甘草60克　防风30克　白鲜皮45克　生薏苡仁60克　炙乌梢蛇30克粉冲　何首乌30克　白蒺藜60克　制附子75克先煎　肉桂30克　细辛45克　砂仁10克后下　蒲公英30克　紫花地丁30克　天葵子30克　野菊花30克　苍术30克　关黄柏10克　土茯苓120克　蛇床子30克　金银花45克　连翘15克　荆芥穗10克

三剂，水煎服，每剂浓煎四份，早晚各服一份。

【按语】本案四诊合参，患者湿浊化热、浸淫皮肤为标，脾肾阳虚为病机之本。方药以乌蛇荣皮汤为基础方调和阴阳、气血、营卫，前期清热解毒为重，用五味消毒饮、三妙散，加重剂土茯苓和蛇床子，清热解毒，利湿止痒。方中桂枝汤和四逆汤同用，并重用制附子以调和营卫，温阳固本，亦防止五味消毒饮寒凉伤中焦之阳。

2012年9月25日，患者银屑病好转，耳部湿疹结痂。处方去土茯苓、砂仁，增加白芷和干姜各75克。金银花由45克加量至60克，生薏苡仁由60克加量至90克，白蒺藜由60克加量至100克，主治银屑病和白癜风。效不更方，患者连续服药一月后，银屑病近愈，白癜风范围明显缩小。2012年10月25日调整处方，去连翘，加木鳖子、狼毒、干姜、制附子、细辛、桂枝加量。具体如下：

桃仁20克　红花20克　当归30克　生地黄30克　赤芍15克　川芎15克　牡丹皮15克　紫草15克　桂枝45克　生姜60克　炙甘草60克　防风30克　白鲜皮30克　生薏苡仁90克　炙乌梢蛇粉30克蜜丸吞服　何首乌30克　白蒺藜100克　制附子120克先煎　肉桂30克　细辛90克　白芷75克　干姜90克

木鳖子30克　狼毒6克　苍术30克　黄柏10克　蛇床子30克　金银花45克　荆芥穗15克

三剂，水煎服，每剂浓煎四份，早晚各服一份。

【按语】此方中可见清热药物逐减，扶阳健脾药物渐加，白芷、细辛和白蒺藜是方中的特效药，维持重剂。后续处方思路基本未变，制附子剂量最高加到200克。患者坚持服药到12月底，前后共四个月。银屑病和湿疹痊愈，白癜风消失。

3. 头部白癜风案

梁某，男，20岁。2013年8月17日初诊。

【症见】患者头前顶部头发片状变白多年，相应的头部皮肤也变白，白如枯骨，严重影响美观。舌淡胖大、苔薄白，脉关迟缓、尺沉细无力。

【辨证】脾肾阳虚，寒凝血瘀。

【方药】麻黄附子细辛汤合乌蛇荣皮汤加味。

麻黄15克　制附子100克先煎　细辛60克　肉桂30克　生地黄30克　当归30克　赤芍30克　川芎30克　桃仁20克　红花20克　牡丹皮15克　紫草15克　桂枝30克　生姜60克　炙甘草60克　防风30克　白鲜皮45克　生薏苡仁60克　炙乌梢蛇30克　何首乌30克　白蒺藜100克　生姜75克　白芷90克　降香10克　木鳖子30克　毛冬青30克　丹参30克

三剂，水煎服，每剂浓煎四份，早晚各服一份。

【按语】本案重用麻黄附子细辛汤突出扶阳特色，以“细辛60克、白芷90克”代替麝香通窍活血。重用白蒺藜100克。上方随症加减，患者服药一月后发白的头发及头皮开始变为灰白，半年后头发基本变黑，头皮恢复正常色泽。

4. 白癜风伴多汗案

李某，男，29岁。2018年5月19日初诊。

【症见】患者口唇、手背、肘部有白癜风，平素多汗。舌淡红胖大、苔白，脉沉缓。

【辨证】肝脾肾亏损，中气不足，营卫不和。

【方药】乌蛇荣皮汤合五苓散、止汗经验用药。

生地黄40克　当归30克　赤芍30克　川芎15克　桃仁15克　红花15克　牡丹皮15克　紫草30克　桂枝45克　生姜60克　炙甘草45克　炙乌梢蛇30克　白鲜皮45克　生薏苡仁60克　防风20克　何首乌30克　白蒺藜90克　白芷60克　细辛60克　制附子90克先煎　白术30克　茯苓30克　泽泻30克　猪苓15克　生黄芪90克　煅牡蛎50克先煎　山茱萸60克　鳖甲15克先煎

三剂，水煎服，每剂浓煎四份，早晚各服一份。

【按语】对于白癜风的治疗，沿用了上述医案的思路。多汗一症，重用生黄芪、煅牡蛎、山茱萸益气固表，收敛固涩。

患者用药两周汗止，持续服药一个月白癜风见效，局部皮肤色素逐渐变为淡红色。加减服药四个月痊愈。

5. 冠心病伴面部白癜风案

石某，女，53岁。2016年3月1日初诊。

【症见】患者有冠心病和甲亢病史，平素体胖，常有胸闷憋气心悸，动则加重，心前区隐痛、甚则痛彻后背，血压偏低，神疲乏力，四末不温。患者规律口服冠心病药物，但上述症状时常发作，诉三年前心绞痛严重发作一次，此后面部皮肤逐渐出现变白，目前鼻翼周围及眼角颧骨部位皮肤已是白癜风症状。舌暗红且有胖大齿痕、苔白滑润、舌下络脉青紫，脉关尺均沉缓结代。

【辨证】心肾阳虚，脾虚湿困，痰瘀互结。

【方药】破格救心汤合丹参饮、瓜蒌薤白半夏桂枝汤、五苓散、潜阳封髓丹。

干姜60克　党参60克　炙甘草60克　制附子100克先煎　山茱萸60克　煅龙骨30克先煎　煅牡蛎30克先煎　煅磁石30克先煎　紫石英30克先煎　川芎30克　丹参60克　檀香10克后下　砂仁15克后下　白芷60克　细辛60克　白蒺

藜60克　郁金15克　瓜蒌45克　薤白30克　法半夏30克　桂枝45克　生黄芪60克　白术30克　茯苓30克　泽泻30克　猪苓15克　黄柏10克　麻黄6克　龟甲6克先煎

四剂，水煎服，每剂浓煎四份，早晚各服一份。

【按语】此案患者主症为冠心病，面部白癜风相对而言为次要病症。首选破格救心汤振奋心肾之阳，丹参饮活血祛瘀、通心络，瓜蒌薤白半夏桂枝汤宽胸散结，五苓散健脾利水。方中重用细辛和白蒺藜是为兼顾白癜风，尤其是细辛，重剂可辛散祛寒，通窍活络。

患者服药两周后，胸闷及心前区疼痛明显改善，精神状态明显好转，复诊处方调整为：干姜90克，制附子120克，山萸肉90克，白芷75克，黄芪90克、白蒺藜90克。患者服药1个月后，诉一个月来心前区未发生疼痛，静息状态下胸闷、憋气、心悸几乎未出现，自觉精力充沛，且面部白癜风累及皮肤区域逐渐缩小，白色皮肤部分颜色渐红润。调整处方：干姜100克，制附子150克，黄芪120克，丹参75克，继续加大扶阳、运气、活血之力，其余药味不变。患者前后服药半年，诸症痊愈，面部皮肤已近常色。值得反思的是，本案说明白癜风与人体心、脾、肾之真阳存在必然关系，治疗过程并未堆叠皮肤疾病的药味，处方中重用制附子、黄芪、干姜、丹参、白芷、白蒺藜，达到益气温阳、通窍活血；也再次佐证了扶阳思路对于治疗白癜风有奇效。

6. 心脏不适伴面部白癜风

李某，女，58岁。2020年10月31日初诊。

【症见】患者颜面部皮肤有白癜风，心悸纳差，神疲乏力，畏寒肢凉。舌淡红胖大、苔白，脉沉。

【辨证】心脾阳虚，营卫失调，运化不良，气血不和。

【方药】破格救心汤合乌蛇荣皮汤。

干姜90克　炙甘草60克　制附子120克先煎　党参75克　山茱萸90克　生龙骨30克先煎　生牡蛎30克先煎　煅磁石30克先煎　桂枝45克　白芍45

克　桃仁15克　红花15克　生地黄30克　当归15克　赤芍30克　川芎15克　何首乌30克　白蒺藜90克　沙苑子45克　白芷75克　降香15克　细辛90克　豨莶草45克　炙乌梢蛇30克

四剂，水煎服，每剂浓煎四份，早晚各服一份。

【按语】患者证属心脾阳虚，首诊方以破格救心汤为主，可回阳救衰，通阳散寒，合用乌蛇荣皮汤以通调营卫，补益气血，濡润肌肤。突出治疗白癜风经验药物白蒺藜、沙苑子、白芷、细辛剂量。

患者服药一周，心悸、乏力明显改善，颜面皮肤白色边缘较前稍有回缩迹象。效不更方，连服四周，颜面皮肤色白部分较前明显缩小，心悸纳差痊愈。继予服药三周近愈，又配制克白散善后。

7. 唇周白癜风案

关某，男，60岁。2021年1月16日初诊。

【症见】患者面色微黄，口周皮肤瘙痒，口唇色素淡化发白，唇干裂，头重昏蒙，神疲乏力。舌淡胖大、苔黄腻，脉沉。

【辨证】脾肾阳虚，湿浊浸淫，清窍失荣。

【方药】温氏奔豚汤合五苓散、黄芪建中汤加味经验药物。

炙甘草60克　制附子130克先煎　党参60克　山药60克　茯苓45克　泽泻45克　砂仁15克后下　沉香15克　桂枝45克　怀牛膝45克　干姜90克　生白术45克　猪苓30克　白蒺藜90克　沙苑子50克　白芷90克　细辛90克　炙乌梢蛇30克　白芍45克　生黄芪90克　茵陈90克

四剂，水煎服，每剂浓煎四份，早晚各服一份。

【按语】患者既有湿浊内聚之标实征象，也有脾肾阳虚、精血不荣之本虚征象，而阳虚和湿浊内聚之间互为因果，故首诊须先温阳除湿。以温氏奔豚汤祛三阴伏寒，五苓散合黄芪建中汤健脾利湿、稳固中焦。重剂白芷、细辛辛香活血通窍，白蒺藜与沙苑子合用益精强肾，是白癜风经验用药。

患者服药两周后，口周瘙痒明显改善，局部皮肤颜色可见色素复生，头重昏蒙，神疲乏力近愈。其舌淡胖大、苔薄白，脉细滑。调整处方，加减用药三个月，患者口周皮肤颜色恢复正常。

小 结

白癜风的治疗主要是采用通窍活血、逐瘀祛风之意，突出白芷、细辛、白蒺藜、沙苑子的大剂量使用。轻症患者可在治疗其他疾病时合用这些药物，长期慢性患者的治疗要以乌蛇荣皮汤为基础方化裁并加味这些药物。李可先生的克白散也是治疗白癜风的验方。

其他皮肤顽症

除了前述篇章所列常见的皮肤顽症外，笔者还经治了其他一些皮肤顽症，因数量不多，故合在本节与大家分享。如丹毒、皮肤发淀粉样变、瘢痕疙瘩、顽固疖肿等，虽然病名不一，但笔者的治疗思路是一以贯之的，既重解表（寒热并用），更重扶阳固本。

1. 丹毒案（1）

毕某，男，76岁。2018年10月25日初诊。

【症见】患者患静脉曲张数十年，左下肢丹毒两月未愈，患处色暗紫、热痛，局部出现溃烂，足部畏寒。舌暗红胖大、苔黄腻，脉弦滑。

【辨证】脾肾阳虚，寒凝血瘀，瘀毒互结。

【方药】仙方活命饮合软坚散、当归四逆加吴茱萸生姜汤、薏苡附子败酱散、五味消毒饮、三妙散。

金银花60克　防风30克　白芷30克　当归20克　赤芍45克　乳香10克　没药10克　皂角刺30克　丹参60克　玄参30克　浙贝母15克　生牡蛎30克先煎　桂枝45克　吴茱萸30克　细辛45克　小通草15克　生薏苡仁60克　败酱草60克　生姜60克　连翘15克　荆芥穗10克　蒲公英30克　紫花地

丁30克　野菊花30克　天葵子30克　毛冬青40克　炙甘草30克　益母草60克　生黄芪90克　制附子90克先煎　苍术30克　关黄柏15克

三剂，水煎服，每剂浓煎四份，早晚各服一份。

【按语】患者本体阳虚，证属寒凝血瘀，瘀久化热，病机寒热错杂，治法当寒热并用。患处标热明显，热毒壅聚，属于阳证痈疡，对证处方为《校注妇人良方》的仙方活命饮。方中金银花辛凉清热解表，既能解气分热毒，又能清血分之热毒，是治疗阳证疮疡之要药，要重剂使用。当归、赤芍、乳香、没药活血散瘀；防风、白芷辛散疏透，疏散壅滞而散其结，使热毒从外透解。软坚散化痰排脓消肿，加皂角刺透脓溃坚，可使脓成即溃。为助其效，合用五味消毒饮及薏苡附子败酱散。

患者病情日久不愈，因真元亏虚，无以鼓邪外出，足部畏寒不温，是阳气虚弱，无力推动气血运行。治本以当归四逆加吴茱萸生姜汤合四逆汤加生黄芪，当归四逆汤里有桂枝汤温养四肢营卫，当归养血活血，细辛、通草辛温通血脉，合吴茱萸生姜汤通下肢厥阴寒逆。重剂四逆汤温补肾阳，以阳消阴；重剂生黄芪益气运血，托疮生肌，促进伤口愈合。

患者用药一周即显效，溃烂处明显愈合，黄腻苔变为薄白苔。连续服药两周后去五味消毒饮，逐渐加大扶阳药物剂量，最终加至细辛60克、干姜90克、制附子120克。患者前后用药两个月，丹毒痊愈，静脉曲张也明显好转。

2. 丹毒案（2）

贾某，女，64岁。2020年1月2日初诊。

【症见】患者右下肢丹毒数日，患处暗红灼热，疼痛难忍，皮肤发紧，触之坚硬如石。舌淡红胖大、苔白腻微黄，脉弦紧。

【辨证】脾肾阳虚，寒湿化热，痰凝血瘀。

【方药】阳和汤合薏苡附子败酱散、四妙勇安汤、活络效灵丹、软坚散、麻黄附子细辛汤、“杀破狼”组合。

熟地黄30克　鹿角片30克　炮姜炭30克　肉桂30克　麻黄15克　白芥子30克　炙甘草30克　制附子90克先煎　生薏苡仁60克　败酱草60克　金

银花90克　荆芥穗15克　玄参30克　当归30克　丹参60克　乳香15克　没药15克　生地黄45克　毛冬青60克　浙贝母30克　生黄芪90克　水蛭9克粉冲　皂角刺60克　全蝎6克粉冲　制川乌75克先煎　制天南星60克先煎　清半夏60克　细辛60克

三剂，水煎服，每剂浓煎四份，早晚各服一份。

【按语】本案因患处红肿热痛，阳证明显，故重用四妙勇安汤和活络效灵丹，并加味荆芥穗、生地黄与毛冬青凉血解毒、活络止痛，加味水蛭、皂角刺、全蝎通经破瘀。但从整体辨证来看，患者仍是阳虚寒凝为本，故以阳和汤温通营卫、化痰通络，合麻黄附子细辛汤托透寒邪，合王献民先生“杀破狼”组合温通并举、通阳化痰。

患者服药一周后，患处疼痛明显减轻，服药两周后疼痛愈，患处皮肤变软。调整处方去荆芥穗，加海藻60克，取海藻甘草汤之意，消肿散结，予以巩固治疗两周痊愈。

3. 瘢痕疙瘩案（1）

徐某，男，82岁。2018年1月20日初诊。

【症见】患者面色萎黄，脑后枕部瘢痕疙瘩多年，经治无效。近日又破裂流脓，发痒疼痛。舌淡红胖大、苔白腻，脉沉缓滑。

【辨证】脾肾阳虚，寒湿阻络，痰瘀互结。

【方药】五苓散加附子生姜、阳和汤、二妙散、四妙勇安汤、活络效灵丹。

白术45克　桂枝45克　茯苓45克　泽泻45克　猪苓30克　制附子150克先煎　生姜90克　白鲜皮30克　熟地黄30克　鹿角片30克　炮姜炭30克　麻黄15克　白芥子30克　肉桂30克　木鳖子30克　徐长卿30克　玄参30克　炙甘草60克　生黄芪90克　白芷30克　土茯苓120克　苍术30克　黄柏10克　金银花75克　当归30克　丹参45克　乳香15克　没药15克

四剂，水煎服，每剂浓煎四份，早晚各服一份。

【按语】患处标热盛，急则治标，以四妙勇安汤重用金银花清皮肤疮疡热毒，活络效灵丹化瘀通经止痛；本证属阳虚阴疽，以对应方阳和汤温阳补血以治本，化痰通络以治标，重用白芥子祛痰瘀；以五苓散加附子、生姜健脾扶阳祛湿，二妙散加重剂土茯苓助祛湿热，另加味经验药物木鳖子化痰散结，徐长卿祛风止痒，生黄芪90克益气运血、托疮生肌。

患者服药两周后，患处流脓愈，痛痒明显减轻，疙瘩也可见缩小。辨证加减用药一个月，期间渐次增加扶阳药物剂量，减少清热药物剂量，患者头部瘢痕疙瘩消失。

4. 瘢痕疙瘩案（2）

张某，男，28岁。2020年8月8日初诊。

【症见】患者形体高大宽厚，颜面部、前胸、后背遍布瘢痕疙瘩，瘙痒偶痛，经治多家著名医院，手术切除后仍然复发。右眼红肿，面部出油多。舌暗红胖大、有齿痕、苔薄白，脉沉缓。

【辨证】脾肾阳虚，湿阻痰凝，寒湿化热。

【方药】五苓散合四逆汤、薏苡附子败酱散、麻杏苡甘汤加皂角刺、生地四物汤、软坚散、五味消毒饮、海藻甘草汤、三妙散。

桂枝45克　炒白术45克　茯苓45克　泽泻45克　猪苓30克　制附子180克先煎　干姜150克　炒薏苡仁60克　败酱草60克　麻黄15克　苦杏仁15克　皂角刺75克　炙甘草60克　生地黄30克　当归15克　赤芍30克　川芎15克　白芥子30克　玄参30克　浙贝母30克　海藻60克　苏木30克　金银花45克　蒲公英30克　紫花地丁30克　苍术15克　黄柏10克

四剂，水煎服，每剂浓煎四份，早晚各服一份。

【按语】五苓散合四逆汤扶阳固本、健脾利湿，突出使用制附子180克温阳祛寒化湿，合薏苡附子败酱散扶阳利湿、消痈肿；瘢痕处痛痒是湿热为标，以五味消毒饮减味方加三妙散清利湿热解毒，以生地四物汤合麻杏苡甘汤加皂角刺凉血化瘀、宣窍祛湿，另加软坚散、海藻甘草汤及白芥子、紫花地丁祛痰散结。

患者用药后逐次好转，至2020年10月17日，瘢痕疙瘩已经好转70%以上，体重减轻9千克。调整处方，减少清热药物，加通阳祛痰瘀之制川乌45克、制天南星45克、木鳖子30克。

服用此方后，患者疖肿消退迅速，至2021年3月份患处皮肤基本复平，未再复发。

5. 急性疖肿疮疡案

郭某，男，38岁。2022年2月12日初诊。

【症见】患者头部、颈部、臀部疖肿，常年反复发作，曾多次接受切开引流不得痊愈。臀部和颈部各一处疖肿发作，红肿热痛，根部大而坚硬。颈部另有多处疖肿蓄势待发，触之根部坚硬。背部多发痤疮。舌红胖大、苔黄，脉沉缓。

【辨证】脾肾阳虚，寒湿困脾，肝胆湿热。

【方药】防风通圣散合仙方活命饮、薏苡附子败酱散、软坚散。

防风15克　大黄30克　芒硝15克冲服　荆芥穗15克　麻黄15克　炒栀子15克　连翘30克　炙甘草60克　川芎30克　当归20克　生石膏30克先煎　黄芩15克　炒白术30克　金银花60克　白芷45克　陈皮15克　赤芍30克　浙贝母30克　天花粉15克　乳香15克　没药15克　皂角刺45克　炒薏苡仁60克　制附子90克先煎　败酱草90克　玄参30克　生牡蛎30克先煎　生黄芪90克

三剂，水煎服，每剂浓煎四份，早晚各服一份。

【按语】患者疖肿发作，是为热象，为阳证，但观察患者舌脉，患者体质阳虚，当知是阳气不足，气机不畅，局部郁而化热，且表寒里热，这就是患者反复发作的原因。急则治标，同时顾护两本。以防风通圣散合仙方活命饮加软坚散治疗，合薏苡附子败酱散既可祛湿消痈疡，又可防药物寒凉，顾护阳气。大剂量生黄芪托疮生肌。

患者服药一周后，疖肿明显减轻，疮疡愈合，可以正常坐卧。巩固服药一周，三诊时去防风通圣散，加大活血力度，加大扶阳药物剂量。具体如下：

生地黄30克　当归20克　川芎15克　赤芍30克　麻黄15克　苦杏仁

15克　生石膏50克先煎　炙甘草60克　皂角刺75克　炒薏苡仁60克　制附子120克先煎　败酱草90克　生姜90克　玄参30克　牡蛎30克先煎　生黄芪120克　蒲公英30克　紫花地丁60克　野菊花30克　天葵子30克　金银花45克　白芷45克　陈皮15克　浙贝母30克　天花粉15克　乳香15克　没药15克　荆芥穗15克

三剂，水煎服，每剂浓煎四份，早晚各服一份。

【按语】本案以四物汤合麻杏石甘汤加重剂皂角刺引经解表、活血散结，五味消毒饮合仙方活命饮继续清除热毒。

患者连续服药两周患处疖肿痊愈。头颈部其他多发疖肿，在上方基础上辨证加减，治疗近两个月痊愈。

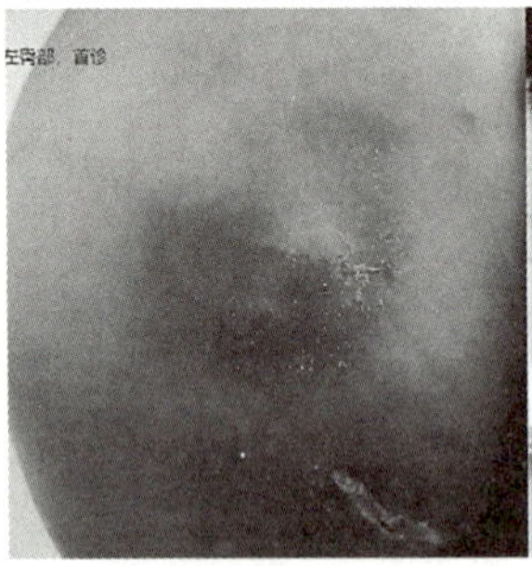

左臀部，首诊

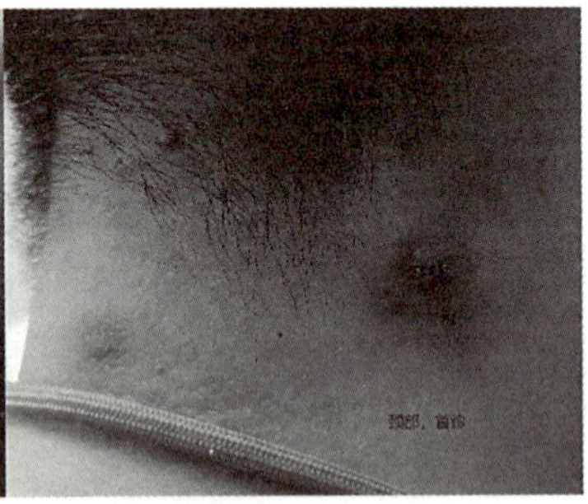

颈部，首诊

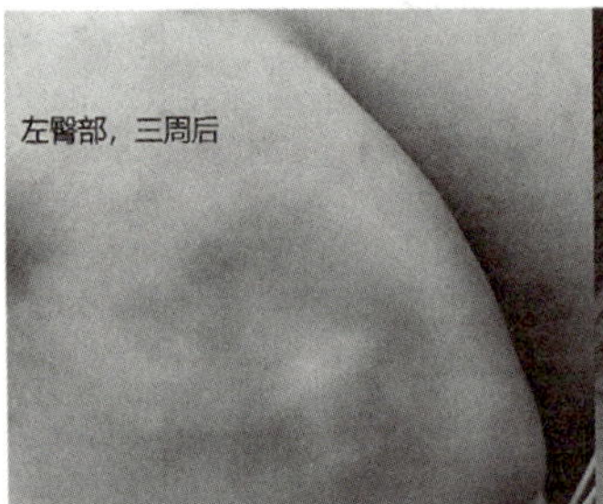

左臀部，三周后

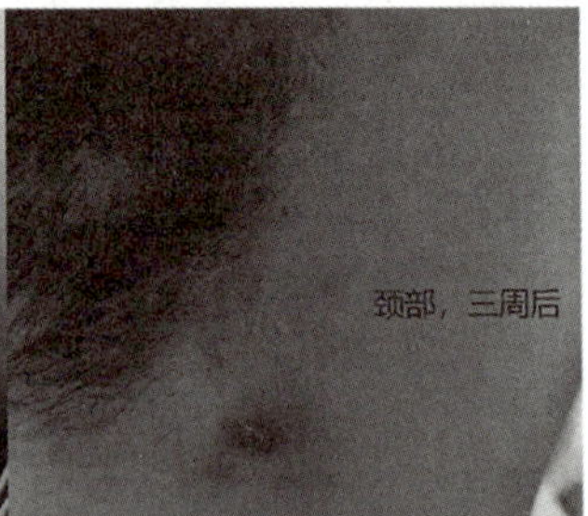

颈部，三周后

6. 慢性疖肿案

张某，女，39岁。2022年6月25日初诊。

【症见】患者外阴部、臀部疖肿反复发作近两年，患处发热、胀痛、瘙痒。舌淡红胖大、苔白腻，脉沉细缓。

【辨证】脾肾阳虚，寒湿化热下注，痰凝血瘀。

【方药】五苓散合薏苡附子败酱散、软坚散、海藻甘草汤、阳和汤、五味消毒饮。

茯苓45克　白术45克　桂枝45克　泽泻45克　猪苓30克　制附子120克先煎　干姜60克　薏苡仁75克　败酱草120克　玄参30克　浙贝母30克　牡蛎45克先煎　生黄芪90克　三棱15克　莪术15克　海藻60克　炙甘草60克　皂角刺45克　熟地黄45克　炒芥子20克　麻黄10克　炮姜30克　鹿角霜30克　金银花45克　荆芥穗15克　紫花地丁60克　木鳖子30克　夏天无30克

四剂，水煎服，每剂浓煎四份，早晚各服一份。

【按语】五苓散合薏苡附子败酱散健脾利湿、扶阳利湿消痈。软坚散合用生黄芪、三棱、莪术、皂角刺及海藻甘草汤，攻坚散结。阳和汤温阳补血、散寒通滞。五味消毒饮辛凉解表、透热邪，木鳖子用于治疗顽固皮肤疾患。

患者服药两周，疖肿近愈，不适症状明显减轻。随证增加扶阳药物剂量，患者服药六周痊愈。

7. 疡疹后皮肤结节案

盛某，男，51岁。2021年8月28日初诊。

【症见】患者面色晦暗，身体稍胖，头面出油，全身泛发点状疡疹后形成硬结，他处治疗未果。偶有荨麻疹。舌质暗红、无苔，脉沉细。

【辨证】脾肾阳虚，营卫失调，寒湿化热，痰凝血瘀。

【方药】乌蛇荣皮汤合四逆汤、五味解毒饮、薏苡附子败酱散、麻杏苡甘汤、软坚散。

生地黄45克　当归30克　赤芍30克　牡丹皮15克　紫草15克　川芎30克

桃仁15克　红花15克　干姜120克　炙甘草60克　桂枝60克　生薏苡仁60克　白鲜皮45克　何首乌30克　白蒺藜30克　炙乌梢蛇15克冲服　制附子150克先煎　败酱草120克　金银花45克　荆芥穗15克　生黄芪120克　皂角刺75克　麻黄15克　苦杏仁15克　土茯苓120克　玄参45克　浙贝母45克

三剂，水煎服，每剂浓煎四份，早晚各服一份。

【按语】患者面部出油多，疮疡色红，当知是阳虚生湿化热。本方以乌蛇荣皮汤合四逆汤对患者整体进行调理。重用金银花是取五味解毒饮清热透邪之意，合用重剂土茯苓疗效更佳。薏苡附子败酱散扶阳利湿消痈，也可广泛

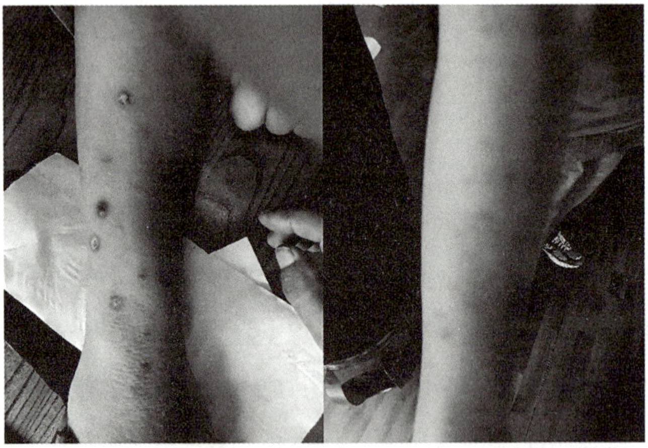

治疗前　　治疗后

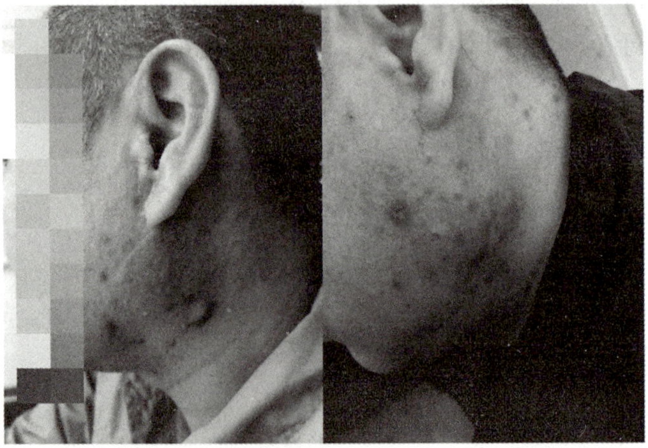

治疗前　　治疗后

应用于阳虚型皮肤病。患者最为关心的皮肤结节，与扁平疣的治疗思路相同，即生地四物汤、麻杏苡甘汤合软坚散加皂角刺。重剂生黄芪补气运血。

患者前后服药两个多月，治疗期间，并未发作荨麻疹，头面出油渐少，皮肤结节渐消。

8. 风疹案

张某，女，51岁。2016年12月17日初诊。

【症见】患者全身风疹湿疹一个月，全身发痒，眉、眼及面部肌肉抽动。面色微黄，头晕乏力，夜睡差。舌红，苔白，脉弦紧。

【辨证】肝肾亏损，营卫失调，虚风内动。

【方药】乌蛇荣皮汤合大秦艽汤。

当归30克　生地黄60克　赤芍30克　牡丹皮20克　紫草20克　川芎30克　桃仁15克　红花15克　桂枝20克　生姜20克　炙甘草20克　防风20克　白鲜皮30克　生薏苡仁30克　炙乌梢蛇30克　何首乌30克　白蒺藜30克　白芷15克　细辛15克　秦艽15克　羌活15克　独活15克　黄芩10克　生石膏30克先煎　茯苓15克　豨莶草18克　天麻20克　徐长卿30克

六剂，水煎服，早晚各服一份。

【按语】患者肝肾亏虚，血虚血热，血热有瘀，故有风疹湿疹；血虚血热风动，风扰络脉，则见肌肉抽动。所谓治风先治血，血行风自灭。乌蛇荣皮汤本有桃红四物汤补血活血，加大生地黄用量以凉血，定风丹补肝血、平肝息风。灵活加入大秦艽汤（明代方贤着《奇效良方》）祛风散邪、活血养血以治风。方中秦艽祛风通络，羌活、独活、防风、白芷、细辛等辛散之品、祛风散邪，四物汤养血活血，配白术、茯苓、甘草益气健脾，重用生地黄、石膏、黄芩清热，是为风邪郁而化热者设。

患者用药一周见效明显，用药两周痊愈。

9. 鹅掌风案

蔡某，女，42岁。2017年1月21日初诊。

【症见】患者面色灰暗，手足部鹅掌风半年有余，患处发痒、裂口、流白水，脱皮，疼痛难忍。闭经两个月，平日四肢畏寒，冬日尤甚，便秘严重。舌淡嫩胖大、有齿痕、无苔，脉沉弱。

【辨证】阳虚寒凝，气滞血瘀，运化失调。

【方药】当归四逆加吴茱萸生姜汤合少腹逐瘀汤、桃红四物汤、五苓散、三妙散。

当归30克　桂枝45克　赤芍45克　细辛60克　炙甘草45克　小通草15克　吴茱萸30克　制附子150克先煎　生姜90克　川牛膝30克　小茴香30克　炮姜炭30克　五灵脂20　生蒲黄20包煎　肉桂30克　川芎15克　熟地黄15克　桃仁15克　红花10克　丹参60克　生白术60克　茯苓30克　泽泻30克　大黄10克　炙乌梢蛇30克蜜丸吞服　土茯苓120克　苍术30克　黄柏10克

三剂，水煎服，每剂浓煎四份，早晚各服一份。

【按语】患者手足冰凉，闭经，面色舌脉呈一派阴寒之象，寒凝血瘀，经络不通，气血不达四末，才见皮肤裂口脱皮。主方选用当归四逆加吴茱萸生姜汤合少腹逐瘀汤，重用制附子150克、生姜90克、细辛60克、吴茱萸30克，以温经活血、化瘀通络。桃红四物汤养血活血化瘀。五苓散健脾利湿。三妙散加重剂土茯苓清热燥湿。重用当归与生白术健脾润肠通便，大黄10克与诸药同煎不后下清大肠郁热。炙乌梢蛇祛风荣肤。

患者用药一周显效，手足温暖，裂口开始愈合，脱皮明显减轻，面色好转，大便得通。加减用药一个月，月经至，排出暗红色血块甚多，但不痛经。患者坚持用药三月余，诸症痊愈，且面色红润。

10. 紫癜风案

陈某，女，26岁。2019年4月25日初诊。

【症见】患者面色灰暗，右侧面部大块紫斑。舌暗红胖大、苔白，脉沉细。

【辨证】脾肾阳虚，肝郁气滞，痰瘀互结。

【方药】血府逐瘀汤合薏苡附子败酱散、五苓散加减。

柴胡10克　桔梗10克　枳壳10克　桃仁15克　红花15克　生地黄30克　赤芍30克　当归15克　川芎15克　炙甘草30克　丹参45克　土鳖虫15克　生薏苡仁45克　制附子90克先煎　败酱草45克　桂枝30克　茯苓30克　泽泻30克　猪苓15克　白术30克　生黄芪60克　干姜60克　白鲜皮30克　白芷75克　降香30克　白附子15克　僵蚕15克

六剂，水煎服，早晚各服一份。

【按语】血府逐瘀汤疏肝解郁，行气活血破瘀，丹参、土鳖虫、生黄芪更助活血之功，薏苡附子败酱散扶阳利湿消痈，以五苓散合四逆汤培补两本，白芷、降香通窍活血祛斑，白附子、僵蚕为祛斑美白经验药物。

患者用药两周，面部紫斑开始变淡，范围开始缩小，此案患者加减用药四个月痊愈。

11. 皮肤淀粉样变干痒案

徐某，女，66岁。2019年6月4日初诊。

【症见】患者四肢皮肤淀粉样病变三十余年，患处干硬发痒。面色萎黄，舌淡红胖大、苔白腻，脉沉缓。

【辨证】肝脾肾亏损，阴阳两虚，痰凝血瘀。

【方药】乌蛇荣皮汤合麻黄附子细辛汤、薏苡附子败酱散。

桃仁15克　红花15克　生地黄60克　当归60克　赤芍30克　川芎15克　牡丹皮30克　紫草30克　桂枝45克　生姜45克　炙甘草45克　白鲜皮60克　防风20克　何首乌30克　白蒺藜30克　炙乌梢蛇粉30克蜜丸吞服　麻黄15克　制附子90克先煎　细辛60克　生薏苡仁60克　败酱草60克　白芥子30克　浙贝母30克　白芷60克　金银花60克　徐长卿30克　土茯苓120克　丹参60克

三剂，水煎服，每剂浓煎四份，早晚各服一份。

【按语】本案患者阴阳并虚，偏于阴虚，养阴药物偏重。乌蛇荣皮汤重用生地黄、当归、紫草、牡丹皮养血养阴，以丹参助活血养血。久病伏邪盘踞，以麻黄附子细辛汤由内而外层层托邪外透。重用金银花辛凉解表热。重用土茯苓利内热之毒。白芥子、浙贝母化痰瘀。重剂量白芷、细辛辛散通窍。

患者用药两周，皮肤淀粉样变有效果，干痒减轻，皮层开始脱落。上方辨证加减，患者坚持治疗近四个月，皮损消失90%以上。

12. 皮肤淀粉样变湿痒案

卜某，男，72岁。2018年8月16日初诊。

【症见】患者上下肢及腹部淀粉样病变、瘙痒十年有余。舌淡红、胖大有齿痕、苔薄黄，脉沉滑。

【辨证】脾肾阳虚，营卫不和，寒湿化热。

【方药】乌蛇荣皮汤合五味消毒饮、四妙散。

当归30克　赤芍30克　牡丹皮30克　紫草30克　川芎15克　桃仁15克　红花15克　桂枝15克　生姜60克　炙甘草30克　炙乌梢蛇粉30克蜜丸吞服　白鲜皮40克　生薏苡仁60克　防风30克　何首乌30克　白蒺藜30克　制附子90克先煎　金银花60克　蒲公英30克　紫花地丁30克　野菊花30克　天葵子30克　生地黄60克　土茯苓120克　徐长卿30克　苍术30克　黄柏15克　川牛膝30克

三剂，水煎服，每剂浓煎四份，早晚各服一份。

【按语】本案前期突出清热祛湿止痒治标，重用五味消毒饮、四妙散和土茯苓。患者用药两周后显效，加减服药两个月后皮损基本脱落，不再瘙痒。调整处方，去五味消毒饮，加麻杏苡甘汤和软坚散修复皮损，并增加扶阳药物剂量。患者前后用药将近半年，疾患痊愈！

小　结

笔者精研皮肤病几十年，经治皮肤病患者上万例，深感往昔所学皮肤病的治疗经验头绪杂乱，繁多的分型辨证让人难以适从，过于突出一方一药乃至秘方偏方，过于重视清热凉血，陷入管中窥豹窠臼，这都偏离了古中医坚持的以阴阳辨证为大纲的整体性辨证思路。在感悟扶阳学说、学习李可先生经验后，笔者才体悟出治疗皮肤病的大法，即在始终坚持培护脾肾阳气的基础上，融合伤寒与温病思路，使用经典名方，加味常见经验药物。本篇所述皮肤顽症治疗思路相对固定，辨证简化，方药经典，习者一览就知所从，能执简御繁。业者结合临床，就可不断体悟，不断提高。

头面部皮肤美容

综　　述

本篇所涉及的头面部疾病，主要指的是脸部长的各种疣（主要为扁平疣），色斑如黄褐斑、雀斑、妊娠斑，痤疮及其导致的面部瘢痕、无光泽等症状，各种类型的脱发、白发，属于美容方面的问题。笔者在临床中经常接触这些疾病，先后治疗患者上万例，均显效，至于完全治愈者达数千例，其中脱发者有数百例。这些疾病仍然属于皮肤病的范畴，只是为了顺应时代的美容需求，将其单列以示重视。

当今社会，“爱美”已经成为人们一种不自觉的时尚追求，无论是富豪明星还是平民百姓，“爱美”不分男女老幼，“面子”更是“头等”大事，一白遮百丑，脸上光溜溜，是人们对头面部美容的最广泛、最基本的追求。与此同时，涉及容貌的头面部疾病也成为一种时代疾病，比如痤疮、青春痘不再局限于青春期，反而遍及各个年龄段；以前中年人才有的黄褐斑，现在也早早爬上年轻人的脸；不少老年人也爱美，到处寻访治疗老年斑的方法。现代医药及医疗器械更新换代迅速，治法和新药层出不穷，广告更是铺天盖地。但据笔者观察，它们依然是没有实质性的突破，大多数治标不治本，容易复发，后遗症较多，比如激光祛斑后容易因皮肤灼伤而出现黑色素沉着，留有黑斑，后期很难祛除；痤疮易治，瘢痕难除，容易反复，有不少人是瘢痕脸，治愈无望。

中医讲求整体性辨证论治，在治疗头面部美容方面有着独特的方法和优势。按照古中医本气自病的思路，“有诸内必形诸外，有诸外必根诸内”，无外乎气血与脏腑两个层次。在临床上，很多医生的治疗效果却经常不尽如人意，笔者认为主要原因在于三个方面：

（1）辨证论治不到位。辨证上套用了西医式的见皮治皮思路，多用清热解毒凉血的思路，缺乏对整体气机的辨证和灵活把控。

（2）不重视扶助两本正气，以致病情反复。

（3）基础方药的剂量不够，药效难以企及。

现代社会人们喜食生冷麻辣，爱喝碳酸、清凉饮料，追求身材苗条，长居空调房间，久坐、加班、熬夜，工作紧张与生活压力大、情志郁结等因素，导致人体阳气过度消耗，脾肾之火无力驱除体内积聚的寒湿之邪，这是人们患上皮肤病的根本原因。皮肤类疾病作为顽症，恰恰是因为表里虚实等证并存，轻重缓急各不相同，单纯一法难以贯穿治疗。坚持温补扶阳为基础，多方合用、多法合用才是真正的辨证施治。

比如有不少年轻女孩，脸上反复起痘，痘印明显，吃饭消化又不好，身体乏力，手脚发凉，还存在月经不调以及痛经等情况，阴阳表里虚实寒热八证合一，岂能单用一法治疗？笔者的经验是要首先抓主症和急症，主症就是因阳虚寒逆（病在太阴少阴）而起，急症如脸上起痘，病在阳明，也就是阳明积热是标，太阴少阴阳虚是本。抓主症才能根本治愈，抓急症才能让患者尽快看到效果。治疗主症阳虚寒逆需温补之法，治疗急症需消清之法，然后才能照顾兼症。如果病机相同者可以同时治疗，病机不同者就分步治疗。

笔者治疗头面部皮肤美容类疾病，按照古中医的思路，坚持阴阳辨证之大纲，坚持扶阳为基础治疗思路，寒热并用，清温并用。

痤疮、扁平疣

在临床上痤疮多与扁平疣并发且病机相似，特将这两类病症纳入同一范畴进行论治。

痤疮也称“粉刺”“青春痘”，多发于颜面、胸、背等处，表现为粉刺、丘疹、脓疱、结节、囊肿及瘢痕等。以前患者多为青年男女，受现代饮食结构、社会生活习惯等因素的影响，痤疮的发病率在不断上升，发病年龄段向高、低年龄两极扩展。女性患者的病情多与月经有所关联。

中医对此病的认识总体上包括三个方面：卫气闭阻，水液津血运行不畅；阳明经（肺和大肠）受外邪而郁热，上达皮肤血热壅滞毛窍；脾虚运化失调，湿热瘀久生毒。由于标证体现为湿热和红肿疼痛，历来医家多用清热凉血、消瘀软坚之法医治。

扁平疣俗称“扁瘊”，为多发于面部、颈部、手背及前臂，在皮肤表面呈扁平隆起状丘疹，表面光滑、质硬。患者一般无自觉症状，有时微痒。此病病程较慢，有的可自然消退，但发病时间越长，越容易形成严重的色素沉着，影响肌肤美观。西医认为是由人乳头状瘤病毒（HPV）感染引起的，治疗方法以外治为主，包括涂抹软膏，进行冷冻或激光治疗等。中医认为此病多由肝胆风热、血燥瘀结所致，治病多用清肝化热、润燥散结之药。

前人清热之法，笔者也曾广泛使用，虽短期见效，但长期效果不佳。西医治法亦有诸多不良反应，读者可以自行查询。经研习扶阳学说后，方知见皮治皮、降火清热之思路，乃是管中窥豹、舍本逐末。所谓热毒，乃是人体相火离位或阳气运行不畅所生。脾阳虚衰，运化不利，则停滞成湿，寒湿郁久化热，故有热象。脾土虚，土生金，母不生子，肺气受损，宣发肃降功能失调。肺主皮毛，肺气虚则郁，在皮肤则发为痤疮、扁平疣。所以阳明积热是标证，太阴阳虚是本证，健脾补肾、宣通扶阳才是治本之法。

一 治疗痤疮、扁平疣的基础方

笔者治疗痤疮的思路最早是学习陈宝田先生的经验，以麻杏石甘汤合生地四物汤为基础方，麻杏石甘汤宣降肺部郁热以解表，生地四物汤养血活血化瘀。在临床实践中，笔者通过自身感悟加入了《金匮要略》里的薏苡附子败酱散，这个治疗肠痈的经方扶阳利湿消痈排脓，使用效果更佳。接触扶阳医学后，笔者治疗思路更注重从整体上把握阴阳辨证，将伤寒辛温解表与温病辛凉解表思路相结合，更重视脾肾阳虚与寒湿为标热之本，在治疗上坚持扶阳固本，取得了更加稳固和持久的疗效。

麻杏石甘汤中石膏的剂量，一般用30克，热证较重者可用50克以上。

笔者治疗扁平疣的思路来自李可先生麻杏苡甘汤加炮山甲、白鲜皮的经验，麻杏苡甘汤通阳解表、祛湿除风；炮山甲祛瘀散结、活血消癥，白鲜皮清湿热疗死肌。结合西医认为扁平疣为病毒之意，可加味板蓝根、贯众、蜂房、马齿苋等清热抗病毒经验药物。

二 治疗痤疮、扁平疣的加味方

（1）湿热严重者，合用五味消毒饮加荆芥穗、三妙散，也可加味重剂苦参与升麻。

（2）治疗皮肤表面的痘印、色素沉着、瘢痕，合用软坚散、海藻甘草汤及白芥子等。

（3）皮肤暗黄者，重用茵陈合附子、干姜，取茵陈蒿汤之意祛面部阴黄。

（4）加白芷、降香取通窍活血汤之意祛面部色斑。

三 痤疮、扁平疣的分类治疗思路

（1）对于轻度患者，直接使用上述基础方和加味方。

（2）对于有情志郁结的女性患者，上述基础方和加味方合用王清任的血府逐瘀汤，再加扶阳方药。

血府逐瘀汤为桃红四物汤加疏肝理气之四逆散，是理气活血化瘀的经典之方。

患者体质多为脾肾阳虚，务必合用扶阳方药，如附桂理中汤、四君子汤、四逆汤、五苓散加味附子、生姜及肾四味等。

（3）对于阳虚寒凝患者，上述基础方和加味方合用当归四逆加吴茱萸生姜汤加附子及少腹逐瘀汤。

临床经验发现，这类患者十之八九是年轻女性，基本都有贪凉、喜食冷饮、甜腻的习惯，常常伴有手脚发凉、少腹怕冷、痛经、经量少、月经有血块等症状。这类患者的痤疮是寒湿化热的表现。此类患者舌淡胖大滑润、舌边有齿痕，脉沉，病机为寒凝血瘀，病之本源为太阴少阴阳虚。对于此类患者，如用清热之药，虽能起一时之效，但复发更甚，并且由于损害中气，贻害无穷。

当归四逆加吴茱萸生姜汤主治四末寒逆，加附子又合四逆汤之意。少腹逐瘀汤是王清任逐瘀汤系列之一，专治血瘀在少腹，是经典的活血化瘀方剂。笔者在行医初期常用本方，有时神效，有时不尽如人意。后感悟出天寒地冻，血脉不通，经气凝滞，只活血化瘀，收效甚微，需温阳散寒，才能活血通脉，故合用当归四逆加吴茱萸生姜汤。

这一治疗思路为宣肺解表的同时扶助脾阳肾阳，活血化瘀的同时温经通络。此类患者由于阳虚严重，处方结构为适度清热、重点扶阳。

（4）对于偏肝肾亏损的患者，或伴有皮炎者，上述基础方和加味方合用乌蛇荣皮汤。

此类患者多为中老年人，既有美容方面的需求，脸上长有痤疮、老年斑，也伴有老年性的皮肤瘙痒。这类患者辨证为阴阳不调、营卫气血不和。用药思路是养阴与扶阳并重，阴阳气血同时调理。偏于阳虚的加大附子、生（干）姜和桂枝等的剂量，偏于阴虚的患者加大生地黄、赤芍、紫草、牡丹皮等的剂量，还可选用二至丸等加味。

四　具体医案

（一）麻杏石（苡）甘汤合生地四物汤、薏苡附子败酱散合扶阳思路

1. 面部严重痤疮伴扁平疣案

张某，男，30岁。2016年3月7日初诊。

【症见】患者面部大面积痤疮伴扁平疣，痘印多，反复发作十年之久且愈发严重，多方求治无效。面色萎黄，形体肥胖，舌淡胖滑润、有齿痕、苔白，脉沉缓。

【辨证】脾肾阳虚，寒湿化热，痰瘀互结。

【方药】麻杏石甘汤合生地四物汤、五苓散、薏苡附子败酱散、软坚散、海藻甘草汤。

麻黄10克　苦杏仁15克　炙甘草50克　生石膏30克先煎　生地黄30克　当归15克　赤芍30克　川芎15克　桂枝30克　白术30克　茯苓30克　泽泻30克　猪苓15克　生姜60克　制附子90克先煎　生薏苡仁60克　败酱草60克　玄参30克　浙贝母30克　生牡蛎30克先煎　白芥子15克　金银花45克　连翘30克　荆芥穗15克　海藻30克　皂角刺45克　马齿苋60克　白芷60克　茵陈60克

四剂，水煎服，每剂浓煎四份，早晚各服一份。

【按语】麻杏石甘汤合生地四物汤解表利湿、活血化瘀，五苓散健脾利湿，加附子、生姜有四逆汤之意，脾肾双补。皂角刺托毒消肿，化痰散结。重用茵陈，取茵陈蒿汤之意，祛面部阴黄。薏苡附子败酱散寒热并用，扶阳利湿消痈，合软坚散、海藻甘草汤及白芥子治疗面部硬结，配合主方治疗面部痤疮以及遗留瘢痕。患者现阶段湿热标证明显，用银翘散之意，加马齿苋辛凉解表、疏散热邪。

此方辨证加减，患者口服四周痤疮痊愈，后期转换思路，注重培元固本并消除面部痘印，逐渐减少寒凉药物，加大温热药物用量。节选4月21日的处方如下：

麻黄10克　苦杏仁15克　炙甘草60克　生石膏30克先煎　生地黄30克　当归15克　赤芍30克　川芎15克　桂枝45克　白术45克　茯苓45克　泽泻45克　生黄芪60克　干姜90克　制附子120克先煎　生薏苡仁75克　败酱草90克　玄参30克　浙贝母30克　生牡蛎45克先煎　苍术30克　白芥子15克　金银花30克　荆芥穗15克　白豆蔻15克后下　海藻60克　皂角刺60克　白芷60克　茵陈90克　肉桂30克

三剂，水煎服，每剂浓煎四份，早晚各服一份。

【按语】本案较前方清热药物比重大减，扶阳药物剂量大增，扶助脾阳的五苓散贯穿始终。

本案继续坚持服药两个月，患者面部光滑，面色透红，痤疮痊愈，痘印全无，体重减轻5千克。

2. 反复痤疮案

李某，女，30岁。2021年7月31日初诊。

【症见】患者面部泛发痤疮，反复发作六年，出油多。舌淡红、胖大滑润、少苔，脉沉细缓。

【辨证】脾肾阳虚，湿困中焦，寒湿化热。

【方药】五苓散合生地四物汤、薏苡附子败酱散、麻杏石甘汤、五味消毒饮加荆芥穗、三妙散。

炒白术45克　桂枝45克　茯苓45克　泽泻45克　猪苓30克　制附子150克先煎　生薏苡仁75克　败酱草120克　生地黄30克　当归15克　赤芍30克　川芎15克　麻黄10克　苦杏仁15克　生石膏30克先煎　炙甘草60克　金银花45克　荆芥穗15克　蒲公英30克　紫花地丁30克　野菊花30克　白鲜皮30克　苍术30克　黄柏15克　生黄芪60克　炙乌梢蛇30克　干姜120克　白芷30克

三剂，水煎服，每剂浓煎四份，早晚各服一份。

【按语】患者阳虚明显，五苓散扶阳健脾利湿，薏苡附子败酱散扶阳利湿消痈，生地四物汤补血活血和血，麻杏石甘汤宣肺清气分之热，五味消毒饮、三妙散加荆芥穗、白鲜皮辛凉解表清标热，黄芪补中气、运大气并托疮生肌，炙乌梢蛇祛风养肤。

临证加减，患者用药两个月痤疮愈。

3. 面部痤疮伴瘢痕疙瘩案

王某，男，16岁。2017年10月13日初诊。

【症见】患者正值青春期，面部痤疮多，色红，出油多，后背前胸有瘢痕，多处坚硬。舌红胖大、苔微黄，脉沉。

【辨证】脾肾阳虚，寒湿化热，痰凝血瘀。

【方药】五味消毒饮加荆芥穗、麻杏石甘汤、软坚散、薏苡附子败酱散。

金银花60克　连翘30克　荆芥穗15克　蒲公英30克　紫花地丁30克　天葵子30克　野菊花30克　麻黄15克　苦杏仁15克　生薏苡仁60克　生甘草30克　生石膏50克先煎　皂角刺30克　生侧柏15克　赤石脂30克　苍术30克　关黄柏10克　苦参30克　白鲜皮30克　板蓝根30克　玄参30克　浙贝母15克　生牡蛎30克先煎　丹参30克　细辛10克　蜂房10克　制附子60克先煎　败酱草90克

六剂，水煎服，早晚各服一份。

【按语】此案患者热毒明显，五味消毒饮加荆芥穗辛凉解表、疏散邪热，麻杏石甘汤宣肺透热，三妙散加生侧柏、赤石脂、苦参、白鲜皮、板蓝根除热祛湿，麻杏苡甘汤加皂角刺合软坚散祛瘢痕、疙瘩，薏苡附子败酱散消痤疮之痈。

患者服药后逐次显效。上方辨证加减，逐渐减少清热药物，加入四物汤、理中汤和五苓散，加大扶阳药物剂量，先后调治两个月左右痤疮与瘢痕愈。

4. 面部痤疮伴结节案

郭某，男，17岁。2018年3月22日初诊。

【症见】患者面部痤疮伴结节，额部尤甚，大如葡萄，痤疮颜色艳红，口干多饮。舌红胖大、苔黄腻，脉弦数。

【辨证】太阴阳虚，肺胃积热，痰瘀互结。

【方药】软坚散合海藻甘草汤、麻杏石甘汤、薏苡附子败酱散、生地四物汤、五味消毒饮、归茅地黄汤。

玄参30克　浙贝母30克　生牡蛎30克先煎　生甘草30克　海藻30克　麻黄15克　苦杏仁15克　生石膏50克先煎　制附子90克先煎　生薏苡仁60克　败酱草60克　当归20克　生地黄60克　赤芍30克　川芎15克　苍术30克　三

棱15克　夏枯草30克　白豆蔻15克后下　金银花45克　荆芥穗15克　蒲公英30克　紫花地丁30克　野菊花30克　天葵子30克　生藕节30克　水牛角15克　白茅根30克　白鲜皮30克　苦参30克　生姜60克

三剂，水煎服，每剂浓煎四份，早晚各服一份。

【按语】患者热象明显，加用生藕节、水牛角、白茅根取归茅地黄汤（代替犀角地黄汤）之意，清热凉血；软坚散合三棱、夏枯草加大散结力度。

患者服药一个半月，痤疮面积明显缩小，结节变小。去归茅地黄汤，并减少其他凉药用量，加大扶阳力度，患者加减服药共计三个月痊愈。

临证中肺胃积热患者不少，但其中大部分是本虚标热。前期可重用清热凉血药物，但应中病即止，以防过于寒凉，伤害脾肾阳气。

5. 严重痤疮案

周某，男，22岁。2020年7月22日初诊。

【症见】患者面部、前胸、后背大面积痤疮，色红且大，局部发硬，头面部出油极多。舌淡嫩、花剥苔，脉沉细。

【辨证】脾肾阳虚，寒湿困脾，郁而化热。

【方药】五苓散加附子、生姜，合生地四物汤、麻杏石甘汤、薏苡附子败酱散、五味消毒饮。

炒白术45克　桂枝45克　茯苓45克　泽泻45克　猪苓30克　制附子120克先煎　生姜90克　生地黄30克　当归30克　赤芍30克　川芎30克　麻黄10克　苦杏仁10克　生石膏30克先煎　炙甘草60克　炒薏苡仁60克　败酱草90克　金银花45克　连翘30克　荆芥穗15克　蒲公英30克　紫花地丁30克　野菊花30克　天葵子30克　白鲜皮45克　升麻30克　白芷30克

三剂，水煎服，每剂浓煎四份，早晚各服一份。

【按语】五苓散、四逆汤、薏苡附子败酱散温脾肾、利湿邪，麻杏石甘汤宣表清热，生地四物汤补血和血凉血，五味消毒饮加荆芥穗、升麻辛凉解表清湿热。

患者用药十周后，痤疮消退大半，色红明显减轻，头面部出油明显减少。

去五味消毒饮和生石膏，加软坚散和皂角刺治疗皮肤硬结，患者又服用一个月左右痊愈。

6. 痤疮、扁平疣伴痛经案

李某，女，30岁。2021年2月6日初诊。

【症见】患者形体肥胖，喜食寒凉与油炸之品。头面部出油严重，反复面部痤疮、扁平疣六年，偶有痛经。舌淡红胖大、苔滑润，脉沉弦。

【辨证】脾肾阳虚，寒湿困脾，郁而化热。

【方药】五苓散合薏苡附子败酱散、生地四物汤、麻杏苡甘汤、五味消毒饮、三妙散。

炒白术45克　桂枝45克　茯苓45克　泽泻45克　猪苓30克　制附子120克先煎　生姜90克　炒薏苡仁60克　败酱草90克　生地黄18克　当归15克　赤芍18克　川芎15克　麻黄15克　苦杏仁15克　皂角刺75克　炙甘草60克　金银花45克　荆芥穗15克　蒲公英30克　紫花地丁30克　野菊花30克　天葵子30克　苍术30克　黄柏15克　小茴香45克　吴茱萸30克　益母草90克

三剂，水煎服，每剂浓煎四份，早晚各服一份。

【按语】患者体胖，寒湿明显。重用四逆汤合五苓散、薏苡附子败酱散扶阳祛湿，生地四物汤补血和血凉血，合五味解毒饮、三妙散治疗标证之头面部出油；麻杏苡甘汤加皂角刺治疗扁平疣；患者痛经，加小茴香、吴茱萸取少腹逐瘀汤之意，温暖胞宫，加益母草调经。

患者用药一周即见效，后扶阳药物逐次增加，最后制附子加至210克，干姜180克，炙甘草90克。患者服药一个月后痤疮、扁平疣消退过半，头面部出油明显减轻。患者连续用药三个月痤疮及痛经痊愈，体重也减轻4千克。

7. 痤疮伴过敏案

邵某，女，20岁。2020年7月25日初诊。

【症见】患者面色发红，面部痤疮，有硬疙瘩，发痒，手挠后会愈发加重。舌红、苔白，脉沉缓。

【辨证】脾肾阳虚，寒湿化热，虚火上浮。

【方药】五味消毒饮合麻杏石甘汤、三妙散、生地四物汤、薏苡附子败酱散、软坚散、脱敏灵、潜阳封髓丹。

金银花30克　荆芥穗15克　蒲公英30克　紫花地丁30克　野菊花30克　天葵子30克　麻黄15克　苦杏仁15克　生甘草30克　生石膏50克先煎　苍术30克　关黄柏10克　白鲜皮40克　生地黄30克　当归15克　白芍15克　川芎15克　生薏苡仁60克　制附子60克先煎　败酱草60克　玄参30克　浙贝母15克　生牡蛎30克先煎　白芥子30克　浮萍草15克　蝉蜕15克　苏叶15克　地龙10克　龟甲10克先煎　砂仁15克后下

六剂，水煎服，早晚各服一份。

【按语】由于患者有过敏症状，合用李可先生的脱敏灵抗过敏止痒。面色发红，并非实热，而是虚阳上浮，以潜阳封髓丹收纳虚阳。

患者服药一周后，面色发红好转，两周后面部痤疮明显好转。去脱敏灵，加干姜45克。后期减少清热药物、加大扶阳药物剂量。患者服药两个月痊愈。

（二）血府逐瘀汤思路

1. 扁平疣伴经前烦躁案

肖某，女，37岁。2021年6月5日初诊。

【症见】患者面色萎黄，面部痤疮、扁平疣，经前烦躁并痤疮加重，双颧色斑。舌暗红胖大、苔白，脉沉弦。

【辨证】气滞血瘀，脾虚湿困，寒湿化热。

【方药】血府逐瘀汤合薏苡附子败酱散、四逆汤、麻杏石甘汤、五味消毒饮、三妙散。

柴胡12克　枳壳12克　桔梗12克　炙甘草45克　桃仁15克　红花15克　生地黄30克　当归15克　赤芍30克　川芎15克　炒薏苡仁60克　制附

子90克先煎　败酱草60克　麻黄10克　苦杏仁10克　生石膏30克先煎　皂角刺60克　白鲜皮45克　金银花45克　荆芥穗15克　蒲公英30克　紫花地丁60克　徐长卿30克　苍术30克　黄柏15克　生姜60克　茵陈90克　生黄芪60克

四剂，水煎服，每剂浓煎四份，早晚各服一份。

【按语】血府逐瘀汤疏肝理气、活血化瘀，调理月经。患者标热明显，重用生地黄30克。麻杏石甘汤与五味消毒饮合用加荆芥穗、白鲜皮，辛温与辛凉解表相结合，祛肺部郁热，解营卫气血热毒。三妙散燥脾清热利湿。薏苡附子败酱散扶阳利湿消痈。加茵陈90克，有茵陈蒿汤之意，祛面部阴黄；黄芪60克补气运血。

患者二诊时，痤疮扁平疣开始消退。上方辨证加减，患者服药两个月后痤疮扁平疣痊愈。期间月经至，无烦躁，后以十二五合方加白芷60克、降香15克祛面部色斑善后。

2. 痤疮、扁平疣伴月经不调、便秘案

史某，女，40岁。2018年7月28日初诊。

【症见】患者平素经量少，易烦躁，面部痤疮，色红有脓点，触痛明显，扁平疣，大便秘结。舌淡胖滑润、苔白腻，脉沉弦滑。

【辨证】太阴阳虚，肝郁气滞，寒湿化热，运化失调。

【方药】血府逐瘀汤合麻杏石甘汤、薏苡附子败酱散、四逆汤、五味消毒饮。

柴胡15克　枳壳10克　桔梗10克　生甘草30克　桃仁15克　红花15克　当归30克　生地黄30克　赤芍30克　川芎15克　怀牛膝45克　麻黄15克　苦杏仁15克　生石膏50克先煎　皂角刺60克　白鲜皮30克　生薏苡仁60克　败酱草90克　金银花45克　荆芥穗15克　马齿苋60克　制附子90克先煎　生白术60克　大黄10克　蒲公英30克　紫花地丁30克　野菊花30克　天葵子30克　干姜60克　炙甘草30克

四剂，水煎服，每剂浓煎四份，早晚各服一份。

【按语】本案标热明显，故清热药物比重较大。患者大便秘结，观其面色、察舌脉，且腹不拒按，非阳明腑实之象，更非阴虚便秘，乃为阳虚、气虚。重用当归和生白术即可，健脾润肠通便疗效更好。如气虚不运，可以加生黄芪60克以上，而肾虚便秘者，合用济川煎。

患者二诊时面部痤疮、扁平疣减轻，烦躁减轻，大便每日一次，甚是通畅。后方去五味消毒饮，加大扶阳力度。本案患者用药三个月痊愈。

3. 痤疮、扁平疣伴月经延迟案

宋某，女，21岁。2019年11月14日初诊。

【症见】患者面部出油多，痤疮泛发，颜色偏红。扁平疣内有硬结。平素月经延迟且量少。舌淡暗紫滑润、边有齿痕、苔薄白，脉沉弦。

【辨证】太阴阳虚，肺胃积热，气滞血瘀。

【方药】血府逐瘀汤加丹参合麻杏石甘汤、薏苡附子败酱散、四逆汤、软坚散、五味消毒饮。

柴胡15克　枳壳10克　桔梗10克　桃仁10克　红花10克　生地黄30克　当归15克　赤芍15克　川芎15克　生甘草15克　怀牛膝12克　丹参30克　麻黄15克　苦杏仁15克　生石膏30克先煎　生薏苡仁60克　皂角刺60克　白鲜皮30克　板蓝根30克　蜂房10克　制附子60克先煎　败酱草30克　生姜30克　玄参30克　浙贝母15克　生牡蛎30克先煎　金银花30克　蒲公英30克　紫花地丁30克　野菊花30克　天葵子30克

六剂，水煎服，早晚各服一份。

【按语】本案血府逐瘀汤加丹参疏肝理气、活血化瘀，面部痤疮与月经延迟同治。以麻杏石甘汤加皂角刺、白鲜皮、蜂房，合软坚散、薏苡附子败酱散等经验方药治疗扁平疣。

患者用药一周后效果明显，上方辨证加减，坚持服药两个月痊愈。用药期间来月经两次，经期、量、色均正常。后方去野菊花、天葵子和紫花地丁，加制附子至90克，生姜改为干姜60克，突出四逆汤扶阳固本。

4. 扁平疣、痤疮伴颈部粗大案

丁某，女，33岁。2019年3月12日初诊。

【症见】患者月经数月一行，面部扁平疣、痤疮，色红连接成片，平日性情急躁易怒，颈前部甲状腺区域较常人粗大。舌暗红稍胖大、苔薄白，脉沉细弦。

【辨证】太阴阳虚，肝郁气滞，痰瘀互结。

【方药】血府逐瘀汤合薏苡附子败酱散、麻杏石甘汤、软坚散、五味消毒饮。

柴胡15克　枳壳10克　桔梗12克　生甘草30克　当归15克　生地黄18克　赤芍30克　川芎15克　川牛膝15克　桃仁15克　红花15克　丹参30克　郁金10克　生薏苡仁30克　制附子60克先煎　败酱草60克　海藻30克　麻黄15克　苦杏仁15克　生石膏50克先煎　苍术15克　玄参30克　浙贝母15克　生牡蛎30克先煎　夏枯草30克　金银花45克　蜂房10克　蒲公英30克　紫花地丁30克　野菊花30克　白芥子15克

四剂，水煎服，每剂浓煎四份，早晚各服一份。

【按语】患者除患有痤疮、扁平疣外，还有月经不调问题，病症与患者的情志密切相关，且颈部粗大，亦是肝郁之象。在血府逐瘀汤思路上加郁金疏肝解郁，用海藻甘草汤、软坚散及夏枯草、白芥子化痰散结，既可治疗颈部膨大，又可治疗痤疮、扁平疣。另对患者进行心理疏导，畅其情志，忌食生冷，注意保暖。

患者用药四周后，痤疮、扁平疣消退大半，且本次月经按时而至。后继续用药一月余，面部痤疮、扁平疣逐渐消失，月经正常。

（三）当归四逆加吴茱萸生姜汤合少腹逐瘀汤思路

1. 面部痤疮、扁平疣伴经行腹痛案

孟某，女，27岁。2017年7月1日初诊。

【症见】患者面部大面积痤疮，月经不调推后，量少伴经行腹痛、腹胀，

手足冰凉，身体怕冷。舌淡胖大、无苔，脉沉细。

【辨证】脾肾阳虚，子宫虚寒，气血瘀滞，寒湿郁久化热。

【方药】当归四逆加吴茱萸生姜汤合少腹逐瘀汤、薏苡附子败酱散、五味消毒饮加荆芥穗、三妙散。

当归30克　桂枝45克　赤芍45克　细辛90克　小通草30克　炙甘草60克　吴茱萸45克　生姜60克　川牛膝15克　制附子120克先煎　炮姜炭30克　小茴香30克　延胡索15克　五灵脂30克　党参30克　生蒲黄30克包煎　肉桂30克　川芎30克　没药15克　炒薏苡仁60克　败酱草90克　金银花45克　荆芥穗15克　蒲公英30克　紫花地丁30克　野菊花30克　天葵子30克　苍术30克　黄柏15克

三剂，水煎服，每剂浓煎四份，早晚各服一份。

【按语】患者症状较多，寒湿热痛夹杂。按扶阳思路辨证，身体畏寒痛经，主证为寒湿，兼证为血瘀。首选当归四逆加吴茱萸生姜汤（加附子）扶阳开冰解冻，这是本案的基础方。少腹逐瘀汤为腹部活血化瘀、祛寒止痛之系统方，三妙散加草果燥湿健脾，为辅助方。患者面部痤疮虽属热象，但属于标证，根在寒凝血瘀、日久化热所致，借鉴温病思路，用五味消毒饮加荆芥穗清热解毒。薏苡附子败酱散扶阳利湿消痈。

待标证治愈后，处方去五味消毒饮，加强扶阳健脾以固本。此案患者经过三个月的调理，诸症痊愈。

2. 痤疮、扁平疣伴痛经案

贾某，女，27岁。2019年2月23日初诊。

【症见】患者面部扁平疣伴痤疮，经量偏少，痛经，偶有胃不适，畏寒肢冷。舌淡红胖大滑润、苔薄白，脉沉。

【辨证】脾肾阳虚，寒凝血瘀，寒湿化热。

【方药】当归四逆加吴茱萸生姜汤合麻黄附子细辛汤、少腹逐瘀汤、麻杏石甘汤、薏苡附子败酱散、潜阳封髓丹。

当归30克　桂枝45克　赤芍45克　细辛45克　炙甘草30克　小通

草15克　吴茱萸30克　生姜30克　制附子90克先煎　炮姜炭30克　小茴香30克　川芎15克　熟地黄15克　肉桂30　苍术30克　麻黄15克　苦杏仁15克　皂角刺60克　生石膏30克先煎　生薏苡仁60克　败酱草60克　白鲜皮45克　金银花45克　荆芥穗15克　砂仁15克后下　关黄柏10克　龟甲6克先煎

六剂，水煎服，早晚各服一份。

【按语】本案以麻黄附子细辛汤与金银花、荆芥穗合用，为辛温与辛凉解表之法，伤寒与温病思路相融合，各行其道，相得益彰。潜阳封髓丹收敛虚阳。

患者用药一周效果明显，痤疮、扁平疣明显消退，畏寒怕冷好转。此案患者加减用药两个月痊愈，月经来时不再痛经。

3. 面部扁平疣伴痛经、易感风寒案

崔某，女，23岁。2019年2月26日初诊。

【症见】患者面部扁平疣，发痒，月经不调，量少，痛经，平素手脚发凉，易感冒。舌淡红胖大、苔白，脉沉细。

【辨证】脾肾阳虚，中气不足，子宫虚寒，寒凝血瘀。

【方药】当归四逆加吴茱萸生姜汤合少腹逐瘀汤加丹参、麻黄附子细辛汤、麻杏苡甘汤、薏苡附子败酱散、玉屏风散。

当归30克　桂枝45克　赤芍45克　细辛60克　炙甘草30克　小通草15克　吴茱萸30克　生姜30克　制附子90克先煎　炮姜炭30克　延胡索12克　五灵脂30克　生蒲黄30克包煎　川芎15克　肉桂30克　党参45克　丹参30克　生黄芪60克　白术30克　防风30克　麻黄15克　苦杏仁15克　皂角刺60克　生薏苡仁60克　白鲜皮45克　徐长卿45克　炙乌梢蛇15克

四剂，水煎服，每剂浓煎四份，早晚各服一份。

【按语】当归四逆加吴茱萸生姜汤加附子合少腹逐瘀汤、麻黄附子细辛汤温经活血、化瘀止痛，为本案主方。患者反复感冒，加玉屏风散，重用生黄芪益气固表。加徐长卿、炙乌梢蛇祛风止痒，以防过敏。麻杏苡甘汤加皂角刺、白鲜皮治疗扁平疣。

上方辨证用药两个月，患者面部扁平疣消失殆尽，痛经愈，月经量基本

正常。后以十二五合方加味填精固本。

4. 扁平疣伴白驳风案

侯某，男，46岁。2016年11月8日初诊。

【症见】患者面部扁平疣，面色萎黄，神疲乏力，平日畏寒，手足发凉，头部白癜风。舌红嫩胖大、苔滑润，脉沉缓。

【辨证】脾肾阳虚，寒凝血瘀，寒湿困脾，血虚风动。

【方药】当归四逆加吴茱萸生姜汤加附子合五苓散、麻杏苡甘汤、薏苡附子败酱散、四君子汤、肾四味。

当归30克　桂枝45克　赤芍45克　细辛60克　炙甘草45克　小通草15克　吴茱萸45克　制附子120克先煎　生姜90克　白术30克　茯苓30克　泽泻30克　猪苓15克　生黄芪60克　麻黄10克　杏仁15克　皂角刺75克　白鲜皮45克　白芷60克　白蒺藜75克　生薏苡仁60克　败酱草60克　党参45克　菟丝子30克　枸杞子30克　淫羊藿30克　丹参60克　茵陈90克

三剂，水煎服，每剂浓煎四份，早晚各服一份。

【按语】患者脾肾阳虚，且有畏寒症状，故用当归四逆加吴茱萸生姜汤加附子温阳通脉。五苓散运化脾气，加党参、生黄芪取四君子汤之意，健运中土。麻杏苡甘汤加皂角刺、白鲜皮治疗扁平疣。肾四味大补肾气。受通窍活血汤的启发，用重剂白蒺藜、白芷、细辛代替昂贵的麝香，配合活血大法治疗白癜风。

辨证用药一个月后，患者不仅面部扁平疣消退，面色好转，头部白癜风处的皮肤也开始变为淡红色，后再加减服药两个月，白癜风愈。

（四）乌蛇荣皮汤思路

1. 严重扁平疣伴红疹斑块案

高某，女，51岁。2022年2月17日初诊。

【症见】患者面色萎黄，面部左侧严重扁平疣伴大面积红疹斑块约两年，多方治疗无果。舌淡嫩、无苔，脉沉微细。

【辨证】脾肾阳虚，寒湿困脾，寒湿化热。

【方药】乌蛇荣皮汤合四逆汤、薏苡附子败酱散、三妙散、麻杏苡甘汤加皂角刺。

生地黄45克　当归30克　赤芍30克　牡丹皮30克　紫草30克　川芎15克　桃仁15克　红花15克　干姜90克　炙甘草60克　桂枝60克　生薏苡仁75克　白鲜皮45克　何首乌30克　白蒺藜30克　炙乌梢蛇15克冲服　制附子120克先煎　败酱草120克　徐长卿45克　苍术30克　黄柏15克　土茯苓120克　金银花45克　荆芥穗15克　麻黄15克　杏仁15克　皂角刺75克

三剂，水煎服，每剂浓煎四份，早晚各服一份。

【按语】本方以乌蛇荣皮汤合四逆汤扶助阳气、凉血润燥、活血化瘀、通调营卫，为本案基础方。薏苡附子败酱散为笔者治疗皮肤病常用加味方，扶阳利湿消痈。三妙散加土茯苓健脾祛湿，金银花45克取五味消毒饮之意，清热解毒，四物汤重用生地黄和当归以凉血、补血、治血。加味徐长卿45克是考虑患者体质过敏因素。

本案患者经治月余，面部扁平疣凸起部分近平，红疹斑块变淡。遂去麻杏苡甘汤，加五味消毒饮之蒲公英45克、野菊花30克、紫花地丁30克清热解表。辨证用药两个月，患者皮肤康复如初。

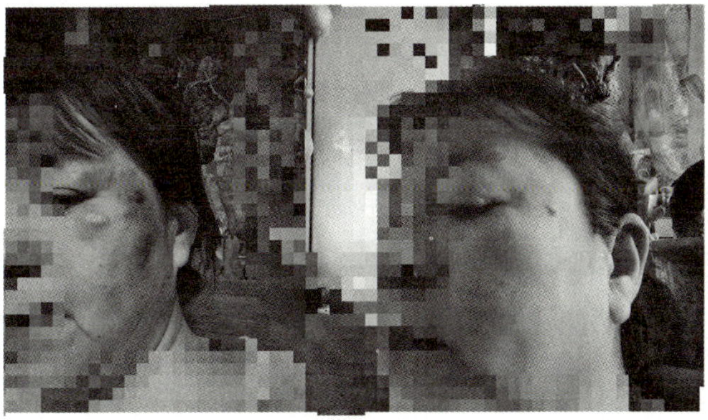

2. 面部痤疮伴过敏性湿疹案

李某，女，43岁。2019年3月19日初诊。

【症见】患者面部痤疮伴湿疹，在他院失治后过敏，痤疮泛发全脸，色红，又痛又痒。舌红胖大、苔薄黄，脉弦数。

【辨证】肝脾肾亏损，阴阳两虚，营卫失调，寒湿化热。

【方药】乌蛇荣皮汤合麻杏石甘汤、薏苡附子败酱散、归茅地黄汤。

当归30克　生地黄60克　赤芍45克　牡丹皮30克　紫草30克　川芎15克　桃仁15克　红花15克　生姜45克　炙甘草45克　桂枝45克　生薏苡仁75克　白鲜皮45克　防风30克　何首乌30克　炙乌梢蛇30克粉冲　麻黄10克　杏仁10克　生石膏45克先煎　皂角刺45克　制附子90克先煎　败酱草90克　金银花60克　荆芥穗15克　徐长卿45克　生藕节30克　白茅根100克

三剂，水煎服，每剂浓煎四份，早晚各服一份。

【按语】乌蛇荣皮汤调和营卫气血。患者标热明显，重用生地黄、牡丹皮、紫草凉血药物，合大剂量生藕节、白茅根有归茅地黄汤替代犀角地黄汤之意凉血清热，且加入金银花、荆芥穗疏散热邪、透发血中热毒。麻杏石甘汤宣肺解表、清气分之热。薏苡附子败酱散扶阳、利湿消痈。徐长卿祛风止痒、抗过敏。此方是寒热并用，体现了伤寒思路与卫气营血理论的融合。

患者用药三日，症状即明显好转，一周后面色发红基本消退，痛痒愈。上方加减用药六周痊愈。

3. 老年痤疮伴湿疹案

赵某，女，73岁。2012年7月10日初诊。

【症见】患者面色潮红，面部、颈部痤疮伴红疹反复发作，色鲜红，发痒，面部多发扁平疣，多处黑色素沉积。舌红胖大、苔薄黄，脉沉细缓。

【辨证】脾虚湿困，寒湿化热。

【方药】麻杏石甘汤合薏苡附子败酱散、生地四物汤、银翘散、五味消毒饮、软坚散。

麻黄10克　杏仁15克　生石膏50克先煎　生薏苡仁60克　制附子60克先煎　败酱草90克　生地黄30克　当归15克　川芎15克　赤芍30克　金银花45克　荆芥穗15克　连翘15克　苍术30克　紫花地丁30克　蒲公英30克　野菊

花30克　天葵子30克　白茅根60克　白鲜皮30克　玄参30克　浙贝母15克　生牡蛎30克先煎　白芷15克　细辛10克　板蓝根30克　马齿苋30克　蜂房10克　水牛角15克　土茯苓120克　蝉蜕10克　皂角刺60克

四剂，水煎服，每剂浓煎四份，早晚各服一份。

【按语】由于患者热象明显，前期清热解毒、凉血化瘀为主，重用生地黄、白茅根，并加水牛角，取犀角地黄汤之意，清热凉血；加土茯苓120克搜剔湿热之蕴毒。方中清热药物较重，但由于内含四逆汤和麻黄附子细辛汤，一直顾护着患者的阳气，且温通经络，助推药效。控制住标证之后，就转换思路调和营卫、扶助正气。2012年10月23日的善后处方思路就变成乌蛇荣皮汤加味，具体如下：

桃仁15克　红花15克　生地黄45克　当归30克　赤芍30克　川芎10克　牡丹皮15克　紫草15克　桂枝45克　生姜60克　生甘草45克　炙乌梢蛇30克粉冲　何首乌30克　白蒺藜30克　防风30克　白鲜皮30克　生薏苡仁60克　败酱草60克　制附子90克先煎　生黄芪60克　板蓝根30克　马齿苋30克　木贼草10克　金银花45克　连翘12克　荆芥穗15克　木鳖子30克

四剂，水煎服，每剂浓煎四份，早晚各服一份。

【按语】此方重在调理营卫，阴阳并重，方中一直以扶阳之剂主导，取银翘散之意，辛凉解表，透营分热毒，开门逐盗。阳主阴从，气血双调，营卫乃和。患者三年皮肤顽疾，治疗三个月左右痊愈。

4. 毛囊闭锁三联征案

于某，男，30岁。2017年9月28日初诊。

【症见】患者毛囊闭锁三联征多年，在多家大医院内治与外治均疗效不佳，面部、腋下、腹部均有脓疖出水，头面出油，手脚发凉。舌淡红胖大、苔白腻，脉弦滑。

【辨证】脾肾阳虚，营卫失调，肝胆湿热。

【方药】乌蛇荣皮汤合龙胆泻肝汤、三妙散加土茯苓、小柴胡汤。

当归30克　生地黄40克　赤芍30克　牡丹皮15克　紫草15克　川芎15克

桃仁15克　红花10克　生姜30克　炙甘草30克　桂枝30克　生薏苡仁60克　白鲜皮45克　防风20克　炙乌梢蛇30克粉冲　土茯苓120克　苍术30克　黄柏15克　龙胆草15克　炒栀子15克　黄芩15克　柴胡18克　车前子20克包煎　泽泻25克　木通10克　清半夏30克　玄参30克　金银花60克

六剂，水煎服，早晚各服一份。

【按语】关于毛囊闭锁三联征，西医认为与免疫系统有关，主要靠手术及激素治疗，反反复复，无法治愈。前期患者热象严重，以龙胆泻肝汤合三妙散清利肝胆湿热，重用土茯苓120克利湿解毒。重用金银花辛凉解表透热邪。患处多在少阳经行处，取小柴胡汤之意，和解少阳。

辨证用药至2017年11月2日，患处脓疖已愈，诸症好转，转为调养巩固和消肿散结，处方为乌蛇荣皮汤合三妙散、五苓散、薏苡附子败酱散、银翘散之意、软坚散，具体如下：

当归30克　生地黄40克　赤芍30克　牡丹皮15克　紫草15克　川芎15克　桃仁15克　红花15克　生姜60克　炙甘草45克　桂枝45克　生薏苡仁60克　白鲜皮45克　防风30克　炙乌梢蛇30克粉冲　土茯苓120克　苍术15克　黄柏10克　金银花60克　连翘30克　制附子90克先煎　败酱草60克　白术30克　茯苓30克　泽泻25克　玄参30克　浙贝母30克　生牡蛎30克先煎　生黄芪90克

四剂，水煎服，每剂浓煎四份，早晚各服一份。

【按语】三妙散合五苓散健脾利湿，顾护脾阳，软坚散结消肿。

此案为皮肤顽症，患者坚持服药近半年，患处疖肿近平。

小　结

以上为四种治疗思路和基础方，只是根据临床经验进行的大体分类，具体到某一患者身上，可能还会多种情况并存，需要读者灵活应用，根据辨证加减处方和药物。但要想治病除根，善后处方的思路必须是加大力度扶脾肾之阳，只有脾肾阳气充足，身体才能够正气充盈，做到治病除根。

色　　斑

借用现代医学说法，色斑是脸部常见的色素障碍性皮肤病，多呈黄、褐、黑、青色。笔者统称为黄褐斑。黄褐斑形状大小不一，多呈蝴蝶状，受阳光照射后颜色加深，患者一般无明显自觉症状。一般认为内在因素包括情志紧张忧郁、睡眠不足、便秘以及怀孕导致的内分泌紊乱等，外在因素包括大气污染、气候干燥、长久日晒（紫外线照射）、使用不良化妆品、长期服用避孕药等。种种原因导致患者气血失调、肌肤失养、代谢失常，脸部的表皮层是最薄的，而且毛细血管多，体内的色素很容易在面部淤积沉着，形成黄褐斑。

本病多见于女性，男性较少。西医以外科式祛斑治疗为主。中医对此病机的论述，大多坚持本气自病原理，认为是人体内阴阳失衡所致：一因肝气郁结，致使血瘀颜面；二因脾胃虚弱，气血不能润泽颜面，湿热上升至颜面形成斑点；三因肾阳不足，阳气弥散，血瘀颜面而成。由此可见，中医认为黄褐斑的形成与人体肝木、脾土和肾阳气机失衡相关，肝木之气升华不畅为标，脾土虚寒中气运化乏力和肾阳动力不足为本。分清标本、辨明主次，临证处方思路就明确了。

一　治疗思路

笔者治疗色斑的基础方是四物汤（血中带滞加桃红）加白芷、降香对药，从肝论治，养血活血、通窍化瘀以祛色斑。合用重剂茵陈与附子、干姜，取茵陈蒿汤之意，祛面部阴黄。可加味丹参助活血养血之效，加味细辛助通窍之力，加重剂生黄芪以运气生血并健补中气，加味僵蚕、白附子可以增强美容养颜功效。以上述方药为基础，结合对患者的辨证，进行分型治疗。

（1）气血亏虚型。患者症状主要包括面色萎黄，神疲乏力，中气不足，舌淡胖大，手脚或腹部怕凉，易潮热出汗等。此类患者多因脾肾亏虚严重，阳虚而致气滞血瘀。这一类型的治疗思路，以自拟十二五合方合上述基础方。

（2）气滞血瘀型。此类患者多为存在内分泌失调的女性患者及存在情志抑郁的其他患者，症状包括心烦、易怒、肋痛不适、月经不调等。这类患者的治疗主方为血府逐瘀汤并合用上述基础方。这一思路的特色为补血活血的同时疏肝解郁。

（3）肝肾亏损型。此类患者往往阴阳两虚，多为老年患者，舌体偏瘦、色红、苔燥。治疗思路以乌蛇荣皮汤为主方，由桃红四物汤与桂枝汤加乌梢蛇、定风丹而成，为调和气血，活血化瘀，和血治风大法，可谓内外同治，补益肝肾，又有皮肤顽症特效药乌梢蛇养颜祛风。

二 具体医案

临床中很少有患者专为祛斑而来，笔者对色斑的治疗多是在治疗主症时予以兼顾。

1. 痛经、乏力伴色斑案

祝某，女，32岁。2020年10月24日初诊。

【症见】患者面色萎黄，黄褐斑，形体肥胖，神疲乏力，头重昏沉，长期痛经。舌淡红胖大、苔白，脉沉细。

【辨证】脾肾阳虚，中气不足，气血亏虚，子宫虚寒。

【方药】十二五合方合五苓散、吴茱萸汤、茵陈蒿汤、白芷和降香对药、王献民先生乌附法。

熟地黄30克　当归45克　川芎30克　白芍30克　仙茅30克　淫羊藿30克　巴戟天30克　肉苁蓉30克　覆盆子30克　五味子30克　菟丝子30克　补骨脂30克　党参30克　炒白术45克　茯苓45克　炙甘草60克　制附子90克先煎　干姜120克　生黄芪120克　泽泻45克　猪苓30克　炒小茴香45克　吴茱萸30克　茵陈90克　白芷60克　降香15克　制川乌75克先煎

三剂，水煎服，每剂浓煎四份，早晚各服一份。

【按语】患者形体肥胖，寒湿严重，十二五合方补益气血阴阳、治本，以扶阳为主导，突出制附子、干姜、生黄芪与制川乌剂量。五苓散健脾利湿，合用小茴香、吴茱萸，取少腹逐瘀汤之意，治疗痛经。茵陈蒿汤治疗面色暗黄，白芷、降香与四物汤合用，取通窍活血汤之意，祛斑。

患者连续服药至三诊时，肉眼可见黄褐斑减少，面色红润，精神佳，后逐次好转。首月痛经愈，本案加减用药三个月后，黄褐斑消退大半，患者体重减轻5千克，面色光亮。

2. 色斑、扁平疣案

杨某，女，42岁。2018年3月24日初诊。

【症见】患者面色萎黄，严重黄褐斑伴扁平疣。舌淡胖、苔白腻，脉沉缓。

【辨证】脾肾阳虚，气血双亏，痰凝血瘀。

【方药】十二五合方合麻杏苡甘汤加皂角刺，白芷、降香对药及茵陈蒿汤、黄芪建中汤。

熟地黄30克　当归15克　川芎15克　白芍45克　仙茅20克　淫羊藿30克　巴戟天30克　肉苁蓉15克　炒薏苡仁60克　覆盆子30克　五味子30克　枸杞子30克　菟丝子30克　补骨脂30克　党参45克　炒白术30克　茯苓15克　炙甘草60克　制附子200克先煎　干姜150克　桂枝45克　生黄芪60克　麻黄15克　杏仁15克　皂角刺75克　茵陈90克　白芷75克　降香30克

三剂，水煎服，每剂浓煎四份，早晚各服一份。

【按语】十二五合方从整体调补气血阴阳，麻杏苡甘汤加皂角刺治疗扁平疣，茵陈蒿汤祛面部阴黄，白芷、降香取通窍活血汤之意，祛斑祛瘀。

辨证加减服药两个月后，患者面部气色红润，面部色斑完全褪去，扁平疣脱落。

3. 月经不调伴色斑案

余某，女，41岁。2019年3月5日初诊。

【症见】患者面色萎黄，黄褐斑，形体肥胖，月经量少。舌淡嫩胖大、苔薄白，脉沉细涩。

【辨证】脾肾阳虚，气血不和，寒凝血瘀。

【方药】桃红四物汤合五苓散、肾四味、麻黄附子细辛汤、丹参饮、麻杏苡甘汤加皂角刺。

桃仁15克　红花15克　熟地黄30克　当归15克　川芎15克　赤芍30克　干姜60克　炙甘草30克　白术45克　茯苓45克　猪苓30克　泽泻45克　桂枝45克　枸杞子30克　菟丝子30克　淫羊藿30克　补骨脂30克　制附子90克先煎　炙乌梢蛇30克　麻黄15克　细辛45克　丹参60克　白芷75克　降香15克　白附子15克　僵蚕15克

六剂，水煎服，早晚各服一份。

【按语】桃红四物汤养血活血，加丹参助活血，白芷、降香通窍活血、祛斑祛瘀，白附子、僵蚕美白肌肤。五苓散、肾四味强健脾肾，扶助两本，麻黄附子细辛汤安内攘外，通利一身阳气。

患者用药一个月后，黄褐斑开始变浅，面色红润，月经量较前增多。后加强扶阳力度，坚持用药三个月，黄褐斑明显消退，月经同时正常。

4. 情志郁结伴色斑案

马某，女，36岁。2020年4月25日初诊。

【症见】患者形体偏胖，面色灰暗，黄褐斑伴扁平疣，月经提前，量少。心烦急躁，腰酸乏力困倦，便溏。舌暗淡胖大、苔薄白，脉沉弦细。

【辨证】脾肾阳虚，脾虚湿困，气滞血瘀，情志郁结。

【方药】血府逐瘀汤合五苓散、肾四味、白芷降香对药。

柴胡10克　枳壳10克　桔梗10克　炙甘草45克　桃仁15克　红花15克　生地黄30克　当归15克　赤芍30克　川芎15克　川牛膝30克　桂枝45克　白术45克　茯苓45克　泽泻45克　猪苓30克　干姜90克　制附子120克先煎

白芷75克　降香30克　僵蚕15克　细辛45克　白鲜皮30克　补骨脂30克　淫羊藿30克　菟丝子30克　枸杞子30克

四剂，水煎服，每剂浓煎四份，早晚各服一份。

【按语】血府逐瘀汤疏肝理气、活血化瘀，五苓散加附子干姜健脾利湿、脾肾双补，肾四味补肾填精、兼助扶阳，再加白芷、细辛、降香通窍活血、祛斑祛瘀。

上方随症加减，患者服药一个月后脸色转红润，黄褐斑明显减少，情志明显舒缓。用药两个月时，黄褐斑基本消失，腰酸乏力与便溏愈。

5. 严重色斑案

张某，女，44岁。2016年11月8日初诊。

【症见】患者有严重黄褐斑，面部色素沉着严重，面部雀斑多如白种人。诉在西北野外工作，平日工作压力大，急躁易怒。月经不调，有血块。舌淡嫩胖大、苔薄白，脉沉弦。

【辨证】脾肾阳虚，肝郁气滞。

【方药】血府逐瘀汤合五苓散、肾四味及白芷、降香对药。

柴胡10克　枳壳10克　桔梗10克　炙甘草15克　桃仁10克　红花10克　生地黄15克　当归15克　赤芍15克　川芎10克　桂枝45克　白术45克　茯苓45克　泽泻45克　猪苓30克　制附子120克先煎　生姜90克　白芷60克　降香15克　生薏苡仁60克　白鲜皮30克　独活45克　炙乌梢蛇15克粉冲　菟丝子30克　枸杞子30克　淫羊藿30克　补骨脂30克　僵蚕15克

三剂，水煎服，每剂浓煎四份，早晚各服一份。

【按语】本案考虑患者工作环境多风沙，方中加味独活祛外风，另加僵蚕、乌梢蛇祛风养颜。血府逐瘀汤疏肝调经。

上方加减，患者用药一月余则面色红润，黄褐斑逐渐消退，信心大增更加自信。坚持用药近四个月，黄褐斑完全消失，患者前后对比面色判若两人。

6. 黄褐斑伴黑色素沉着案

王某，女，54岁。2018年5月17日初诊。

【症见】患者面部黄褐斑，伴有黑色素沉着，唇部常干裂。舌红、苔微黄，脉沉细。

【辨证】肝肾亏损，阴阳两虚，虚阳上浮。

【方药】乌蛇荣皮汤加白芷降香对药、肾四味、潜阳封髓丹。

生地黄45克　当归30克　赤芍30克　牡丹皮15克　紫草15克　川芎15克　桃仁15克　红花15克　桂枝30克　生姜45克　炙甘草30克　制附子60克先煎　防风15克　白鲜皮30克　炙乌梢蛇30克粉冲　何首乌30克　白蒺藜30克　生薏苡仁60克　白芷60克　降香15克　淫羊藿30克　补骨脂30克　菟丝子30克　枸杞子30克　独活45克　砂仁15克后下　关黄柏15克　龟甲10克先煎

四剂，水煎服，每剂浓煎四份，早晚各服一份。

【按语】乌蛇荣皮汤为主方调和阴阳，补益肝肾。重用生地黄与当归凉血，合用白芷、降香通窍活血、祛斑祛瘀。炙乌梢蛇、定风丹养肝祛风，独活、防风祛外风。肾四味合四逆汤温补肾阳、扶正祛邪。潜阳封髓丹收敛虚阳。

患者用药一月余，面部黑色素沉着变浅，唇干症状消失。继续辨证加减用药三个月后，黑色素消失，黄褐斑近乎消失。

7. 心脏不适伴色斑案

孙某，女，54岁。2019年11月19日初诊。

【症见】患者面部有黄褐斑，成片状色斑，时感胸闷，查心电图无异常。舌淡红胖大、苔白，脉沉弱。

【辨证】心脾肾阳虚，胸阳不振，肝肾亏损，气血不和。

【方药】乌蛇荣皮汤合白芷降香对药、四逆汤、瓜蒌薤白半夏桂枝汤、丹参饮。

生地黄30克　当归30克　赤芍15克　牡丹皮15克　紫草15克　川芎15克　桃仁15克　红花15克　桂枝30克　生姜60克　炙甘草60克　炙乌梢蛇粉30克蜜丸吞服　白鲜皮45克　生薏苡仁60克　防风30克　何首乌30克　白蒺

藜30克　白芷60克　降香15克　茯苓45克　土鳖虫10克　制附子90克先煎　瓜蒌30克　薤白15克　清半夏30克　丹参60克　檀香10克后下　砂仁10克后下

四剂，水煎服，每剂浓煎四份，早晚各服一份。

【按语】患者胸闷，胸阳不振，脉络不通，是为内在表现，而黄褐斑、色斑是为外在表现。重用四逆汤回阳，瓜蒌薤白半夏桂枝汤合丹参饮通胸阳，祛脉瘀，以振心肺阳气，肺络通，皮毛荣，以助乌蛇荣皮汤治疗之效。

患者用药一周则胸闷消失，连服一个月后，面部大片色斑也明显消退。加减用药两个月，面部已无大片色斑，黄褐斑几乎消失。

8. 毛囊炎痛经伴色斑案

宋某，女，26岁。2019年8月3日初诊。

【症见】患者面部及身体色素沉着，面部黄褐斑尤为严重，面部、颈部多发痤疮、毛囊炎，色红，平日怕冷畏寒，痛经、有血块。舌红胖大、苔黄腻，脉沉滑微数。

【辨证】脾肾阳虚，血瘀血热。

【方药】乌蛇荣皮汤合犀角地黄汤、银翘散、麻黄附子细辛汤。

生地黄45克　当归30克　赤芍30克　川芎15克　牡丹皮30克　紫草30克　桃仁15克　红花15克　桂枝45克　生姜45克　炙甘草45克　防风15克　白鲜皮30克　生薏苡仁60克　炙乌梢蛇粉15克粉冲　何首乌30克　白蒺藜30克　水牛角15克　白茅根60克　丹参30克　土茯苓60克　金银花45克　连翘12克　荆芥穗15克　毛冬青30克　土鳖虫10克　麻黄10克　制附子60克先煎　细辛45克

四剂，水煎服，每剂浓煎四份，早晚各服一份。

【按语】本方体现了寒热并用的思路，多法合一，多方并用。乌蛇荣皮汤以桂枝汤合桃红四物汤为主方，调和营卫、活血化瘀为主要思路，合麻黄附子细辛汤安内攘外，在内补阳温阳通阳，在外解表透发邪气。归茅地黄汤加水牛角，取犀角地黄汤之意，以清血分之热。取银翘散之意，重用金银花，辛凉解表，清营分之热毒，荆芥炭透散血中热毒。重剂土茯苓对清利湿热有奇效，加毛冬青、土鳖虫破瘀通络。

患者用药两周，面部痤疮、毛囊炎褪去，舌淡红胖大、苔白腻，脉沉弦。调整处方：去白茅根、水牛角，加大制附子、生姜、细辛用量。加减用药六周，黄褐斑明显消退，痛经明显减轻。后巩固用药两个月，黄褐斑消失殆尽，患者不再畏寒怕冷，月经正常。

小　　结

色斑的治疗首先着眼于肝木，治疗思路是养血活血、通窍化瘀。基础方药为四物汤加味白芷、降香、细辛、茵陈。具体结合临床辨证选用相应调理患者体质的处方，气血亏虚者合用十二五合方，气滞血瘀者合用血府逐瘀汤，肝肾亏损、阴阳并虚者合用乌蛇荣皮汤。

脱　　发

中医历代对脱发病机的认识较为一致，简单来讲就是伤在营卫，阻在气血，根在肝肾。肾藏精，其华在发；肝藏血，发为血之余。患者体质百千不同，不外乎阴阳之辨。只是大部分医家多从养阴清热思路论治，很少关注患者阳虚之证。比如脂溢性脱发，皮肤油腻乃脾肾阳虚以致寒湿化热于头皮，湿热熏蒸以致毛囊闭塞而脱发。从养阴清热思路论治，比较适合阳虚不明显的患者，而对阳虚明显的患者则缺乏长期稳定疗效。

笔者总结脱发的病机有三大类：一是太阴阳虚、阳明湿热。患者往往体型偏胖，有热象，头面部出油多，头皮油腻，毛囊闭塞，多为脂溢性脱发。二是气血亏虚、肝肾不足。发为血之余，身体根本亏虚不能生发。三是情志因素明显，因气滞血瘀导致气血运行道路不畅而脱发。在临床治疗时，三种情况往往同时出现，互为因果。比如患者先有脾虚湿困，脾运化失调，进而气血亏虚；或患者气滞血瘀，郁久化热；或患者气血亏虚，气不统血，血不生气，导致气滞血瘀等等，故李可先生称脱发“内连脏腑，并与情志变动、气血失和息息相关”，着眼点在于“整体气血失调”。

一 治疗思路

笔者治疗脱发常用的经验方有两个。一个是神应养真丹。本方最早出自宋代陈言《三因极一病证方论》，笔者从当代名医秦伯未先生《临证备要》一书中学习所得。本方药物包括当归、白芍、川芎、熟地黄、天麻、菟丝子、防风、木瓜、羌活。方中当归、川芎、白芍、熟地黄为四物汤，能养血活血（偏于阴虚者，熟地黄改成生地黄或同用，白芍改为赤芍），熟地黄、木瓜、菟丝子滋养肝肾，天麻、羌活辛苦而温，祛风通络，引药上行巅顶。本方适用于因一时外感风邪或精神压力大、情志受刺激等导致头上局部皮肤气滞郁结，气血供应不足，以致毛囊失养而脱发。主要病机为头皮表面营卫气血失和，不能荣养毛发。治疗思路为养血活血，祛风化瘀。

一个是生发汤。本方为学习福州之江医学院吴熙大夫所得，原方摘自《辽宁中医杂志》1979年第六期，药味包括何首乌、桑椹、补骨脂、枸杞子、菟丝子、黑芝麻、生地黄、熟地黄、丹参、黄芪、当归、川芎。其中何首乌、桑椹、补骨脂、枸杞子、菟丝子、黑芝麻、生地黄、熟地黄补肝肾、益精血，参芪补气，丹参、当归、川芎补血活血行气，诸药合用有滋补肝肾、养血生精之效，可促进毛发生长。

临证时上述两个验方可合用。笔者在此基础上融入了扶阳思路并一以贯之，做到清法、温法、补法并用，寒热温凉熔为一炉。具体分型治疗思路如下：

（1）肝郁气滞者，以血府逐瘀汤加味。

（2）气血亏损者，以十二五合方加味。

（3）肝肾亏损者，以乌蛇荣皮汤加味。

（4）如受风邪，则加玉屏风散及独活固表祛风。

（5）如情志受刺激，则合用柴胡桂枝加龙骨牡蛎汤及滋补肝肾的药物。

（6）偏阴虚者，合用二至丸，并加大熟地黄、牡丹皮等养阴药物剂量。

（7）脂溢性脱发的治疗，前期需要清热解毒，合用五味消毒饮、三妙散。

（8）因为时代特色，患者体质多偏阳虚，治疗脱发的同时要呵护两本阳气，合上健脾补肾的扶阳处方或药物，如四逆汤、四君子汤、附子理中汤、肾四味、五苓散等，标本兼顾，疗效更佳。

笔者完全治愈脱发病患者数百例，但由于历史原因，很多典型病患的医案和治疗对比资料并未收集。现撷取部分案例予以说明。

二 具体医案

1. 斑秃寐差案

赵某，男，48岁。2018年12月12日初诊。

【症见】患者头部斑秃一月余，夜眠梦多汗出，血压偏高，有高脂血症病史。舌淡红滑润胖大、苔白，脉沉弦。

【辨证】脾肾阳虚，情志郁结，营卫失调。

【方药】柴胡桂枝加龙骨牡蛎汤合四逆汤、半夏秫米汤、神应养真丹、潜阳封髓丹。

柴胡15克　桂枝30克　白芍30克　生姜30克　生龙骨30克先煎　生牡蛎30克先煎　制附子60克先煎　炙甘草30克　清半夏90克　生薏苡仁60克　熟地黄30克　当归15克　川芎15克　羌活15克　防风15克　天麻15克　菟丝子30克　木瓜15克　大枣20克　砂仁15克后下　关黄柏10克　龟甲6克先煎　细辛15克

六剂，水煎服，早晚各服一份。

【按语】本案患者情志因素明显，予以柴胡桂枝加龙骨牡蛎汤调节阴阳。眠差，予以半夏秫米汤。汗多，予以牡蛎散合用潜阳封髓丹。脱发，择用神应养真丹。四逆汤扶阳固本。

患者连续用药三周，斑秃痊愈。

2. 脱发案

宁某，男，47岁。2021年7月24日初诊。

【症见】患者因工作压力大，近几月出现脱发，巅顶头发成片脱落。神疲乏力，失眠。舌淡红胖大、苔白微腻，脉沉。

【辨证】脾肾阳虚，阴阳不调，气血不足。

【方药】柴胡加桂枝汤合四逆汤、神应养真丹、生发汤、半夏秫米汤、酸枣仁汤。

柴胡15克　桂枝30克　白芍30克　干姜45克　炙甘草30克　炒薏苡仁75克　清半夏120克　制附子60克先煎　威灵仙20克　熟地黄30克　当归15克　川芎15克　羌活15克　木瓜15克　天麻30克　菟丝子30克　桑椹30克　何首乌30克　生黄芪60克　炙乌梢蛇15克　党参30克　炒白术30克　炒枣仁45克　知母15克　茯神30克　补骨脂30克

六剂，水煎服，早晚各服一份。

【按语】本方以四逆汤、理中汤为基础，固护先天后天。患者脱发，有外在压力与内在情志因素干扰，以柴胡加桂枝汤调和阴阳，半夏秫米汤和胃安眠，酸枣仁汤养血安神，神应养真丹加味生发汤补益肝肾、调和气血，四逆汤扶阳固本。

上方加减，患者用药两个月，巅顶脱发区域完全长出新发。

3. 毛囊炎、斑秃案

吴某，男，42岁。2019年4月16日初诊。

【症见】患者面色黄暗，头面部出油多。头部毛囊炎已有七年之久，大片斑秃。舌红稍胖、苔微黄腻，脉沉弦滑。

【辨证】肝肾亏虚，心脾阳虚，寒湿化热。

【方药】神应养真丹合五味消毒饮、四逆汤。

熟地黄24克　当归15克　白芍18克　川芎15克　羌活15克　防风15克

木瓜15克　菟丝子30克　天麻12克　炙乌梢蛇15克　茵陈90克　金银花45克　荆芥穗15克　蒲公英30克　紫花地丁30克　野菊花30克　天葵子30克　豨莶草18克　白鲜皮30克　苍术30克　生姜30克　制附子60克先煎　炙甘草30克

六剂，水煎服，早晚各服一份。

【按语】患者标热明显，阳虚为本，处方寒热并用。主方为神应养真丹活血祛风，滋补肝肾，养血生发。毛囊炎为湿热瘀毒，以五味消毒饮加荆芥穗辛凉解表、疏散热邪。重用茵陈，取茵陈蒿汤之意，治疗面部发黄。四逆汤扶助脾肾阳气。

上方随证辨证加减，患者服药一个月后毛囊炎部位逐渐结痂脱落，斑秃部位开始长出头发。后减轻五味消毒饮剂量，加大扶阳药物剂量，患者断续调理，毛囊炎痊愈，新发完全长出且更加茂密。

我的工作职业是一名厨师，原本我的头发很旺盛的，自己也说不清楚是什么原因，但从2012年起头上总是出现一些小脓包，被什么黑头给堵住了，有的毛孔肿的很大一个包，还有些疼，后来又多了起了一些红包，还有点发烧的感觉，数天后此处的头发就不再长了，慢慢的一块一块的就变秃了！当时在别的医院也治疗过，吃了几次的中成药，大夫又给开了涂抹头皮的药，用了疗效甚微，并且头皮上继续还是起一些小丘疹，后来中断了一年多以为自己会慢慢好起来就没再看，结果后来越来越严重，我发现发现头发上越来越多的地方有毛囊一致的炎性小丘疹，周围有红晕，之后相继头发变秃！

听姐姐介绍黄枢中医院的张连义大夫是位经验丰富的老中医，我报着试试的心态就来看病了！张连义大夫看了我的情况信心满满，说“这个好治，没问题”。我听了心理的希望又升起来了！我吃了一到三个月的中药后发现，我头发上的那些小丘疹慢慢变为脓疱，中心常有毛发贯穿，脓疱如粟粒大小，不相融合，有硬包。当时在疱壁薄，破后有少量脓性分泌物，自觉瘙痒及微痛，数天后干燥结痂而愈，不留瘢痕。之后继续的治疗发现的头发慢慢的能看到探出头来了，有长出的趋势。中间有段时间因为医保受，药的剂量有所减少，头皮又顽固复发，在张连义大夫反复细心调理后，头发相继长出，并且脸上偶尔起的小包包也在服药期间神奇的变小，变平了！经过不到一年的时间，就开始停止服药，当时头发上偶尔也会起小包包，经过以两个月之后，就渐渐消失了，以前变成斑秃的地方头发也慢慢长齐了，现在头发的质量仍然浓黑，渐变整齐！

中医简直是太神奇了，困扰自己多日的顽疾终于治好了！感谢张连义大夫精湛高超的医术，让我的生活又恢复了正常，不再为斑秃而难堪！有张连义这么好的中医老大夫是我们广大患者的福音，我希望张老的医术能更好的传承下去，让越来越多的人不再为疾病所困扰，不再为找不对医生而烦恼，让中医为更多的老百姓造福！

患者：吴[redacted]

4. 神经性头痛伴脱发案

韩某，女，44岁。2018年5月19日初诊。

【症见】患者片状脱发，神经性头痛时常发作，易怒且会诱发头痛。舌暗红胖大、苔白，脉沉弦细。

【辨证】脾肾阳虚，肝肾亏损，情志郁结，气滞血瘀。

【方药】血府逐瘀汤合逍遥散、芍药甘草汤、川芎茶调散、神应养真丹、生发汤、四逆汤。

柴胡10克　枳壳10克　桔梗10克　炙甘草30克　生地黄30克　当归15克　白芍60克　川芎45克　桃仁15克　红花15克　怀牛膝15克　白术30克　茯苓30克　白芷45克　细辛45克　制附子90克先煎　干姜60克　炙甘草60克　党参45克　女贞子30克　墨旱莲30克　何首乌30克　黑芝麻30克　桑椹30克　防风30克　炙乌梢蛇30克　菟丝子30克　木瓜15克　天麻15克　荆芥穗15克

四剂，水煎服，每剂浓煎四份，早晚各服一份。

【按语】患者肝气郁结，气滞血瘀，予以血府逐瘀汤合逍遥散。以芍药甘草汤柔肝缓急。川芎茶调散祛风散寒，合血府逐瘀汤活血化瘀，治疗神经性头痛。以神应养真丹合生发汤、二至丸补益肝肾，治疗脱发。四逆汤、理中汤扶阳固本。

患者用药两周头痛愈，加减用药两个月脱发痊愈，头痛未再发作。

5. 脂溢性脱发案（1）

刘某，男，40岁。2021年2月27日初诊。

【症见】患者面色萎黄，神疲乏力，头面部出油多，脂溢性脱发，头顶最严重。舌淡红胖大、苔白滑润，脉沉缓滑。

【辨证】脾肾阳虚，湿阻运化，寒湿化热。

【方药】五味消毒饮加荆芥穗合生发汤、肾四味、麻黄附子细辛汤、薏苡附子败酱散。

金银花30克　荆芥穗15克　蒲公英30克　紫花地丁60克　野菊花30克　炙乌梢蛇15克　熟地黄18克　当归15克　白芍18克　川芎15克　何首乌30克　桑椹30克　五味子30克　枸杞子30克　菟丝子30克　补骨脂30克　党参30克　生黄芪60克　干姜60克　麻黄10克　细辛45克　炒白术30克

炙甘草45克　制附子90克先煎　炒薏苡仁60克　败酱草60克

六剂，水煎服，早晚各服一份。

【按语】本案阳明湿热为标，太阴寒湿为本，药用突出扶阳药物剂量。头面部出油多是标证，五味消毒饮加荆芥穗辛凉解表、疏散热邪，麻黄附子细辛汤安内攘外，体现伤寒与温病合用思路。以生发汤合扶阳方药肾四味、理中汤、四逆汤等顾护两本，薏苡附子败酱散扶阳利湿消痈。

患者用药一周，头面部出油减少，连服上方三周后发质变硬，不再脱发。加大扶阳及补益气血力度，巩固治疗两个月，巅顶脱发区域完全长出新发。

6. 脂溢性脱发案（2）

姜某，男，65岁。2019年9月19日初诊。

【症见】患者头面出油，头顶斑块状脱发。舌淡胖大、苔白腻，脉沉细。

【辨证】脾虚湿困，湿阻运化。

【方药】五味消毒饮合二妙散、四物汤、神应养真丹、生发汤、四逆汤、理中汤。

金银花45克　荆芥穗15克　蒲公英30克　紫花地丁30克　野菊花30克　天葵子30克　苍术15克　黄柏10克　苦参15克　生侧柏叶15克　生地黄30克　当归15克　赤芍30克　川芎15克　天麻30克　羌活20克　防风30克　木瓜15克　菟丝子30克　何首乌30克　炙乌梢蛇30克　炙甘草30克　干姜30克　制附子60克先煎　党参30克　炒白术30克　茯苓30克　生黄芪60克

四剂，水煎服，每剂浓煎四份，早晚各服一份。

【按语】方中五味消毒饮和二妙散加味清热去油，神应养真丹与生发汤活血祛风、补肾生发。四逆汤与理中汤扶助两本。

本案患者服药一个月即长出稠密的新发，去五味消毒饮及苍术、黄柏、苦参，继续服药两周巩固疗效。

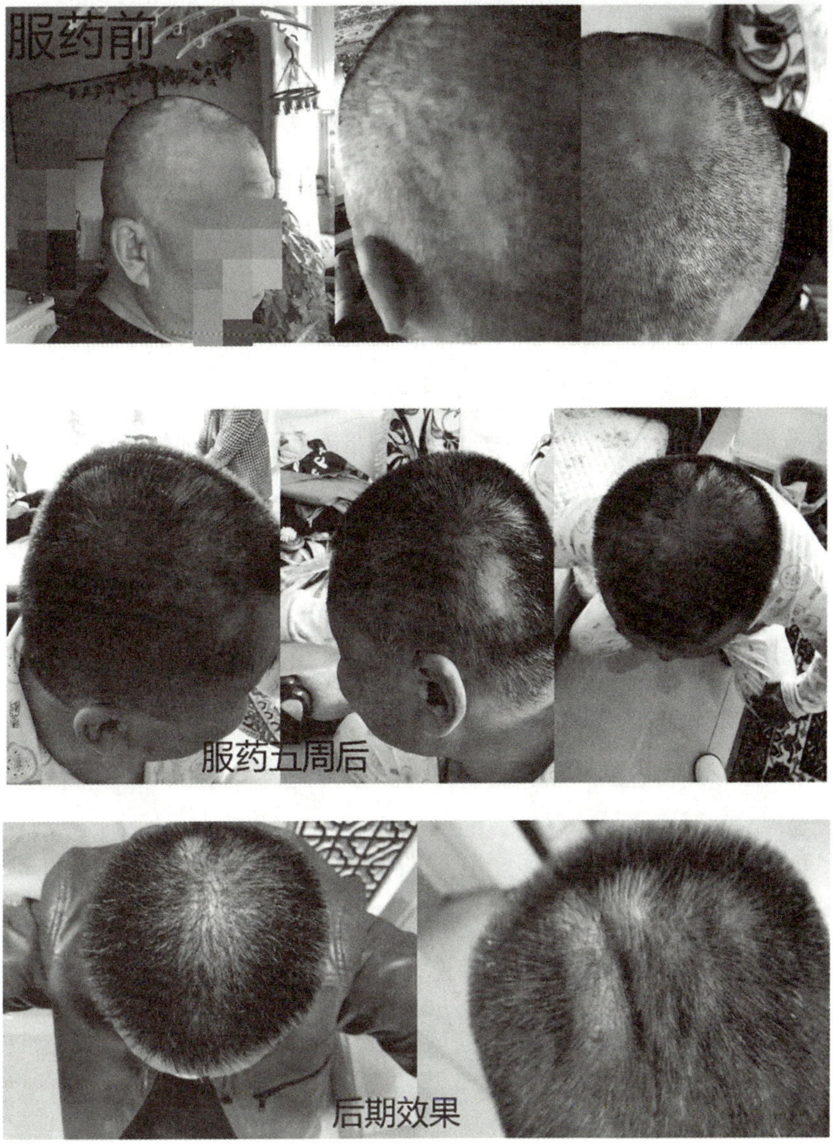

7. 严重脂溢性脱发案

邓某，男，30岁。2018年9月11日初诊。

【症见】患者形体肥胖，头油极多，头发近半脱落，稀疏头发犹如淋雨之后紧贴头皮。舌淡红胖大、苔黄腻，脉沉滑。

【辨证】肝肾亏损，脾虚湿困，气血不和。

【方药】五味消毒饮合神应养真丹、定风丹、二至丸、桃红四物汤。

金银花45克　蒲公英30克　紫花地丁30克　野菊花30克　苍术30克　关黄柏10克　生地黄60克　当归15克　赤芍40克　川芎15克　菟丝子30克　木瓜10克　羌活30克　天麻15克　菊花10克　炙乌梢蛇15克　生侧柏15克　赤石脂30克　何首乌30克　白蒺藜30克　女贞子15克　墨旱莲15克　豨莶草18克　全蝎6克粉冲　桃仁15克　红花15克　丹参30克

四剂，水煎服，每剂浓煎四份，早晚各服一份。

【按语】患者湿热之象明显，予以大剂量五味消毒饮加生侧柏、赤石脂清热解毒凉血。以神应养真丹、二至丸、定风丹补益肝肾、滋养生发。

患者用药两周，头面出油几乎消失，黄苔褪去。去五味消毒饮，加制附子至90克，生姜60克，后续逐步加大用量。

患者再服药三个月头发长出且不易脱落。

小　结

单纯治疗脱发的方药很多，笔者只是根据经验选用的神应养真丹和生发汤，治疗脱发的方药着眼于肝肾调理。但除了突然性的脱发外，大部分的脱发都与身体脏腑的总体运行情况相连，不能单纯使用生发的方药，而应根据对患者体质的辨证进行总体调理，使之达到阴平阳秘。

妇科临证经验及医案

女性诸病唯有经带胎产治法与男性不同，历代名家有许多妇科专著传世且论述颇丰。由于西医在胎产方面的优势，现在中医治疗妇科多以经、带为主。笔者临床常见月经不调、痛经、闭经、崩漏、不孕症、更年期综合征以及带下病等，间或有一些保胎、妊娠恶阻、产后恶露等医案，以及部分妇科疑难杂症。

月　经　病

对于妇科病的治疗，先贤们的共识是以调经血为先，十问歌里也讲“妇女尤必问经期，迟速闭崩皆可见”。《景岳全书·妇人规》云：“经血为水谷之精气，和调于五脏，洒陈于六腑，……生化于脾，总统于心，藏受于肝，宣布于肺，施泄于肾，以灌溉一身，在男子则化而为精，妇人则上为乳汁，下归血海而为经脉。”可见调经与五脏都有关联，在病机分析和治疗思路上，众多医家虽各有偏重，但不外乎以肝脾肾三脏为核心。在肝，疏泄逐瘀通冲任；在脾，健补中气，气血双调；在肾，温经散寒，化赤为经血。

历代医家对月经病的分类众多而精细，如痛经、闭经、先期、后期、量多、量少及经色各不相同，治法及方药也很多，临床掌握较为困难。如果按照扶阳思路来分析病机，治疗思路就会大为简化，抓主症、固两本，执牛耳而稍顾其他即可。

月经失调乃是女性整体气机失调的重要表现，“虚者极多，实者极少”（张景岳语）。笔者通过临床观察也证实这一点，月经不调的女性大多辨证为气血亏损和阳虚寒凝。所以调经固本之道必须重在扶助脾肾阳气，不论如何调经，始终应顾护两本。

一 治疗思路

1. 寒凝血瘀者，以当归四逆加吴茱萸生姜汤合四逆汤为基本方

寒凝血瘀的主症就是手足或腹部怕冷、痛经等。手足厥冷是因为阳气虚弱日久不能温暖四肢末梢，气虚则血不畅，故月经不调。治疗这类月经不调的古方有艾附暖宫丸、温经汤等，它们虽有疗效但温阳力度欠佳，对于阳虚严重者疗程长、见效慢。笔者选择的处方是当归四逆加吴茱萸生姜汤。该方是当归四逆汤与吴茱萸汤（未用参、枣）的合方。《伤寒论》第351条：“手足厥寒，脉细欲绝者，当归四逆汤主之。”四逆即四肢逆冷之意，当归四逆汤里有桂枝汤温养四肢营卫，当归养血活血，细辛、通草辛温、由内而外温通血脉。合吴茱萸生姜汤，取厥阴肝经走少腹之意，以吴茱萸温通冲任，生姜温中散寒、顾护中气。

总体上看，本方立意重视温通，忽视温补，所以在应用此方时，笔者通常合用四逆汤、肾四味补肾气，合用理中汤、四君子汤补中气。在药物剂量上，突出桂枝、生姜（后期改用干姜）、细辛、吴茱萸、制附子等扶阳药物的剂量。吴茱萸走厥阴经，生姜（干姜）祛中焦虚寒，制附子回阳救逆，桂枝温通四肢，细辛辛香内外通达，各路火力全开以驱逐寒邪、温补两本。

寒凝血瘀的患者，多伴有痛经。笔者通常会在前期合用清代王清任的少腹逐瘀汤或师其意。方中当归、川芎、赤芍活血散瘀，养血调经；小茴香、炮姜、官桂散寒通阳，温暖冲任；蒲黄、五灵脂、延胡索、没药活血祛瘀，散结止痛。王清任云：“此方治少腹积块疼痛，或有积块不疼痛，或疼痛而无积块，或少腹胀满，或经血见时，先腰酸少腹胀，或经血一月见三五次，接连不断，断而又来。其色或紫，或黑，或块，或崩漏，兼少腹疼痛，或粉红兼白带，皆能治之，效不可尽述，更出奇者，此方种子如神。”（《医林改错·少腹逐瘀汤说》）少腹逐瘀汤是针对少腹寒凝血瘀立方，温通冲脉与胞宫以逐瘀生新，经调则易种子安胎，

故被称为“调经种子第一方”。在不孕症的治疗方面，如果患者有宫寒血瘀之证，少腹逐瘀汤必不可少！笔者在这方面有不少种子成功的案例。

王清任认识到阳虚寒凝是少腹血瘀的病机，但在治疗阳虚寒凝方面用药偏重温中，所以在临床中笔者常将其与当归四逆加吴茱萸生姜汤、四逆汤合用以从整体扶助阳气。李可先生单用当归四逆加吴茱萸生姜汤合四逆汤治疗痛经，就是抓住了阳虚寒凝这一根本。如果患者痛经不严重，笔者通常只是加味炮姜与炒小茴香，师其意即可。

2. 气滞血瘀者，以王清任血府逐瘀汤合健脾扶阳方药为基本方

这类患者通常是中青年女性，她们由于生活或者工作压力导致肝郁气滞从而月经不调。王清任的血府逐瘀汤是为血府（胸中）血瘀气郁立方，也是医家调理此类月经不调的常用处方。

此方由桃红四物汤合四逆散加味川牛膝组成。桃红四物汤活血养血破瘀，四逆散疏肝理气导滞，川牛膝引血下行。按照王清任的介绍，此方可以治疗头痛、胸痛、呃逆、饮水即呛、干呕、内热瞀闷、心悸怔忡、失眠多梦、急躁易怒、入暮潮热等十九种病症。

此方对于女性气滞血瘀型月经不调非常合适，在临床治疗中，笔者通常合逍遥散之意，对月经前后情志不畅患者疗效更佳。但血府逐瘀汤仅立意于调肝之疏泄，未顾脾肾两本。血瘀为标，气虚为本。所以笔者在临床应用此方时，会根据对患者的辨证合用刚性扶阳方药，如四逆汤、麻黄附子细辛汤、王献民先生的川乌法等以温通散寒，或合用柔性扶阳方药，如理中汤、八珍汤、黄芪建中汤、五苓散等以健脾和胃，合用肾四味、二仙汤等温补肾阳。这样以扶阳固本为主，疏肝理气与活血化瘀的疗效才能更加突出。

3. 气血双亏者，以自拟十二五合方为基本方

十二五合方是笔者将十全大补汤、二仙汤、五子衍宗汤和四逆汤熔为一炉的合方。该方着眼于整体调理人体的气血阴阳，可普遍适用于在辨证上属于气血两亏的阳虚患者，适应人群可包括从青春期到更年期的女性以及亚健

康的男性。

此方思路最早来源于《刘奉五妇科经验》里的四二五合方，即四物汤合二仙汤、五子衍宗汤。刘奉五先生用其主治血虚肾亏所引起的闭经，或席汉综合征。这类病从症状上看，患者主要表现有身体衰弱乏力，非正常闭经或经水很少，性欲减退，阴道干燥，阴毛、腋毛脱落，头发、眉毛稀疏，乳房、生殖器萎缩，精神淡漠、嗜睡、不喜活动、反应迟钝，畏寒、无汗、皮肤干燥粗糙，纳差食少、便秘，体温偏低、脉搏缓慢，血压降低、面色苍白或发黄，贫血等等。中医辨证一般就是气血不足、肝脾肾亏损，俗称早衰，证属阳虚。刘奉五老先生认为三方合用肾气充、肾精足，经水有源，月经自复。

四物汤重在活血与补血，根据气血辨证“气为阳，血为阴”“气为血之帅，血为气之母”等论断，四物汤合四君子汤加味黄芪恰好气血双补，阴阳互生。再加上肉桂补火助阳，引火归元。这样就有十全大补汤的思路了，再合用四逆汤（加味制附子、干姜）脾肾兼顾。

二仙汤是上海曙光医院已故名中医张伯讷先生于20世纪50年代所研制，以温肾阳，调节女性内分泌。黄柏、知母是针对更年期虚热烦躁等症而加味，如无此症，尽可不用。

五子衍宗汤源自唐代“五子守仙方”补肾益精、疏利肾气，被称为男性“种子第一方”。

十二五合方气血阴阳并调，两本兼顾，柔性扶阳与刚性扶阳相济，在此基础上可以统筹治疗各类妇科疾病，如寒凝者可突出扶阳药物，痛经者加味少腹逐瘀汤，崩漏者加味塞流方药等。

4. 偏于“阴虚”者，考虑使用瓜石汤或滋水清肝饮

此类患者所见极少，而且在笔者看来所谓“阴虚”均为标证，病机之本仍是阳虚。阳主阴从，阴液乃生。这类患者主要分为两类，一类是阴虚胃热型，一类是肝肾亏损型。

治疗阴虚胃热引起的闭经，前期可以刘奉五先生的瓜石汤合用桃红四物汤为基本方，合用健脾温中方药予以治疗，后期调理需根据病症情况坚持扶

阳固本思路调理。

瓜石汤的组成是瓜蒌、石斛、玄参、麦冬、生地黄、瞿麦、车前子、益母草、马尾连、牛膝。此方主治阴虚胃热引起的月经稀发后错或血涸经闭。患者素来胃中燥热、灼伤津液，使血水不能化为月经，轻者月经稀发、后错，重者闭经数年不至。患者常见口干口臭、舌燥、心胸烦闷、急躁多梦等症。本方以瓜蒌、石斛为主药，瓜蒌甘寒润燥，宽胸利气；石斛甘淡微寒，益胃生津，滋阴除热；玄参、麦冬滋阴增液，生地黄滋阴生血；瞿麦、车前子、益母草通经活血；马尾连（或栀子）清胃热，热去则津液得以自生；牛膝引血下行，以期经行血至。全方以滋液清热、宽胸和胃之力而达到活血通经的目的。

瓜石汤合用桃红四物汤增强活血通瘀之效。以笔者的临床经验看，待阴虚胃热的症状缓解，大部分的患者也需引入扶阳药物，所谓阳中求阴、阴中求阳，治疗思路多从瓜石汤合桃红四物汤转为十二五合方，此为固本善后之法。

治疗肝肾亏损型病患，前期以滋水清肝饮为基础方合温补两本方药，后期调理转以扶阳固本为主。

滋水清肝饮出自清代高鼓峰所著《医宗已任编》，其方药组成是：柴胡、当归、酸枣仁、栀子、白芍、泽泻、茯苓、牡丹皮、山茱萸、山药、熟地黄。这个方子是在六味地黄丸的基础上化裁而来，保留了六味地黄丸三补三泻的配伍，再配以白芍、柴胡、当归、栀子、酸枣仁以疏肝养血、清热敛阴，共奏滋补肝肾、清热疏肝凉血之功效。此方治疗肝肾阴虚兼肝郁气滞之证引起的各类妇科疾病，均取得良好的疗效。辨证要点为口苦胁痛、情志不畅、腰膝酸软、耳鸣咽痛、舌红、少苔等。

二　具体医案

（一）当归四逆加吴茱萸生姜汤合少腹逐瘀汤系列

1. 痛经伴脐周痛案

高某，女，23岁。2019年9月7日初诊。

【症见】患者面色晦暗，月经量少，经期腹痛、脐周腹痛明显，四肢厥冷。舌淡嫩胖大、苔薄白滑润，脉沉细濡。

【辨证】脾肾阳虚，子宫虚寒，寒凝血瘀。

【方药】当归四逆加吴茱萸生姜汤合四逆汤、少腹逐瘀汤、麻黄附子细辛汤、薏苡附子败酱散。

当归30克　桂枝45克　赤芍45克　细辛60克　小通草30克　炙甘草60克　吴茱萸45克　干姜60克　制附子90克先煎　炮姜炭30克　小茴香45克　五灵脂30克　党参45克　生蒲黄30克包煎　肉桂30克　川芎30克　没药15克　麻黄10克　木香15克　九香虫15克　败酱草60克　生黄芪90克　制川乌45克先煎

三剂，水煎服，每剂浓煎四份，早晚各服一份。

【按语】患者太阴脾阳虚衰，命门虚衰无以暖宫，阴寒邪气严重，寒凝血瘀，痰瘀互结，经血不畅，不通则痛。方药中当归四逆加吴茱萸生姜汤合四逆汤、少腹逐瘀汤、麻黄附子细辛汤，突出吴茱萸、制附子、制川乌、干姜、细辛剂量，回阳散寒解厥逆之冷，且合用川乌、生黄芪与附子同用，取乌头汤之意，温通并举。方中木香、九香虫行气止痛、温肾壮阳，这是借鉴王献民先生治疗寒性脐周疼痛的经验对药。薏苡附子败酱散扶阳利湿，消痈疡。

患者服药至9月21日月经来潮，经期腹痛明显减轻，四肢稍温，月经量少，脐周腹痛已不明显。上方加减至11月25日就诊时，患者诸症已愈。

2. 痛经伴不孕案

王某，女，25岁。2020年7月25日初诊。

【症见】患者颜面黄褐斑，每月经期腹痛，腰部酸痛畏寒，少腹凉，四末不温。今年备孕尚未能如愿。舌暗淡胖大、有齿痕、苔薄白，脉沉缓细。

【辨证】脾肾阳虚，子宫虚寒，肝肾亏虚，气血不和。

【方药】当归四逆加吴茱萸生姜汤合四逆汤、少腹逐瘀汤、肾四味、茵陈蒿汤及白芷、降香对药。

当归30克 桂枝45克 赤芍45克 细辛45克 小通草15克 炙甘草60克 吴茱萸45克 生姜60克 制附子120克先煎 炮姜炭30克 小茴香30克 延胡索15克 五灵脂30克 党参30克 生蒲黄30克包煎 肉桂30克 没药15克 川芎15克 熟地黄18克 补骨脂30克 淫羊藿30克 枸杞子30克 菟丝子30克 生黄芪45克 茯苓30克 白芷60克 降香15克 茵陈90克

三剂，水煎服，每剂浓煎四份，早晚各服一份。

【按语】当归四逆加吴茱萸生姜汤合四逆汤、少腹逐瘀汤温经祛寒，活血化瘀止痛。肾四味补肾填精。白芷、降香芳香通窍、活血祛色斑，加茵陈90克合附子、干姜，是取茵陈蒿汤思路治疗面色阴黄。

患者连续服药半月后，诉月经将至，少腹坠胀好转，四末不温减轻，腰部仍酸胀。继予上方加减，两个月后痛经、腰酸愈，面色明显好转，黄褐斑消退大半。后患者告知于2020年12月顺利怀孕。

3. 痛经伴痤疮案

魏某，女，29岁。2016年11月29日初诊。

【症见】患者经期腹痛严重，痛至晕厥，量少，经期手足冰凉，颜面痤疮伴扁平疣。舌暗紫胖大、有齿痕、苔薄白，脉沉细。

【辨证】脾肾阳虚，寒凝血瘀，寒湿困脾，郁而化热。

【方药】当归四逆加吴茱萸生姜汤合四逆汤、少腹逐瘀汤、麻杏石甘汤、银翘散。

当归20克 桂枝30克 赤芍15克 细辛45克 炙甘草30克 小通草10克 吴茱萸30克 制附子90克先煎 生姜30克 炮姜炭30克 小茴香30克 五灵脂20克 没药10克 肉桂30克 川芎15克 熟地黄15克 丹参30克 麻黄10克 杏仁15克 生石膏30克先煎 皂角刺60克 白鲜皮30克 苍术30克 金银花50克 连翘15克 荆芥穗15克 生薏苡仁30克 马齿苋60克

三剂，水煎服，每剂浓煎四份，早晚各服一份。

【按语】本案在主方的基础上，四物汤活血祛瘀，合麻杏石甘汤宣降肺热，合银翘散之意，辛凉解表，清局部郁热，治疗面部痤疮；麻杏苡甘汤加皂角刺治疗面部扁平疣，本案突出一方治多病治疗思路，扶阳与温病思路相辅相成，以大比例温热药治本，小比例凉药治标，待面部色红消退，可减去寒凉药物。

2016年12月10日患者复诊时诉：12月3日月经来潮，经期腹痛较前减轻，未出现疼痛晕厥，经期手足仍冰凉，月经量同前无明显变化。面部痤疮及扁平疣明显好转。调整处方，加生黄芪60克用以益气运血。

此案处方辨证加减，经三个月治疗，患者痛经愈，月经量增多，四肢已温，痤疮、扁平疣已消。

4. 闭经、痛经案

范某，女，19岁。2017年3月4日初诊。

【症见】患者诉月经初潮13岁，此后每月经期腹痛难忍。近一年来，月经来潮仅3次，末次月经时间为2016年11月9日。面色晦暗，四肢冰凉，少腹冷痛，左侧尤甚。纳差，眠差。舌暗淡发青胖大、有齿痕、苔薄白，脉沉细弱。

【辨证】脾肾阳虚，寒凝血瘀，肾精不足。

【方药】当归四逆加吴茱萸生姜汤合四逆汤、少腹逐瘀汤、艾附暖宫丸、肾四味。

当归30克　桂枝45克　赤芍45克　细辛45克　小通草15克　炙甘草30克　吴茱萸30克　生姜30克　制附子90克先煎　炮姜炭30克　小茴香30克　延胡索12克　五灵脂30克　党参30克　生蒲黄20克包煎　肉桂30克　川芎15克　没药15克　熟地黄18克　丹参30克　桃仁10克　红花10克　生艾叶15克　香附12克　补骨脂30克　菟丝子30克　淫羊藿30克　枸杞子30克

三剂，水煎服，每剂浓煎四份，早晚各服一份。

【按语】本案当归四逆加吴茱萸生姜汤合四逆汤、少腹逐瘀汤温经祛寒，活血化瘀止痛，加桃仁、红花破瘀，加丹参活血，合肾四味填精。突出扶阳药物破冰解冻之效，合活血化瘀之法，固护先天、后天之本。首诊吴茱萸用量30克，二诊改为45克，是用重剂除厥阴之寒。笔者临证用药的经验，吴茱萸用量15克方可起效，低于15克，效力不能突显，对于厥阴寒重者，30克起用，45克以上除寒之效更佳。加味艾叶和香附，是取艾附暖宫丸之意，整方起温阳散寒、化瘀暖宫之功效。

上方不变，患者连续服药至2017年3月18日，四肢冰凉及少腹冷痛明显改善，月经未至。调整药方：制附子120克，炮姜炭45克，炙甘草45克，以增强温阳通经之效。

患者服药至2017年4月12日，月经来潮，排出大量深色血块，略微痛经。守方守法巩固治疗至2017年6月份，患者来电告知，月经每月如期而至，经期腹痛痊愈，其余诸症明显好转。

5. 月经不规律案

李某，女，35岁。2017年10月31日初诊。

【症见】患者形体肥胖，神疲乏力，月经不规律，或一月三次，每次两三天，间隔七日左右；或延迟五十余日不至，来则两日尽；末次月经结束日为10月27日。每逢经期少腹冷痛，喜温，头晕，气短。舌暗红、胖大、苔薄白，脉沉缓细。

【辨证】脾肾阳虚，子宫虚寒，寒湿困脾。

【方药】少腹逐瘀汤合四逆汤、当归四逆加吴茱萸生姜汤、艾附暖宫丸、五苓散及丁香、郁金对药。

炮姜炭30克　小茴香30克　当归15克　川芎15克　赤芍30克　肉桂30克　没药15克　延胡索15克　蒲黄20克包煎　五灵脂30克　干姜60克　炙甘草60克　制附子90克先煎　生艾叶15克　香附35克　细辛45克　小通草15克　吴茱萸30克　党参30克　茯苓45克　炒白术45克　泽泻45克　猪苓30克　丁香20克　郁金20克　熟地黄30克　生黄芪60克

十五剂，每剂浓煎四份，早晚各服一份。

【按语】本案处方以四逆汤、当归四逆加吴茱萸生姜汤、五苓散温阳散寒，合少腹逐瘀汤、艾附暖宫丸活血化瘀、温经止痛，丁香、郁金止痛。

2017年11月23日复诊，诉服药期间月经未至，神疲乏力及头晕气短明显改善，畏寒减轻。继服15剂。

2017年12月28日患者三诊，诉近两个月月经规律来潮，4~6日尽，经色、经量明显改善，少腹冷痛已不明显，体重减轻3千克。继予处方15剂调护而愈。

6. 月经并月、量少案

王某，女，33岁。2018年8月29日初诊。

【症见】患者月经两月一次，量少，最近一次月经为2018年6月15日。面色萎黄，手足冰凉，神疲困倦。舌色暗、淡嫩胖大、苔薄白，脉沉细弱。

【辨证】阳虚寒凝，气血亏虚，肾气不足。

【方药】当归四逆加吴茱萸生姜汤合四逆汤、少腹逐瘀汤、艾附暖宫丸、三仙汤、肾四味。

当归30克　桂枝30克　赤芍45克　细辛60克　小通草15克　炙甘草30克　吴茱萸45克　生姜30克　制附子90克先煎　炮姜炭30克　小茴香30克　香附12克　五灵脂30克　熟地黄15克　党参30克　川芎20克　茯苓15克　炒白术30克　肉桂30克　生黄芪60克　生艾叶30克　丹参30克　仙茅20克　仙鹤草60克　淫羊藿50克　补骨脂30克　菟丝子30克　枸杞子30克

三剂，水煎服，每剂浓煎四份，早晚各服一份。

【按语】当归四逆加吴茱萸生姜汤合四逆汤、少腹逐瘀汤温经祛寒，活血化瘀，艾附暖宫丸散寒暖宫。三仙汤合肾四味温肾填精，重用仙鹤草强力提神。合用生黄芪与当归为补血汤，治疗妇人气血亏虚。整方含理中汤、四逆汤之意，突出扶阳药物剂量。

患者服药至2018年9月6日月经来潮，腹稍痛，量少，神疲困倦改善，双足冰凉症状减轻。调整处方：去茯苓、炒白术，加桃仁15克、红花15克助其通瘀血。患者继服至次月，月经至，腹痛已不明显。继续巩固治疗两个月。

7. 闭经伴心悸胃痛案

何某，女，41岁。2018年7月24日初诊。

【症见】患者闭经三个月，经三甲医院排除早孕可能。周身畏风寒，肢凉，心悸胸闷、胃痛、情绪急躁。舌色暗、胖大、苔薄白，脉沉细。

【辨证】心脾肾阳虚，子宫虚寒，气滞血瘀，中气不足。

【方药】当归四逆加吴茱萸生姜汤合四逆汤、少腹逐瘀汤、瓜蒌薤白桂枝汤、三合汤。

当归20克　桂枝30克　赤芍30克　细辛45克　小通草15克　炙甘草30克　吴茱萸30克　生姜30克　制附子90克先煎　炮姜炭30克　小茴香30克　川芎15克　五灵脂45克　党参60克　生蒲黄30克包煎　肉桂30克　没药15克　桃仁15克　红花15克　山茱萸60克　瓜蒌30克　薤白20克　檀香10克后下　香附10克　高良姜10克　砂仁15克后下　丹参30克　熟地黄18克

三剂，水煎服，每剂浓煎四份，早晚各服一份。

【按语】瓜蒌薤白桂枝汤振奋胸阳、宽胸理气治疗心悸、胸闷。方中丹参、砂仁、檀香、高良姜、香附、蒲黄、五灵脂是取焦树德先生“三合汤”之意，以温中和胃，散郁化滞，心胃同治。方中亦有破格救心汤之意。

患者服药一周即月经来潮，但月经量极少，两日尽，胸闷减轻，周身酸痛，少气懒言。二诊加生黄芪60克健补中气。服药至8月27日，患者情绪改善，周身畏风寒减轻，胸闷已不明显。上方辨证加减，患者调理三个月愈。

8. 闭经伴情志郁结案

赵某，女，40岁。2019年1月19日初诊。

【症见】患者闭经三个月，情急易怒，畏寒肢凉，少腹隐痛。舌暗胖大，有齿痕，苔滑润，脉沉缓滑。

【辨证】脾肾阳虚，子宫虚寒，气滞血瘀。

【方药】当归四逆加吴茱萸生姜汤合四逆汤、少腹逐瘀汤、薏苡附子败酱散、麻黄附子细辛汤、逍遥散。

当归30克　桂枝45克　赤芍45克　细辛90克　小通草30克　炙甘草60克　吴茱萸45克　生姜60克　制附子130克先煎　怀牛膝30克　炮姜炭30克　小茴香30克　延胡索15克　五灵脂30克　蒲黄30克包煎　肉桂30

克　川芎15克　没药15克　丹参50克　炒薏苡仁60克　败酱草60克　麻黄15克　柴胡10克　炒白术45克　茯苓45克　薄荷10克

三剂，水煎服，每剂浓煎四份，早晚各服一份。

【按语】本案重用麻黄附子细辛汤和桂枝汤剂量，突出温阳通阳、托透寒邪，合逍遥散疏肝解郁。

患者服药一周复诊，称服药五天后月经来潮，经期腹痛，量少色暗，四肢畏寒症状减轻。守方守法，辨证加减用药，患者调理三个月左右痊愈。

9. 产后失于调理案

施某，女，35岁。2015年6月19日初诊。

【症见】患者面色萎黄，形体肥胖，剖宫产后因月子期间受风寒，月经量少，经行腹痛，双侧腕关节冷痛，经期及遇寒加重，夜尿频，大便难下。舌暗紫、胖大、苔黄腻、舌边有瘀点，脉沉细。

【辨证】肝肾亏虚，寒邪入络，寒湿化热，阳虚湿困。

【方药】当归四逆加吴茱萸生姜汤合四逆汤、少腹逐瘀汤、独活寄生汤及肾四味。

当归60克　桂枝45克　白芍90克　细辛75克　小通草15克　炙甘草60克　吴茱萸45克　生姜60克　制附子120克先煎　炮姜炭30克　小茴香30克　川芎15克　党参30克　肉桂30克　茯苓45克　生白术100克　猪苓30克　泽泻45克　补骨脂30克　菟丝子30克　淫羊藿30克　枸杞子30克　独活45克　桑寄生20克　秦艽20克　防风30克　茵陈90克

三剂，水煎服，每剂浓煎四份，早晚各服一份。

【按语】妇人产后多虚多瘀，虚则筋肉不荣，瘀则气血经脉不畅，加之受风寒，经脉寒凝，发为关节骨枢疼痛及痛经。寒邪闭阻气机，大气不转，大便不畅，虚则伤肾，夜尿频数。当归四逆加吴茱萸生姜汤合四逆汤、少腹逐瘀汤温经散寒，活血化瘀止痛，突出附子、细辛、吴茱萸、生姜用量。独活寄生汤补肝肾，祛风寒。五苓散健脾利湿，温阳化气。当归60克与生白术100克益气润肠通便。肾四味补肾填精。方中用重剂量白芍，与炙甘草同用，体现芍药甘草汤柔肝止痛之意。本方突出一方治多病思路。

患者服药一周，双侧腕关节冷痛减轻，夜尿减至两次，大便两日一次。处方不变，三诊时患者双侧腕关节疼痛减轻大半，月经来潮，经期腹痛减轻，经量少，夜尿减至一次，大便已通畅，舌边瘀点较前减少。上方辨证加减服药两月余，诸症痊愈。

10. 产后摔伤案

陈某，女，28岁。2019年2月19日初诊。

【症见】患者于2018年8月产后一周不慎摔伤，致右肩关节骨裂，至今隐痛难以承重。平素月经量少，四肢冰凉，经期头痛，易外感，神疲乏力。舌暗淡、舌体胖大、苔白腻，脉沉细弱。

【辨证】脾肾阳虚，风寒入络，气血双亏，伤筋动骨。

【方药】当归四逆加吴茱萸生姜汤合四逆汤、乌头汤、麻黄附子细辛汤、葛根汤、黄芪桂枝五物汤、少腹逐瘀汤及骨伤经验用药。

当归20克　桂枝45克　白芍60克　细辛45克　小通草30克　炙甘草60克　吴茱萸45克　生姜90克　制附子100克先煎　麻黄15克　葛根60克　制川乌45克先煎　生黄芪90克　桑枝30克　续断30克　木瓜15克　独活45克　自然铜30克　骨碎补30克　炮姜炭30克　小茴香30克　五灵脂30克　肉桂30克　生蒲黄30克包煎　川芎45克　炒薏苡仁60克　熟地黄30克　鸡血藤60克

三剂，水煎服，每剂浓煎四份，早晚各服一份。

【按语】患者产后气血亏虚兼有血瘀，又不慎摔伤，加重血瘀，或因体质本寒，或因摔伤后正虚而寒邪趁机入经络，出现四肢冰凉怕冷，伴有容易外感、经期头痛等症。当归四逆加吴茱萸生姜汤合四逆汤、少腹逐瘀汤、乌头汤温经散寒，活血化瘀止痛。麻黄附子细辛汤攘外安内，托伏邪外出。黄芪桂枝五物汤合葛根汤益气温经，和营通痹。加自然铜、骨碎补、川续断、桑枝、鸡血藤等疗骨伤。

患者服药一周右肩关节处疼痛及头痛稍减轻，神疲乏力改善。继服两周月经来潮，四肢冰凉好转，经期头痛明显减轻，月经量少改善。调整处方：去木瓜、骨碎补，加白芷30克、羌活30克以祛风邪。继服十二剂，每剂服两日。后经回访得知，患者肩关节疼痛消失，经期头痛未复发。

11. 月经不调不孕症案

王某，女，33岁。2015年4月2日初诊。

【症见】患者形体消瘦，畏寒肢凉，气短乏力，月经提前量少、色暗伴血块、经期少腹冷痛，婚后多年不孕。舌暗淡紫、胖大有齿痕、苔薄白，脉沉细弱。

【辨证】子宫虚寒，寒凝血瘀，气血亏虚，肾精亏损。

【方药】少腹逐瘀汤合四逆汤、当归补血汤、肾八味、艾附暖宫丸。

炮姜炭30克　小茴香30克　当归30克　川芎30克　赤芍30克　肉桂30克　没药20克　延胡索15克　蒲黄30克包煎　五灵脂30克　黄芪60克　熟地黄30克　制附子120克先煎　干姜60克　炙甘草60克　党参45克　肉苁蓉30克　补骨脂30克　菟丝子30克　淫羊藿30克　枸杞子30克　巴戟天30克　生艾叶15克　香附30克

三剂，水煎服，每剂浓煎四份，早晚各服一份。

【按语】本案以大剂量四逆汤引领全局，少腹逐瘀汤温经止痛，逐瘀生新，是为种子第一方。艾附暖宫丸温肾暖宫，当归补血汤补益气血，加肾八味补肾填精。

患者服药一周自觉气短乏力稍改善。调整处方，加益母草45克活血调经。服药至5月3日，畏寒肢凉改善、气短乏力明显好转，月经量增多，经期腹痛明显减轻。此后五个月内患者断续服药调理，守方守法，辨证加减。2016年2月患者电话告知已怀孕三个月。

12. 多囊卵巢综合征、不孕案

辛某，女，28岁。2018年1月6日初诊。

【症见】患者月经量少，B超显示多囊卵巢综合征。近半年来体重明显增加，平素手足冰凉，经期腹痛，婚后两年不孕。舌暗红、舌体胖大边、有齿痕、苔薄白，脉沉细。

【辨证】脾肾阳虚，子宫虚寒，肝肾不足，冲任失调。

【方药】当归四逆加吴茱萸生姜汤合四逆汤、少腹逐瘀汤、肾四味、促孕汤。

当归30克　桂枝30克　赤芍30克　细辛45克　小通草15克　炙甘草60克　吴茱萸45克　干姜60克　制附子120克先煎　党参45克　败酱草90克　生薏苡仁60克　炮姜炭30克　小茴香45克　肉桂15克　川芎30克　五灵脂30克　丹参30克　菟丝子30克　补骨脂30克　淫羊藿30克　熟地黄15克　白术30克　茯苓30克　茵陈60克　生黄芪60克　决明子30克　老鹳草30克

三剂，水煎服，每剂浓煎四份，早晚各服一份。

【按语】多囊卵巢综合征是妇科疾病中常见的导致月经不调及不孕的原因之一，临床症状主要表现为月经量少、月经推迟甚至并月或闭经、形体偏胖或近半年体重增加明显等。患者舌象多为胖大舌、苔滑腻，因脾肾阳气虚弱，水液运化不力，湿浊内停，久而化为痰湿，加之阳虚寒凝，形成痰瘀互结之体。用药必须以扶阳为本，将扶阳大法贯穿整个治疗过程，结合化痰散结、活血祛瘀、补肾填精等之法，才能明确方向，标本兼治，方能奏效。

患者体质虚寒，急于怀孕。以当归四逆加吴茱萸生姜汤合四逆汤、少腹逐瘀汤温经散寒，温通冲脉与胞宫，合用肾四味补肾填精，加白术、茯苓固护后天之本；合李可先生经验方促孕汤（生黄芪、决明子、老鹳草）促进怀孕。另开有定坤丹随药同服。

患者连续服药两周，2018年1月18日月经来潮，经期腹痛较前减轻，经量较前增加，自觉精神状态好转。上方守方守法，临证加减，到2018年6月，患者经B超检查显示未发现多囊卵巢。后续以十二五合方补益调理，并告知其可自然受孕。至2018年底患者告知已怀孕。

13. 多囊卵巢综合征、月经不调案

孙某，女，31岁。2018年1月13日初诊。

【症见】患者形体肥胖，腰膝酸软，畏寒肢凉，月经先后无定期，甚至并月，量少。2017年10月B超检查发现多囊卵巢，盆腔积液。舌暗淡胖大、苔滑腻，脉沉细缓。

【辨证】脾肾阳虚，中气不足，寒湿困脾，痰凝血瘀。

【方药】当归四逆加吴茱萸生姜汤合四逆汤、少腹逐瘀汤、五苓散、薏苡附子败酱散及经验对药。

当归30克　桂枝30克　赤芍45克　细辛60克　炙甘草60克　小通草30克　吴茱萸45克　制附子200克先煎　生姜90克　炮姜炭50克　小茴香30克　五灵脂20克　蒲黄20克包煎　川芎15克　党参30克　白术30克　肉桂30克　茯苓30克　泽泻30克　猪苓15克　干姜30克　生薏苡仁60克　败酱草60克　猫爪草45克　急性子20克　生黄芪60克　三棱15克

三剂，水煎服，每剂浓煎四份，早晚各服一份。

【按语】本案患者与上医案类似，合用五苓散及薏苡附子败酱散温阳健脾、利湿消痈。猫爪草、急性子对药，是王幸福先生治疗囊肿之经验。生黄芪与三棱合用，体现张锡纯先生消中有补之意。

患者服药至2018年1月27日，体重下降2千克，腰膝酸软改善，月经1月20日来潮，经量增多且少量淋沥不尽。调整处方，去三棱，加地榆炭30克止漏。嘱按此方坚持服药，至2018年3月3日就诊时，患者体重累计减轻4千克，月经周期和经量已正常，经期腹痛不明显，腰膝酸痛已好。后患者断续服药，至2018年8月来诊告知，多囊卵巢已消失，且已怀孕一月余。

14. 月经量多伴子宫肌瘤案

马某，女，27岁。2019年7月23日初诊。

【症见】患者子宫肌瘤达3.5cm×4.2cm，月经量过多，轻度贫血。面色㿠白，四肢冰凉，神疲乏力，少气懒言。舌暗淡青、胖大、有齿痕、苔白腻、舌下瘀络明显，脉沉细涩。

【辨证】气血亏虚，脾肾阳虚，痰瘀互结。

【方药】当归四逆加吴茱萸生姜汤合四逆汤、少腹逐瘀汤、薏苡附子败酱散、桂枝茯苓丸。

当归45克　桂枝30克　赤芍30克　细辛45克　小通草10克　炙甘草60克　吴茱萸45克　制附子120克先煎　生姜60克　炮姜炭30克　小茴香30克　延胡索15克　党参45克　五灵脂20克　肉桂30克　川芎15克　熟地黄45克　白术30克　茯苓30克　牡丹皮15克　阿胶珠15克　生薏苡仁60克　败酱草30克　玄参30克　浙贝母30克　白芥子30克　猫爪草30克　急性子30克

三剂，水煎服，每剂浓煎四份，早晚各服一份。

【按语】本案以当归四逆加吴茱萸生姜汤合四逆汤、少腹逐瘀汤为基础方温经散寒，突出扶阳药物剂量，少腹逐瘀汤治疗月经量多，是为通因通用。薏苡附子败酱散扶阳利湿消痈。加桂枝茯苓丸（去桃仁）及猫爪草、急性子等化痰散结。

患者服药一周自觉四肢冰凉改善，精神状态好转。因经常出差，患者断续服药三个月后，复查显示子宫肌瘤1.2cm×1.1cm，明显变小，每月月经量正常，贫血愈。后断续服药半年，肌瘤消失。

15. 子宫腺肌病案

李某，女，38岁。2019年2月21日初诊。

【症见】患者面色苍白，头晕，口中异味，纳差，四肢冰凉。患者同时患有子宫腺肌症，子宫内膜增生，月经期腹痛剧烈，淋沥半月仍未尽。舌暗红胖大、苔白腻，脉沉细。

【辨证】脾肾阳虚，子宫虚寒，中气不足，脾失统摄。

【方药】当归四逆加吴茱萸生姜汤合四逆汤、少腹逐瘀汤、胶艾汤。

当归20克　桂枝45克　赤芍45克　细辛90克　小通草30克　炙甘草60克　吴茱萸45克　生姜45克　制附子120克先煎　炮姜炭45克　小茴香30克　五灵脂30克　党参30克　生蒲黄30克包煎　肉桂30克　川芎15

克　香附12克　阿胶珠15克　艾叶炭15克　桑寄生20克　川续断30克　生黄芪60克　仙鹤草60克　地榆炭15克　淫羊藿30克

三剂，水煎服，每剂浓煎四份，早晚各服一份。

【按语】子宫腺肌症是属于妇科常见病和疑难病，目前西医对这类疾病没有有效的治疗方法，要么手术切除子宫，要么等患者绝经后自行缓解。这类疾病给患者带来的痛苦一是月经期剧烈腹痛；二是月经量多，淋沥不尽容易引起贫血。中医理论中认为“不通则痛，不荣则痛”。子宫腺肌病中属于“不通则痛”者，皆因阳虚寒凝，肝郁气滞，瘀血内阻。子宫腺肌病属于“不荣则痛”者，常常是气血亏虚、虚寒内生。在治疗时，要在阴阳大纲辨证的基础上，运用扶阳理论，以当归四逆加吴茱萸生姜汤加附子合少腹逐瘀汤为主，结合中医治崩之法，塞流、澄源、固本同用。

本案以当归四逆加吴茱萸生姜汤合四逆汤、少腹逐瘀汤温经散寒通络、活血化瘀止痛，胶艾汤合用炭类药物止血，生黄芪升提中气，川续断、淫羊藿、仙鹤草补肾填精，特别是仙鹤草有强力与止血之功。

患者2月26日复诊，诉服药后腹痛明显减轻，排出大量血块，服药第三天，月经出血已止，头晕改善。调整处方，去艾叶炭、地榆炭，加熟地黄30克使方中有了四物汤之意，白芥子30克化痰散结，辅助治疗子宫内膜增生。服药至3月10日，月经来潮，腹痛减轻，量多伴有血块，四肢畏寒好转，未再头晕。

守方守法，临证加减，患者坚持服药至6月8日，经B超检查显示子宫内膜较前变薄很多，近几个月月经量正常，畏寒头晕症状已愈。嘱继服原方调护一段时间。

小　结

当归四逆加吴茱萸生姜汤与少腹逐瘀汤，是笔者治疗寒凝血瘀型妇科疾病的基础方，从适应证上看前者偏重四肢或全身畏寒，后者偏于少腹畏寒疼痛，所以在临证上二者可合用，也可分开使用，但在立法上都是立足于温阳通经散寒。为增强疗效，常合用四逆汤与理中汤并突出其剂量，以健补两本元气，顾护患者整体气机。这是坚持阴阳大纲辨证、突出抓主症的理法思路。其他兼症可在前方基础上适当加味一些对症方药，就能起到一方治多病的综合疗效。

（二）血府逐瘀汤系列

1. 经期头痛案

梁某，女，27岁。2018年8月14日初诊。

【症见】患者面色晦暗，畏寒肢冷，月经量少，经期头痛频发，情急烦躁。舌淡嫩胖大、边有齿痕、苔薄白，脉沉细弱。

【辨证】脾肾阳虚，气滞血瘀，风寒入络，寒凝经络。

【方药】血府逐瘀汤合四逆汤、麻黄附子细辛汤、芍药甘草汤、川芎茶调散、肾四味。

柴胡18克　枳壳12克　桔梗10克　炙甘草45克　桃仁15克　红花15克　熟地黄18克　当归15克　白芍60克　川芎45克　羌活20克　独活30克　防风15克　白芷30克　细辛45克　麻黄10克　制附子90克先煎　生姜60克　枸杞子30克　菟丝子30克　补骨脂30克　淫羊藿30克　生黄芪60克

四剂，水煎服，每剂浓煎四份，早晚各服一份。

【按语】本案在四逆汤的基础上合用血府逐瘀汤活血化瘀、行气止痛、疏肝解郁，重用附子90克、生姜60克。芍药甘草汤柔肝止痛，麻黄附子细辛汤安内攘外，驱邪外出，川芎茶调散祛风寒、通经络，上方合用对风寒头痛、血管神经性头痛有综合疗效。肾四味补肾填精，生黄芪补中气、运大气。

患者8月21日复诊，诉服药两天后头痛明显减轻。调整处方，加吴茱萸30克，取吴茱萸汤之意，治疗厥阴头痛；制附子加至120克，炙甘草加至60克，生姜改干姜75克，增强四逆汤功效。上方连续服药至9月16日，患者称经期第四天轻微头痛，月经量较前明显增多，四肢畏寒明显改善。上方辨证加减，如此调理三个月左右，患者经期头痛再未发作，四肢常温。

2. 经行乳房胀痛、偏头痛案

胡某，女，29岁。2017年11月9日初诊。

【症见】患者月经前偏头痛，甚则呕吐，经行时腹痛、乳房胀痛、口干苦，情急易怒易哭。舌暗红稍胖、苔薄白，脉关弦、尺沉细。

【辨证】太阴阳虚，胃气上逆，气滞血瘀，风寒内伏。

【方药】血府逐瘀汤合四逆汤、芍药甘草汤、川芎茶调散、麻黄附子细辛汤、小半夏加茯苓汤。

柴胡18克　枳壳10克　炙甘草60克　桔梗10克　桃仁15克　红花15克　生地黄15克　当归15克　白芍60克　川芎45克　茯苓30克　生姜60克　生黄芪90克　羌活30克　独活30克　防风30克　白芷45克　细辛45克　党参30克　姜半夏30克　制附子90克先煎　王不留行30克　郁金15克

四剂，水煎服，每剂浓煎四份，早晚各服一份。

【按语】血府逐瘀汤活血化瘀、行气止痛，合用川芎茶调散治疗血瘀风寒型头痛。加味麻黄附子细辛汤安内攘外，祛风寒、止疼痛。重用白芍，体现芍药甘草汤之意，柔肝止痛。整方体现四逆汤、理中汤主导作用。本方又取小柴胡汤之意和解三焦，畅达气机，王不留行、郁金行气通络，小半夏加茯苓汤加生姜和胃止呕。

患者连续服药两周，称口干苦明显好转、情绪稍有舒缓，经期将至，偏头痛未发作，乳房胀痛较前减轻。

患者11月28日三诊，诉月经期间诸症状明显减轻，情绪较前明显改善。上方辨证加减，再调理三个多月诸症痊愈。

3. 月经不调伴颜面黄褐斑案

刘某，女，30岁。2017年4月28日初诊。

【症见】患者颜面诸多黄褐斑伴扁平疣，纳差，四肢冰凉，形体偏胖，口苦咽干，月经后期、量少色暗，情志不畅、喜哭。舌暗淡胖大、苔白腻，脉沉缓细。

【辨证】气滞血瘀，中气不足，寒湿困脾。

【方药】血府逐瘀汤合四逆汤、五苓散、肾四味、麻杏苡甘汤加皂角刺。

柴胡15克　枳壳12克　桔梗12克　炙甘草60克　桃仁10克　红花10克　生地黄18克　当归15克　赤芍15克　川芎15克　白芷60克　降香15克　白术30克　桂枝45克　茯苓30克　泽泻30克　猪苓15克　制附子90克先煎　生姜60克　补骨脂30克　淫羊藿30克　枸杞子30克　菟丝子30克　生薏苡仁60克　麻黄10克　杏仁10克　皂角刺60克　白鲜皮30克

十剂，水煎服，每剂浓煎四份，早晚各服一份。

【按语】本案特色加味白芷、降香代麝香，取通窍活血汤之意，祛面部黄褐斑；四物汤合麻杏苡甘汤加皂角刺，治疗扁平疣；五苓散健脾利湿，温阳化气，亦有减肥之效；肾四味补肾填精，兼助扶阳；方中亦有逍遥散之意，疏肝解郁，舒缓情志。

因患者家在山西，上方开十剂，每剂服两日。服药至2017年5月16日，家属打电话诉其情志较前舒缓，口苦咽干明显减轻，颜面雀斑稍淡。调整用药：去降香，加白芥子30克、玄参30克、浙贝母30克以化痰散结。继服二十剂。2017年7月3日患者致电：颜面雀斑、扁平疣已退去大半，情志开朗，其他诸症已愈。

4. 经期紊乱伴慢性咽炎案

房某，女，49岁。2019年3月7日初诊。

【症见】患者月经后期、量少色暗，恶心纳差，自觉咽喉异物感。心烦易怒，月经前后更甚。口干苦，双目干涩。舌红、苔燥，脉弦数。

【辨证】肝郁气滞，少阳不和，肝肾亏损。

【方药】血府逐瘀汤合小柴胡汤、肾四味、知柏地黄汤。

柴胡18克　枳壳12克　桔梗15克　红花15克　当归15克　白芍15克　川芎30克　桃仁30克　生地黄45克　砂仁15克后下　法半夏30克　黄芩12克　党参30克　山药30克　山茱萸35克　牡丹皮15克　茯苓15克　泽泻15克　仙茅20克　淫羊藿30克　枸杞子30克　菟丝子30克　五味子15克　玄参30克　麦冬30克　知母15克　黄柏10克　生甘草30克

四剂，水煎服，每剂浓煎四份，早晚各服一份。

【按语】本案患者偏于阴虚，以柔性扶阳药物健补脾肾固本。血府逐瘀汤活血化瘀，合小柴胡汤和解少阳，舒畅三焦。知柏地黄汤滋补肾阴，加肾四味补益肾精，阴阳互求。生地黄、玄参、麦冬滋阴润燥。慢性咽炎乃少阳经之证，亦有虚阳不潜之因，故加味砂仁15克，取潜阳丹之意。本案养阴与温补思路融为一体，一方治多病，标本同治。

患者连续服药两周，恶心纳差、口干苦、双目干涩明显减轻，咽喉异物感缓解。调整处方：去麦冬、玄参，加香附20克、益母草30克调理月经。4月2日患者称月经来潮，诸症明显改善。继服一个月调护。

5. 子宫肌瘤案

高某，女，40岁。2017年4月9日初诊。

【症见】患者有高血压病史，子宫肌瘤多发，最大者4.0cm × 3.8cm，月经前情急易怒，经期腹痛，月经量少。颜面扁平疣、色斑，四肢冰凉。舌淡红胖大、苔薄白、舌边瘀斑，脉细沉。

【辨证】脾肾阳虚，肝郁气滞，中气不足，寒凝血瘀。

【方药】血府逐瘀汤合四逆汤、肾四味、桂枝茯苓丸。

柴胡15克　枳壳12克　桔梗15克　炙甘草45克　桃仁15克　红花15克　生地黄30克　当归15克　赤芍30克　川芎15克　怀牛膝40克　白芷60克　降香15克　丹参30克　皂角刺60克　补骨脂30克　菟丝子30克　淫羊藿30克　枸杞子30克　制附子90克先煎　生姜60克　桂枝45克　茯苓30克　牡丹皮15克

六剂，水煎服，早晚各服一份。

【按语】患者体质阳虚，子宫肌瘤因寒凝血瘀所致，月经量少、黄褐斑亦是血瘀因素。血府逐瘀汤活血化瘀、行气止痛、疏肝解郁，合用四逆汤鼓动一身之阳气以祛寒通瘀。白芷、降香、丹参活血通窍祛斑；肾四味补肾填精，精血足则肤色荣。桂枝茯苓丸是治疗肌瘤的传统名方。

患者4月16日复诊，诉4月15日月经来潮，腹痛好转，四肢冰凉稍好。守方守法，辨证加减，待6月份月经来潮，患者腹痛已愈，经色正常，四肢冰凉已得到改善，舌边瘀斑已消失。患者6月13日行B超检查，子宫肌瘤最大为3.2cm×2.2cm，较前缩小。调整用药如下：

柴胡15克　枳壳12克　桔梗15克　炙甘草60克　桃仁15克　红花15克　生地黄30克　当归15克　赤芍30克　川芎15克　白芷60克　降香15克　丹参30克　党参30克　生黄芪100克　玄参30克　浙贝母30克　生牡蛎30克先煎　白芥子30克　麻黄10克　苦杏仁10克　生薏苡仁60克　皂角刺60克　补骨脂30克　淫羊藿30克　枸杞子30克　制附子120克先煎　干姜90克　海藻50克　吴茱萸45克

三剂，水煎服，每剂浓煎四份，早晚各服一份。

【按语】治疗需加大扶阳力度，加味软坚散、海藻甘草汤及白芥子增强化痰散结之力。麻杏苡甘汤加皂角刺合四物汤既可治疗面部扁平疣，也可化痰、开窍、通络治疗子宫肌瘤。吴茱萸汤温通少腹。

上方连续服用至2017年9月5日，患者告知，经复查子宫肌瘤已消失，近期月经正常。

6. 漏下案

韩某，女，36岁。2018年5月28日初诊。

【症见】患者行人流手术后半年，胸胁胀闷刺痛，每次月经量多，淋沥十日不尽，伴有暗黑色血块，轻度贫血，面色㿠白，恶心纳差，神疲乏力，少气懒言，腰酸。舌暗紫胖大、苔白腻、双侧舌边瘀点、舌下瘀络粗大，脉弦涩。

【辨证】心脾阳虚，中气不足，脾失统摄。

【方药】血府逐瘀汤合四逆汤、当归补血汤、五苓散、肾四味。

柴胡12克　枳壳12克　桔梗12克　炙甘草30克　桃仁15克　红花15克　生地黄30克　当归30克　赤芍30克　川芎15克　怀牛膝40克　土鳖虫6克　山茱萸30克　炒白术30克　生黄芪90克　党参30克　仙鹤草60克　制附子90克先煎　炮姜30克　香附15克　泽泻30克　猪苓30克　桂枝45克　茯苓30克　淫羊藿30克　枸杞子30克　菟丝子30克　补骨脂30克

三剂，水煎服，每剂浓煎四份，早晚各服一份。

【按语】患者人流手术后耗伤气血、阳气不足，因伤口瘀血排除不净，阻塞血络，血运受阻，溢出脉外，故月经淋沥。患者属血瘀而漏、气虚而漏，治法当扶阳补气、活血化瘀、通因通用。四逆汤易干姜为炮姜，用其止血之意；白术、生黄芪、党参取固冲汤之意，补脾提气；血府逐瘀汤加土鳖虫活血化瘀；五苓散健脾利湿；肾四味补肾填精；加味仙鹤草强力止血。

患者连服两周，6月10日诉精神状态稍好，腰酸减轻，恶心明显好转。继予原方三剂。6月17日就诊，诉6月12日月经来潮，次日排出大量紫黑色血块，月经六日尽。胸胁胀闷减轻，腰酸已好，精神状态明显好转。

小　结

血府逐瘀汤的适应证是：患者的主要病症与月经同步，包括头痛、恶心、情志不畅、崩漏等。在疏肝方面，血府逐瘀汤里有四逆散，可通过加味取逍遥散之意以健脾养肝。患者其他病症可在此基础上予以加减方药，可达到一方治多病的效果。从临床上看，阳虚患者十之八九，故使用扶阳（刚性扶阳）与温补（柔性扶阳）思路为主，但对于偏于阴虚的患者，在养阴的同时仍坚持温补。这就是在坚持阴阳大纲辨证的基础上，根据患者体质来调节阴阳的平衡。

（三）十二五合方系列案

1. 月经延后案

张某，女，32岁。2019年3月26日初诊。

【症见】患者月经推迟一月余，腰腿酸痛，神疲乏力。舌红、少苔，脉关弦、尺沉细。

【辨证】脾肾双亏，气血不足，阴阳并虚，子宫虚寒。

【方药】十二五合方合少腹逐瘀汤、逍遥散、黄芪建中汤及补肾填精药物。

熟地黄45克　当归30克　川芎15克　白芍45克　仙茅20克　淫羊藿30克　巴戟天30克　肉苁蓉30克　覆盆子30克　五味子30克　枸杞子30克　菟丝子30克　补骨脂30克　党参30克　炒白术30克　茯苓30克　炙甘草30克　制附子90克先煎　生姜60克　生黄芪60克　肉桂45克　柴胡10克　吴茱萸30克　小茴香30克　五灵脂30克　丹参30克　龟甲15克先煎　鹿角片30克　黄精30克

三剂，水煎服，每剂浓煎四份，早晚各服一份。

【按语】已婚女士闭经并在排除怀孕可能后，常考虑肝郁气滞因素，加味柴胡，合十二五合方中的白芍、茯苓、白术、炙甘草，有逍遥散之意。四物汤与丹参生血活血。吴茱萸、炒小茴香、五灵脂合用，取少腹逐瘀汤之意，温通少腹。

患者服药两周后经行，上方生姜改为干姜。后续加减治疗两个月，患者月经已正常，面色红润，腰腿疼痛已愈。

2. 闭经案

何某，女，42岁。2019年3月22日初诊。

【症见】患者面色晦暗，已经连续闭经三个月，四末不温，畏寒，乏力，眠差。舌暗红、胖大、有齿痕、苔薄白，脉沉缓。

【辨证】肝脾肾俱亏，气血不足，阳虚血瘀。

【方药】十二五合方合少腹逐瘀汤及白芷、降香对药。

熟地黄45克　当归30克　川芎15克　白芍18克　仙茅30克　淫羊藿50克　巴戟天30克　肉苁蓉30克　覆盆子30克　五味子30克　枸杞子30克　菟丝子30克　肉桂30克　补骨脂30克　党参30克　炒白术30克　茯苓30克　炙甘草60克　制附子120克先煎　干姜90克　生黄芪90克　丹参50克　白芷60克　降香15克　吴茱萸30克　小茴香45克　仙鹤草60克　鹿角霜30克

三剂，水煎服，每剂浓煎四份，早晚各服一份。

【按语】患者诸症，以畏寒及月事不至为主，结合舌脉，辨证属脾肾阳虚之象。六七之年，肝肾始衰，气血亏虚，月事紊乱者多见。重剂四逆汤和理中汤温阳固本，统摄全局；舌暗红为瘀血内阻，取少腹逐瘀汤之意，加丹参以活血化瘀通经，白芷、降香对药祛斑。此案寒瘀为标，阳虚及气血亏虚为本，故合十二五之方补益肝脾肾与气血，突出扶阳药物剂量为主导。

患者连续服药至4月16日，诉自觉乏力眠差明显改善，月经仍未来潮。守方不变，嘱继服上方。患者于2019年7月22日来电告知，月经已来，量色如常，面色晦暗明显好转，色斑消退。

3. 多囊卵巢合并闭经案

马某，女，33岁。2019年3月2日初诊。

【症见】患者有多囊卵巢病史，闭经半年，面色晦暗，平素阴道炎反复发作，体胖畏寒，自觉四肢沉重。舌淡嫩、胖大、少苔，脉沉濡缓。

【辨证】脾肾阳虚，寒湿内聚，子宫虚寒。

【方药】十二五合方合少腹逐瘀汤、桃红四物汤。

熟地黄45克　当归30克　川芎15克　白芍45克　仙茅30克　淫羊藿30克　巴戟天20克　肉苁蓉30克　覆盆子30克　五味子30克　枸杞子30克　菟丝子30克　肉桂30克　补骨脂30克　党参75克　炒白术45克　茯苓45克　炙甘草45克　制附子120克先煎　干姜90克　肉桂45克　生黄芪90克　吴茱萸30克　小茴香30克　丹参30克　桃仁10克　红花10克　白鲜皮30克　炒薏苡仁60克

两剂，水煎服，每剂服两日。

【按语】患者体胖、自觉肢体沉重，舌淡嫩，皆为寒湿内聚之象。患者脾肾阳虚，运化不力，气血生化无源，精血亏虚，无精可生天癸，故而闭经。患者一派寒湿之象，非重用姜附等温阳药物不得愈。在运用十二五合方时，增加除湿之品剂量，茯苓、炒薏苡仁健脾化湿利湿，患者服药后排便增多，就是排湿的过程。方中重用附子、黄芪、党参、吴茱萸、小茴香，温阳益气，加之四物汤和五子衍宗丸填补精血，桃仁、红花活血化瘀使得补而不滞、陈旧瘀血得以排出。

患者3月7日复诊，诉服药后每日排便四次，大便稀溏，3月6日月经来潮，量少色暗。守方守法，临证加减，患者连续服用至5月12日，患者月经来潮，排出大量血块，自觉浑身轻松。后巩固治疗一个月，月经正常。

4. 闭经伴雄激素升高案

王某，女，34岁。2018年1月5日初诊。

【症见】患者面色晦暗，雄激素高，不孕，闭经三个月，头痛如针刺，畏寒，腹隐痛。舌暗红胖大、苔略燥，脉弦紧。

【辨证】脾肾双亏，寒凝血瘀，气血亏虚，冲任失调。

【方药】十二五合方合桃红四物汤、少腹逐瘀汤、川芎茶调散。

熟地黄45克　当归30克　川芎45克　白芍45克　仙茅20克　淫羊藿30克　巴戟天30克　肉苁蓉30克　覆盆子30克　五味子15克　枸杞子30克　菟丝子30克　补骨脂30克　党参30克　炒白术30克　茯苓30克　肉桂30克　生黄芪60克　炙甘草60克　制附子90克先煎　生姜60克　桃仁15克　红花15克　丹参30克　吴茱萸30克　小茴香30克　白芷45克　细辛45克

三剂，水煎服，每剂浓煎四份，早晚各服一份。

【按语】对于本案患者，西医治疗除了口服雌激素类药物别无他法。中医认为，无论男女，性激素其实就是自身肝肾之精。治疗当运用阴阳大纲辨证，对症治疗，既要重视仪器检验结果，也不要被这些数值束缚。患者头痛如针刺、腹部冷痛，结合舌脉，为寒凝血瘀阻滞经络之征。本案以十二五合方填精益髓、气血双补，标本兼治；方中二仙汤就是调节人体激素水平的方剂；桃红四物汤、吴茱萸汤合川芎茶调散在重剂量四逆汤引导下活血通瘀、祛风散寒以治头痛。

患者服药一周，自觉头痛稍有缓解，腹部隐痛减轻，月经未至。三诊时，患者诉头痛已不明显，腰部冷痛明显好转。加减服药至2018年2月18日月经来潮，血块多，经量可，五日尽。诸症好转，疗效明显。将制附子加至120克、生姜改干姜加至90克，加强扶阳之力以固疗效。后巩固治疗两个月。

本案另开定坤丹同期服用以备孕。2018年6月份患者告知已怀孕。

5. 闭经伴外阴瘙痒案

赵某，女，40岁。2019年2月18日初诊。

【症见】患者面色晦暗，闭经数月，性冷淡，带下多色白、外阴瘙痒，神疲乏力，少气懒言。舌暗胖嫩，脉沉细。

【辨证】脾肾阳虚，寒湿下注，气血亏虚。

【方药】十二五合方合傅青主易黄汤、薏苡附子败酱散。

熟地黄45克　当归30克　川芎30克　白芍45克　仙茅20克　淫羊藿30克　巴戟天20克　肉苁蓉30克　覆盆子30克　五味子30克　枸杞子30克　菟丝子30克　肉桂30克　补骨脂30克　党参30克　炒白术30克　茯苓45克　炙甘草45克　制附子90克先煎　生姜60克　生黄芪60克　山药30克　芡实30克　黄柏15克　白果20克　生薏苡仁60克　败酱草60克

四剂，水煎服，每剂浓煎四份，早晚各服一份。

【按语】患者闭经数月，神疲乏力，少气懒言，这是典型气血亏虚之证。以十二五合方补益肝肾气血，重用四逆汤、理中汤药物剂量，温补脾肾之阳。带下色白而多，外阴瘙痒，舌淡嫩，乃脾虚寒湿下注，用易黄汤补脾祛湿收涩。薏苡附子败酱散在扶阳的同时利湿消痈。

患者服药两周，诉带下减少，外阴瘙痒减轻，精神状态改善，月经未至。调整处方，加丹参50克，制附子加至120克，生姜改为干姜90克温阳、活血、通经。4月11日就诊，患者诉月经来潮，量不多，色暗红，少腹疼痛已消失，带下明显好转，外阴瘙痒愈，乏力感已不明显。继服一个月调护而愈。

6. 月经后期伴口腔溃疡案

姜某，女，16岁。2019年3月3日初诊。

【症见】患者面色晦暗，神疲乏力，形体肥胖，自15岁起月经延后、量极少，甚至并月。口腔溃疡频发。舌淡粉胖大、苔滑润，脉沉细缓。

【辨证】肝脾肾亏虚，气血不足，阳虚湿困，虚火上浮。

【方药】十二五合方合五苓散、潜阳封髓丹、龟鹿二仙汤。

熟地黄45克　当归30克　白芍45克　川芎15克　仙茅20克　淫羊藿30克　巴戟天30克　菟丝子30克　枸杞子30克　五味子30克　覆盆子30克　补骨脂30克　党参30克　白术45克　茯苓45克　干姜60克　炙甘草60克　制附子90克先煎　炙黄芪60克　肉桂45克　草果10克　泽泻45克　猪苓30克　砂仁21克后下　黄柏10克　龟甲15克先煎　鹿角霜30克

三剂，水煎服，每剂浓煎四份，早晚各服一份。

【按语】患者症状是一副典型气血亏虚之象，但舌苔滑润，提示虚中有湿，当为脾虚湿盛。在十二五合方的基础上加入五苓散以健脾利湿；龟鹿二仙汤补肾填精；潜阳封髓丹收敛虚阳，纳气归肾，治疗虚火上浮。

患者服药一周，上述症状明显改善，口腔溃疡痊愈。连续服药两周后月经如期而至，量色较前明显改善。继续调理一个月，月经正常。

7. 闭经伴皮肤瘙痒案

严某，女，28岁。2019年7月23日初诊。

【症见】患者面色晦暗，色斑多，闭经五个月，周身皮肤瘙痒，无疹，夜眠欠佳，情急烦躁。舌体瘦、色暗、苔薄白，脉沉细。

【辨证】肝肾亏损，气虚血瘀，阳气不足，卫气虚弱。

【方药】十二五合方合半夏秫米汤、白芷降香对药、桃红四物汤。

熟地黄45克　当归30克　川芎15克　白芍45克　仙茅20克　淫羊藿50克　巴戟天30克　肉苁蓉30克　生姜60克　覆盆子30克　五味子30克　枸杞子30克　菟丝子30克　补骨脂30克　党参30克　白术30克　茯苓30克　炙甘草45克　生黄芪60克　肉桂45克　制附子90克先煎　丹参30克　清半夏90克　炒薏苡仁60克　白芷60克　降香15克　桃仁15克　红花15克　徐长卿50克

四剂，水煎服，每剂浓煎四份，早晚各服一份。

【按语】患者体质阳虚，血瘀、血燥是标，故周身皮肤瘙痒。十二五合方补益气血与肝肾，突出扶阳药物剂量，突显四逆汤、理中汤主导作用，用桃红四物汤加丹参活血通络。半夏秫米汤降逆和胃安眠。重用白芷、降香通窍活血以褪色斑。重用徐长卿祛风止痒脱敏。

患者一周后复诊，周身皮肤瘙痒明显改善。患者9月7日月经来潮，经期头晕腹痛，月经血块多，色暗量少，四日尽，情急烦躁已不明显，夜眠改善。临证加减，继服两个月，色斑消退，诸症愈。

8. 月经量少合并甲减、继发不孕案

张某，女，35岁。2018年6月19日初诊。

【症见】患者在2012年怀孕13周时胎停育而行人流手术，之后未再怀孕。2015年10月确诊甲状腺功能减退，此后一直规律口服优甲乐。面色萎黄，有色斑，形体偏胖，胆固醇高。舌淡胖、苔白腻，脉沉细缓。

【辨证】脾肾阳虚，气血双亏，寒湿困脾，代谢失常。

【方药】十二五合方合五苓散、白芷降香对药。

熟地黄45克　当归30克　白芍45克　川芎15克　仙茅20克　淫羊藿50克　仙鹤草60克　巴戟天20克　肉苁蓉30克　覆盆子30克　菟丝子30克　五味子30克　枸杞子30克　补骨脂30克　炒白术30克　党参30克　茯苓30克　生黄芪60克　肉桂45克　制附子90克先煎　干姜60克　炙甘草30克　白芷60克　降香15克　泽泻30克　猪苓15克　决明子30克　生山楂40克

四剂，水煎服，每剂浓煎四份，早晚各服一份。

【按语】甲状腺功能减退症状在中医辨证上多为虚劳亏损，尤其对女性而言，气血双亏症状明显。所以此案非常适合用十二五合方做基础方，加仙鹤草有三仙汤之意，温补肾阳，调节内分泌并提振精气。五苓散健脾利湿消肿，白芷、降香通窍活血祛斑，决明子、生山楂开胃气、通肠便，是降血脂经验药物。

患者连续使用上方经治一月，去医院做检查，甲状腺功能减退与胆固醇明显好转，食欲与气色明显改善。后巩固治疗三月余。半年后回访，患者已怀孕四个月。

注：患者服用中药时，治疗甲状腺功能减退的西药同时服用，两个月后减量并最后停服，甲状腺激素分泌仍然正常。

9. 漏症案

王某，女，46岁。2019年4月6日初诊。

【症见】患者月经已淋沥二十余日不尽，轻度贫血，神疲乏力，夜眠汗多，大便不畅，腹胀纳差。舌暗淡、苔燥，脉弦缓。

【辨证】脾肾阳虚，气血双亏，脾不统血。

【方药】十二五合方合补中益气汤及止血经验用药。

熟地黄45克　当归30克　川芎15克　白芍45克　仙茅20克　淫羊藿30克　巴戟天30克　肉苁蓉30克　知母10克　五味子30克　枸杞子30克　菟丝子30克　补骨脂30克　党参50克　生白术60克　茯苓30克　炙甘草60克　制附子90克先煎　干姜30克　生黄芪60克　肉桂30克　麦冬30克　生地黄30克　玄参30克　升麻30克　炮姜炭30克　血余炭15克　藕节炭15克　地榆炭15克

三剂，水煎服，每剂浓煎四份，早晚各服一份。

【按语】崩漏症的病机是脾肾阳虚，固摄不力。治之之法不外乎“塞流、澄源、固本”。又因崩漏失血导致轻度贫血，属气血亏虚，其夜眠汗出是气血亏虚导致营卫不固。本案以十二五合方固本，加大剂量升麻，取补中益气汤之意，用炒炭类药味塞流。重用当归、生白术通便。待症状好转，减少“塞流”之药物，加大补益药物以固本。

4月12日二诊，患者出血止，其余症状无明显改善。调整用药：生黄芪加至90克，去知母、炮姜炭、血余炭、藕节炭，加潜阳封髓丹顾护卫气。服用两周后，患者夜间汗出止，精神状态明显好转。原方继服三周诸症愈。

10. 漏下伴腹痛案

张某，女，25岁。2017年4月14日初诊。

【症见】患者面色晦暗，月经延后，月经淋沥半月不尽，伴少腹疼痛，色暗红夹血块。舌暗紫胖大、苔燥，脉沉细涩。

【辨证】肝脾肾俱虚，冲任失调，气虚血瘀，子宫虚寒。

【方药】十二五合方合少腹逐瘀汤、桃红四物汤加丹参。

熟地黄45克　当归30克　川芎15克　白芍45克　仙茅20克　淫羊藿30克　巴戟天30克　肉苁蓉30克　覆盆子30克　五味子30克　枸杞子30克　菟丝子30克　泽兰15克　补骨脂30克　党参30克　白术30克　茯苓30克　炙甘草60克　制附子100克先煎　生姜60克　生黄芪60克　肉桂30克　炮姜炭45克　小茴香45克　丹参30克　桃仁10克　红花10克　益母草30克　凌霄花10克

四剂，水煎服，每剂浓煎四份，早晚各服一份。

【按语】同为漏症，此病例和上一例病机上有所不同。“塞流、澄源、固本”三法，此病案用药在于澄源及复旧（固本）。患者月经淋沥不尽，伴随血块并腹痛，结合舌脉，辨证为气虚血瘀。病机之本在于冲任不调，精气血亏虚，其标在于瘀血内存导致出血不止。在十二五合方补益精血固本的基础上，合用桃仁、红花、凌霄花及丹参活血调经之药味，瘀血除则出血止，体现通因通用之法。

患者服上方五日，出血止。后临证加减，巩固调理两个月。三个月后回访，患者每月月经如期而至，量色正常。

11. 子宫肌瘤、月经量多案

于某，女，34岁。2017年6月24日初诊。

【症见】患者多发性子宫肌瘤，最大者3cm×4cm，月经量多，贫血。面色晦暗，四肢畏寒，神疲困倦。舌暗紫淡胖大、齿痕明显、舌边瘀斑、苔白，脉沉细濡。

【辨证】气血双亏，痰瘀互结，脾肾阳虚。

【方药】十二五合方合桂枝茯苓丸、海藻甘草汤、白芷降香对药。

熟地黄45克　当归30克　川芎15克　赤芍30克　仙茅20克　淫羊藿50克　巴戟天30克　肉苁蓉30克　覆盆子30克　五味子30克　枸杞子30克　菟丝子30克　补骨脂30克　党参45克　炒白术45克　茯苓45克　生黄芪60克　肉桂30克　炙甘草60克　制附子120克先煎　干姜90克　牡丹皮15克　桃仁15克　桂枝45克　木鳖子30克　海藻50克　白芷60克　降香15克

三剂，水煎服，每剂浓煎四份，早晚各服一份。

【按语】本案以十二五合方为填精益髓、补气益血之剂，重用干姜及附子以扶脾肾之阳，佐以海藻50克，取海藻甘草汤软坚散结之意，并用木鳖子以增强消癥之力。加牡丹皮与桂枝、茯苓、赤芍合用是桂枝茯苓丸，治疗子宫肌瘤。方中白芷、降香合用，且白芷剂量加大，取其通窍之用。本案多法联用，既补脾肾之阳，补益气血，填精补髓，兼活血除顽陈之疾。

患者服药两周后，面色较前红润，神疲困倦明显改善。调理三个月后患者行B超检查显示：子宫肌瘤最大者为1.0cm×0.8cm。

12. 经期反复口腔溃疡案

刘某，女，42岁。2018年6月26日初诊。

【症见】患者面色萎黄，月经量少，每逢经期口腔溃疡及疱疹性咽峡炎反复发作，情绪急躁。舌淡胖大滑润、苔白，脉细濡。

【辨证】脾肾阳虚，虚阳上越，湿浊内聚。

【方药】十二五合方合潜阳封髓丹。

熟地黄45克　当归30克　川芎30克　白芍45克　仙茅30克　淫羊藿50克　巴戟天30克　肉苁蓉15克　知母10克　黄柏20克　覆盆子30克　五味子30克　枸杞子30克　菟丝子30克　车前子30克包煎　补骨脂30克　党参30克　炒白术30克　茯苓30克　炙甘草60克　制附子130克先煎　生姜90克　生黄芪60克　砂仁15克后下　龟甲15克先煎　白芷60克　细辛30克

三剂，水煎服，每剂浓煎四份，早晚各服一份。

【按语】患者月经量少是主症，经期常伴随口腔溃疡及咽痛，其舌胖大、苔白滑润，脉细濡，是阴寒内盛之象。脾阳虚而无生化之力，气血无以复生，冲任失调，月经量少。寒湿内聚，气血凝滞，亦导致月经量少。方中十二五合方中重用附子、生姜，在填补气血的同时以温阳散寒驱逐阴邪，助脾阳复生，运化得力。潜阳封髓丹引火归元、纳气归肾，专治各种虚阳上越病症。白芷、细辛辛香通窍。

患者服药一周，口腔溃疡及疱疹性咽峡炎明显好转，情志较前缓和。调整处方：黄柏30克、砂仁21克、龟甲18克，生姜改为干姜，加强潜阳纳气之效。上方连续服用至8月15日，月经期间口腔溃疡及疱疹性咽峡炎未犯，月经量较前增多，情绪明显缓和。后巩固调理一个月，疗效稳固。

13. 输卵管阻塞不孕案

蒋某，女，29岁。2019年9月19日初诊。

【症见】患者继发性不孕，行右侧输卵管囊肿切除术后，左侧输卵管阻塞，左侧卵巢囊肿。平素月经提前、痛经且量极少。面色晦暗，神疲乏力。舌暗红胖大、齿痕明显、苔薄白、舌下络脉瘀青，脉沉细。

【辨证】脾肾阳虚，冲任失调，寒凝血瘀，气血双亏。

【方药】十二五合方合王献民先生乌附法。

熟地黄45克　当归30克　川芎30克　白芍45克　仙茅20克　淫羊藿30克　巴戟天20克　肉苁蓉30克　覆盆子30克　五味子30克　枸杞子30克　菟丝子30克　补骨脂30克　党参30克　炒白术30克　茯苓30克　炙甘草30克　制附子100克先煎　干姜90克　生薏苡仁60克　皂角刺60克　水蛭9克　制川乌45克先煎　生黄芪90克　肉桂45克　三棱15克　白芷60克　降香15克

三剂，水煎服，每剂浓煎四份，早晚各服一份。

【按语】此案患者为育龄女性，因手术切除了一侧输卵管，故增加了自然受孕难度，加之左侧输卵管阻塞、左侧卵巢囊肿，受孕概率极小。患者为脾肾阳虚之体，寒湿内阻，导致寒凝血瘀，痰瘀互结，这是输卵管阻塞和卵巢囊肿的病机所在。在遣方用药的思路上，须标本兼顾。以十二五合方合用王献民先生乌附法，重用制附子、制川乌与生黄芪，加强温阳通关之力。气血得阳而行，寒凝得阳而化，痰瘀得阳而破。在化瘀方面，重用皂角刺以代穿山甲，加之白芷、降香及水蛭，共起通窍活血之力。

患者服药一周复诊，诉服药后自觉少腹胀痛，排便增多，精神状态改善。第二周月经至，经量较前增多，痛经明显改善，经期血块较多，逐瘀生新。上方辨证加减，患者于2019年12月26日复查B超显示，左侧卵巢囊肿消失。

2020年3月患者已自然怀孕。

14. 经行腹痛、遗尿案

于某，女，37岁。2019年2月14日初诊。

【症见】患者产后运动遗尿、尿频已两个月，月经行腹痛，神疲乏力，腰膝沉重酸软，畏寒肢凉。舌淡胖大滑润、有齿痕、苔薄白，脉沉滑。

【辨证】脾肾阳虚，气血双亏，寒湿内阻，子宫虚寒。

【方药】十二五合方合减味少腹逐瘀汤、缩泉丸。

熟地黄45克 当归30克 川芎15克 白芍45克 仙茅20克 淫羊藿30克 巴戟天30克 肉苁蓉30克 覆盆子30克 五味子30克 枸杞子30克 菟丝子30克 补骨脂30克 党参30克 炒白术30克 茯苓30克 生黄芪60克 肉桂30克 炙甘草60克 制附子120克先煎 生姜60克 炮姜炭30克 炒小茴香30克 五灵脂30克 川续断30克 桑螵蛸15克 益智仁30克 乌药15克

三剂，水煎服，每剂浓煎四份，早晚各服一份。

【按语】产后运动即遗尿，说明患者气血亏损严重，中气不足，十二五合方重在培补两本元气。经行腹痛有宫寒，合用炮姜炭、炒小茴香、五灵脂使方中有少腹逐瘀汤之意，温经止痛。加味川续断强筋骨，桑螵蛸、益智仁、乌药有固精缩泉之用。

此案辨证加减，经治一个月诸症痊愈。

小　结

十二五合方组方的特点是气血、阴阳、两本兼顾，临床特色是突出扶阳药物的剂量，四逆汤、理中汤是整方的主导，是组方的灵魂。精血充足则经脉、肢体、脏腑得以濡养，天癸以时下。肝肾气虚精亏，则冲任不调，发白、面焦、齿摇，天癸减少甚至衰竭，导致妇女早衰、不孕、月经不调、肌瘤囊肿等等。笔者用十二五合方调理肝肾精亏、脾肾阳虚、气血双亏的病例上万例，在注重患者整体阴阳平衡、气血双补、两本兼顾的前提下，临证遣方用药，灵活加减应用，适应人群广泛（从青春期到更年期），治疗病种繁多（辨证为气血亏损的各类疾病），更对妇科疑难杂症的治疗做了有益的探索。

（四）滋水清肝饮案

1. 脏躁案

孙某，女，53岁。2012年9月14日初诊。

【症见】患者有高血压病史，停经两个月，情绪烦躁，时有无故哭闹，头痛头晕，耳鸣，夜眠盗汗，纳差，二便正常。舌红、少苔，脉弦细数。

【辨证】肝肾阴虚，肝郁气滞，虚火上浮。

【方药】滋水清肝饮合张锡纯镇肝熄风汤、潜阳封髓丹、甘麦大枣汤、天麻钩藤饮。

柴胡12克　香附12克　炒栀子15克　炒枣仁45克　当归12克　白芍12克　生地黄45克　山药30克　山萸肉60克　牡丹皮15克　泽泻10克　茯苓15克　浮小麦60克　大枣10枚　龟甲30克先煎　黄柏10克　砂仁15克后下　玄参30克　天冬15克　川牛膝40克　炙甘草30克　生龙骨30克先煎　生牡蛎30克先煎　煅磁石60克先煎　煅赭石30克先煎　天麻15克　钩藤30克后下　蝉蜕15克

四剂，水煎服，每剂浓煎四份，早晚各服一份。

【按语】本案以滋水清肝饮滋阴养血，清热疏肝。镇肝熄风汤合天麻钩藤饮，镇肝息风，降压除眩。甘麦大枣汤清虚热除烦。潜阳封髓丹育阴潜阳。蝉蜕、磁石为治疗耳鸣经验用药。

患者服药两周后情绪改善，盗汗明显减少，耳鸣同前无明显改善，头痛头晕减轻。调整用药：加制附子15克适度扶阳，其余不变。继续服药两周，情绪明显改善，精神状态良好，耳鸣减轻，盗汗已好，头晕头痛未再发作。守方守法，临证加减，患者继服三周疗效稳固。

2. 严重盗汗案

冯某，女，49岁。2016年6月9日初诊。

【症见】患者面色萎黄，情绪烦躁，盗汗严重，每夜湿透衣被，夜眠差，口易干渴，易外感。舌红瘦、苔燥，脉细数。

【辨证】肝肾亏损，虚火上浮，肝郁气滞。

【方药】滋水清肝饮合甘麦大枣汤、酸枣仁汤、潜阳封髓丹、牡蛎散、柴胡桂枝加龙骨牡蛎汤。

柴胡12克　香附12克　炒栀子15克　炒枣仁50克　当归15克　白芍15克　生地黄45克　山药30克　山茱萸60克　牡丹皮15克　泽泻10克　茯苓15克　熟地黄15克　知母10克　浮小麦60克　大枣6枚　龟甲30克先煎　砂仁15克后下　黄柏10克　炙甘草30克　川芎15克　生黄芪60克　煅龙骨30克先煎　煅牡蛎30克先煎　麻黄根10克　黄精30克　五味子30克　桂枝15克

四剂，水煎服，每剂浓煎四份，早晚各服一份。

【按语】本案以滋水清肝饮滋阴养血、清热疏肝，甘麦大枣汤清虚热、除烦躁，合潜阳丹封髓、收敛虚阳。牡蛎散收敛止汗。柴胡桂枝加龙骨牡蛎汤调节阴阳，合酸枣仁汤养阴润燥安眠。本案多方治一病以求速效。

患者服药一周，夜间盗汗明显减少，情绪稍好，口干渴减轻。加味二仙汤，合仙鹤草成三仙汤，补肾补虚，具有调节激素水平的作用。

患者连续服药至6月25日，诸症近愈。

3. 更年期兼肢体痉挛案

王某，女，48岁。2018年3月24日初诊。

【症见】患者情绪烦躁，月经紊乱，经期腰痛，烘热汗出，寐差，双下肢痉挛疼痛，夜间尤甚，双目干痒，口苦无味。舌红瘦小、苔白腻，脉细滑。

【辨证】肝肾阴虚，肝郁气滞，冲任失调，少阳不和。

【方药】滋水清肝饮合甘麦大枣汤、芍药甘草汤、黄芪建中汤。

柴胡15克　香附12克　炙甘草45克　炒枣仁30克　当归15克　白芍90克

熟地黄45克　山药30克　山茱萸30克　牡丹皮15克　泽泻15克　茯苓10克　枸杞子30克　菊花10克　石斛30克　木瓜30克　川牛膝40克　威灵仙30克　清半夏15克　党参30克　黄芩12克　炮姜炭15克　制附子30克先煎　浮小麦60克　大枣6枚　五味子30克　仙鹤草60克　生黄芪60克

四剂，水煎服，每剂浓煎四份，早晚各服一份。

【按语】本案以滋水清肝饮滋阴养血，清热疏肝；甘麦大枣汤清虚热，除烦；加味杞菊、石斛明目；芍药甘草汤重用白芍90克，合木瓜、川牛膝、威灵仙柔肝舒筋，治疗下肢痉挛；小柴胡汤和解少阳；加味黄芪、五味子、仙鹤草收敛止汗，且有黄芪建中汤之意。

患者服药两周，称夜间双下肢痉挛、疼痛明显减轻，2018年4月5日月经来潮，腰部疼痛已不明显，其余症状均有改善。连续加减服药一个月后，夜间双下肢痉挛、疼痛明显好转，双目干痒已愈。继续调理一个月诸症愈。

4. 产后抑郁案

马某，女，32岁。2009年8月3日初诊。

【症见】患者产后抑郁，易急躁发怒及感觉委屈，月经量少，双目干涩，乳房胀痛，胃脘胀痛，口干口苦。舌红瘦小、苔燥，脉细弦。

【辨证】脾虚畏寒，运化不良。

【方药】滋水清肝饮合杞菊地黄汤、薏苡附子败酱散、良附丸。

柴胡12克　香附12克　炒栀子12克　炒枣仁15克　当归15克　白芍15克　熟地黄45克　山茱萸30克　山药30克　牡丹皮15克　茯苓15克　泽泻15克　枸杞子30克　菊花10克　石斛30克　制附子30克先煎　败酱草60克　炒薏苡仁30克　高良姜12克　党参30克　生黄芪60克

四剂，水煎服，每剂浓煎四份，早晚各服一份。

【按语】本案以滋水清肝饮滋阴养血、清热疏肝，加味枸杞子、菊花、石斛，取杞菊地黄丸、石斛夜光丸之意，治疗眼睛干涩。合良附丸、薏苡附子败酱散治疗胃胀、胃痛。

患者服药一周后，乳房胀痛减轻，双目干涩改善，胃脘胀痛好转，口干口苦稍好转。调整用药：白芍改为赤芍25克，以养阴凉血，其余不变。继服两周后，其家属诉患者情绪明显好转，月经来潮，月经量较前增多，乳房轻微胀痛，双目干涩已愈，口干、口苦明显减轻。后巩固调理一个月而愈。

（五）瓜石汤案

1. 闭经案

梁某，女，30岁。2018年3月31日初诊。

【症见】患者闭经四个月，口干，大便不畅，情志不畅，夜眠欠佳。舌暗红、无苔，脉细数。

【辨证】肺胃积热，阴虚血瘀，肝郁气滞。

【方药】瓜石汤合桃红四物汤、逍遥散。

瓜蒌50克　石斛30克　玄参30克　麦冬15克　生地黄30克　瞿麦15克包煎　益母草60克　车前子20克包煎　川牛膝15克　胡黄连10克　赤芍15克　当归30克　川芎10克　桃仁15克　红花15克　丹参30克　泽兰30克　刘寄奴15克　柴胡12克　茯苓30克　生白术60克　月季花15克　党参30克　甘草15克

六剂，水煎服，早晚各服一份。

【按语】瓜石汤滋阴清热、宽胸和胃，合用桃红四物汤，增加活血通经之效；丹参、刘寄奴、泽兰活血调经。方中并有四君子汤之意，补气建中，逍遥散疏肝调经，重用当归、生白术益气润肠通便。

患者服药两周后，月经来潮，量少色暗，三日尽，口干减轻，大便改善。待5月份月经来潮，经量较前增多，自觉诸症明显好转。继予上方加减，调护一个多月后诸症愈。

2. 月经延迟案

纪某，女，28岁。2015年5月30日初诊。

【症见】患者月经周期50日左右，量少，末次月经4月2日。口干，咽干咽痒咳嗽。舌红、少苔，脉弦数。

【辨证】气阴双亏，瘀血内阻。

【方药】瓜石汤合桃红四物汤。

瓜蒌45克　石斛30克　玄参30克　麦冬15克　瞿麦15克包煎　益母草60克　车前子20克包煎　川牛膝15克　生石膏30克先煎　生地黄30克　白芍15克　当归15克　川芎10克　桃仁10克　红花10克　丹参30克　泽兰30克　桂枝15克　生甘草15克

六剂，水煎服，早晚各服一份。

【按语】瓜石汤滋阴清热、宽胸和胃，合用桃红四物汤增强活血通经之效。丹参、泽兰活血调经，生石膏透气分之热，桂枝、生甘草治疗咽喉炎痛。

患者服药一周后，咽痒、咽干、咳嗽明显改善，月经未至。加香附12克疏肝理气，继服两周月经至，经量较前增多、血块也多，五日尽。继续巩固调理一个多月，患者再来月经时已规律，量色如常。

3. 多囊卵巢闭经案

孟某，女，45岁。2017年6月2日初诊。

【症见】患者有多囊卵巢史，闭经三个月，颜面皮肤油腻伴痤疮，反复口腔溃疡，牙龈出血，脱发，头发干枯，少气懒言。舌暗淡胖大、苔黄腻，脉细。

【辨证】肝肾亏损，肺胃积热，虚火上浮，血虚血瘀。

【方药】瓜石汤合桃红四物汤加丹参、五味消毒饮、四逆汤、潜阳丹。

瓜蒌30克　石斛30克　玄参30克　麦冬15克　生地黄30克　瞿麦15克　益母草60克　车前子20克包煎　赤芍15克　当归15克　川芎15克　桃仁15克　红花10克　丹参30克　生藕节30克　乌梢蛇15克　何首乌30克　金银花15克　蒲公英30克　野菊花15克　紫花地丁15克　藿香30克　佩兰15克后下　炙甘草30克　干姜30克　制附子45克先煎　砂仁21克后下　黄柏30克

四剂，水煎服，每剂浓煎四份，早晚各服一份。

【按语】患者除闭经之外，还有脱发、反复口腔溃疡症状，是为肝肾亏虚，虚火上浮，整体辨证是阴阳俱虚，偏于阴虚，故整方合用小剂量四逆汤以达阳中求阴，瓜石汤滋阴清热、宽胸和胃，合用桃红四物汤增活血通经之效。阳明湿热明显，以五味消毒饮加藿香、佩兰清热解毒，芳香化湿醒脾。加味乌梢蛇、何首乌治疗脱发。潜阳丹引火下行，治疗口腔溃疡与牙龈出血。

一周后复诊，患者称服药第四天月经来潮，口腔溃疡及牙龈出血明显改善，精神状态好转。调整用药：去藿香、桃仁、红花，加仙鹤草40克补虚，苍术20克燥脾。连续服药至2017年7月20日，月经正常来潮，脱发明显减少，面色红黄隐隐有光泽，口腔溃疡、牙龈出血未复发，舌暗淡、苔薄白。嘱继续调理一个月巩固疗效。

小　结

滋水清肝饮和瓜石汤系列的医案均偏于阴虚，或因胃热，或肝肾亏损，均导致月经不调。笔者虽然坚持扶阳思路，但一切均是运用阴阳大纲辨证，有是证则用是方，养阴清热当用即用。所不同的是，针对这类病例在治疗过程中我们仍然要顾护两本，或温补，或扶阳，阴阳互求方能实现更高层次的平衡。

崩　漏

关于崩漏的含义，隋代巢元方著《诸病源候论》中曰：“非时而下，淋漓不断，谓之漏下；忽然暴下，谓之崩中。”崩与漏出血情况虽不同，然而二者常交替出现，且其病因、病机基本一致，故概称崩漏。本病相当于西医的功能失调性子宫出血病。

本病直接原因是冲任损伤，胞宫藏泄失度，病机有肾阴虚、肾阳虚、脾虚、血热和血瘀等。历代中医在这方面也积累了不少经验。

明代方约之在《丹溪心法附余》中指出："治崩次第，初用止血以塞其流，中用清热凉血以澄其源，末用补血以还其旧。"后世医家将其总结为治崩漏次第三法："塞流、澄源、复旧。"

塞流即止血，急则治标，止血当先。医家多用止涩药物，其中以炒炭类药物为主，如艾叶炭、地榆炭、血余炭、黄芩炭、蒲黄炭等；另外还有益母草、仙鹤草、阿胶等。

澄源即正本清源，求因治本，辨证施治。因虚火所致血热妄行，可用清热凉血之法，如朱丹溪的固经丸，"取黄芩（炒）、白芍（炒）、龟甲（炙）各一两，黄柏（炒）三钱，椿树根皮七钱半，香附子二钱半，主妇人经水过多"。因血瘀而致，可用桃红四物汤、胶艾四物汤等活血化瘀。因肝郁气滞所致，可用逍遥散疏肝理气。因脾虚失控所致，可用归脾汤、补中益气汤等补气健脾。

复旧即固本善后，治法重在补益脾肾两本，此为精血生化之源。纵观各家治法各有侧重，但多偏重于养阴，弱于扶阳。如朱丹溪认为崩漏为冲任气血虚，不能制约经血，"治宜当大补气血之药，举养脾胃，微加镇坠心火之药，治其心，补阴泻阳，经自止矣"。傅青主的固本止崩汤等处方，突出人参（党参）、白术、当归与黄芪之用。另有以十全大补汤、人参养荣汤为固本之法。

一 治疗思路

笔者在朱丹溪之固经丸基础上，合用傅青主加减当归补血汤并加味炭类止血药物和补益肝肾药物，形成自己的特色经验方药如下：龟甲、熟地黄、当归、白芍、乌梅、黄芩炭、生黄芪、三七、桑叶、川续断、杜仲、桑寄生、地榆炭、血余炭、炮姜炭、仙鹤草。此方暂名固经汤加味方。组方思路：朱丹溪固经汤针对阴虚内热者，以龟甲、熟地黄、当归、白芍、桑叶辅助养阴；因崩漏损伤气血，合傅青主加减当归补血汤气血两补；因患者多腰酸乏力，加杜仲、川续断、桑寄生补肝肾、强筋骨、调冲任；加乌梅、血余炭、炮姜炭、地榆炭等炭类药物收涩止血，加仙鹤草补虚止血。在治疗止血补血症状时，此方可以视情况合用失笑散、胶艾汤。

笔者临证观察众多患者认为，崩漏病机为脾肾阴阳俱虚，但阳虚为重，治则应以扶阳为主，阳主阴从，精血自生。在固本治疗方面上，应以归脾汤、补中益气汤、十二五合方为基础方，加味并突出四逆汤、理中汤及生黄芪的剂量，使全方以扶阳为主，养阴为辅。

治崩三法，只是逻辑上的三个步骤，在临床上不可截然分开，必须灵活运用。三法互为前提，相互为用，各有侧重，贯穿着辨证求因的精神。笔者通常是三法并用，只是分阶段有所偏重；在塞流、澄源两法上，沿袭了古人的有益经验与方法；在固本之法方面，结合时代特点突出了扶阳为重的思路。

二 具体医案

1. 气虚型漏下案

张某，女，50岁。2017年11月14日初诊。

【症见】患者每来月经半月不尽，淋沥量少，腰膝酸软，便秘，脱发，神疲乏力气短，纳差，眠差。舌暗淡胖大、有齿痕、苔薄白，脉沉细缓。

【辨证】中气不足，心脾两虚，统摄无权。

【方药】归脾汤合胶艾汤、固经汤加味方、四逆汤。

党参20克　白术15克　炙黄芪30克　当归10克　炙甘草30克　茯苓15克　酸枣仁15克　龙眼肉12克　炮姜炭30克　阿胶珠12克　艾叶炭15克　血余炭15克　仙鹤草60克　地榆炭15克　川续断20克　桑寄生15克　炒杜仲15克　龟甲30克先煎　熟地黄15克　乌梅15克　黄芩炭10克　大枣5枚　白芍15克　制附子60克先煎

四剂，水煎服，每剂浓煎四份，早晚各服一份。

【按语】患者神疲困倦、乏力气短、纳眠差，为心脾两虚、中气不足之症，腰膝酸软、便秘为肾阳亏虚之症。归脾汤补益心脾；固经汤加味方固经止血、补益肝肾；四逆汤温补肾阳，易干姜为炮姜，增强止血之力，合用炭类止血药物，加仙鹤草、阿胶珠等止血补血之品。

患者服药一周后复诊，诉服药第三天漏下已停，服药期间睡眠改善。嘱继服调护。下次月经至，一切正常。

2. 漏下贫血案

李某，女，46岁。2018年3月8日初诊。

【症见】患者中度贫血，功能性子宫出血半年余，每次月经十余日方止，色暗，少腹疼痛，头痛，腰酸肢凉，双膝关节疼痛，口干、舌燥。舌瘦、淡红、少苔、舌边瘀点，脉弦细。

【辨证】脾肾双亏，气虚血瘀，冲任失调。

【方药】固经汤加味方合参灵散、失笑散。

龟甲30克先煎　熟地黄15克　当归10克　白芍15克　乌梅15克　黄芩炭10克　地榆炭10克　血余炭15克　炮姜炭30克　桑叶30克　生黄芪60克　三七9克粉冲　仙鹤草60克　桑寄生15克　炒杜仲15克　川续断20克　党参30克　蒲黄炭20克　五灵脂20克　益母草40克

六剂，水煎服，早晚各服一份。

【按语】患者出血日久，处于中度贫血状态，故急则治其标，治疗应以塞流止血为主。故以固经汤加味方养阴止血、补益肝肾和气血，参灵散更有补虚而不滞涩、化瘀而不伤正之妙；炭类药物合失笑散止血，益母草活血调经。

患者服药一周，诉服药前三天出血增多，可见少量血块排出，第四天出血量则明显减少，目前出血已止。自觉神疲乏力，腰膝酸软、畏寒肢凉，口干。调整处方：去黄芩炭、地榆炭、血余炭、桑叶，加四逆汤及肾四味。患者出血止，伴有腰膝酸软、神疲乏力等，此时当结合扶阳与温补之法，合用四逆汤、肾四味补肾填精，培补正气，这就是固本。

继予上方加减调护三个月，患者气色焕然一新，精力充沛。一年后回访，患者每月经期正常。

3. 漏下伴带下案

谢某，女，46岁。2017年11月18日初诊。

【症见】山西省患者，连续4个月，每来月经20余日不尽，已经接受两次刮宫治疗。本次月经已经20日未止且量大，在老家经多方中西医治疗无效，来京就诊多家三甲医院无显效。因出血量多，患者面黄肌瘦，神疲乏力，少气懒言，口中无味，加上求治无效，情绪压抑，身心备受折磨。既往患霉菌性阴道炎，带下量多色黄，少腹坠痛，腰酸。舌淡红、有齿痕、苔微黄，脉弦细。

【辨证】肝脾肾阳虚，冲任失调，中气不足，统摄无权。

【方药】固经汤加味方合薏苡附子败酱散、易黄汤。

龟甲30克先煎　熟地黄15克　白芍15克　乌梅15克　黄芩炭10克　地榆炭15克　血余炭15克　艾叶炭15克　阿胶珠15克　蒲黄10克包煎　蒲黄炭30克　三七30克　桑叶30克　生黄芪60克　党参45克　五灵脂20克　仙鹤草60克　桑寄生15克　川续断20克　炒杜仲15克　炮姜炭30克　砂仁10克后下　炙甘草15克　制附子45克先煎　炒薏苡仁30克　败酱草60克　西洋参15克　车前子30克包煎　山药30克　芡实15克　白果15克

四剂，水煎服，每剂浓煎四份，早晚各服一份。

【按语】患者病机复杂，脾肾阳虚、气不摄血为本，血瘀血热导致崩漏为标，兼有下焦湿热而有阴道炎、白带异常之症。患者贫血体虚，加西洋参另煎补益，整方体现四逆汤、理中汤顾护脾肾之气。炭类药物止血，益母草活血调经。薏苡附子败酱散扶阳利湿消痈，结合易黄汤止带。

患者用药一日则血止大半，两日则血止，本人及其爱人都惊叹十分神奇！

守方服药至12月4日复诊，患者诉11月28日月经来潮，带下较前明显改善，腰酸、腹痛减轻。舌红、有齿痕、苔薄黄，脉弦细。连续服药至患者2017年12月28日，带下已正常，腰酸、腹痛已愈。

4. 虚寒型漏下案

齐某，女，39岁。2017年11月16日初诊。

【症见】患者月经淋沥不尽半年，神疲乏力，少气懒言，畏寒肢凉，腰痛，四末不温。舌暗淡胖大、苔薄白，脉细缓。

【辨证】三阴阳虚，气血双亏，中气不足，脾不统血。

【方药】固经汤加味方合炭类止血药物及十二五合方。

龟甲30克先煎　熟地黄18克　白芍18克　当归10克　乌梅15克　生黄芪60克　桑寄生15克　川续断30克　仙鹤草60克　党参45克　白术30克　茯苓30克　炙甘草30克　炮姜炭30克　制附子60克先煎　艾叶炭15克　地榆炭15克　阿胶珠12克　炒杜仲15克　川芎15克　仙茅20克　补骨脂30克　枸杞子30克　菟丝子30克　巴戟天20克　淫羊藿30克　肉苁蓉15克　覆盆子30克

四剂，水煎服，每剂浓煎四份，早晚各服一份。

【按语】患者月经淋沥半年，大伤气血，伤及肾精。在固经汤加味方基础上，合用十二五合方之意，升提中气，固护肾气。加炭类药物及阿胶珠等止血药物。本案体现扶阳为主，脾肾同调，塞流、澄源、固本兼治的综合思路。

一周后复诊，月经出血明显减少，乏力感减轻。临证加减服药至2017年12月27日，患者诉月经12月13日来潮，七日尽，量色如常，神疲乏力、少气懒言、畏寒肢凉、腰痛等症状均有明显好转。调整处方，去艾叶炭、地榆炭，加黄精30克补虚，吴茱萸15克驱寒。患者继服一个月善后。

5. 小产后漏下案

马某，女，27岁。2020年11月7日初诊。

【症见】患者小产后阴道出血淋沥不断，已经两月有余，口服西药无效，面色㿠白，神疲乏力。舌暗红、苔白，脉沉细小数。

【辨证】肝肾亏损，中气不足，脾不统血。

【方药】固经汤加味方合失笑散、四君子汤、理中汤。

龟甲30克先煎　熟地黄15克　当归10克　白芍15克　乌梅30克　黄芩炭10克　地榆炭15克　生黄芪60克　三七15克　桑叶30克　阿胶珠12克　艾叶炭15克　血余炭15克　仙鹤草60克　桑寄生15克　川续断30克　炒杜

仲20克　党参30克　茯苓30克　炒白术30克　炙甘草15克　炮姜炭30克　五灵脂30克　生蒲黄20克包煎

四剂，水煎服，每剂浓煎四份，早晚各服一份。

【按语】患者小产后阴道淋沥出血，气随血脱，阳气耗散，兼有瘀血。在使用固经汤加味方基础上，合用理中汤、四君子汤固护中气，合用失笑散并取少腹逐瘀汤之意，化瘀止血，以达澄源之效。

患者服药后三日血止，再用药两周善后。月经复来，各项正常。

6. 产后漏下案

辛某，女，30岁。2020年10月7日初诊。

【症见】患者产后阴道常不规则出血，断断续续，已有半年，遇冷加重，头晕。舌淡红、胖大、苔白，脉沉。

【辨证】脾肾阳虚，气血双亏，统摄无权，虚风内动。

【方药】固经汤加味方合四逆汤、理中汤、真武汤、泽泻汤、半夏白术天麻汤。

龟甲30克先煎　熟地黄18克　当归15克　白芍18克　乌梅30克　黄芩炭10克　地榆炭15克　生黄芪60克　桑叶30克　三七20克　炮姜炭45克　血余炭15克　蒲黄炭20克　党参45克　五灵脂30克　艾叶炭15克　阿胶珠15克　炒白术30克　茯苓30克　制附子90克先煎　干姜30克　仙鹤草60克　桑寄生15克　川续断30克　清半夏30克　天麻15克　泽泻45克　桑椹30克

四剂，水煎服，每剂浓煎四份，早晚各服一份。

【按语】本案患者阳虚明显，属阳虚失血，所以重用制附子，体现四逆汤、理中汤固护两本之意。患者脾肾阳虚，痰湿内蕴，阳虚水泛，以真武汤、泽泻汤、半夏白术天麻汤温通肾阳、利水化痰、祛风定眩。

患者服药一周，阴道出血止，头晕明显改善。后去泽泻汤、半夏白术天麻汤，保留真武汤继续治疗眩晕，加入肾四味各30克补肾填精。继续用药一个月后，患者月经正常而至。

小　结

固经汤加味方是笔者在朱丹溪固经丸基础上，合用傅青主加减当归补血汤，并加味炭类止血药物和补益肝肾药物而成，对于“塞流”疗效甚佳。在临床诊治时，笔者通常将塞流、澄源、复旧（固本）三法同用。崩漏者，多有瘀血，合用活血化瘀之法，达“澄源”之效；肝肾亏虚、中气不足者，突出气血与两本并补，特别是后期，突出扶阳，固护两本，多用肾四味、肾八味补肾填精，或以十二五合方善后，此为“固本之法”。

带　下　病

带下病即带下的量明显增多，色、质、气味发生异常，相当于西医学的阴道炎、子宫颈炎、盆腔炎、妇科肿瘤等疾病引起的带下增多。

《傅青主女科·带下》讲：“夫带下俱是湿证。而以‘带’名者，因带脉不能约束而有此病，故以名之。盖带脉通于任、督，任、督病而带脉始病。”中医通常认为带下病的病机为湿邪所致，在外为寒湿或湿热侵体，在内为脾虚运化失调，肾阳气化无力，阳关不固，导致水湿内停生热而下注。治法为健脾祛湿、清热泻火。

一　治疗思路

中医对带下病的分类非常细，主要按照颜色区分，包括白带、黄带、赤带、黑带、青带等，治法也各有不同，笔者坚持扶阳固本的思路仅执其要。在临证治疗上，主要借鉴了傅青主的易黄汤和当代验方银甲散，并将其融于扶阳益气、健补两本的治疗思路。

易黄汤组方包括山药、芡实、黄柏、车前子与白果，其立意在于“补任脉之虚，而清肾火之炎”。本方虽为黄带而立，但傅青主也说：“此不特治黄带方也，凡有带病者，均可治之，而治带之黄者，功更奇也。盖山药、芡实专补任脉之虚，又能利水，加白果引入任脉之中，更为便捷，所以奏功之速也。至于用黄柏清肾中之火也，肾与任脉相通以相济，解肾中之火，即解任脉之热矣。”

银甲散是笔者早年根据某杂志上所录、验之于临床有效后加味而成，其组方包括金银花、连翘、升麻、红藤、蒲公英、紫花地丁、鳖甲、黄柏、生蒲黄、椿根皮、大青叶、杜仲、川续断、桑寄生、山茱萸、党参、黄芪、鹿角片。该方以清热解毒、利湿通淋、活血化瘀、强筋壮骨、补肾填精思路治疗下焦湿热及疼痛等症。

之所以常用或合用这两个处方，是因为带下病患者多伴有盆腔炎等症，二者病机相同，均为下焦湿热症状；且两个处方有互补之功效，对于并发妇科炎症效果更佳。从组方药物看，这两个处方均以清热除湿解毒为主，但对于脾虚运化失调与肾阳气化无力导致水湿内停生热而下注的患者，健脾扶阳才是治本所在。

傅青主所创之完带汤也是治疗带下病的名方，其重用白术、山药、人参与苍术就是突出健脾祛湿固本之意。师其顾护胃气和肾气的思路，笔者在方药中合用四逆、理中、四君之辈，在湿热标证得到控制后，再根据患者情况，采用相应的扶阳固本方药予以调理气血。

在遣方用药上，笔者常用并重用温阳祛湿的薏苡附子败酱散。此经方原为肠痈而立，笔者师其意，广而用之于湿邪所致各类内外科痈疡肿痛等症，不但疗效显著提升，而且毫无伤阳败胃之虞。

二 具体医案

1. 霉菌性阴道炎、带下病案

步某，女，32岁。2019年1月12日初诊。

【症见】患者霉菌性阴道炎反复发作，外阴瘙痒，带下色黄如豆渣，味腥臭，腰酸痛，口中黏腻不适，纳眠可，二便可。舌暗淡、胖大、苔燥，脉弦数。

【辨证】脾肾阳虚，寒湿困脾，郁而化热，湿浊下注。

【方药】银甲散合易黄汤、四逆汤、薏苡附子败酱散及清热杀虫药物。

金银花45克　连翘15克　大青叶15克　蒲公英30克　紫花地丁30克　红藤30克　鳖甲20克先煎　椿根皮15克　生蒲黄20克包煎　炒杜仲15克　川续断30克　桑寄生15克　党参45克　生黄芪60克　生百部30克　蛇床子30克　白果15克　山药15克　车前子20克包煎　芡实15克　黄柏10克　土茯苓90克　炙甘草30克　干姜60克　制附子90克先煎　败酱草60克　炒薏苡仁60克

四剂，水煎服，每剂浓煎四份，早晚各服一份。

【按语】患者体质阳虚，免疫力弱，故反复阴道炎发作，千万不可看到炎症就使用一派清热解毒药物，乱用寒凉，当以扶阳为主，寒热并用，温热药物固护脾肾，寒凉药物清热解毒。银甲散清热解毒，调节升降，利湿止带，合用易黄汤清热化湿止带。薏苡附子败酱散扶阳利湿消痈，重用附子90克，加干姜60克体现四逆汤之意，参、芪健中。蛇床子、生百部杀虫，土茯苓利湿解毒可治疗诸“恶疾”。《本草正义》云：“土茯苓，利湿去热，能入络，搜剔湿热之蕴毒……，故专治杨梅毒疮，深入百络，关节疼痛，甚至腐烂，又毒火上行，咽喉痛溃，一切恶症。”

2019年1月19日复诊，外阴瘙痒明显减轻，带下稍有改善，腰部酸痛减轻。处方不变。

2019年2月12日四诊，带下色白量多质清，外阴瘙痒已愈，口中黏腻减轻，腰部酸痛改善。患者诸症都有改善，唯有治疗腰部疼痛未达到预期，此即湿热邪气已经消除，素体脾肾阳虚，气血不足，应换以补益之法固本，处方如下：

党参30克　炒白术30克　茯苓30克　炙甘草30克　熟地黄18克　当归15克　白芍15克　川芎15克　制附子120克先煎　干姜90克　生黄芪60克　仙茅20克　淫羊藿50克　菟丝子30克　枸杞子30克　五味子15克　覆盆子30克　巴戟天30克　肉苁蓉30克　补骨脂30克　白果15克　黄柏10克

芡实15克　车前子20克包煎　山药20克　土茯苓90克　鸡冠花15克　蛇床子30克

四剂，水煎服，每剂浓煎四份，早晚各服一份。

【按语】本案治疗以十二五合方合易黄汤、肾四味加味治疗，着重突出四逆汤、理中汤药物剂量。

患者2月21日就诊时，诉腰部疼痛减轻大半，带下已正常。上方辨证加减，继服两个月后诸症痊愈。

2. 带下并腹痛案

陈某，女，54岁。2019年10月24日初诊。

【症见】患者少腹疼痛反复发作三年，曾两次入院剖腹探查，未能明确诊断原因。带下臭秽浑浊、色黄，偶伴随咖啡色分泌物。胸闷，情绪急躁，腰坠痛，腹胀。面色晦暗，神疲乏力，纳眠差。舌暗胖大、有齿痕、苔黄腻，脉弦数滑。

【辨证】脾肾阳虚，寒湿内阻，郁而化热，带脉失约，湿热下注。

【方药】银甲散合加味逍遥丸、理中汤、四逆汤、薏苡附子败酱散。

金银花45克　连翘15克　升麻10克　红藤15克　蒲公英30克　紫花地丁30克　鳖甲30克先煎　大青叶15克　椿根皮15克　炒杜仲20克　川续断30克　桑寄生15克　生蒲黄30克包煎　五灵脂30克　党参30克　生黄芪60克　柴胡10克　当归15克　白芍15克　茯苓15克　炒白术15克　生姜45克　炙甘草30克　炒栀子15克　牡丹皮15克　生薏苡仁60克　制附子60克先煎　败酱草60克　土茯苓90克　乌药10克

六剂，水煎服，早晚各服一份。

【按语】本案以银甲散清热解毒，调节升降，利湿止带，补肾强腰。失笑散活血止痛。加味逍遥丸疏肝健脾补血，内有理中汤之意护中。薏苡附子败酱散扶阳利湿消痈，重用附子，取四逆之意。重用土茯苓90克，解毒除湿，乌药暖下焦。

患者服药一周后，诉每日排恶臭粪便5～7次，带下量多、色黄，腹胀及腹痛减轻，腰部酸痛与胸闷减轻。调整用药：制附子90克、乌药20克、炙甘草

45克，生姜改为干姜60克、红藤30克，增强药效其余不变。

患者继服一周，腰部酸痛及腹痛明显好转，胸闷已减大半，带下量逐日减少，臭腥味明显好转。加味易黄汤，处方如下：

金银花30克　连翘15克　升麻15克　红藤30克　鳖甲30克先煎　大青叶15克　炒杜仲20克　川续断30克　桑寄生20克　生蒲黄20克包煎　五灵脂20克　柴胡10克　当归15克　白芍15克　茯苓30克　炒白术30克　干姜90克　炙甘草60克　炒栀子15克　牡丹皮15克　生薏苡仁60克　制附子120克先煎　败酱草90克　山药30克　芡实20克　白果20克　车前子20克包煎　黄柏10克

四剂，水煎服，每剂浓煎四份，早晚各服一份。

【按语】银甲散合薏苡附子败酱散，再合上易黄汤，这就是治疗妇科带证的基础方，标本兼顾。

患者连服上方三周，带下已正常，腹痛消失，其余诸症近愈。

3. 盆腔炎伴白带增多案

王某，女，48岁。2018年6月26日初诊。

【症见】患者面色萎黄，盆腔炎有积液，腰腹坠胀酸痛，带下色黄量多、尿频，白带检测为滴虫、霉菌性阴道炎。舌淡红、胖大、苔黄腻，脉弦数。

【辨证】脾肾亏损，下焦湿热。

【方药】银甲散合龟鹿二仙汤、易黄汤、薏苡附子败酱散、缩泉丸。

金银花45克　连翘15克　鳖甲30克先煎　红藤30克　升麻30克　紫花地丁30克　蒲公英60克　生蒲黄20克包煎　炒杜仲30克　川续断30克　桑寄生15克　椿根皮15克　山茱萸30克　党参30克　生黄芪45克　鹿角片15克　龟甲15克先煎　白果15克　车前子30克包煎　山药20克　芡实15克　黄柏10克　土茯苓30克　益智仁30克　乌药10克　炙甘草30克　生薏苡仁45克　制附子90克先煎　败酱草60克

四剂，水煎服，每剂浓煎四份，早晚各服一份。

【按语】银甲散合用易黄汤清热化湿止带，合龟鹿二仙汤补益肾督，薏苡附子败酱散扶阳利湿消痈，重剂土茯苓可解毒利湿热，缩泉丸治疗尿频。

患者7月3日复诊：腹胀、腰酸坠胀明显减轻，带下减少，尿频改善，舌苔腻明显消退。上方加减服用一个月，患者复查盆腔积液消失，白带检测已正常，诸症愈。

4. 带下异常伴月经迟延案

王某，女，25岁。2019年5月21日初诊。

【症见】患者腰部酸痛，少腹坠胀，带下色白量多、味腥，瘙痒明显，月经延后，神疲困倦，夜眠惊悸，二便可。舌暗淡、苔腻微黄，脉沉缓细。

【辨证】脾肾阳虚，寒湿化热，中气不足，带脉失约。

【方药】银甲散合易黄汤、少腹逐瘀汤、破格救心汤、薏苡附子败酱散。

金银花45克　连翘30克　蒲公英30克　紫花地丁30克　升麻30克　鳖甲30克先煎　红藤30克　椿根皮15克　炒杜仲30克　川续断30克　生蒲黄20克包煎　党参45克　山茱萸45克　生黄芪30克　车前子30克包煎　黄柏15克　芡实30克　山药30克　白果15克　小茴香30克　炮姜炭30克　熟地黄30克　白芍15克　川芎15克　当归15克　炙甘草30克　制附子60克先煎　败酱草60克　生薏苡仁60克

四剂，水煎服，每剂浓煎四份，早晚各服一份。

另加外洗剂，先熏后洗，处方如下：

黄柏15克　白鲜皮30克　蛇床子30克　地肤子30克　白矾30克　土茯苓30克　苦参30克　川椒15克　生百部15克　椿根皮15克

三剂，煎汤外洗，每剂药共煎煮两次，每日一次。

【按语】本案脾肾阳虚、月经延后，加炮姜、小茴香取少腹逐瘀汤之意；加味参、芪健中，合用山茱萸、制附子取破格救心汤之意，提振心肾阳气。外洗方清热解毒、杀虫疗疮，辅助治疗。

患者连续服药两周后带下明显减少，夜眠惊悸减少，腰部畏寒。上方辨证加减，患者服药至6月29日，带下症愈，腰部酸痛畏寒明显改善，本月月经如期而至，气色明显改善。后巩固调理三周。

5. 盆腔积液、带下病案

苗某，女，37岁。2017年8月29日初诊。

【症见】患者盆腔积液，带下色黄异味，宫颈糜烂，HPV阳性，同房时阴道疼痛流血，手脚冰凉，情急易怒。舌暗红、苔黄腻，脉细滑数。

【辨证】脾肾阳虚，中气亏损，寒湿困脾，瘀久化热。

【方药】银甲散合易黄汤、薏苡附子败酱散、完带汤。

金银花60克　连翘30克　鳖甲30克先煎　红藤15克　蒲公英30克　紫花地丁60克　升麻15克　生蒲黄20克包煎　椿根皮15克　大青叶15克　炒杜仲30克　川续断30克　桑寄生15克　党参30克　生黄芪90克　山茱萸30克　鸡冠花15克　白果30克　车前子30克包煎　芡实30克　黄柏15克　山药30克　苍术30克　熟地黄18克　当归15克　赤芍15克　川芎15克　炙甘草60克　生薏苡仁75克　制附子120克先煎　败酱草60克　干姜90克　细辛90克

三剂，水煎服，每剂浓煎四份，早晚各服一份。

【按语】患者体质阳虚明显，气血不足，免疫力差，正气无力抵抗寒湿邪气，邪气留恋阴部，郁而化热，治法当扶阳为重，温清补三法并用。重用制附子120克、干姜90克以扶阳，薏苡附子败酱散扶阳利湿消痈，重用生黄芪90克以补气；银甲散、易黄汤、完带汤清热化湿止带；四物汤补血和血。

患者连服上方两周后，带下明显改善，情绪稍有舒缓，四肢冰凉好转。服药至9月28日，诉性交疼痛明显减轻，带下已基本正常。临证加减，上方连续服用三个月后复查。2018年2月27日，患者电话告知：经复，并查宫颈糜烂已愈，盆腔积液消失。

小　　结

易黄汤和银甲散都是治疗带下病的良方。很多医生只见带下湿热标证，只用清热之法，虽有疗效，亦伤正气。以上案例可见，临证患者多为阳虚体质，所以笔者在清利湿热的同时更重视扶助两本阳气，尤其重剂量使用薏苡附子败酱散、四逆汤和生黄芪，将扶阳固本与清热思路合用，相得益彰。

更年期疑难杂症

更年期是女性从中年到老年过渡的特殊时期，在这个阶段，身体气血阴阳有所波动，肝肾精髓容易亏虚。笔者临证经验发现，女性平素之疾，在更年期这个阶段其不适症状会更加突出。因此这一阶段的用药治疗，一定要把握住肝肾精亏、气血两虚的病机。笔者调理更年期综合征最为常用的思路就是以十二五合方为基础方，在填精益髓、补益气虚的基础上，加用对症之药。在本节医案中，笔者没有专门收录“烘热汗出、心烦急躁”为主症的更年期案例，此类病证辨证运用青蒿鳖甲汤、当归六黄汤、甘麦大枣汤、二仙汤等经典方剂即可。本节主要选列了一些更年期发作的疑难杂症。

1. 抑郁失眠案

李某，女，49岁。2021年4月13日初诊。

【症见】患者面色晦暗，情绪低落，多疑多忧思，少气懒言，寒热往来，烘热汗出，汗止身凉畏寒，彻夜难眠，每晚口服抗抑郁及助眠药物（氯硝西泮、奥氮平、艾司唑仑）可入眠两三个小时，多梦惊悸，心下痞满，不欲饮食，口干、口苦。舌暗红胖大、苔薄白，脉沉细。

【辨证】心脾阳虚，肝郁气滞，营卫失调。

【方药】柴胡桂枝加龙骨牡蛎汤合破格救心汤、半夏秫米汤、酸枣仁汤及睡眠验方四味。

桂枝45克　白芍45克　制附子120克先煎　干姜90克　党参60克　山茱萸90克　生龙骨50克先煎　生牡蛎50克先煎　煅磁石30克先煎　炙甘草60克　柴胡18克　清半夏90克　炒薏苡仁60克　炒枣仁45克　茯神30克　川芎15克　知母15克　远志15克　浮小麦60克　白芷60克　生黄芪90克　五味子

30克　黄精30克　合欢花15克　生山楂30克　鳖甲15克先煎　地骨皮20克

三剂，水煎服，每剂浓煎四份，早晚各服一份。

【按语】情志致病是现代女性疾病的主要病因之一，家庭、工作、社会带给女性的压力要大得多。女性进入更年期后，由于自身气血阴阳的变化，导致情绪波动，轻者烦躁易怒，重者喜怒无常。心主神明，心阳不足、心血亏虚则神明无所主。肝主情志，肝郁则情忧。脾主思虑，思虑过度则伤脾阳。情志之疾，一定与心、肝、脾相关。首诊处方以柴胡桂枝加龙骨牡蛎汤疏肝解郁、和营安神，破格救心汤振心肾阳气，其中重用山茱萸90克，收敛心阳则可安眠。半夏秫米汤化浊和胃、降逆助眠，此方治疗失眠时半夏须用重剂。再合用酸枣仁汤养阴，心、肝、脾皆顾。地骨皮、鳖甲清透虚热。

患者4月20日复诊，烘热汗出明显缓解，夜眠时间可连续四五个小时，寒热往来及口干口苦明显减轻，情绪稍有缓解，问诊时声音较前明朗。调整处方：制附子150克，干姜120克，煅磁石50克，浮小麦90克，增强药效。

患者服药至5月6日，睡眠明显改善，每晚可睡七八个小时，夜眠惊悸多梦亦改善；神情较前开朗，口干口苦及烘热汗出痊愈，食欲改善。调整处方：去鳖甲及地骨皮。另嘱患者停服氯硝西泮及奥氮平。

患者服药至5月18日，诉每夜可安睡八九个小时，情绪平稳，饮食正常，问诊言谈自如，其余无不适。嘱可停服艾司唑仑。巩固治疗一月余，患者完全停服助眠及抗抑郁西药后，其睡眠质量亦如常人。

2. 梅核气案

孙某，女，53岁。2020年9月28日初诊。

【症见】患者自觉咽喉有异物梗阻，吞咽有噎嗝感，三甲医院喉镜检查未见咽喉部异常，颈部彩超示双侧甲状腺结节2.3cm×2.1cm，甲功八项无异常。心悸胸闷，常常惊慌焦虑，情绪紧张时汗出多，失眠。舌暗红、苔薄白，脉细弱。

【辨证】心脾阳虚，气滞痰凝，气机升降失衡。

【方药】破格救心汤合丹参饮、柴胡桂枝加龙骨牡蛎汤、逍遥散、酸枣仁汤、软坚散等化痰散结之品。

干姜60克　炙甘草60克　制附子90克先煎　党参60克　山茱萸90克　煅龙骨50克先煎　煅牡蛎50克先煎　煅磁石30克先煎　丹参60克　檀香10克后下　砂仁10克后下　柴胡18克　桂枝30克　白芍30克　清半夏90克　生薏苡仁60克　炒枣仁30克　茯神30克　川芎15克　知母15克　当归15克　炒白术30克　薄荷15克后下　玄参30克　浙贝母30克　木鳖子30克　夏枯草60克　生黄芪90克

三剂，水煎服，每剂浓煎四份，早晚各服一份。

【按语】患者以咽喉异物感及吞咽噎嗝为主症，且B超显示双侧甲状腺有结节，伴心悸胸闷。首诊处方用破格救心汤合丹参饮振奋心阳、化瘀通络，以柴胡桂枝加龙骨牡蛎汤、逍遥散、酸枣仁汤，疏肝理气、养阴安神，因考虑到其双侧甲状腺结节，加玄参、浙贝母、夏枯草、木鳖子软坚散结。

患者连续服药两周后，心悸胸闷明显缓解，咽喉梗塞感无明显变化，情绪紧张和焦虑程度缓解，睡眠改善。原方去玄参、浙贝母，加厚朴15克、苏叶15克，有半夏厚朴汤之意，行气散结、降逆化痰，是《金匮要略》治疗“梅核气”的经典方剂。

患者服上方两周后，咽喉梗塞感明显缓解，心悸胸闷已不明显，睡眠质量明显好转。上方辨证加减，梅核气很快治愈，2021年1月12日患者复查颈部彩超示，右侧甲状腺结节1.1cm×0.9cm，左侧甲状腺结节1.3cm×0.7cm，较前明显缩小。

3. 健忘症案

周某，女，51岁。2020年8月10日初诊。

【症见】患者面色晦暗，记忆力衰退，家属诉其甚至不记回家之路（每周有4～6次），心悸，夜眠下肢痉挛，腰膝酸困，问诊对答反应缓慢。舌淡红、胖大、苔白腻，脉沉细。

【辨证】心肾阳虚，肾精亏虚，脑髓失养。

【方药】十二五合方合龟鹿二仙汤、芍药甘草汤及石菖蒲、远志、白芷等宁神益智之品。

熟地黄30克　当归15克　川芎15克　白芍90克　仙茅20克　淫羊藿30克　巴戟天20克　肉苁蓉30克　覆盆子30克　五味子30克　枸杞子30克　菟丝子30克　补骨脂30克　党参45克　炒白术30克　茯苓45克　炙甘草60克　制附子150克先煎　干姜90克　生黄芪90克　肉桂45克　白芷90克　石菖蒲45克　远志30克　龟甲15克先煎　鹿角片15克　丹参60克　桑椹30克

三剂，水煎服，每剂浓煎四份，早晚各服一份。

【按语】患者健忘，西医认为是脑萎缩，中医辨证则为肝肾精亏、气血两亏，脑髓失于精血濡养。十二五合方与龟鹿二仙汤合用，大力填补精髓，附子、干姜温通一身阳气，重用石菖蒲、远志、白芷，取通窍活血汤之意，使髓窍宣通，精血可达，宁神益智。重用白芍90克，柔肝舒筋。

患者连服上方两周后，诉夜眠下肢痉挛未犯，心悸及腰膝酸困明显好转。家属诉其记忆力有所改善，与之交流观其状态也有所好转，期间患者“不记回家之路”共出现3次。调整药味剂量：制附子180克，干姜120克，鹿角片30克，龟甲30克，加大扶阳填精效力。

2020年10月12日患者就诊时，问诊对答尚可，反应较前明显改善，自诉再未出现“不记回家之路”现象，步行久偶感腰膝酸困，上方加独活45克，继服一个月调理。

4. 眩晕案

李某，女，54岁。2021年5月6日初诊。

【症见】患者绝经半年，神疲乏力，有眩晕病史，自停经后头晕目眩频频发作，伴心悸呕恶，四肢冰凉。舌暗红、苔滑润，脉弦滑。

【辨证】寒湿困脾，脾肾阳虚，虚风内动。

【方药】验方除眩汤合真武汤、五苓散、半夏白术天麻汤、四物汤。

蝉蜕15克　竹茹15克　生白术45克　泽泻75克　决明子30克　白豆蔻15克后下　淫羊藿45克　珍珠母60克先煎　茯苓45克　白芍45克　制附子

90克先煎　干姜60克　炒薏苡仁60克　桂枝30克　猪苓15克　天麻15克　清半夏45克　生黄芪60克　炙甘草60克　川芎15克　当归15克　熟地黄30克

六剂，水煎服，早晚各服一份。

【按语】患者有眩晕病史，在停经后眩晕发作频率增加，此因这一阶段女性肝肾精血亏虚，心脾肾阳虚，加之素来寒湿内聚、上扰清窍，气血双亏导致虚风内动。眩晕发作时伴随心悸、呕恶、四肢发凉，是为水湿上凌所致。患者首诊眩晕是主症、急症，处方选用除眩汤、真武汤、半夏白术天麻汤，以温阳化湿，祛痰定眩，加四物汤养血活血。

患者服药一周，诉服药后头晕目眩发作三次，程度减轻，且伴随心悸及呕恶，症状明显缓解，服药期间大便稀溏，每日两三次。继服上方一周。三诊时，眩晕明显改善，近期未再发作，心悸、呕恶未犯，神疲乏力改善明显。调整处方：十二五合方填精益髓治本，加白蒺藜30克、制何首乌30克养肝息风。患者服药半个月，此后眩晕未再发作。

5. 耳鸣案

田某，女，50岁。2019年11月14日初诊。

【症见】患者面色萎黄，月经紊乱，耳鸣、脑鸣，自觉头项沉重，头目不清，心悸失眠，心烦易怒。舌暗淡、胖大、苔滑润，脉濡滑。

【辨证】肾精亏虚，脾肾阳虚，寒凝痰瘀。

【方药】十二五合方合麻黄附子细辛汤加味。

熟地黄45克　当归15克　川芎15克　白芍45克　仙茅20克　淫羊藿30克　巴戟天30克　肉苁蓉30克　覆盆子30克　五味子30克　枸杞子30克　菟丝子30克　补骨脂30克　党参30克　炒白术30克　茯苓30克　炙甘草60克　制附子90克先煎　干姜60克　生黄芪90克　肉桂30克　麻黄10克　细辛45克　白芷60克　石菖蒲30克　蝉蜕30克　防风45克　煅磁石50克先煎

三剂，水煎服，每剂浓煎四份，早晚各服一份。

【按语】患者年至半百，天癸将绝，阳气渐衰，肝肾亏虚，精血不足，肾开窍于耳，肝肾亏虚则清窍失养，故脑鸣、耳鸣。结合患者舌脉及症状，寒湿内阻明显，故其头项沉重，头目不清，此为痰湿阻滞脑窍。处方用药以十二五合方为大法，突出四逆汤、理中汤固护两本之意，合用麻黄附子细辛汤托邪透表，加白芷、细辛、石菖蒲通窍豁痰醒脑，加磁石、蝉蜕治疗耳鸣经验用药。整个处方是标本兼顾，但扶阳之力为最。

患者2019年11月23日复诊，自觉上述诸症好转不明显。此为痰湿缠绵难除，轻剂不可为之，处方调整用药如下：麻黄15克，制附子120克，细辛60克，增强药效，其余不变。

患者继服一周后，诉服药后周身汗出，呕吐痰涎三次，便觉头目清爽，耳鸣大减，心悸失眠明显改善。患者服药后多汗，呕吐痰涎，是痰湿瘀阻得除的表现，故在此之后耳鸣、脑鸣顿减，头目清爽。将麻黄减为10克，以防发汗太过而伤正，是为中病即止。

后续处方基本未变，患者连服一个月后耳鸣、脑鸣痊愈，心悸愈，睡眠尚好。

6. 牙痛案

王某，女，48岁。2020年5月3日初诊。

【症见】患者面色萎黄，月经延后且量明显减少，自觉牙齿冷痛，遇风及寒凉饮食加重，神疲乏力，腰膝畏寒酸困，口腔溃疡频发，口干口臭，喜饮冷不可自制。舌淡红胖大、边有齿痕、苔黄腻，脉沉细缓。

【辨证】脾肾阳虚，虚火上浮，肾精亏虚。

【方药】十二五合方合潜阳封髓丹、加味辛香化湿开窍之品。

熟地黄45克　当归30克　白芍45克　川芎15克　仙茅20克　淫羊藿30克　巴戟天20克　肉苁蓉30克　覆盆子30克　五味子30克　菟丝子30克　补骨脂30克　党参30克　炒白术30克　茯苓30克　炙甘草60克　制附子130克先煎　干姜90克　生黄芪90克　桂枝45克　龟甲15克先煎　砂仁21克后下　黄柏30克　独活30克　杜仲30克　藿香30克　苍术30克　白豆蔻10克后下　细辛30克

三剂，水煎服，每剂浓煎四份，早晚各服一份。

【按语】患者牙齿冷痛，却又口干喜冷饮，且口腔溃疡反复发作，在很多患者看来，如果自己出现了这类症状，都认为自己“上火了”，也有很多医者会判断为热证而投用清热类药物，如此治疗则如同雪上加霜。寻根求源，仍是脾肾阳虚为本，虚火上浮为标。齿为骨之余，肾主骨，牙齿冷痛是因肾精亏虚，肾阳始衰。故十二五合方中使用重剂附子130克以温阳散寒。虚阳上浮，用潜阳封髓丹引火归元；患者舌苔黄腻，湿热上蒸，故口干喜冷饮，是表象，加藿香、苍术芳香燥湿之品即可。

患者服药一周，诉牙痛明显好转，口干减轻，喜冷饮可自觉克制，口腔溃疡近愈，腰膝酸困无明显改善，苔腻已消。调整处方：去藿香、苍术、豆蔻，加骨碎补30克、透骨草30克及成三骨汤（补骨脂、透骨草、骨碎补）补肝肾强筋骨。

患者连续服药两周后，诉牙冷痛明显改善，腰膝酸困减轻，口干及喜冷饮已不明显。继予上方服用两周巩固疗效。

7. 耳鸣伴飞蚊症案

王某，女，51岁。2021年4月13日初诊。

【症见】患者停经三个月，皮肤枯槁，双目干涩，飞蚊症，耳闷如坐飞机，情急易怒，乏力口干。舌红、苔薄白，脉沉数。

【辨证】肝肾亏虚，阴阳两虚，虚风内动。

【方药】地黄饮子合逍遥丸及枸杞子、菊花、密蒙花等养肝护目之品。

熟地黄45克　山茱萸45克　石斛45克　麦冬30克　五味子30克　石菖蒲30克　远志15克　茯苓30克　肉苁蓉30克　肉桂15克　制附子45克先煎　巴戟天30克　菊花15克　枸杞子45克　蝉蜕15克　密蒙花20克　决明子15克　柴胡15克　薄荷10克后下　白芍20克　当归15克　白术30克

六剂，水煎服，早晚各服一份。

【按语】患者其症状及舌脉是阴阳两虚证，对于肝肾不足、阴阳两虚的患者，用地黄饮子，并对症加减药味，效果胜于单用左归丸或地黄丸类方。

患者连续服药两周后，诉口干及乏力明显改善，双目干涩减轻，耳闷及飞蚊症减轻。调整处方：去薄荷，加生黄芪45克益气运血。

服药至2021年5月12日时，诉眼干涩已不明显，耳闷及飞蚊症好转，皮肤较前濡润。处方加磁石50克，重镇潜阳，辅助治疗耳闷症状，其余不变。患者继服两周耳闷及飞蚊症愈。

8. HPV阳性案

张某，女，54岁。2019年3月16日初诊。

【症见】患者于2018年9月份查出慢性宫颈炎，HPV阳性。舌暗红、苔燥，脉弦。

【辨证】肝肾亏损，冲任失调，元气亏损。

【方药】十二五合方合王献民先生“杀破狼”组合、海藻甘草汤。

熟地黄30克　当归15克　川芎10克　白芍30克　仙茅20克　淫羊藿30克　知母15克　黄柏10克　肉苁蓉15克　巴戟天20克　枸杞子30克　五味子15克　菟丝子30克　覆盆子30克　补骨脂30克　党参30克　炒白术30克　茯苓30克　炙甘草60克　制附子60克先煎　干姜60克　生黄芪130克　制川乌45克先煎　清半夏45克　制天南星45克　海藻50克　白花蛇舌草60克　蜈蚣6条粉冲　全蝎6克粉冲

三剂，水煎服，每剂浓煎四份，早晚各服一份。

【按语】患者肝肾亏损，处于更年期气血不调的阶段，故使用十二五合方为基础方从整体上调理气血阴阳，前期以补为主，理中汤、四逆汤要量大。针对肿瘤的攻伐，选用海藻甘草汤祛痰化瘀、通经活络。另合用王献民先生的“杀破狼”组合突出通阳气、破阴霾、消痰瘀之效，合用全蝎、蜈蚣搜剔伏邪。

上方临证加减，患者服药逐次好转，三个月后（6月18日）复查宫颈黏膜组织数量减少一半多。患者继续治疗三个多月，到2019年10月检查示：HPV转阴。

9. 漏尿案

魏某，女，55岁。2021年3月6日初诊。

【症见】患者停经一年，跑跳、咳嗽、打喷嚏时漏尿，平日需用卫生巾，夜尿六七次，影响睡眠质量，浑身乏力，双下肢酸软困重。舌淡胖大、苔薄白，脉沉细。

【辨证】肾气不足，固摄无权。

【方药】十二五合方合黄芪建中汤、缩泉丸。

熟地黄45克　当归30克　川芎15克　白芍45克　仙茅20克　淫羊藿30克　巴戟天20克　肉苁蓉30克　覆盆子30克　五味子30克　枸杞子30克　菟丝子30克　补骨脂30克　党参45克　炒白术30克　茯苓30克　炙甘草60克　制附子120克先煎　干姜90克　生黄芪90克　桂枝30克　益智仁30克　乌药15克　桑螵蛸15克　柴胡10克　升麻10克

三剂，水煎服，每剂浓煎四份，早晚各服一份。

【按语】对于更年期女性来说，肝肾精血亏虚程度严重，脾气不足，中气下陷，肾气不足，升发无力，导致漏尿。十二五合方阴阳并补，气血双调，在此基础上突出黄芪与白芍的剂量，有黄芪建中汤之意，补益中气，升提下陷。合缩泉丸补肾缩尿，多方协同而奏效。此法也适用于老年人夜尿频者。

患者2021年3月13日复诊，夜尿四五次，较前稍好转，漏尿及下肢酸困改善不明显。调整处方：桑螵蛸30克，制附子150克，生黄芪120克，增强疗效。连续服药至2021年4月2日，漏尿明显改善，已不需要用卫生巾，夜尿两三次，下肢酸困已不明显。后续临证加减巩固调理一个月痊愈。

10. 急性乳腺炎案

韩某，女，48岁。2021年5月15日初诊。

【症见】患者因近日情绪变动突发左侧乳房硬结，局部红肿疼痛，触痛明显，左侧乳房胀痛，经乳腺B超检查诊断为急性乳腺炎、乳腺增生。伴有阵发性头痛，口干、口苦。舌淡红胖大、苔薄黄，脉弦数。

【辨证】肝郁气滞，痰瘀互结，郁而化热。

【方药】血府逐瘀汤合四妙勇安汤、薏苡附子败酱散、软坚散、五味消毒饮、小柴胡汤。

柴胡18克　枳壳12克　桔梗12克　炙甘草60克　桃仁15克　红花15克　生地黄18克　当归15克　白芍120克　川芎45克　生龙骨30克先煎　生牡蛎30克先煎　生薏苡仁60克　制附子45克先煎　败酱草60克　玄参30克　浙贝母30克　金银花45克　紫花地丁30克　荆芥穗15克　蒲公英45克　王不留行30克　清半夏60克　白芷45克　黄芩10克　党参30克　细辛45克

六剂，水煎服，早晚各服一份。

【按语】此案是典型的情志致病，患者因情绪变动而出现乳房硬结，足厥阴肝经和足少阳胆经均绕乳房而过，且肝胆经之募穴也在乳房附近，肝主情志，患者情志波动，肝气郁结，发为有形之硬结。经络气血瘀阻，郁而化热，发为红肿疼痛，治当疏肝解郁、清热活血、理气散结。急则治标，处方用血府逐瘀汤、四妙勇安汤、五味消毒饮，清热解毒、活血散瘀、理气散结。小柴胡汤和少阳、理三焦。

患者2021年5月22日复诊，诉左侧乳房硬结明显缩小，左侧乳头胀痛已不明显，头痛发作频率减少，头痛程度减轻，口干口苦愈。继续调理两周，乳房胀痛愈。

其他妇科医案

1. 妊娠恶阻案

刘某，女，35岁。2018年3月31日初诊。

【症见】患者面色萎黄，妊娠八周，恶心呕吐，食入即吐。舌淡红、苔薄白，脉弦细。

【辨证】冲任不调，太阴脾虚，中气不足。

【方药】小柴胡汤合小半夏加茯苓汤、四物汤。

柴胡15克　清半夏45克　党参30克　黄芩10克　炙甘草15克　生姜30克　大枣5枚　茯苓30克　砂仁10克后下　熟地黄18克　当归15克　川芎15克　白芍18克　白术30克　炮姜炭30克　肉桂15克　生黄芪90克

桑寄生30克　淫羊藿50克　仙鹤草90克

七剂，水煎服，早晚各服一份。

【按语】小柴胡汤和解少阳，小半夏加茯苓汤降太阴止呕；取香砂六君子汤及理中汤之意，健脾、安胎；四物汤加炮姜、黄芪、淫羊藿、仙鹤草、桑寄生等，和血、补益肝肾，防止胎动出血。小半夏加茯苓汤组成包括半夏、茯苓、生姜，止呕汤组成包括半夏、砂仁、茯苓。这是笔者临床数十年治疗妊娠恶阻的经验用方。其功效在于健中焦脾胃、固冲补肾，共达安胎止呕之效。

患者2018年4月12日复诊，诉恶心呕吐明显缓解，纳食改善。继服五剂调护而愈。

2. 外阴白斑案

孟某，女，53岁。2015年7月21日初诊。

【症见】患者停经两年，外阴瘙痒反复发作三年，小阴唇色白萎缩，局部无皲裂，夜间瘙痒甚。神疲乏力，口苦、口干，情急烦躁。舌淡红胖大、苔薄白，脉沉细。

【辨证】肝脾肾阳虚，气血双亏，皮肤失养。

【方药】十二五合方合四逆汤、乌蛇荣皮汤、薏苡附子败酱散。

熟地黄45克　当归30克　白芍45克　川芎30克　仙茅20克　淫羊藿30克　巴戟天20克　肉苁蓉30克　枸杞子30克　五味子30克　菟丝子30克　桑椹30克　车前子15克包煎　覆盆子30克　黄芩12克　百部15克　何首乌30克　白蒺藜60克　炙乌梢蛇15克粉冲　白鲜皮30克　生黄芪60克　党参30克　炒薏苡仁60克　柴胡15克　蜂房10克　制附子60克先煎　败酱草60克　白芷30克

四剂，水煎服，每剂浓煎四份，早晚各服一份。

【按语】患者已是七七之年，肝肾精亏而天癸绝，精血不足无以濡养肌肤，足厥阴肝经过二阴部，肝血不足，经脉失养，而发为皮肤瘙痒皱缩；结合患者其他兼症，证属肝肾亏虚、精血不荣。处方用十二五合方加乌蛇荣皮汤加减，以填补肾精、益气养血、通窍润肤，同时重用制附子扶助脾肾之阳。

患者2015年7月28日复诊，诉外阴瘙痒有所减轻，夜间瘙痒改善。调整处方：制附子加至90克，去蜂房，加皂角刺45克行气血，消硬结。

患者服用上方两周后，诉口干口苦已愈，外阴瘙痒明显减轻，夜间瘙痒已不明显，神疲乏力改善。在守方基础上逐增制附子用量，每次加10克，直至150克维持不变。患者坚持服药半年，外阴瘙痒愈，小阴唇皮肤白色未见扩大。

外阴白斑是妇科疾病中的特殊疾病。西医认为是外阴局部神经血管营养障碍引起的组织变性和色素改变，病变局部皮肤和黏膜变白、粗糙甚至萎缩，最明显的症状就是外阴部瘙痒或灼痛，严重者因瘙痒抓挠引起表皮抓破。目前西医对此疾病没有特效药治疗，而在诸多中医妇科的医案书籍中均可见到治愈此病的案例。根据中医辨证分型，结合外阴白斑的症状及患者舌脉，此病的辨证论治可分为肝经湿热、脾肾阳虚、血虚化燥、肝郁气滞等，但临证中很少见到单一证型的，多是两三种证型并存，只是各有轻重。

3.外阴白斑案

孙某，女，32岁。2019年2月26日初诊。

【症见】患者面色晦暗，神疲乏力，情急易怒。月经量少、有血块，痛经，口干口苦，外阴瘙痒一年余，局部皮肤色白、增厚。纳差眠差。舌暗红、苔薄白，脉弦细。

【辨证】气滞血瘀，血虚化燥，精血亏虚。

【方药】血府逐瘀汤合乌蛇荣皮汤、软坚散、半夏秫米汤。

桃仁15克　红花15克　生地黄30克　当归15克　川芎15克　赤芍25克　炙甘草30克　柴胡15克　枳壳12克　桔梗10克　桂枝30克　白芍30克　干姜45克　炙乌梢蛇30克　何首乌30克　白蒺藜30克　生薏苡仁60克　紫草15克　牡丹皮15克　白鲜皮30克　黄芪60克　党参30克　炒白术30克　制附子45克先煎　玄参30克　浙贝母30克　生牡蛎30克先煎　清半夏90克

三剂，水煎服，每剂浓煎四份，早晚各服一份。

【按语】此案例证属气滞血瘀和精血亏虚并见。肝气郁结，肝经不通，气滞血瘀，瘀血阻络则精血运行不畅，肌肤不荣。首诊肝郁气滞症状明显，故用血府逐瘀汤行气化瘀。外阴白斑病机是肝肾精亏，乌蛇荣皮汤养血活血，荣皮祛风止痒。

患者服用上方两周后，口干苦明显减轻，睡眠改善，外阴瘙痒减轻。继续服药至2019年3月28日，诉月经来潮血块减少，痛经减轻，外阴增厚，局部较前变软，瘙痒明显减轻。调整处方：去玄参、浙贝母、生牡蛎，加巴戟天30克、肉苁蓉30克、枸杞子30克、菟丝子30克，与原方中药物合用成十二五合方以填补肾精。

患者服用上方两个月，外阴皮肤增厚全部变软，与正常皮肤无异，局部皮肤色白未见扩展，瘙痒痊愈。

4. 外阴溃疡案

罗某，女，37岁。2018年7月10日初诊。

【症见】患者外阴溃疡反复发作多年，坐立不适，性交疼痛，溃疡局部色红，溃疡面凹陷。口腔溃疡反复发作，情急易怒，夜眠差。舌暗淡、胖大、苔白滑，脉滑数。

【辨证】脾肾阳虚，气血亏虚，虚阳外越。

【方药】十二五合方合潜阳封髓丹。

熟地黄45克　当归30克　川芎30克　白芍45克　仙茅20克　淫羊藿30克　巴戟天30克　肉苁蓉30克　知母15克　黄柏10克　覆盆子30克　五味子30克　枸杞子30克　菟丝子30克　补骨脂30克　党参30克　炒白术30克　茯苓30克　炙甘草45克　制附子90克先煎　干姜60克　生黄芪90克　肉桂30克　砂仁15克后下　龟甲10克先煎　白芷15克　细辛15克　土茯苓90克

四剂，水煎服，每剂浓煎四份，早晚各服一份。

【按语】溃疡症，虚火上浮，湿热是标。在治疗上，当扶阳固本，填精髓，引火归元。这个病例的用药，除用引火归元的潜阳封髓丹之外，还用了薏苡附子败酱散和重剂量土茯苓。薏苡附子败酱散原本用于治疗肠痈，笔者在临床中将扩展应用到各类痈疡病症中，疗效显著。土茯苓是治疗各类浊秽病症的常规用药，其用量是疗效的关键所在。

患者2018年7月19日复诊。症见：口腔溃疡明显改善，外阴溃疡局部红肿有所消退。处方变化：去知母、车前子，加败酱草90克、炒薏苡仁60克，土茯苓加至120克，增强清热利湿之效。六剂，水煎服。

患者服药至2018年8月2日复诊，口腔溃疡愈合，外阴溃疡明显好转，疼痛明显减轻，患者可正常工作生活，情绪较前舒缓，夜眠改善。调整处方：制附子120克，黄柏30克，砂仁21克，干姜90克，增强潜阳之效。继续加减服药三周，患者外阴溃疡愈，生活如常，口腔溃疡未再发。

5. 妇女早衰案

沈某，女，31岁。2019年5月31日初诊。

【症见】患者面色晦暗，少气懒言，神情淡漠，性激素水平下降，卵巢功能早衰，月经紊乱、量少，头发早白，夜眠汗出。舌暗淡胖大、苔燥，脉沉细。

【辨证】太阴阳虚，肝肾亏虚，气血不足。

【方药】十二五合方合桃红四物汤加味调经之品。

熟地黄45克　当归30克　白芍45克　川芎30克　仙茅20克　淫羊藿30克　巴戟天30克　肉苁蓉30克　知母15克　黄柏10克　覆盆子30克　五味子30克　枸杞子30克　菟丝子30克　补骨脂30克　桂枝45克　生黄芪90克　党参45克　炒白术30克　茯苓30克　炙甘草60克　制附子90克先煎　生姜60克　桃仁15克　红花15克　丹参30克　益母草60克　川牛膝40克

四剂，水煎服，每剂浓煎四份，早晚各服一份。

【按语】妇女早衰在近些年发病率渐增。刘奉五先生的“四二五合方”原本是治疗希恩综合征。其典型表现有：长期衰弱乏力，最早为产后无乳汁分泌，然后继发闭经、月经稀少、不孕、性欲减退、阴道干燥、交媾困难、毛发脱落、生殖器萎缩、神情淡漠等等。这一系列症状符合中医理论中气血虚衰、肝肾亏虚的证候。笔者在“四二五合方”的基础上扩展药味，组成“十二五合方”，加大了扶阳药物剂量，突出脾肾两本和阳主阴从的思想，临证用于肝肾气血亏虚诸症，其疗效显著；药用制附子、干姜、黄芪，并须用重剂。

患者连续服药至2019年7月3日，鬓边白发较前较少，夜眠汗出已愈，情志较前改善，精神状态明显提升。调整处方：去知母、黄柏、益母草，加何首乌30克、女贞子30克、墨旱莲30克，制附子加至90克，生姜改为干姜75克，阴阳并调。

后续处方临证加减，患者服药至2019年10月3日复查，性激素各项数值基本正常。

6. 巧克力囊肿案

陈某，女，30岁。2018年10月27日初诊。

【症见】患者巧克力囊肿术后复发，大小为2.5cm × 1.7cm，面色无华，面部扁平疣，带下色白、清晰、量多，神疲乏力，四末不温。舌暗淡、胖大、边有齿痕、苔白腻，脉弦滑。

【辨证】寒凝血瘀，中气不足，寒湿困脾。

【方药】当归四逆加吴茱萸生姜汤、少腹逐瘀汤、五苓散、易黄汤及制附子。

当归30克　桂枝45克　赤芍45克　细辛60克　小通草15克　炙甘草30克　吴茱萸45克　生姜60克　制附子120克先煎　炮姜炭30克　小茴香45克　川芎30克　党参30克　炒白术45克　茯苓45克　泽泻45克　猪苓30克　生黄芪60克　白果20克　黄柏15克　车前子30克包煎　山药45克　芡实30克　生薏苡仁60克　白豆蔻15克后下

三剂，水煎服，每剂浓煎四份，早晚各服一份。

【按语】本案患者已经做过手术治疗，但巧克力囊肿复发，说明患者体质使然。如果不改善体质除去根源，病情还是会复发。四末不温，寒凝血瘀为主证，故主方用当归四逆加吴茱萸生姜汤加附子，合少腹逐瘀汤治疗，突出四逆汤之温阳通络作用。理中汤合五苓散健脾利湿，合用易黄汤治疗白带异常。本案体现一方治多病的思路。

患者连续服药两周后，带下明显好转，神疲乏力改善，四肢冰凉稍好，舌苔白腻已退。调整用药：去易黄汤，加白芥子45克、玄参30克、浙贝母30克、生牡蛎45克化痰散结。

上方辨证加减，患者服药至2019年2月2日复查B超，囊肿为0.9cm×0.5cm，较之前明显缩小。后续加减服药两个月囊肿消失。

7. 乳腺纤维瘤案

张某，女，29岁。2017年11月21日初诊。

【症见】患者左侧乳房乳腺纤维瘤，月经提前、量少色暗，经前双侧乳房胀痛，左侧尤甚，四肢冰凉。舌暗青、淡嫩胖大、少苔，脉沉细。

【辨证】脾肾阳虚，寒凝血瘀，痰瘀互阻。

【方药】当归四逆加吴茱萸生姜汤合四逆汤、少腹逐瘀汤、五苓散、薏苡附子败酱散、攻癌夺命汤减味方。

当归30克　桂枝45克　赤芍45克　细辛90克　小通草15克　炙甘草60克　吴茱萸30克　制附子120克先煎　生姜60克　炮姜炭30克　小茴香45克　延胡索15克　党参45克　五灵脂30克　肉桂30克　川芎15克　白术30克　茯苓30克　泽泻30克　猪苓15克　生薏苡仁45克　败酱草90克　丹参30克　玄参30克　生牡蛎30克先煎　浙贝母30克　海藻60克　王不留行30克　木鳖子30克

三剂，水煎服，每剂浓煎四份，早晚各服一份。

【按语】患者四肢冰凉，月经量少，以当归四逆加吴茱萸生姜汤合四逆汤、少腹逐瘀汤治疗，突出扶阳药物剂量；合用李可先生攻癌夺命汤减味方化痰散结，五苓散健脾利湿，薏苡附子败酱散扶阳利湿消痈。

患者连续服药，诸症逐渐好转，处方思路与药物基本不变，只是临证稍作调整。至2018年4月24日查左侧乳腺纤维瘤消失，月经提前、乳房胀痛已愈，四肢已不畏冷。

8. 产后乳房胀痛案

高某，女，31岁。2017年11月11日初诊。

【症见】患者产后两个月，因与家人生闷气以致乳腺不通，乳房胀痛，月经复来，有血块。舌暗红、苔白，脉弦紧。

【辨证】脾肾阳虚，七情郁结，痰瘀互结。

【方药】逍遥散合李可先生攻癌夺命汤减味方、十全大补汤。

柴胡12克　白芍15克　茯苓30克　白术15克　当归15克　白芥子30克　炙甘草50克　海藻50克　夏枯草30克　制附子75克先煎　玄参20克　浙贝母30克　生牡蛎30克先煎　泽兰15克　路路通15克　丹参30克　王不留行30克　木鳖子30克　全蝎4克粉冲　蜈蚣4条粉冲　桃仁10克　红花10克　熟地黄30克　川芎15克　肉桂15克　生黄芪60克　生姜30克　草果仁12克

四剂，水煎服，每剂浓煎四份，早晚各服一份。

【按语】产妇乳房胀痛多有情志因素，故以逍遥散调情志。攻癌夺命汤减味方化痰散结、疏通肿胀，合桃红四物汤活血化瘀，路路通和王不留行通经下乳。四逆汤合十全大补汤，大补元气，且固护胃气。

患者用药两天则乳房胀痛减轻，乳汁流畅，连续用药三周痊愈。

小　结

妇科治疗首重经血，治法当以温通为主、佐以疏肝调补气血。常用基础方包括当归四逆加吴茱萸生姜汤、少腹逐瘀汤、血府逐瘀汤与十二五合方。确有阴虚者，可对应使用瓜石汤和滋水清肝饮。其中笔者尤其突出十二五合方在妇科中的广泛使用，该方阴阳并补，气血双调，两本兼顾，通过灵活变通加减，可统筹治疗从青春期到更年期的诸多病症。

漏下者可用固经汤加味方，标本兼顾，用之神效。

妇科炎症的治疗，在培固两本的基础上合用易黄汤、银甲散、薏苡附子败酱散，疗效更佳且稳固。

其他疾病

应用李可先生变通小青龙汤治疗咳喘顽疾

小青龙汤是医圣治疗因寒饮所致的咳喘疾病的经典处方。此方解表散寒开玄府，祛痰化湿利水气，表里双解治寒饮。从古至今，医家常用小青龙汤治疗咳喘为主症的肺系疾病，确实取得了很好的疗效。但在治疗顽疾尤其是哮喘方面，大家使用小青龙汤却很难见效。关于治喘，医家往往是医论多于临床疗效，有“内不治喘”一说。西医只能靠使用扩张气管类药物和激素类药物缓解症状。20世纪60年代国家有关部门曾在全国医疗工作者中征集治喘妙方，没有找到切实有效的处方。笔者早年也曾使用小青龙汤治疗咳喘类疾病，发现治疗哮喘虽有效果，但疗效不稳定，病情会反复，难以根治。笔者心里也是困惑不解。

笔者以为，正是中医界的扶阳大家“无冕之王”——李可先生真正体悟到了医圣立意小青龙汤治咳喘的真谛，也正是他大赞特赞小青龙汤是中医治咳喘之“神剂”。他认为现在使用小青龙汤治咳喘效果不佳的原因，一是药物剂量不到位，二是缺失了扶阳思路。

咳喘的病机为本气先虚，外寒内饮。治法需要发汗利水，表里双解，这是小青龙汤治水气病的原本立意。对于寒邪初犯、尚未进一步传变的患者，小青龙汤确实疗效显著。医圣使用小青龙汤有神效，是因为他驾驭有方，能够及时审查病机之演化而对应施方，如肺热已成则参考使用大青龙汤、麻杏石甘汤。

治疗咳喘效果不佳者，多是因为患者已经被失治、误治，正气已虚。喘症的形成并非一朝一夕，太阳病首先是外感风寒，进而表邪入里，如迁延不治或治法不当，则寒邪层层积压进入并滞留腠理、经络和脏腑，按照六经传变，逐渐伤及三阴，形成咳喘宿疾。

李可先生融会贯通、丰富发展了医圣的思路，演化出变通小青龙汤，突出强调扶助脾肾阳气，扶正托邪外出，并恢复了经方的原剂量，将其广泛用于治疗各类以咳喘为主症的肺心系疾病，包括哮喘、（慢性）支气管炎、肺气肿、肺间质纤维化、肺癌、肺源性心脏病、心包积液等（详见李可先生及其弟子有关论述）。变通小青龙汤的处方与基础剂量如：麻黄10～45克，制附子45～200克，细辛45克，人参15～30克，生半夏45～65克，茯苓45克，干姜30～45克，五味子30～38克，炙甘草30～60克，炙紫菀15~45克，炙款冬花15～45克，壳白果20克（打），桂枝45克，赤芍45克，生姜65克，鲜竹沥汁60毫升（喉间痰鸣者用），蝉蜕45克（重用麻黄时加味）。

此方是小青龙汤合四逆加人参汤、小半夏加茯苓汤、射干麻黄汤的组合加味方。由于李可先生的弟子孙其新、齐玉茹等人已经详细论述过该处方，笔者不敢贪天之功，仅讲一些个人的简单理解。除了药物剂量回归医圣法度外，变通小青龙汤在处方结构上，突出四逆汤和麻黄附子细辛汤：四逆汤温煦少阴，扶正补虚；麻黄附子细辛汤安内攘外，托透伏邪外出。小青龙汤直指主症，解表闭，利水气；小半夏加茯苓汤增加化痰利水之力，止咳平喘使用经验药物。值得一提的是，方中止咳所用药物为紫菀、款冬花，取自射干麻黄汤，这两味药物均属温热药物，温润除痰，下气止咳，与现今通常使用清热药物止咳思路不同。另外，方中自有理中汤之意。这一处方很好地体现了李可先生“病之来路即是病之去路”和始终顾护、扶助两本阳气的治病思路。

笔者治疗咳喘疾病的思路就是来自李可先生，同时也融入了自己多年的临床经验与心得，就是突出扶阳兼顾养阴，表里兼顾，肺心同治，始终顾护太阴少阴。在临床上，对于小儿初感咳喘，直接用小剂量的小青龙汤（原剂量的五分之一即可），一周内咳喘可止。对于成年人咳喘，需直接用变通小青龙汤，因为大部分成年患者都有每年咳喘的病史，体内多有伏邪，每每季节交替之时新感引发伏邪。尤其是在使用清热药及抗生素类药物输液治疗后而咳喘依旧者，一经使用变通小青龙汤往往一两剂就显神效。在加味方使用上，咳重伤阴者合用二冬二母汤（出自《症因脉治》）；有喘、噎、呃逆等症，心下有水气，要考虑邪犯心包，坚持心肺同治，合用李可先生的破格救心汤减味方；如同时患有心脏疾病、高血压，则合用破格救心汤、丹参饮、瓜蒌薤白半夏汤、天麻钩藤饮等；久病邪入太阴少阴，要考虑健脾温中、峻补肾阳，合用五苓散、理中汤等，加大四逆汤剂量，并合用肾四味（李可方）等；久病脾虚痰多，可合用二陈汤（出自《太平惠民和剂局方》）、三子养亲汤（出自《皆效方》）等。

现举例如下。

1. 心肺衰竭急症案

姜某，男，85岁。2017年3月30日初诊。

【症见】患者2017年3月22日因感冒后出现严重咳嗽、喘咳就诊当地医院，查白细胞$36 \times 10^9/L$，诊断为“老年性白血病”，随即进入ICU予以大量抗生素及激素治疗。经5日症状没有明显改善后出院。3月30日患者通过其家属微信视频联系笔者救治。刻见：面色晦暗，神情呆滞，喘咳严重，语言低微，面肿足肿，气息奄奄，小便失禁，舌偏胖大、苔腻、边有瘀斑。

【辨证】心肺衰竭，肺气失宣，气化不利。

【方药】原剂量变通小青龙汤合破格救心汤加味。

炙麻黄45克　桂枝45克　赤芍45克　细辛45克　清半夏60克　五味子30克　炙甘草45克　制附子90克先煎　炙款冬花45克　炙紫菀45克　白果20克打碎　蝉蜕45克　山茱萸60克　红参15克　党参30克　生姜30克　干姜30克　藿香30克　佩兰15克后下　草果10克　白芷30克　郁金15克　茯苓45克

一剂，水煎服，分成三份，早、中、晚各一份。

嘱咐患者煎出药后立即饮一份，若汗出透彻则停服，若不出，4小时后继服第二份。

【按语】变通小青龙汤外解寒邪，内除痰饮，合宣肺药物，提壶揭盖，开表闭，利小便。加蝉蜕可消除大剂量麻黄带来的不良反应。破格救心汤峻补心肺之阳，通心阳，固本气，防厥脱。因麝香难寻，用白芷代替。方中药物均为大剂量，救急危重症必须如此！方中炙麻黄45克正是医圣救急原剂量，通过汗法宣通肺气，但需中病即止。方中草果、藿香、佩兰芳香化湿、醒脾开胃。

患者饮尽第一份药后汗出畅快，面足浮肿顿减立消，咳喘大好，小便可控，自觉精力稍有恢复，面目有神。中病即止，减少变通小青龙汤的剂量，维持破格救心汤剂量，调整如下：

炙麻黄6克　桂枝30克　赤芍30克　细辛30克　清半夏45克　五味子30克　炙甘草30克　制附子100克先煎　炙款冬花30克　炙紫菀40克　白果15克打碎　山茱萸90克　红参30克　党参15克　生姜30克　干姜30克　藿香15克　佩兰15克后下　草果15克　白芷30克　郁金15克　茯苓45克

三十剂，水煎服，早晚各一份。

【按语】本案炙麻黄调整剂量为6克，合款冬花、炙紫菀、白果继续宣肺止咳平喘。患者服药一周后咳喘消失，精神佳，小便正常，已经可以执笔写字。后续予以十四味建中汤加味善后。患者一个月后自觉已如常人，病告痊愈。

2. 久咳久喘案

于某，男，49岁。2018年9月15日初诊。

【症见】患者患慢性支气管炎，有多年哮喘，天冷尤甚，咳嗽痰多，咽部疼。面色晦暗，神疲乏力。舌淡胖大滑润、苔薄白，脉沉细。

【辨证】脾肾阳虚，肺气失宣，气阴双亏。

【方药】变通小青龙汤合二陈汤、二冬二母汤、金水六君煎。

炙麻黄15克　桂枝45克　赤芍45克　细辛45克　清半夏60克　五味子45克　茯苓45克　生姜90克　炙甘草45克　紫菀45克　炙款冬花45克　白果30克打碎　制附子120克先煎　熟地黄30克　当归15克　陈皮30克　乌梅30克　桔梗30克　生黄芪60克　天冬10克　麦冬10克　知母10克　浙贝母15克　炒白术30克　肉桂30克　竹沥水60毫升另服

六剂，水煎服，早晚各服一份。

【按语】哮喘为久病致虚，用变通小青龙汤太阳少阴并治，主要药物坚持使用原剂量。久咳伤阴，用二冬二母汤润肺养阴，与扶阳药物相比，剂量偏小仅为辅助。痰多乃是脾虚之故，用金水六君煎合理中汤健脾化湿祛痰，辅以竹沥水涤除痰涎。方中麻黄、细辛、附子可视为麻黄附子细辛汤，再加乌梅，李可先生认为它安内攘外可以治疗一切外感，增强患者免疫力。

患者连续服药两周后，无明显哮喘，仅偶尔咳嗽，感觉痰仍多。9月29日调整处方，加味了肾四味和三仙汤。连续服药两周后患者自觉无咳无痰，精力充沛。继续服药一个月。患者对于疗效非常满意，自述往年秋冬时节哮喘必犯，经治后2018年冬天至2019年春天一直没有感冒和哮喘。

3. 哮喘案

杨某，男，78岁。2020年7月7日初诊。

【症见】患者患支气管哮喘、慢性阻塞性肺疾病二十余年，经多家医院治疗无显效。面色晦暗，胸闷气短喘促，咳嗽痰多色白，尿急，寐差，易流鼻血。舌暗红稍胖大、苔白略腻，脉沉细。

【辨证】心肺气虚，肾不纳气，阳虚痰凝。

【方药】破格救心汤合变通小青龙汤、三子养亲汤。

干姜45克　炙甘草60克　制附子90克先煎　党参60克　山茱萸90克　生龙骨30克先煎　生牡蛎30克先煎　煅磁石30克先煎　炙麻黄15克　桂枝45克　赤芍30克　细辛45克　清半夏60克　茯苓60克　生姜60克　炙紫菀30克　炙款冬花30克　白果30克打碎　桔梗15克　苏子15克　白芥子15克　炒莱菔子30克　生黄芪90克　当归15克　生藕节30克　炒栀子15克　核桃仁30克　浙贝母30克

六剂，水煎服，早晚各服一份。

【按语】此案患者阳虚较重，属于久病久虚，伏邪深积。慢性阻塞性肺疾病常伴心肺气虚，故变通小青龙汤合用破格救心汤，心肺同治，突出扶阳固本以纳肾气。辅以三子养亲汤行气豁痰，重用黄芪大补中气。鼻衄用生藕节、栀子以治之。

患者服药一周后复诊，激动地告之服药第三天时胸闷气短、咳喘症状大为改善，鼻血亦止，治疗多年，终见神医。加减治疗一个月，已不咳喘，鼻子通畅，痰少明显，寐差改善，仍略有胸闷，嘱其巩固治疗。8月8日处方如下：

干姜75克　炙甘草75克　制附子150克先煎　党参60克　山茱萸120克　生龙骨30克先煎　生牡蛎30克先煎　煅磁石30克先煎　炙麻黄15克　桂枝45克　赤芍30克　细辛60克　清半夏60克　五味子30克　茯苓45克　生姜60克　炙紫菀30克　炙款冬花30克　白果30克打碎　生黄芪120克　核桃仁30克　浙贝母30克　补骨脂30克　淫羊藿30克　枸杞子30克　菟丝子30克

四剂，水煎服，每剂浓煎四份，早晚各服一份。

【按语】较此前加大了扶阳药物剂量，加肾四味、核桃仁，益肾填精兼助扶阳，以求根治。

4. 肺间质纤维化、咳喘案

匡某，女，56岁。2019年3月2日初诊。

【症见】腹膜后淋巴结增大，胃痛，肺间质纤维化史，咳喘不止，寐差。舌淡胖、苔白，脉关弦、尺沉细。

【辨证】心肾阳虚，心肺气亏，痰凝血瘀。

【方药】破格救心汤合变通小青龙汤、半夏秫米汤、瓜蒌薤白半夏桂枝汤、良附丸、丹参饮、薏苡附子败酱散。

干姜60克　炙甘草60克　制附子100克先煎　党参60克　山茱萸90克　生龙骨30克先煎　生牡蛎30克先煎　麻黄15克　桂枝45克　赤芍45克　细辛45克　清半夏120克　茯苓45克　五味子45克　炙紫菀30克　炙款冬花30克　白果20克打碎　瓜蒌50克　薤白30克　高良姜30克　香附30克　丹参60克　檀香10克后下　砂仁10克后下　生黄芪60克　益智仁30克　炒薏苡仁60克　败酱草60克

六剂，水煎服，早晚各服一份。

【按语】患者所患肺间质纤维化是其旧疾，身体阳虚严重，此次新感伤寒引发咳喘。此案患者肺部久虚，故坚持心肺同治，健补心肾阳气，方中破格救心汤、瓜蒌薤白半夏桂枝汤、丹参饮全面顾护心肾之阳，合上变通小青龙汤即可治疗咳喘。半夏秫米汤降逆和胃助眠，良附丸、薏苡附子败酱散及砂仁，益智仁温胃、健脾、祛湿，以治胃痛。

患者服药三周咳喘止，当年整个春季没有再感冒咳嗽。

5. 2型糖尿病伴哮喘案

刘某，男，56岁。2018年9月1日初诊。

【症见】面色晦暗，神疲乏力，有咳喘宿疾，现咳嗽哮喘近两周。有2型糖尿病史。舌红胖大、苔白，脉沉缓。

【辨证】心脾肾阳虚，中气不足，肾气亏损，宣降失职。

【方药】破格救心汤减味方合变通小青龙汤、三仙汤、三子养心汤、当归补血汤。

炙甘草60克　制附子120克先煎　干姜60克　党参60克　山茱萸90克　炙麻黄10克　桂枝45克　赤芍45克　细辛45克　清半夏45克　茯苓30克　五味子30克　生姜30克　陈皮15克　白果20克打碎　炙款冬花30克　炙紫菀60克　仙茅20克　淫羊藿30克　仙鹤草60克　苏子15克　莱菔子30克　白芥子15克　当归15克　生黄芪60克　菟丝子30克　巴戟天20克

四剂，水煎服，每剂浓煎四份，早晚各服一份。

【按语】此案患者神疲乏力，中气不足，阳虚之证明显。患者咳喘多为新感引发宿疾，从心肺并虚治疗咳喘，提振心阳。方中另有附桂理中汤，茯苓、陈皮取二陈汤之意，健脾祛湿，三子养亲汤中白芥子祛痰，苏子行气，莱菔子消食，这些方药立足于调理脾胃气机的升降。当归、黄芪补益气血。三仙汤温肾阳、强筋骨，扶正补虚，又是天然的人体激素调节剂，对于2型糖尿病等代谢性疾病有调节作用。

患者服药一周显效，连续服药一个月后咳痰愈，去苏子和莱菔子，加瓜蒌30克、薤白15克，坚持心肺同治，继续服药两月余，咳喘痊愈。

6. 太阳少阳合病案

刘某，女，49岁。2019年1月17日初诊。

【症见】患者上呼吸道感染后咳嗽，鼻塞流黄鼻涕，咽痛，素有鼻炎，时常口苦咽干，饮食不振。舌淡红胖大、苔微黄，脉弦、右寸浮、尺沉。

【辨证】太阳少阳合病。

【方药】小柴胡汤合小青龙汤、银翘散减味方、苍耳子散、四逆汤。

柴胡30克　黄芩15克　党参30克　清半夏30克　生姜30克　炙甘草30克　炙麻黄15克　桂枝30克　赤芍30克　细辛30克　五味子30克　金银花30克　连翘15克　荆芥穗10克　天花粉15克　辛夷30克包煎　白芷30克　苍耳子20克　鹅不食草15克　制附子45克先煎

七剂，水煎服，早晚各服一份。

【按语】本方以四逆汤为君，统摄群方，使小青龙汤有变通之意。患者有柴胡证，柴胡用量不能低于18克。银翘散减味方是为了清肺热，苍耳子散加味鹅不食草专治鼻炎。

患者服药一周咳嗽愈，鼻炎症状也改善很多，后继续辨证治疗两个月，鼻炎痊愈。

7. 素体虚弱偶感风寒案

毕某，女，50岁。2017年9月19日就诊。

【症见】患者有高血压病史，今咽痒咳嗽十余日。面色晦暗，舌暗红、少苔，脉沉细。

【辨证】阴阳并虚，风寒犯肺，宣降失职。

【方药】变通小青龙汤合止嗽散、二冬二母汤、二陈汤。

炙麻黄15克　桂枝15克　赤芍15克　细辛15克　清半夏15克　五味子15克　制附子30克先煎　茯苓15克　桔梗15克　炙款冬花30克　白果仁15克　炙紫菀30克　炙桑皮15克　炙百部15克　天冬10克　麦冬10克　知母10克　浙贝母12克　玉蝴蝶12克　陈皮10克

七剂，水煎服，早晚各服一份。

【按语】此案患者素体虚弱，偶感风寒，并无呼吸系统宿疾，故药物剂量不大，但仍以扶阳为主导。二冬二母汤养阴润肺，止嗽散与二陈汤止咳祛痰。

患者服药一周痊愈。

8. 太阳太阴少阳合病案

李某，女，56岁。2019年3月12日初诊。

【症见】患者之前在我处治疗焦虑失眠症，阳虚日久。今感冒一周伴咳嗽，全身酸痛乏力。舌淡红、苔腻，脉沉。

【辨证】太阳太阴少阳合病。

【方药】变通小青龙汤合小柴胡汤、平胃散、兰草汤、半夏秫米汤。

炙麻黄15克　桂枝45克　赤芍45克　细辛45克　清半夏45克　五味子30克　生姜45克　炙甘草30克　炙紫菀30克　炙款冬花30克　白果20克打碎　制附子75克先煎　柴胡30克　黄芩12克　党参30克　大枣6枚　苍术15克　厚朴15克　陈皮15克　草果仁15克　乌药30克　炒莱菔子30克　炒薏苡仁60克　茯苓30克　白芷30克　藿香30克　佩兰15克后下

六剂，水煎服，早晚各服一份。

【按语】此案患者全身酸痛乏力及舌红、苔腻，是为脾胃虚弱，运化无力，治疗仍需以扶阳为主。用平胃散加藿香、佩兰、草果、乌药和莱菔子醒脾祛湿，行气消食。

患者服药一周显效，不再咳嗽，转而调理慢性病。

9. 太阳少阳合病案

滑某，男，71岁。2019年3月12日初诊。

【证见】患者素有慢性支气管炎、哮喘，今上呼吸道感染后发热，咳喘，便少不畅。舌暗胖大、苔腻，脉关上浮、尺沉细。

【辨证】太阳少阳合病。

【方药】变通小青龙汤合大柴胡汤减味方。

炙麻黄15克　桂枝45克　赤芍45克　细辛60克　清半夏60克　五味

子30克　生姜60克　炙甘草60克　制附子90克先煎　炙紫菀40克　炙款冬花30克　白果30克打碎　柴胡30克　枳实15克　大黄15克　茯苓30克　生黄芪60克　藿香30克　草果仁15克

七剂，水煎服，早晚各服一份。

【按语】此案病在太阳少阳，亦有传阳明之势，仍以太阳表证为主，故仍解表为主，合用柴胡、枳实、大黄取大柴胡汤之意。以麻黄附子细辛汤、四逆汤和理中汤扶阳固本。脾土湿腻运化无力，加味醒脾祛湿的茯苓、藿香和草果仁。重用生黄芪大补中气。

患者服药三天咳嗽即明显减轻，一周咳喘基本愈。去大柴胡汤巩固治疗一月余。

10. 咳喘宿疾新感案

孙某，男，82岁。2018年11月20日就诊。

【症见】患者有咳喘宿疾，今咳喘咽痛多日，痰多而黏，大便不畅。舌淡胖大、苔白腻，脉沉缓。

【辨证】脾肾阳虚，肺气失宣，中气不足，运化不良。

【方药】变通小青龙汤合二陈汤。

炙麻黄15克　桂枝45克　赤芍45克　细辛45克　清半夏45克　五味子30克　生姜45克　生甘草45克　炙款冬花30克　桔梗30克　紫菀20克　制附子60克先煎　乌梅15克　茯苓45克　橘红15克　党参45克　生白术60克　当归30克　牛蒡子15克　大黄10克

六剂，水煎服，早晚各服一份。

【按语】此案患者年岁较大，脾肾双虚，咳喘多为陈年旧疾，失治误治后每遇风寒常常复发。予以变通小青龙汤合二陈汤为基础方止咳喘健脾胃，加桔梗治疗咽喉疼痛。重用当归、生白术，益气健脾、润肠通便。四君子汤和理中汤调补中气。

患者服药两周咳喘治愈，大便通畅。

11. 肺癌术后案

尚某，女，78岁。2019年2月14日初诊。

【症见】患者曾行肺癌术，术后咳嗽，痰白，喘促，前胸后背疼痛。面色晦暗，舌暗红胖大、苔白，脉沉细。

【辨证】心脾肾阳虚，元气亏损，痰凝血瘀。

【方药】破格救心汤合变通小青龙汤、瓜蒌薤白半夏汤、丹参饮、海藻甘草汤加泽漆。

干姜90克　炙甘草60克　制附子120克先煎　党参60克　山茱萸90克　生龙骨30克先煎　生牡蛎30克先煎　煅磁石30克先煎　炙麻黄15克　桂枝45克　赤芍45克　细辛45克　清半夏60克　五味子30克　炙紫菀30克　炙款冬花30克　白果30克打碎　茯苓45克　瓜蒌50克　薤白30克　丹参60克　檀香10克后下　砂仁10克后下　生黄芪120克　制天南星60克　海藻60克　全蝎6克粉冲　蜈蚣6条粉冲　泽漆60克

四剂，水煎服，每剂浓煎四份，早晚各服一份。

【按语】此案患者患有咳喘、心脏不适和肺癌，均为重症，需坚持心肺同治、兼顾抗癌。此案主方顾护心脏，以防不测，合用破格救心汤、瓜蒌薤白半夏汤、丹参饮，重用生黄芪90克补大气。止咳平喘用变通小青龙汤。因肺癌术后较稳定，用海藻甘草汤加泽漆辅助抗癌。

此案患者服药一次显效，诸症好转，连续服药三周后咳喘基本治愈，胸背疼痛消失。但患者身体阳虚严重且为肺癌术后，需持续巩固治疗，故在本气逐步恢复的同时辨证抗癌。

12. 慢阻肺案

王某，女，82岁。2020年5月5日初诊。

【症见】患者患多年慢性阻塞性肺病，常年多犯咳喘，本次伴有胸闷气短。舌红胖大、少苔，脉沉细涩。

【辨证】心肺气虚，心肾阳衰，元气不足，宣降失职。

【方药】变通小青龙汤合破格救心汤、王献民先生“杀破狼”组合、肾四味、潜阳丹。

炙麻黄15克　桂枝30克　赤芍30克　细辛45克　清半夏60克　茯苓45克　五味子30克　生姜45克　炙甘草60克　制附子90克先煎　炙紫菀30克　炙款冬花30克　白果30克打碎　生姜30克　干姜30克　党参60克　山茱萸60克　生龙骨30克先煎　生牡蛎30克先煎　煅磁石30克先煎　生黄芪120克　制天南星45克　制川乌60克先煎　补骨脂30克　淫羊藿30克　枸杞子30克　菟丝子30克　砂仁15克后下　黄柏10克

四剂，水煎服，每剂浓煎四份，早晚各服一份。

【按语】患者年岁较大，阳虚较重，多处方合用意在心肺脾肾同治，合用王献民先生的“杀破狼”组合加强扶阳通经化痰之效，合用潜阳丹收纳浮火。

患者服药后就感觉咳喘减轻，加减服药一个月后仅偶有咳嗽。患者对疗效十分满意，坚持巩固治疗一月余。

13. 肺气肿伴肺结节案

郑某，男，48岁。2019年1月24日初诊。

【症见】面色萎黄，肺气肿伴肺结节，慢性咳喘，大便不畅。舌淡红、苔白，脉沉。

【辨证】心脾肾阳虚，肺气不宣，运化不良。

【方药】破格救心汤减味方合变通小青龙汤、瓜蒌薤白半夏汤、软坚散、海藻甘草汤加泽漆。

干姜90克　炙甘草75克　制附子120克先煎　党参60克　山茱萸90克　炙麻黄15克　桂枝45克　赤芍45克　细辛45克　清半夏60克　五味子30克　炙紫菀60克　炙款冬花20克　白果20克打碎　桔梗30克　瓜蒌50克　薤白30克　生黄芪100克　玄参30克　浙贝母30克　生牡蛎45克后下　海藻60克　白芥子30克　制天南星30克　生白术100克　当归60克　生薏苡仁60克

四剂水煎服，每剂浓煎四份，早晚各服一份。

【按语】对于患者坚持心肺同治，以扶阳益气化痰为主。扶正的同时兼顾肺气肿、肺结节。上方坚持服用两月余，处方基本未变，患者逐次好转，咳喘已不明显，并检查发现肺部结节已缩小。后续逐渐以攻为主，加味制川乌45克，使方中有了王献民先生的“杀破狼”组合，逐次加味李可先生的攻癌夺命汤药物。2019年底患者肺结节消失。

14. 妇科病伴喑哑案

魏某，女，28岁。2018年6月19日初诊。

【症见】患者眼睑晦暗，胸闷心烦，咳嗽，痰白，喑哑，经期腹痛。舌淡红胖大、苔白，脉沉缓。

【辨证】脾肾阳虚，风寒入络，邪结少阳，气血不和。

【方药】变通小青龙汤合小柴胡汤、桃红四物汤、少腹逐瘀汤减味方、肾四味。

炙麻黄15克 桂枝45克 赤芍45克 细辛45克 清半夏45克 五味子30克 生姜30克 炙甘草30克 制附子90克先煎 炙紫菀30克 炙款冬花30克 桔梗30克 柴胡15克 黄芩10克 党参15克 熟地黄15克 当归15克 川芎15克 桃仁10克 红花10克 炮姜炭30克 小茴香30克 丹参30克 补骨脂30克 淫羊藿30克 枸杞子30克 菟丝子30克 炒薏苡仁60克

四剂，水煎服，每剂浓煎四份，早晚各服一份。

【按语】此案患者素有妇科寒证，今偶感风寒，久咳致喑哑。治疗金实不鸣喑哑用变通小青龙汤。麻黄附子细辛汤托寒邪出表，解表闭利水气。小柴胡汤合四物汤调理妇科疾患。用桃红四物汤合少腹逐瘀汤减味方温宫散寒，活血化瘀，通经止痛。肾四味温补肾阳。

患者服药一周喑哑愈。

15. 高血压伴咳嗽头晕案

张某，女，68岁。2018年5月10日初诊。

【症见】患者有糖尿病、高血压史，有咳喘宿疾。今后背疼痛，咳嗽哮喘，头晕。舌淡胖、苔白，脉关上弦、尺沉。

【辨证】心肾阳虚，宣降失职，痰瘀互结，肝风内动。

【方药】变通小青龙汤合破格救心汤、瓜蒌薤白半夏汤、三子养亲汤、天麻钩藤饮。

炙麻黄15克　桂枝45克　赤芍45克　炙甘草60克　细辛45克　清半夏60克　茯苓45克　五味子30克　炙款冬花30克　炙紫菀30克　桔梗30克　白果20克打碎　苏子15克　白芥子15克　莱菔子30克　党参60克　干姜60克　制附子90克先煎　山茱萸60克　生龙骨30克先煎　生牡蛎30克先煎　煅磁石30克先煎　天麻15克　钩藤30克后下　独活30克　瓜蒌50克　薤白30克

六剂，水煎服，早晚各服一份。

【按语】本案患者的心脑血管系统疾病，病机为阳虚寒凝于内，虚阳上浮，虚风内动。变通小青龙汤合用破格救心汤心肺同治，瓜蒌薤白半夏汤通阳散结止痛，三子养亲汤豁痰定喘，天麻钩藤饮平肝息风降压。

患者服药一周后咳嗽愈，心痛、头晕缓解。上方稍做变通，坚持治疗两月余，病告痊愈。

16. 脑梗死史伴咳嗽案

于某，男，75岁。2019年3月26日初诊。

【症见】患者有脑梗死病史，血压高，头晕，咳喘半个月。舌紫暗胖大、苔白微腻，脉沉涩。

【辨证】脾肾阳虚，元气亏损，风寒犯肺，痰瘀互结。

【方药】补阳还五汤合破格救心汤减味方、变通小青龙汤、天麻钩藤饮、祛风止痛药物。

生黄芪120克　川芎30克　当归30克　桃仁15克　红花15克　赤芍15克　细辛60克　水蛭7.5克　干姜120克　制附子150克先煎　党参30克　生甘草30克　天麻30克　钩藤30克后下　炙麻黄15克　桂枝45克　清半夏60克　五味子30克　炙甘草45克　炙紫菀30克　炙款冬花30克　白果30克　桔梗30克　黄芩15克

六剂，水煎服，早晚各服一份。

【按语】此案患者素体久虚，有脑梗死病史，此次犯病又有高血压作祟，应坚持心脑并治，予以补阳还五汤重用黄芪益气运血，合用破格救心汤之意心肺同治。当天麻钩藤饮平肝息风降压。对于风寒犯肺、感冒咳嗽，予以变通小青龙汤加味黄芩清肺热。

患者服药一周后咳嗽愈，坚持治疗一月余，已无不适之状。

17. 肺癌转移案

齐某，男，73岁。2023年4月9日初诊。

【症见】患者肺小细胞癌晚期伴肾转移，由于肿瘤情况特殊，无法进行放、化疗，现形体消瘦、慢性病容，干咳、胸痛伴恶心纳差、神疲乏力，大便不畅（2~3日一次），口唇紫暗。舌淡红胖大、苔白腻，脉虚弦。

【辨证】心肺肾阳虚，中气不足，痰凝血瘀，运化不良。

【方药】破格救心汤变通小青龙汤、泽漆汤、理中汤合加味平胃散、海藻甘草汤。

干姜150克　炙甘草75克　制附子130克先煎　人参片45克　山茱萸130克　生龙骨45克先煎　生牡蛎45克先煎　煅磁石45克先煎　炙麻黄15克　桂枝45克　赤芍45克　细辛45克　清半夏65克　五味子35克　蜜紫菀45克　炙款冬花45克　茯苓45克　泽漆60克　制川乌65克先煎　生黄芪130克　肉桂45克　厚朴30克　陈皮30克　草果20克　海藻60克　炒莱菔子30克　藿香30克　生黄芪150克

三剂，水煎服，每剂浓煎四份，早晚各服一份。

【按语】患者为肺癌晚期，未手术，虽有寒湿盘踞，但久病造成元气亏损，故不可攻伐太过。以温阳扶正为主兼以抗癌，顾护心肾，阳气充盈方能御邪外出。破格救心汤补肾强心固本，根据原方以人参易党参，补脾益肺、大补元气，加味黄芪和制川乌推动大气运转而化痰散瘀、“开冰解冻”。以变通小青龙汤温肺化饮、宣肺止咳，重用泽漆60克，取泽漆汤之意，温化上焦水饮，为治疗水积肺痿之主方。理中汤合加味平胃散温中行气、燥湿运脾；海藻甘草汤化痰散结抗癌。

患者服药一周后咳嗽明显减轻，胸痛、乏力等症状均有好转，舌苔厚腻消退。二诊去藿香加夏天无45克活血通络、行气止痛。辨证服药一月余，胸痛基本消失，饮食不振、纳差好转，体重有所增加。现患者已停药回家，回访时患者状态良好。

18. 肺源性心脏病案

王某，男，77岁。2018年12月27日初诊。

【症见】患者面色萎黄，有慢性心衰病史，受凉后夜间咳嗽加重半月之久，胸闷，气短，乏力，双下肢轻微浮肿，口服西药无效。舌淡胖、苔白，脉沉缓。

【辨证】脾肾阳虚，心肺气虚，痰凝血瘀。

【方药】变通小青龙汤合破格救心汤、丹参饮、瓜蒌薤白半夏汤。

炙麻黄15克　桂枝45克　赤芍45克　细辛45克　清半夏65克　五味子30克　生姜45克　炙甘草60克　炙紫菀30克　炙款冬花30克　干姜30克　党参60克　山茱萸60克　制附子120克先煎　生龙骨30克先煎　生牡蛎30克先煎　煅磁石30克先煎　紫石英30克先煎　白芷30克　丹参60克　檀香10克后下　砂仁10克后下　远志15克　郁金15克　瓜蒌30克　薤白20克　生黄芪60克　益母草120克

四剂，水煎服，每剂浓煎四份，早晚各服一份。

【按语】此案为心肺同治思路，对于年老体弱的老年患者，顾护心脏、振奋心阳至关重要。

患者服药第一周，夜间咳嗽明显减轻，胸闷好转，气短、乏力明显好转，至第四周后偶尔咳嗽，下肢浮肿愈，其余诸症消失。

19. 慢性鼻炎伴头痛案

刘某，女，74岁。2019年3月19日初诊。

【症见】患者有鼻窦炎病史，时常流清涕，鼻塞，咳嗽，咽干痛，头痛，遇风、受凉加重，闻味不知香臭。舌淡红稍胖、苔白，脉关弦、尺沉。

【辨证】太阳少阳合病。

【方药】变通小青龙汤合小柴胡汤、川芎茶调散、苍耳子散。

炙麻黄15克　桂枝45克　赤芍45克　细辛45克　清半夏45克　五味子30克　生姜45克　炙甘草45克　制附子90克先煎　炙紫菀30克　炙款冬花30克　白果20克打碎　茯苓45克　柴胡30克　黄芩15克　党参45克　生薏苡仁60克　败酱草60克　辛夷30克包煎　白芷30克　苍耳子30克　徐长卿30克　川芎45克　鹅不食草15克

六剂，水煎服，早晚各服一份。

【按语】患者为太阳、少阳合病，以变通小青龙汤解表治疗流清涕、鼻塞、咳嗽，小柴胡汤和解少阳治疗口咽不适。重用细辛、川芎、白芷，取川芎茶调散之意，治疗风寒头痛。苍耳子散加味白芷以开鼻窍，并有鹅不食草通窍止咳，徐长卿抗过敏。本案处方重点突出的就是扶阳方药四逆汤及麻黄附子细辛汤等。

患者用药一周诸症皆消，加减用药两个月，鼻窦炎顽疾基本愈。

20. 慢性咳嗽案

霍某，男，63岁。2019年7月11日初诊。

【症见】患者慢性咳嗽两月余，多方治疗无效，痰白难咳出。舌淡胖大、苔白，脉沉。

【辨证】心肾阳虚，肺气失宣。

【方药】变通小青龙汤合止嗽散。

炙麻黄15克　桂枝30克　赤芍30克　细辛45克　清半夏45克　茯苓30克　五味子30克　生姜60克　炙甘草45克　制附子90克先煎　炙紫菀30克　炙款冬花30克　白果20克打碎　桔梗30克　陈皮15克　炙百部15克　炙桑皮15克　黄芩12克　前胡15克　白前15克

七剂，水煎服，早晚各服一份。

【按语】常有医生单独使用止嗽散治疗咳嗽有良效，如无效，合用变通小青龙汤则疗效立现。

患者服药两天即停止咳嗽。有一剂知、二剂已之效。

21. 小儿感冒咳嗽案

杨某，男，6岁。2014年3月18日初诊。

【症见】患儿感冒后咳嗽，断断续续不止两月余，食欲不振，不时口出长气。舌暗红、苔白微腻，脉浮。

【辨证】脾肾阳虚，风寒犯肺，中气不足，运化不良。

【方药】变通小青龙汤合止嗽散、金水六君煎。

炙麻黄6克　桂枝10克　赤芍12克　细辛6克　法半夏15克　茯苓15克　五味子15克　制附子30克先煎　炙紫菀10克　炙款冬花10克　白果仁10克　桔梗10克　炙百部10克　炙桑皮10克　浙贝母10克　川贝母3克　熟地黄15克　当归15克　生黄芪30克　炒谷芽10克　鸡内金10克　白术10克　陈皮10克　生姜15克

七剂，水煎服，早晚各服一份。

【按语】此案患儿多方服药久咳不愈，必有虚。主方用变通小青龙汤，因是小儿稚阴稚阳，药物剂量要酌减，合止嗽散以宣肺止咳化痰。疾病日久，伤及气血，故加二冬二母汤、金水六君煎。加味炒谷芽和鸡内金醒脾气、助运化。患者服药两周咳喘止，食欲也明显好转。

小　结

笔者十余年来使用变通小青龙汤诊治咳喘患者数千例，证实真是治疗咳喘之神方。尤其对于患病日久、经多方治疗无效者，经使用抗生素及清热法治疗无效者，一经用之，立显神效。

变通小青龙汤应用广泛，可用于治疗各类以咳喘为主症的心肺系疾病，包括哮喘、（慢性）支气管炎、肺气肿、肺间质纤维化、肺癌、肺源性心脏病、心包积液等。其药方剂量，李可先生已经给出标准，读者可以参考使用。

上述医案合用方药，供读者参阅体会。需要提示的是，只有突出使用四逆汤的剂量，才具备李可先生对小青龙汤的变通之意。对于素体健康、偶感风寒者，单独使用小青龙汤即可。对于小儿患者，药物剂量标准为李可先生原剂量的五分之一。

下肢血液循环障碍类疾病

西医讲辨病，中医讲辨证。笔者将下肢静脉曲张、下肢血栓闭塞性脉管炎、糖尿病足、闭塞性动脉粥样硬化症等疾病放在一起论述，是因为上述病症在“症状”上有很多共同点，比如主要发病于下肢，都伴有血瘀、血管曲张等血管疾病，皮肤表面有色素沉着，下肢疼痛、麻木、瘙痒、发冷或发热等，而且这些病症多存在并发现象，轻症可形成“筋瘤”，相当于静脉曲张；严重者都可能出现坏疽，所以古代中医将这些病症列为“脱疽”的范畴。

在治疗上，症状较轻的患者，不论中医西医、内治外治，都可以取得不错的疗效。但对于症状较重者，如果不从病机之根本上治疗，患者很难避免下肢溃烂、截肢的命运。古代中医已经为我们积累了很好的系统方药，其中阳和汤专为阴疽而设。该方出自清代王洪绪所著《外科证治全生集》。方中熟地黄滋补阴血、填精益髓，鹿角胶补肾助阳、益精养血，麻黄、肉桂使阳气通达营卫，炮姜温中散寒、入血分，白芥子辛散利气、温肺散寒、祛痰化饮，可以去除皮里膜外一切痰瘀。本方益精气，扶阳气，化寒凝，通经络，温阳补血以治本，化痰通络以治标。犹如离照当空，阴霾自散，故以“阳和”名之。

笔者在临床上发现，本病阴证患者居十之八九，阳证患者百难见一。脱疽的直接原因就是血液循环不畅，寒湿痹阻于肌肉、筋骨、血脉所致。气为血帅，血为气母，血瘀痰凝病机为脾肾阳虚。脾气不健，化生不足，气血亏虚，内不能壮养脏腑，外不能充养四肢。脾肾阳气不足，不能温养四肢，复受寒湿之邪，则气血凝滞，经络阻塞，不通则痛；严重者四肢气血不充，失于濡养则皮肉枯槁，坏死脱落。若寒邪久蕴，则郁而化热，湿热浸淫，则患处红肿溃脓。热邪伤阴，病久可致阴血亏虚，肢节失养，干枯萎缩。所以阳虚寒凝是病之根本，但外在表现往往寒热夹杂，程度不一。

一 治疗思路

通过突出扶阳思路，笔者治愈了数百例病重患者，将很多大医院认为不可治、不能治，甚至需要截肢（趾）的患者成功治愈，所使用的基础方就是当归四逆加吴茱萸生姜汤，并加附子合阳和汤、活络效灵丹。

关于当归四逆加吴茱萸生姜汤，四逆即四肢逆冷之意。其中桂枝汤温养四肢营卫，当归养血活血，细辛、通草辛温通血脉，合吴茱萸生姜汤通下肢厥阴寒逆。此方加味制附子，又有四逆汤之意。

阳和汤与当归四逆加吴茱萸生姜汤合用，使方中有了麻黄附子细辛汤。制附子辛温，使阳气直入少阴，通十二经络阴寒；细辛被李可先生誉为“扶正托透法”的主将，可使伏匿于三阴经的陈寒痼冷由里出表；麻黄引导阳气达腠理，开表闭，透伏寒，祛伏邪。

活络效灵丹为近贤张锡纯活血化瘀名方，丹参为君，主活血化瘀，常与当归合用，笔者常用丹参剂量为50～100克；乳香、没药辛香走窜，行气破瘀止痛。

1. 本方加味药物

（1）大剂量生黄芪（至少60克），益气运血，托毒生肌。

（2）水蛭、醋山甲、皂角刺，穿透攻破之力甚强，为通血破栓要药，粉冲效果更佳。

（3）牛膝为引经药，更能强筋壮骨。

（4）毛冬青用于有热证的患者，清热又活血。

2. 结合临床辨证，灵活应用

（1）阳虚寒凝者，可再加味制川乌、生黄芪，使方中有了金匮乌头汤，或合用王献民先生的“杀破狼”组合，温通并举、祛痰散瘀效果更佳。

（2）寒热夹杂（有红肿热痛及疮疡等）者，合用四妙勇安汤。四妙勇安汤当中金银花为君，清热解毒，笔者治疗常用剂量在45克乃至100克以上；玄参滋阴清热为臣；当归和血和营为佐；生甘草和中解毒为使。

（3）伴有下肢肿胀者，合用防己黄芪汤、黄芪白术汤并加味益母草（60～90克及以上）益气利水消肿。

（4）对于肝肾亏损、阴阳并虚者，以地黄饮子为基础方，合用活络效灵丹、四妙勇安汤等。地黄饮子通过调整熟地黄与制附子的剂量，总体调节患者的阴阳平衡。

（5）对于标证热痛明显者，前期以四妙勇安汤合活络效灵丹为基础方，后期再根据临证情况选择当归四逆加吴茱萸生姜汤，合阳和汤或地黄饮子为基础方。

笔者行医至今，并未见过真正的脱疽阳证患者，治疗此类患者思路当以仙方活命饮为基础方，合用四妙勇安汤、活络效灵丹。

二　具体医案

（一）阳虚寒凝型案例

1. 双下肢静脉曲张案

乔某，女，60岁。2022年2月19日初诊。

【症见】患者面色萎黄，双下肢静脉曲张多年，近期发胀，平时怕冷，精力不济。舌淡胖大、少苔，脉沉细缓。

【辨证】脾肾阳虚，寒湿困脾，中气不足，痰凝血瘀。

【方药】当归四逆加吴茱萸生姜汤合薏苡附子败酱散、五苓散、阳和汤、“杀破狼”组合、软坚散。

当归30克　桂枝45克　赤芍45克　细辛130克　小通草30克　炙甘草75克　吴茱萸45克　生姜90克　制附子90克先煎　炒薏苡仁60克　败酱草90克　白术45克　茯苓45克　泽泻45克　猪苓30克　熟地黄30克　鹿

角15克 炮姜炭30克 麻黄10克 白芥子30克 生黄芪130克 天南星45克 清半夏45克 制川乌75克先煎 水蛭10克 玄参30克 浙贝母45克 生牡蛎50克先煎

三剂，水煎服，每剂浓煎四份，早晚各服一份。

【按语】此案患者但寒无热，阳和汤合当归四逆加吴茱萸生姜汤扶阳祛寒、温化痰凝，合“杀破狼”温通并举，软坚散加水蛭破坚通络，五苓散健脾阳、利水湿，使中焦得运，加重剂生黄芪补中益气。此案扶阳药物均为重剂，细辛130克既有驱寒之意，亦有芳香通经之效。另合薏苡附子败酱散消体内痈疡，对于肠胃与静脉曲张都有裨益。

患者服药两周后血管明显软化，已不发胀，长时间劳作后气力情况良好。后续生姜改为干姜，稍加扶阳药物剂量，处方基本思路未变，患者坚持服药六周愈。

2. 下肢静脉曲张伴头痛案

岳某，女，54岁。2019年10月26日初诊。

【症见】患者风寒头痛，畏寒肢冷，口腔溃疡，下肢静脉曲张，身上发痒。舌淡滑润、苔白，脉沉细涩。

【辨证】脾肾阳虚，痰凝血瘀，虚火上浮。

【方药】当归四逆加吴茱萸生姜汤合麻黄附子细辛汤、乌头汤、阳和汤、活络效灵丹、川芎茶调散、潜阳封髓丹。

当归30克 桂枝45克 赤芍45克 细辛90克 小通草30克 炙甘草60克 吴茱萸45克 生姜60克 制附子130克先煎 制川乌45克先煎 生黄芪90克 熟地黄30克 鹿角片30克 炮姜炭30克 肉桂30克 麻黄10克 白芥子30克 丹参60克 没药15克 乳香15克 川芎45克 白芷45克 砂仁15克后下 黄柏10克 龟甲15克先煎 全蝎4克 水蛭9克 徐长卿30克

三剂，水煎服，每剂浓煎四份，早晚各服一份。

【按语】本案将多个扶阳方熔于一炉，治疗寒凝疼痛。方中当归四逆加吴茱萸汤、乌头汤和麻黄附子细辛汤均为通经散寒止痛良方，与活络效灵丹及川芎茶调散合用可以治疗风寒头痛。患者为阳虚寒逆，口腔溃疡为虚火上浮所致，以潜阳封髓丹治之。且有全蝎、水蛭虫类药物搜剔寒邪，破瘀通脉。

患者一诊后口腔溃疡即愈，三诊后头痛愈，静脉曲张明显好转。患者前后经治两个月，诸症痊愈。

3. 动脉粥样硬化闭塞症案

范某，女，67岁。2018年4月10日初诊。

【症见】患者双下肢动脉硬化，脚部发冷，左下肢疼痛，颈部不适，偶有头晕。舌淡胖、苔白，脉关弦涩、尺沉迟。

【辨证】脾肾阳虚，痰凝血瘀，风寒内伏，虚风内动。

【方药】当归四逆加吴茱萸生姜汤合麻黄附子细辛汤、阳和汤、乌头汤活络效灵丹、葛根汤、泽泻汤、天麻白术汤。

当归30克　桂枝30克　赤芍45克　细辛60克　通草15克　生姜60克　吴茱萸45克　炙甘草30克　制附子75克先煎　制川乌45克　熟地黄30克　鹿角片30克　炮姜炭30克　肉桂30克　麻黄10克　白芥子30克　川牛膝40克　丹参60克　乳香10克　没药10克　生黄芪90克　三棱15克　莪术15克　生白术40克　泽泻75克　葛根60克　天麻15克　水蛭9克　皂角刺60克

四剂，水煎服，每剂浓煎四份，早晚各服一份。

【按语】本案方药为一方治多病，颈部不适伴头晕，证属阳虚，予以葛根汤、泽泻汤、天麻白术汤辛温解表、健脾利水、祛痰化瘀。三棱、莪术对药合生黄芪，通气滞血瘀，这是借用张锡纯先生的经验，破气通滞而不伤气血。

患者服药三周后，下肢血栓畅通，不再疼痛。效不更方，辨证加减，患者服药三月余，诸症治愈。

4. 静脉曲张伴浮肿案

洪某，男，81岁。2018年10月18日初诊。

【症见】患者患双下肢静脉曲张，严重肿胀一年余，行动困难，就诊时需家人搀扶。舌暗红、苔白，脉沉涩。

【辨证】心脾肾阳气极虚，元气亏损，痰凝血瘀。

【方药】当归四逆加吴茱萸生姜汤合麻黄附子细辛汤、阳和汤、活络效灵丹、防己黄芪汤。

当归30克　桂枝30克　赤芍45克　细辛60克　小通草15克　炙甘草60克　吴茱萸45克　生姜60克　制附子120克先煎　川牛膝40克　熟地黄30克　鹿角片30克　炮姜炭30克　肉桂30克　麻黄10克　白芥子30克　丹参60克　乳香15克　没药15克　水蛭9克　防己30克　生黄芪60克　木瓜15克　益母草90克　苏木30克　土鳖虫15克　皂角刺60克

三剂，水煎服，每剂浓煎四份，早晚各服一份。

【按语】本案特色为下肢肿胀日久，故用防己黄芪汤并重用丹参、益母草，益气固表、活血利水以消肿。

患者服药两周后可以自由行走，自行前来就诊。因患者年事已高，本案前后调理三个月，痊愈。

5. 静脉曲张、脉管炎伴心脏不适案

马某，女，55岁。2015年11月7日初诊。

【症见】患者双下肢静脉曲张，有脉管炎，双腿肿痛，小腿色素沉着，局部暗黑。心烦不宁，心胸憋闷。舌淡嫩胖大、苔白微腻，脉沉。

【辨证】心脾肾阳虚，肝肾亏损，痰瘀互结。

【方药】当归四逆加吴茱萸生姜汤合麻黄附子细辛汤、阳和汤、活络效灵丹、瓜蒌薤白半夏汤。

当归30克　桂枝45克　赤芍30克　细辛45克　炙甘草30克　小通草15克　吴茱萸30克　生姜60克　制附子90克先煎　熟地黄30克　炮姜炭30克　肉桂30克　麻黄10克　白芥子30克　鹿角片15克　生黄芪90克　三棱15克　莪术15克　丹参30克　玄参30克　浙贝母30克　皂角刺45克　川芎15克　瓜蒌30克　薤白15克　法半夏15克　柴胡15克　水蛭9克粉冲

六剂，水煎服，早晚各服一份。

【按语】此案患者因心脏不适，合瓜蒌薤白半夏汤通阳散结，祛痰宽胸。证属阳虚，可一方兼治多病。

患者服药两周后效果明显，心脏不适已愈，下肢胀痛明显减轻，颜色变淡。患者共服药四月余，痊愈。

6. 慢性肾炎、下肢肿胀案

周某，男，79岁。2019年4月10日初诊。

【症见】患者有慢性肾炎病史，曾行心脏支架术，面色萎黄浮肿，B超显示双下肢血管斑块形成，下肢浮肿按之如泥。舌淡胖嫩、苔薄白，脉沉缓。

【辨证】心脾肾阳虚，痰凝血瘀，元气亏损，代谢失常。

【方药】济生肾气汤合防己黄芪汤、活络效灵丹、阳和汤、麻黄附子细辛汤、麻杏苡甘汤。

熟地黄30克　山药30克　山茱萸30克　牡丹皮15克　茯苓30克　泽泻30克　肉桂50克　制附子100克先煎　车前子30克包煎　怀牛膝40克　生黄芪120克　防己60克　当归30克　丹参50克　乳香15克　没药15克　鹿角片30克　炮姜炭30克　麻黄10克　白芥子30克　炙甘草30克　细辛60克　白芷30克　益母草90克　水蛭9克粉冲　醋山甲6克粉冲　苦杏仁10克　生薏苡仁60克

六剂，水煎服，早晚各服一份。

【按语】患者面部及下肢均浮肿，按之如泥，按中医辨证为肾阳虚气化不利所致。故以对应方济生肾气汤为主方，合防己黄芪汤并加味益母草，通过加大制附子和生黄芪剂量，突出温阳驱寒、益气消水之意。麻黄剂开鬼门，宣肺气。阳和汤合活络效灵丹、麻黄附子细辛汤温阳益气，活血通瘀，加水蛭、山甲粉破血通瘀，治疗血管堵塞。

患者服药一周即见浮肿明显消退，前后调理两月余，痊愈。

7. 下肢静脉血栓伴风湿性关节炎案

王某，女，60岁。2016年6月5日初诊。

【症见】患者患风湿性关节炎二十多年，周身关节疼痛，双侧指关节、膝关节尤甚，有下肢静脉血栓病史。舌淡红胖大、有瘀斑、苔白，脉沉涩。

【辨证】脾肾阳虚，风寒湿滞，痰凝血瘀。

【方药】阳和汤合古方三痹汤、理中汤、乌头汤。

熟地黄60克　鹿角霜50克　炮姜炭45克　白芥子30克　肉桂30克　麻黄10克　水蛭7.5克粉冲　白芷30克　生黄芪120克　鸡矢藤30克　独活30克　秦艽20克　防风30克　细辛45克　川芎15克　当归20克　白芍30克　炒杜仲20克　怀牛膝40克　党参30克　炒白术30克　草果仁12克　夏天无30克　制附子100克先煎　制川乌15克先煎　制草乌15克先煎

六剂，水煎服，早晚各服一份。

【按语】患者患严重类风湿疼痛，寒湿阻闭严重，故合用古方三痹汤、阳和汤、乌头汤、麻黄附子细辛汤驱寒透表、温经止痛，加味夏天无祛风湿、止疼痛。方中已有理中汤加味草果健脾。整体思路依旧是温补脾肾阳气，扶阳思路贯穿，在此基础上祛寒、行气、和血、祛痰、通络。

守上方临证加减，三个月后B超显示患者下肢血栓消失，周身关节疼痛好转，活动能力明显增强。

（二）寒热夹杂型案例

1. 糖尿病坏疽案

陈某，男，53岁。2018年4月24日初诊。

【症见】患者双足患糖尿病坏疽，左脚大踇趾截肢术后，疮口难以愈合，无法独立行走，拄杖而来。双下肢动脉粥样硬化狭窄，下肢皮肤发黑、发凉多见，皮下脂肪瘤。舌暗红胖大、舌下瘀络明显，脉关弦紧、尺沉涩。

【辨证】脾肾阳虚，痰凝血瘀，寒湿久困，郁而化热。

【方药】当归四逆加吴茱萸生姜汤合麻黄附子细辛汤、阳和汤、活络效灵丹、四妙勇安汤、软坚散。

当归45克　桂枝45克　赤芍45克　细辛75克　小通草15克　生姜60克

吴茱萸45克　制附子120克先煎　熟地黄30克　鹿角片30克　炮姜炭30克　肉桂30克　麻黄10克　白芥子30克　炙甘草60克　生黄芪130克　水蛭7.5克粉冲　丹参60克　乳香15克　没药15克　醋山甲6克粉冲　皂角刺45克　金银花60克　玄参50克　浙贝母30克　川牛膝40克　生地黄30克　毛冬青60克

三剂，水煎服，每剂浓煎四份，早晚各服一份。

【按语】此案患者阳虚明显，下肢血行不畅，术后疮疡难以收口，故用当归四逆加吴茱萸生姜汤温阳行气、养血通经，合阳和汤温阳补血、散寒通滞为本案基础方。大剂量麻黄附子细辛汤助力扶阳行气、托透寒邪；活络效灵丹活血化瘀之意，行气生肌。方中超量使用黄芪130克，突出其益气固表、托疮生肌之效，加水蛭、毛冬青、穿山甲、皂角刺等均为活血通滞特效药，软坚散加白芥子化痰祛瘀。局部寒湿化热，热象明显，以四妙勇安汤、生地黄、毛冬青凉血解毒通络。此案为多方治一病案例，多角度、立体治疗主症。

患者服药一周后双足颜色就开始变淡，两周后已现正常肤色，双足变暖，疮口恢复正常，不再担忧后续截肢。守方守法，临证加减，调理至两个月时患者可以独立行走，至三个月时痊愈。

2. 下肢静脉炎伴湿疹案

徐某，男，90岁。2019年1月22日初诊。

【症见】患者有三十余年双下肢深静脉炎病史，下肢伴湿疹，脚跟处发黑溃烂，久不愈合，只能穿拖鞋，且不能独立行走。患者多方求治中西医无效，苦不堪言。舌暗红、淡嫩胖大、有齿痕，脉关弦、尺沉涩。

【辨证】脾肾阳虚，痰凝血瘀，脾虚湿困，寒湿化热。

【方药】当归四逆加吴茱萸生姜汤合薏苡附子败酱散、阳和汤、活络效灵丹、四妙勇安汤、四妙散。

当归30克　桂枝60克　赤芍45克　细辛60克　小通草30克　炙甘草60克　吴茱萸45克　生姜60克　制附子120克先煎　炒薏苡仁60克　败酱草60克　熟地黄30克　鹿角霜30克　炮姜炭30克　生黄芪130克　麻黄10克　白芥子30克　丹参50克　乳香15克　没药15克　金银花60克

玄参30克　炙乌梢蛇30克　土茯苓120克　苍术30克　黄柏15克　川牛膝30克　水蛭9克粉冲　醋山甲6克粉冲　白芷45克　徐长卿30克　荆芥穗15克

三剂，水煎服，每剂浓煎四份，早晚各服一份。

【按语】患者阳虚为本，热盛为标，当标本兼治。当归四逆加吴茱萸生姜汤合麻黄附子细辛汤养血通络，消寒厥、扶阳气。阳和汤温阳解表、通气血，合薏苡附子败酱散温阳利湿、消痈疡；合四妙勇安汤清热解毒；合活络效灵丹活血通络；加味大剂量生黄芪托疮生肌、愈合伤口；加味白芷代麝香取芳香通窍活血之意；加味醋山甲和水蛭通血管。四妙散合土茯苓健脾燥湿、利水治疗湿疹，加味徐长卿脱敏止痒。此方温、补、清、消四法融入一体，经方、时方相得益彰。

患者服药两周后，溃疡处收口，下肢肤色变淡，肿痛之感消失，可以正常穿鞋独立行走。上方加减，患者又坚持治疗一月余，症状全消。

3. 下肢脉管炎伴浮肿案

郑某，女，52岁。2013年8月15日初诊。

【症见】患者见双足浮肿多年，下肢脉管炎，双下肢疼痛发凉，烦躁口渴但不多饮。舌红胖大、苔燥微黄，脉沉细。

【辨证】脾肾阳虚，寒凝血瘀，中气不足，寒热夹杂。

【方药】当归四逆加吴茱萸生姜汤合活络效灵丹、四妙勇安汤、阳和汤、防己黄芪汤、软坚散。

当归30克　桂枝45克　白芍45克　细辛45克　炙甘草30克　吴茱萸30克　制附子90克先煎　怀牛膝30克　丹参30克　乳香15克　没药15克　毛冬青60克　土鳖虫15克　金银花40克　熟地黄30克　鹿角霜15克　炮姜30克　肉桂30克　麻黄10克　白芥子15克　益母草60克　生黄芪120克　防己15克　党参15克　生姜60克　大枣20克　玄参30克　浙贝母15克　生牡蛎30克先煎

七剂，水煎服，早晚各服一份。

【按语】此案寒热夹杂，虽有口渴但不多饮，舌虽燥但脉沉细，主症为下肢发凉疼痛，不可认为是火热证而滥用滋阴寒凉药物。故本案在坚持扶阳温经的基础上合四妙勇安汤，针对寒湿化热之象，使用40克金银花。

此案患者服药两周后，双下肢发凉疼痛症状减轻，舌质变润、黄苔退去。后加制附子至120克，制川乌60克，突出温通经络效果。患者再服药一个月，痊愈。

4. 静脉曲张案

王某，男，28岁。2018年5月12日初诊。

【症见】患者静脉曲张，下肢多处皮损发红，神疲乏力，寐差。舌淡红胖大、苔腻、中间微黄，脉沉细。

【辨证】脾肾阳虚，痰凝血瘀，寒热夹杂，心肾不交。

【方药】当归四逆加吴茱萸生姜汤合四妙勇安汤、软坚散、活络效灵丹、酸枣仁汤、半夏秫米汤。

当归30克　桂枝30克　赤芍30克　川芎15克　吴茱萸30克　小通草15克　生姜30克　细辛30克　炙甘草15克　金银花60克　玄参50克　生牡蛎30克先煎　浙贝母30克　生黄芪60克　怀牛膝30克　水蛭7.5克粉冲　皂角刺60克　丹参50克　乳香15克　没药15克　毛冬青60克　生地黄60克　炒枣仁50克　茯神18克　知母10克　清半夏60克　生薏苡仁60克　红景天60克

四剂，水煎服，每剂浓煎四份，早晚各服一份。

【按语】本案前期患者热证明显，并未使有阳和汤与四逆汤。用四妙勇安汤清热解毒，合活络效灵丹活血止痛，生地黄剂量加大滋阴凉血。水蛭、三棱、毛冬青和红景天有软化血管的作用，合软坚散效果更佳。顾及患者失眠严重影响治疗效果，用酸枣仁汤合半夏秫米汤治疗。

患者服药两周药后，皮损发红退去，感觉下肢轻松感，睡眠明显好转。继续治疗，处方如下：

当归30克　赤芍30克　川芎15克　细辛45克　吴茱萸30克　小通草15克　生姜30克　制附子60克先煎　炙甘草50克　玄参50克　金银花60克　浙贝母30克　生牡蛎30克先煎　丹参50克　乳香15克　没药15克　怀牛膝30克　水蛭9克粉冲　生黄芪120克　毛冬青60克　生地黄60克　熟地黄30克　鹿

角霜50克　炮姜30克　白芥子30克　肉桂30克　皂角刺60克　土鳖虫15克　清半夏90克　生薏苡仁75克

四剂，水煎服，每剂浓煎四份，早晚各服一份。

【按语】本案原方去四妙勇安汤，加阳和汤、四逆汤，生黄芪加大剂量至120克，去酸枣仁汤，留半夏秫米汤巩固睡眠效果。

患者服用上方一周后，静脉凸起明显减小，血管已经软化，信心大增。后期灵活加减，患者继续服药两月余治愈。

5. 静脉曲张伴便秘案

李某，男，60岁。2017年9月6日初诊。

【症见】患者下肢静脉曲张，局部发黑，顽固性便秘，大便干结，硬如羊屎。舌暗红胖大、苔燥发黑，脉关弦、尺沉缓。

【辨证】脾肾阳虚，风寒阻络，痰凝血瘀，运化不良。

【方药】当归四逆加吴茱萸生姜汤、麻黄附子细辛汤、阳和汤、活络效灵丹、四妙勇安汤、增液承气汤。

当归60克　桂枝45克　白芍90克　细辛90克　生姜90克　小通草15克　炙甘草60克　吴茱萸45克　鹿角片50克　制附子120克先煎　川牛膝40克　熟地黄30克　白芥子30克　炮姜炭30克　肉桂30克　麻黄10克　水蛭7.5克粉冲　丹参50克　乳香15克　没药15克　土鳖虫15克　防己30克　生黄芪90克　皂角刺60克　浙贝母30克　金银花45克　生地黄30克　玄参30克　大黄10克

三剂，水煎服，每剂浓煎四份，早晚各服一份。

【按语】患者依旧是阳虚为本，湿热为标，兼有津伤。治本以当归四逆加吴茱萸生姜汤、麻黄附子细辛汤、阳和汤、活络效灵丹，治标以四妙勇安汤加味治疗。考虑阳明有热，伤及津液，肠腑干燥，遂至顽固性便秘，加味增液承气汤养阴润燥。

患者服药一周大便好转，为巩固疗效，连服五周后患者大便完全正常，下肢发黑明显好转。后方去四妙勇安汤，加鸡血藤60克（与生黄芪成对药）

增强活血益气功效，加益母草90克利水消肿，加制川乌30克涤荡伏寒。经治三月余，痊愈。

6. 静脉曲张伴2型糖尿病、心脏病案

梁某，女，80岁。2018年08月16日初诊。

【症见】患者有冠心病、高血压、2型糖尿病、肾功能异常史，双下肢静脉曲张，颜色紫暗有瘀斑（紫癜），夜尿频，房颤。舌淡红胖大、苔白，脉关紧、尺沉缓。

【辨证】心肾阳虚，痰凝血瘀，元气亏损，固摄无权。

【方药】阳和汤合破格救心汤减味方、四妙勇安汤、活络效灵丹、丹参饮、缩泉丸。

生地黄60克　鹿角片50克　炮姜炭30克　肉桂30克　麻黄10克　白芥子30克　炙甘草60克　党参60克　干姜30克　山茱萸90克　生牡蛎30克先煎　金银花45克　玄参30克　当归30克　丹参50克　乳香15克　没药15克　檀香6克后下　砂仁10克后下　毛冬青60克　生黄芪90克　水蛭7.5克粉冲　益智仁30克　桑螵蛸15克　乌药10克　浙贝母30克　制附子90克先煎　皂角刺45克

四剂，水煎服，每剂浓煎四份，早晚各服一份。

【按语】考虑患者有冠心病等基础疾病，需顾护以确保患者生命安全。本案以李可先生破格救心汤减味方和丹参饮顾护心阳，以阳和汤温经通络、扶正气，四妙勇安汤清热解毒，重用生地黄，就是取其养阴凉血之用，益智仁、桑螵蛸、乌药治疗尿频。

患者服药一周即感到疗效，半月余静脉曲张明显好转，诸症好转。临证加减，经治一月余下肢紫斑消退，三月余静脉曲张已无症状。

7. 精索静脉曲张伴前列腺增生案

曹某，男，53岁。2018年11月3日初诊。

【症见】患者面色晦暗，精索静脉曲张伴前列腺增生，前列腺炎，性生活

不和谐。舌暗红、苔腻灰黑，脉关紧、尺沉涩。

【辨证】肝肾亏损，阴阳两虚，痰凝血瘀。

【方药】金匮肾气汤合薏苡附子败酱散、活络效灵丹、四妙勇安汤。

熟地黄30克 生地黄30克 山药30克 山茱萸30克 牡丹皮15克 茯苓15克 泽泻15克 制附子60克先煎 肉桂30克 生薏苡仁60克 败酱草60克 丹参50克 当归30克 乳香15克 没药15克 金银花45克 玄参30克 浙贝母30克 荔枝核15克 橘核15克 毛冬青60克 生黄芪60克 三棱15克 莪术15克 威灵仙20克 皂角刺45克 肉苁蓉30克 淫羊藿30克

六剂，水煎服，早晚各服一份。

【按语】患者阴阳两虚，痰瘀互阻，脉络不通，以致精索静脉曲张。以金匮肾气汤加味肉苁蓉、淫羊藿温肾补阳，填精益髓。治疗精索静脉曲张，在扶助肾气的同时仍要活血化瘀祛痰，以活络效灵丹，辅以软坚散与三棱、莪术、皂角刺破坚散结。考虑前列腺炎症合用四妙勇安汤和薏苡附子败酱散清湿热、消痈疡，荔枝核、橘核行膀胱经和小肠经，散结祛寒止痛。

患者服药两周，自觉精气神提高很多，患处不适减轻。服药两月余，性生活质量明显提升，感觉不到患处异样。继续巩固治疗两个月痊愈。

（三）阴阳并虚型案例

1. 静脉曲张、眼睛干痒案

秦某，女，65岁。2018年8月25日初诊。

【症见】患者眼睛干涩发痒，下肢静脉曲张、有紫斑，脚趾麻木。舌暗红、无苔，脉沉细。

【辨证】肝脾肾亏损，阴阳两虚，痰瘀互结。

【方药】地黄饮子合明目地黄汤、四妙勇安汤、活络效灵丹。

熟地黄30克 生地黄30克 山茱萸30克 石斛40克 麦冬15克 五味子15克 石菖蒲30克 茯苓30克 肉桂15克 制附子45克先煎 肉苁蓉15克

巴戟天20克　生姜30克　枸杞子30克　菊花15克　当归30克　赤芍15克　白芷30克　金银花60克　玄参50克　生甘草40克　丹参50克　乳香15克　没药15克　生黄芪60克　三棱15克　莪术15克　水蛭7.5克粉冲　皂角刺45克

六剂，水煎服，早晚各服一份。

【按语】患者年老，舌暗红、无苔，脉沉细，眼睛干痒，证属肝肾亏损，阴阳并虚，需要阴阳并调，选用地黄饮子为基础方。因患者症状较轻，方中养阴与扶阳药物比重相当，剂量也不大。加味杞、菊、归、芍，有明目地黄汤之意，养肝明目。其他为治疗静脉曲张的方药。

患者服药一周即感觉到血管软化，眼睛干痒症状减轻。临证加减，患者服药两周后下肢紫斑明显减退，一个半月时静脉曲张治愈。

2. 糖尿病坏疽案

张某，男，57岁。2017年11月14日初诊。

【症见】患者有脑梗死病史，兼有冠心病、2型糖尿病，见蛋白尿，静脉堵塞，双足糖尿病坏疽，在他院治疗要求截肢，患者拒绝。舌淡红偏燥、苔白、舌下瘀络，脉沉细。

【辨证】肝肾亏损，阴阳俱虚，代谢失常，痰凝血瘀。

【方药】地黄饮子合四妙勇安汤、活络效灵丹。

熟地黄30克　山茱萸30克　石斛40克　麦冬30克　五味子15克　白芷30克　石菖蒲30克　肉桂15克　制附子45克先煎　肉苁蓉15克　巴戟天20克　生姜30克　金银花60克　玄参30克　当归30克　生甘草30克　龟甲15克先煎　川牛膝40克　生黄芪90克　补骨脂30克　枸杞子30克　五倍子10克　水蛭7.5克粉冲　皂角刺30克　全蝎4克粉冲　丹参30克　乳香15克　没药15克

六剂，水煎服，早晚各服一份。

【按语】地黄饮子阴阳双补、养肝益肾，合四妙勇安汤养阴清热，以达到阴阳平衡。活络效灵丹加水蛭、全蝎、皂角刺疏通经络与血管，大剂量生黄芪益气活血，托疮生肌。针对患者肾功能代谢问题，加肾四味温补肾阳，益母草利水消肿，也有助于治疗高血压，全蝎、五倍子对蛋白尿有奇效。

患者服药三天就自觉症状改善，二诊时来报喜。临证加减，经治一月余下肢及脚部颜色接近正常肤色，可感觉到温暖，已无截肢之虞。为巩固疗效，患者坚持服药四月余，诸症均有明显改善。

（四）阴阳并虚、前期偏于阴虚案例

李某，男，79岁，2018年2月13日初诊。

【症见】患者有2型糖尿病史，右下肢动脉硬化，右脚肿胀发黑，伴局部发热两周。舌红、中裂、胖大、少苔，脉弦略数。

【辨证】肝肾亏损，血热血瘀，阳虚为本。

【方药】四妙勇安汤合活络效灵丹、防己黄芪汤、软坚散、海藻甘草汤。

金银花60克　玄参50克　当归30克　生甘草30克　丹参50克　乳香15克　没药15克　水蛭7.5克粉冲　毛冬青30克　生黄芪60克　防己15克　醋山甲6克粉冲　浙贝母30克　生牡蛎30克先煎　皂角刺45克　海藻30克　生地黄60克　赤芍30克　桃仁15克　白芥子15克　生薏苡仁75克　制附子90克先煎　败酱草120克

三剂，水煎服，每剂浓煎四份，早晚各服一份。

【按语】此案患者的情况按照西医的治疗思路治疗，未来结果很可能就是截肢。在笔者看来，其病机仍为阳气虚弱，不能温煦推动血液运行，血液运行不畅郁而化热。该患者虽为阳虚为根本，但是就舌象脉象来看，现阶段阴虚热象非常明显，兼有血热、血瘀。所以选四妙勇安汤合活络效灵丹清热凉血、活血化瘀，加水蛭、毛冬青、穿山甲、皂角刺、桃仁、赤芍来活血通络，软坚散、海藻甘草汤加白芥子化痰祛瘀，防己黄芪汤益气利水消肿。

此方滋阴、凉血、清热药物偏多，扶阳药物偏小，只能作为前期“急则治标”处方。本案患者服药三周，腿部肿胀与发黑症状消失，进入稳定期。后续治疗用阳和汤思路治疗以扶阳固本，经治四月余痊愈。

小　　结

下肢血液循环障碍类疾病患者，特别是脱疽患者多为阳虚，以当归四逆加吴茱萸生姜汤合阳和汤、活络效灵丹可作为其基础方，重在突出在扶助阳气的基础上温通经络、活血化瘀，重用制附子、丹参、生黄芪、细辛等扶阳药物。寒凝日久者，可合乌头汤、“杀破狼”组合；夹热者合四妙勇安汤，重用金银花和生甘草。对于阴阳并虚患者（多为老年人），可在地黄饮子的基础上加味上述方药。

泌尿系统疾病治疗思路与验案——以陈宝田先生小四五汤为主结合扶阳思想论治

泌尿系统是人体重要的水道代谢系统。泌尿系统各器官（肾脏、输尿管、膀胱、尿道等）发生的疾病，症状主要包括尿频、尿急、尿血、尿痛、遗尿、腰痛等病症，归属于西医尿路感染、尿道炎、急慢性肾炎、肾小球炎症、痛风、肾积水、肾结石、肾功能不全等疾病，理化检查上常有红白细胞异常、尿潜血阳性、肌酐高、尿酸高、尿蛋白阳性等。

中医对泌尿系统疾病的认识很全面、很立体，笔者从五脏六腑的相关性来理解：肝主气机疏泄条达，气机不畅则疏泄不利而生瘀滞；脾主运化，运化失职则影响水液代谢；肺主水气之升降，邪气闭肺则水道不通；肾主水藏，司二便，肾气亏则尿液代谢异常；“三焦者，决渎之官，水道出焉”，三焦气化失常，则水道不通；膀胱主津液气化，与肾相表里。可见治疗泌尿系统疾病，不能只着眼泌尿系统器官，而应考虑整体，辨证施治。中医有很多行之有效的思路及对应方剂，比如济生肾气汤温肾化气、利水消肿，五苓散健脾利水、温煦膀胱以气化，麻黄剂宣肺解表开鬼门，小蓟饮子凉血止血、利水通淋，萆薢分清饮温肾利湿化浊，八正散清热泻火、利水通淋，导赤散清心养阴、利水通淋，缩泉丸治尿频，三金汤清热利湿、通淋排石等。以上处方各有所重，对于病机清晰、症状简单的患者，对症用方疗效明显，但对于有些难病、怪病、顽症，病机复杂，症状多样，单独使用以上某个处方就很难取得疗效。其主要原因一是失之整体统筹，二是缺少扶阳。治病应着眼于整体和阴阳！

一 治疗思路

笔者经过学习和临床体会，认为治疗泌尿系统这类水道代谢疾病，南方医科大学陈宝田先生创制的合方小四五汤可以作为一个重要的基础方来使用。该方由《伤寒论》小柴胡汤、五苓散及《太平惠民和剂局方》之四物汤组合而成，取三方的字头简称为小四五汤，它是经方和时方结合的典范。处方包括柴胡、黄芩、人参（或党参）、法半夏、炙甘草、生姜、大枣、当归、熟地黄、赤芍、川芎、猪苓、泽泻、白术、茯苓、桂枝。陈宝田先生认为，本方适用于气郁水停、痰湿瘀血所致的诸病，广泛应用于内科、神经科、妇科、小儿科的多种疾病。尤其对于急性肾炎、慢性肾炎，疗效优于越婢加术汤、防己黄芪汤、五苓散、真武汤、春泽汤、实脾饮、六味地黄汤、知柏地黄汤、济生肾气汤等；对于消肿、消除尿蛋白和红细胞，以及改善全身状态，具有疗效快而效果持久的特点。本合方对肾病综合征的疗效也优于其他方剂。辨证要点是小柴胡汤证、四物汤证、五苓散证的混合证，以及胸胁苦满（腹胀纳少）、浮肿或有血瘀（疼痛、脏器的增大、血尿），或有贫血，或有精神症状（头痛、头晕、动悸、少寐），不必悉具即可使用。

笔者使用小四五汤主要用于治疗泌尿系统的代谢类疾病，并形成了自己的体会。小柴胡汤主治少阳病，正邪两气相争于半表半里之间，对于半表半里的理解已有公论，主要就是指三焦。正邪相争使三焦之水气通道受阻而瘀滞，或上冲于脏腑，才有少阳证。如水气积于胸胁，可见胸胁苦满；上冲于心，可见心悸；水运不畅可使胆汁滞留三焦，随津溢出舌面，则为口苦等。所谓柴胡和解法就是立足于升肝木（柴胡），收相火（黄芩）、降肺金（半夏）、健脾土（人参），畅达气机升降以疏通水道。所以小柴胡汤可畅通三焦水气升降之道。

四物汤出自唐代蔺道人《仙授理伤续断秘方》，有"凡跌伤，肠中污血；凡损伤，大小便不通，未可便服损药，盖损药必用热药，宜服四物汤"一说，可见本方最初立意就是通血瘀型大小便不畅。选四物汤就是从血虚、血瘀角度治疗泌尿系统疾病，血虚易瘀，血瘀生热，内热则肝木不疏。

五苓散健脾利水、温阳化气，是经典的利水剂，也是太阳病表里双解法代表方之一，临床上多用其治疗与水湿有关的疾病。

所以小四五汤是从理气（三焦）、活血（肝经）、利水（健脾）三个维度来调整泌尿系统的代谢功能。现代医学认为肾脏的基本功能就是人体水道代谢，代谢失常则水道流速放缓，形成积水和浮肿，积水长期留存，水中杂质就形成结晶、结石。肾结石是导致尿血和尿痛的主要原因。尿酸盐结晶沉积在关节滑膜、滑囊、软骨及其他组织中就导致痛风。肾功能受损，肌酐就高。所以治疗泌尿系统疾病，调节水道代谢、恢复肾脏基本职能是基本的出发点。小四五汤可以统摄治疗各类泌尿系统代谢疾病！

在笔者的治疗思路中，小四五汤也只是一个系统方，脱离了整体的阴阳辨证和顾护两本，就很难百战百胜。根据笔者的经验，除急性炎症外，患者辨证多是阳虚，即使伴有湿热下注者也多是标证。所以治疗泌尿系统疾病，仍然要一以贯之，坚持扶阳固本，小四五汤要合用四逆类扶阳方药，顾护先天之本，而小四五汤本身已含有八珍汤之意，可以顾护后天之本。

结合患者的具体病证，常使用一些加味方：伴有表虚风邪者，可辅以固表祛风行水的防己黄芪汤或单独重用黄芪运全身之大气；伴有浮肿者需开肺解表，辅以麻黄汤或麻黄附子细辛汤；为加强利水通淋之效，通过加大猪苓的剂量，并加味阿胶、滑石，使方中又有猪苓汤之意；伴有湿热下注者，可辨证使用小蓟饮子、萆薢分清饮、八正散（宋代《太平惠民和剂局方》）、潜阳封髓丹、薏苡附子败酱散等；痛风者合用桂枝芍药知母汤、麻黄附子细辛汤温阳通经、通痹止痛；有肾结石者，予以三金汤或四金汤（郁金、鸡内金、海金沙、金钱草）软坚消石。

在经验用药方面，琥珀粉、鱼脑石可以治疗胆结石、肾结石，益智仁、桑螵蛸、乌药治疗尿频有效，萆薢可用于治疗尿路感染、尿痛、尿味重，益母草利水消肿，五倍子、全蝎有助于降尿蛋白，蒲黄炭、血余炭、炮姜炭、阿胶珠、生藕节对治疗尿血有效，土茯苓、萆薢、滑石有助于降尿酸。

笔者使用小四五汤合四逆汤为基础方经治患者两千余例，有急危重症，也有慢性肾衰症，常见的是尿路疾患，下面仅选取少量典型案例予以解读。有时候也会以济生肾气汤（宋代《济生方》）为基础方，这主要是用于脾肾阳虚下肢浮肿、按之没指者，以老年人为主，临床医案相对较少。疝气也与泌尿系统代谢失常有关，笔者临床接触的都是阳虚型的寒疝，辨证多为脾肾阳虚，中气下陷，代谢失常，常用金匮肾气汤合补中益气汤及导气汤来治疗，略举案例附后。

提示一点，笔者对小四五汤的应用剂量明显超过了陈宝田先生，尤其是柴胡一般18克起，伴有热证者可用30克甚至45克。这方面读者可以结合具体案例予以体会。

二 小四五汤医案

1. 肾衰竭案

安某，男，55岁。2017年11月23日初诊。

【症见】患者肌酐高，有慢性肾衰竭，多方医治无效，患者认为已是无药可治，故不抱希望。初诊时主诉心烦失眠，小便不利。舌淡胖大，脉沉细缓。

【辨证】肝肾亏损，心肾不交，代谢失常。

【方药】小四五汤合酸枣仁汤、睡眠验方四味、半夏秫米汤、柴胡桂枝加龙骨牡蛎汤、四逆汤。

柴胡18克　清半夏90克　党参30克　炙甘草15克　黄芩12克　生姜45克　生地黄30克　当归15克　白芍15克　川芎15克　桂枝30克

白术30克　茯苓30克　猪苓15克　泽泻30克　炒枣仁30克　知母15克　黄柏15克　五味子30克　合欢皮15克　黄精40克　生山楂40克　生薏苡仁60克　益母草90克　生龙骨30克先煎　生牡蛎30克先煎　珍珠母60克先煎　制附子60克先煎　山茱萸30克　生黄芪60克

十五剂，水煎服，每剂浓煎四份，早晚各服一份。

【按语】小四五汤加益母草调理代谢通水道，四逆汤、五苓散顾护脾肾阳气。治疗失眠以酸枣仁汤与睡眠四味养血安神，以柴胡桂枝加龙骨牡蛎汤潜阳入阴，以半夏秫米汤降逆和胃助眠。

患者服用上方后，心烦失眠明显好转，例行去武汉某医院检查，竟发现肌酐指标由170μmol/L降到130μmol/L，西医也甚为惊奇。患者得此疗效后于2018年1月6日继续调理。有这样的疗效也在笔者意料之外，但细想也在情理之中，坚持扶助脾肾阳气之法，自然就会对阳虚所致的各类疾病大有裨益，更何况小四五汤就是适用于泌尿系统疾病的验方。效不更方，制附子加至90克，易生姜为干姜60克，加五倍子15克、全蝎6条（粉冲）治疗尿蛋白，加味阿胶珠12克，取猪苓汤之意，治疗尿潜血，为患者开了两周的药。这样前后一个月，患者肌酐指标已经降到90μmol/L左右的正常范围，小便通利。以后患者通过电话联系，按照处方在家里每隔一段时间就会服药调理，肾功能一直正常。

2. 肾积水、肾结石、尿路感染案

某古巴人，男，57岁。2018年8月11日初诊。

【症见】患者有十八年肾结石史，在国外先后做过十余次取石手术。8月11日CT检查显示有肾积水、肾结石且尿路感染，疼痛难忍。舌暗红、无苔，脉沉迟。

【辨证】肝肾阴阳俱虚，中气不足，代谢失常，湿热下注。

【方药】小四五汤合八正散、三金汤、四逆汤。

柴胡45克　法半夏30克　党参45克　生甘草45克　黄芩15克　生姜30克　生地黄30克　当归15克　赤芍30克　川芎15克　桂枝45克　炒白术45克

茯苓60克　泽泻45克　猪苓45克　阿胶珠15克　滑石块60克　川木通15克　萹蓄30克　瞿麦30克包煎　炒栀子15克　车前子30克包煎　白茅根60克　鸡内金30克　广金钱草90克　郁金30克　黄柏10克　砂仁15克后下　知母15克　灯心草10克　制附子60克先煎　琥珀粉6克冲服

三剂，水煎服，每剂浓煎四份，早晚各服一份。

【按语】此案可以看出中西医治疗此病思路的区别，西医是见石取石，对石之来源无有效方案。中医是整体观念，以人为本，既排石，又调理体质。本方以小四五汤调节人体水道代谢，因热证（疼痛）明显，重用柴胡45克，且有八正散加味白茅根利尿通淋，清泻邪热，治疗湿热下注。三金汤清热利尿、通淋排石。加入阿胶珠、滑石块取猪苓汤之意，利水养阴，清下焦热。琥珀粉消磨渗利，利尿排石。合四逆汤温阳通经，标本兼顾。

患者服药一周后疼痛明显减轻，例行B超检查显示肾积水减少。服药至2018年9月13日，处方去灯心草，加萆薢30克分清泌浊，川木通减至10克，广金钱草加至120克，制附子加至90克，加强排石之效。

患者服用此方后彩超、血液生化及尿常规检查正常，肾积水、尿路感染消失，肾结石变少变小，并排出八九块结石。患者共计治疗一个月就控制了主症，对中医的神奇疗效大为惊叹。

本案为多方治一病，温清消补多法合用，俱有所据，相得益彰。后续将主方改为消补之法，具体如下：

熟地黄60克　山药30克　山茱萸30克　牡丹皮15克　茯苓30克　车前子30克　泽泻30克　肉桂30克　制附子60克先煎　川牛膝40克　砂仁15克后下　黄柏10克　知母15克　广金钱草120克　琥珀粉6克冲服　郁金30克　鸡内金30克　生黄芪60克　鱼脑石30克　水蛭9克　皂角刺60克　川续断30克　炒杜仲15克　补骨脂30克　淫羊藿30克　枸杞子30克　菟丝子30克　巴戟天20克

三剂，水煎服，每剂浓煎四份，早晚各服一份。

【按语】本案以济生肾气汤合温补肾阳药物为基础方，加排石经验药物。

患者本方连续服用一个月，经查肾结石消失。

3. 肾结石伴胃脘痛案

李某，男，52岁。2017年4月29日初诊。

【症见】患者面色晦暗，双肾囊泥沙样结石，胃脘疼痛，腰痛。舌淡红、胖大滑润、边有齿痕，脉关弦、尺沉弱。

【辨证】脾肾阳虚，元气不足，寒湿困脾，代谢失常。

【方药】小四五汤合四逆汤（破格用药）、四金汤及健脾和胃药物。

炙甘草100克　干姜120克　制附子245克先煎　柴胡18克　法半夏30克　党参45克　熟地黄30克　当归15克　白芍30克　赤芍15克　川芎15克　桂枝45克　白术45克　茯苓45克　猪苓30克　泽泻45克　广金钱草120克　海金沙20克包煎　鸡内金30克　郁金30克　木香12克　炮姜炭30克　草果10克　肉桂30克　生黄芪60克　鱼脑石30克　炒麦芽60克

三剂，水煎服，每剂浓煎四份，早晚各服一份。

【按语】此案患者阳虚严重，重用附子、干姜和炙甘草，四逆汤急救肾阳。小四五汤也突出温胃健脾药物剂量，另加味其他温胃祛寒对药。排石重用四金汤，金钱草为君药，其性味微咸平，入肝、肾、膀胱经，具有利水通淋、清热消肿的功效，治疗石淋有特效，取其咸能软坚之意；海金沙性味甘寒，入小肠、膀胱经，有利水通淋作用，治石淋茎痛，助金钱草的排石之功；鸡内金粉性味甘平，入脾、胃、小肠、膀胱经，具有健脾理肠的作用，防止消石之品碍胃之弊；郁金味辛、苦、寒，芳香宣达，为血中之气药，入气分能行气解郁，入血分能凉血破瘀。

上方辨证加减，患者服药五周后双肾囊泥沙样结石消失，胃脘疼痛已愈，面色明显改善。

4. 尿频、浮肿、蛋白尿案

徐某，女，61岁。2017年9月16日初诊。

【症见】患者面色发黄，尿频、短少，小腿肿胀，尿蛋白（++）。舌淡红、胖大滑润，脉沉细缓。

【辨证】肝脾肾亏损，阳气不足，代谢失调。

【方药】小四五汤合防已黄芪汤、八正散。

柴胡30克　党参45克　清半夏30克　炙甘草40克　黄芩12克　生姜60克　生地黄15克　当归15克　白芍15克　川芎15克　桂枝30克　白术30克　茯苓30克　猪苓30克　泽泻30克　益母草90克　防己15克　生黄芪90克　五倍子20克　全蝎4克粉冲　山茱萸30克　白茅根60克　萹蓄15克　瞿麦15克包煎　木通10克　滑石块30克包煎　炒栀子10克　制附子90克先煎

四剂，水煎服，每剂浓煎四份，早晚各服一份。

【按语】此案属西医诊疗慢性肾炎类疾病，患者体虚，阳气不足，易受外邪侵扰，少阳不和，三焦不畅，邪入渐深。小四五汤合防已黄芪汤、四逆汤通利水道的同时健补中气和元气，此为治本。八正散加白茅根、益母草利尿通淋，清利湿热，此为治标，五倍子、全蝎为经验用药，可降尿蛋白，此为对症用药。

二诊，腿肿好转，去八正散。生姜改为干姜，生地黄30克，五苓散均加至45克，防已30克，制附子100克，增强疗效。

三诊，复查尿常规指标全部正常。后又继续调理一段时间，病告痊愈。

5. 肾萎缩案

郭某，男，38岁。2018年9月11日初诊。

【症见】患者双肾萎缩，有高血压史。从2014年开始在我处治疗，每有不适便来调理。痛风性关节炎发作，足痛、手指关节肿大，肌酐500μmol/L，尿酸700μmol/L。舌胖大滑润、苔白，脉沉涩。

【辨证】肝脾肾俱损，元气大亏，寒邪内伏，代谢失常。

【方药】小四五汤合防已黄芪汤、黄芪建中汤、化铁丸、桂枝芍药知母汤加味方。

柴胡30克　党参45克　干姜90克　法半夏30克　炙甘草45克　生地黄30克　当归30克　白芍60克　川芎15克　桂枝45克　生白术45克　茯苓60克　泽泻60克　猪苓30克　红花15克　羌活30克　全蝎6克粉冲　防己30克　生黄芪120克　生薏苡仁60克　土茯苓120克　滑石块100克包煎

威灵仙45克　楮实子45克　麻黄15克　细辛60克　知母15克　制附子130克先煎　萆薢50克

三剂，水煎服，每剂浓煎四份，早晚各服一份。

【按语】此案方药剂量明显偏大，尤其是扶阳药物。小四五汤调节水道，但患者久虚，温阳健脾药物剂量加大。防己黄芪汤祛风行水，同时方中亦有黄芪建中汤健补中气。久病必有伏邪，麻黄附子细辛汤合四逆汤温通经络、解表透邪，此方应一以贯之，坚持使用。化铁丸有消肿散瘀、软坚散结之效，合桂枝芍药知母汤加味方祛风湿痹痛，治疗痛风。重用滑石、土茯苓、萆薢降尿酸。

患者双肾萎缩具有不可逆性，肾功能不全也是长期性的，故常年在我处断续调理，主要肾功能指标一直控制良好。患者对生活和生命充满信心，可以正常工作。

6. 尿血案

许某，女，54岁。2018年4月10日初诊。

【症见】患者近两周后背起红疙瘩，发痒流脓水，劳累后尿血，时觉气短。舌红胖大、苔燥，脉沉细。

【辨证】阳虚湿困，寒湿化热，肾气不足，代谢失常。

【方药】小四五汤合小蓟饮子、龙胆泻肝汤、四逆汤。

柴胡18克　清半夏15克　党参30克　炙甘草15克　黄芩15克　生姜15克　生地黄30克　当归15克　白芍15克　川芎15克　桂枝30克　白术30克　茯苓30克　猪苓30克　泽泻30克　阿胶珠12克　生黄芪60克　小蓟30克　生藕节20克　蒲黄炭20克　炮姜炭15克　龙胆草15克　炒栀子15克　车前子20克包煎　木通10克　蝉蜕15克　徐长卿30克　制附子30克先煎

六剂，水煎服，早晚各服一份。

【按语】此案患者仍是阳虚，但湿热标症明显，初期治法当温清并重。小四五汤合四逆汤理气活血、温阳健脾调节代谢，重用生黄芪健脾补气摄血。猪苓汤清热养阴，治疗尿血。龙胆泻肝汤清利湿热，合用小蓟饮子、八正散清热通利、凉血止血，对血尿和后背发痒流脓同样有效。蝉蜕、徐长卿治疗皮肤过敏发红发痒。

患者一周后复诊称不再尿血，后背不再发痒，疮口开始结痂。去龙胆泻肝汤，生姜改为干姜45克，生地黄改为熟地黄30克，生黄芪90克，制附子60克，肾阴肾阳兼顾。临证加减巩固治疗五次，诸症痊愈。

7. 尿路感染急症案

郝某，女，59岁。2019年3月30日初诊。

【症见】患者尿路感染导致尿急尿痛，神疲乏力，有胆结石病史。舌淡嫩、少苔，脉关弦、尺沉涩。

【辨证】肝肾亏损，代谢失常，湿热下注。

【方药】小四五汤合小蓟饮子、八正散、四金汤。

柴胡24克　党参30克　清半夏30克　黄芩20克　生姜30克　炙甘草15克　当归15克　川芎15克　生地黄30克　赤芍30克　桂枝30克　炒白术30克　茯苓30克　猪苓30克　泽泻30克　小蓟30克　生藕节30克　生蒲黄20克包煎　阿胶珠12克　川木通10克　萹蓄15克　瞿麦15克包煎　海金沙20克包煎　郁金30克　鸡内金30克　金钱草90克

六剂，水煎服，早晚各服一份。

【按语】本案为急症，虽有阳虚症状，但标为一派热象，当先治标。前期以救急为主，并未合用四逆汤。小四五汤中黄芩、生地黄剂量突出，以猪苓汤清热养阴，小蓟饮子与八正散诸药清热通淋、滋阴凉血。

本案患者服药后症状逐次好转，上述方药守方五周未变，乃获痊愈。后续以济生肾气汤为基础方突出四逆扶阳之意巩固治疗。

8. 低热、血尿案

刘某，男，50岁。2016年11月12日初诊。

【症见】患者近半月夜尿频，血尿，腹泻，腰痛，低热，眠差。舌暗红稍胖、苔薄黄，脉沉缓。

【辨证】肝肾亏损，阴阳两虚，营卫失调。

【方药】小四五汤合薏苡附子败酱散、柴胡桂枝加龙骨牡蛎汤、半夏秫米汤、睡眠验方四味。

柴胡45克　清半夏90克　党参30克　炙甘草30克　黄芩15克　生姜30克　生地黄30克　当归15克　赤芍30克　川芎15克　桂枝30克　白术30克　茯苓30克　猪苓30克　泽泻30克　生薏苡仁60克　制附子60克先煎　败酱草90克　煅龙骨30克先煎　煅牡蛎30克先煎　阿胶珠12克　小蓟30克　黄精30克　五味子30克　生山楂40克　合欢花30克　珍珠母60克先煎　车前子30克包煎

四剂，水煎服，每剂浓煎四份，早晚各服一份。

【按语】患者主要症状为尿频尿血伴低热，故选小四五汤理气活血，调节代谢并培补中气，阿胶珠与小蓟可治血尿，重用柴胡45克，突出小柴胡汤和解少阳之意，治疗低热。薏苡附子败酱散扶阳利湿消痈。方中有附子理中汤扶阳温脾，合五苓散健脾利湿，治疗腹泻。以柴胡桂枝加龙骨牡蛎汤、半夏秫米汤、睡眠验方四味治疗失眠。本案以小四五汤为基础方，在扶阳思路的思路主导下一方治多病。

患者服药三日后低热已退，服药一个月后化验尿液正常，腹泻止，尿频、睡眠、腰痛诸症明显改善。后又巩固治疗三周痊愈。后续药物剂量为柴胡减为18克，清半夏加至120克，生姜改为干姜60克，炙甘草60克，制附子90克，五苓散各45克，突出培补脾肾两本之意。

9. 严重痛风性关节炎案

高某，女，38岁。2019年3月28日初诊。

【症见】患者痛风性关节炎急性发作，脚踝部红肿热痛，手拄拐杖而来，夜眠差。舌淡胖、苔黄腻，脉关弦、尺沉。

【辨证】脾肾阳虚，代谢失常，中气不足，风寒入络。

【方药】小四五汤合桂枝芍药知母汤加味方、麻黄附子细辛汤、防己黄芪汤、半夏秫米汤。

柴胡24克　清半夏120克　党参30克　炙甘草30克　黄芩15克　生

姜60克　生地黄30克　当归15克　赤芍30克　川芎15克　桂枝45克　炒白术45克　茯苓45克　猪苓30克　泽泻45克　知母15克　羌活30克　防风30克　生薏苡仁60克　麻黄15克　红花15克　滑石块100克包煎　萆薢50克　土茯苓120克　生黄芪90克　防已30克　制附子90克先煎　细辛45克

三剂，水煎服，每剂浓煎四份，早晚各服一份。

【按语】患者痛风急性发作，病理上是与泌尿系统代谢失常导致尿酸盐结晶沉积在关节软骨滑膜处有关，属于中医痹证的范畴。所以本案在使用小四五汤合防已黄芪汤调理代谢的同时，又以桂枝芍药知母汤加味方（内含麻黄附子细辛汤）扶阳祛寒、祛风活血，治疗痛风导致的肿痛；加味滑石、萆薢、土茯苓，清热除湿，降尿酸，这是王幸福老师的经验用药，验之临床，确有显效。

患者服药一周后，睡眠改善，疼痛明显减轻，已不用拐杖。调整处方：生姜改为干姜90克，炙甘草加至60克，制附子加至120克，强化温阳通经止痛之效；去萆薢，加忍冬藤120克，加强清热止痛。上方连服两周后肿痛愈，眠佳，后又巩固治疗两周。

10. 痛风伴风湿病案

霍某，女，51岁。2019年6月18日初诊。

【症见】患者尿酸高，痛风性关节炎间断发作，膝关节僵直疼痛，手指关节骨端膨大、僵硬、疼痛。舌淡红胖大、无苔、有齿痕，脉沉涩。

【辨证】脾肾阳气大亏，风寒湿三气杂至，肾气不足，代谢失常。

【方药】小四五汤合桂枝芍药知母汤加味方、萆薢分清饮。

柴胡24克　法半夏30克　党参45克　炙甘草60克　黄芩12克　生姜60克　生地黄30克　当归15克　赤芍30克　川芎15克　桂枝45克　炒白术45克　茯苓45克　猪苓30克　泽泻45克　知母15克　生薏苡仁60克　羌活30克　防风30克　麻黄15克　细辛45克　红花15克　制附子60克先煎　制川乌45克先煎　生黄芪90克　土茯苓120克　滑石块100克包煎　萆薢50克

四剂，水煎服，每剂浓煎四份，早晚各服一份。

【按语】此案患者同时患有痛风性关节炎与风湿病，均为寒痹，热痛是标，阳虚为本。这是辨证的要点，不能只看到红肿热痛就认定为是热痹。小四五汤调节代谢，加大萆薢、滑石、土茯苓剂量，取萆薢分清饮之意，分清泌浊、清热利水，此为降尿酸经验药物。本案重点是通过扶阳思路治疗寒痹疼痛，重用制附子、制川乌、生黄芪温阳通经、益气运血止痛，合桂枝芍药知母汤加味方祛风散寒、调和营卫。

患者服药一周后，关节疼痛明显减轻。调整处方：生黄芪加至120克，生姜改为干姜90克，后续制附子加至100克，制川乌加至60克逐步增强温阳通经之效。连服两周，各种疼痛基本好转。考虑风湿是顽症，继续巩固治疗两个月。

11. 痛风性关节炎发作案

刘某，男，56岁。2017年11月11日初诊。

【症见】患者面色晦暗，有痛风性关节炎病史，现左踝关节、跖趾关节红肿热痛，行走困难。舌淡胖大、苔燥，脉弦、尺沉涩。

【辨证】肝脾肾俱亏，阴阳两虚，中气不足，痰凝血瘀。

【方药】小四五汤合四逆汤、芍药甘草汤、薏苡附子败酱散、四妙勇安汤、活络效灵丹、防己黄芪汤。

柴胡30克　清半夏30克　党参45克　炙甘草60克　黄芩15克　生姜45克　生地黄60克　当归30克　白芍90克　川芎15克　桂枝30克　炒白术30克　茯苓30克　猪苓30克　泽泻30克　制附子60克先煎　败酱草90克　生薏苡仁60克　金银花90克　玄参50克　浙贝母30克　丹参45克　乳香15克　没药15克　土茯苓120克　毛冬青60克　生黄芪60克　防己30克　水蛭9克

四剂，水煎服，每剂浓煎四份，早晚各服一份。

【按语】此案因痛风疼痛及舌苔干燥，很容易让人不顾标本，单用清热利水方药。本方清热活血止痛选用的是四妙勇安汤合活络效灵丹并加味毛冬青、水蛭，另重用白芍，取芍药甘草汤之意，柔肝缓急止痛。小四五汤合四逆汤、薏苡附子败酱散、防己黄芪汤偏重健补两本、通利水道代谢。温清并用，标本兼顾。

患者服药两天就感到疼痛改善，尿量增加，眼见消肿之效。二诊调整处方：生姜60克，五苓散均加至45克，制附子90克，加大扶阳力度。连续服药三周后，患者肿胀疼痛消失，经查尿酸降至正常指标。

12. 尿路感染伴胃不适案

刘某，女，55岁。2018年9月30日。

【症见】患者面色萎黄，尿路感染，尿痛、尿热、尿频，胃不适，打嗝。舌淡嫩胖大、无苔，脉沉细。

【辨证】脾肾阳虚，代谢失常，中气不足，胃气上逆。

【方药】小四五汤合薏苡附子败酱散、减味八正散、缩泉丸。

柴胡30克　法半夏30克　党参30克　炙甘草60克　黄芩15克　生姜60克　生地黄18克　当归15克　赤芍15克　川芎15克　桂枝45克　白术45克　茯苓45克　猪苓30克　泽泻45克　制附子90克先煎　生薏苡仁60克　败酱草60克　木通10克　萹蓄15克　滑石块30克包煎　瞿麦15克包煎　益智仁30克　乌药15克　桑螵蛸30克

四剂，水煎服，每剂浓煎四份，早晚各服一份。

【按语】此案伴有胃寒打嗝，用药上突出了理中汤和五苓散的剂量，并合用了薏苡附子败酱散温阳祛湿消痈。减味八正散清热通利，治疗尿路感染，缩泉丸治疗尿频。

患者服药两周后尿路感染症状消失，尿频、打嗝明显改善。去木通和滑石块，加公丁香15克和柿蒂15克，温胃行气降逆。患者坚持治疗一个多月痊愈。

13. 心脏病伴肌酐高案

刘某，男，41岁。2020年8月22日初诊。

【症见】患者面色晦暗，曾行心脏支架手术，血压偏高，头晕胸痛，尿频，肌酐高（380μmol/L）。舌淡润胖大、无苔，脉沉缓。

【辨证】心肾阳虚，痰瘀互结，肾气不足，代谢失常。

【方药】破格救心汤合小四五汤、王献民先生“杀破狼”组合、丹参饮。

干姜90克　炙甘草60克　制附子120克先煎　党参60克　山茱萸90克　生龙骨30克先煎　生牡蛎30克先煎　煅磁石30克先煎　柴胡18克　黄芩15克　生地黄30克　当归15克　赤芍30克　川芎15克　桂枝45克　炒白术45克　茯苓45克　泽泻75克　猪苓30克　土茯苓120克　滑石块100克包煎　生黄芪120克　制川乌60克先煎　清半夏60克　制天南星60克　丹参60克　檀香10克后下　砂仁10克后下

三剂，水煎服，每剂浓煎四份，早晚各服一份。

【按语】本案虽有泌尿系统疾病，但主证应以心脏不适与高血压导致的头晕为要。方中重剂破格救心汤合丹参饮顾护心脏，振奋心肾阳气，以消浊阴，活血通经。四逆汤、真武汤、柴胡桂枝加龙骨牡蛎汤、泽泻汤（重用泽泻）以及“杀破狼”组合，融温阳通经、益气活血、祛湿化痰、潜阳入阴、培补两本于一炉，以升清阳、降浊阴，治疗头晕与高血压。小四五汤畅通代谢水道，与其他培补两本方药合用，标本兼治。

本案药物剂量一次用到位，守方服用一个月后，患者心脏已无不适症状，头晕愈，夜尿仅一次，复查肌酐降至281.8μmol/L。继续守方，稍加变通，治疗两月后肌酐降至98μmol/L，属正常范围，尿频已愈。

14. 尿路感染伴痛经案

李某，女，26岁。2018年10月6日初诊。

【症见】患者月经不定期，经行腹痛，平时腹部怕凉。反复泌尿系统感染，尿频，多处就医服药无显效。舌淡胖、苔白，脉沉细。

【辨证】脾肾阳虚，子宫虚寒，代谢失常。

【方药】小四五汤合四逆汤、少腹逐瘀汤、肾四味。

柴胡18克　清半夏45克　党参45克　炙甘草45克　黄芩12克　生姜30克　生地黄30克　当归15克　赤芍15克　川芎15克　桂枝45克　炒白术45克　茯苓45克　猪苓30克　泽泻45克　制附子90克先煎　炮姜炭30克　小茴香30克　延胡索15克　五灵脂30克　生蒲黄20克包煎　没药10克　瞿麦30

克　补骨脂30克　淫羊藿30克　枸杞子30克　菟丝子30克　萹蓄30克

四剂，水煎服，每剂浓煎四份，早晚各服一份。

【按语】患者腰腹发凉痛经，此为明显的体寒阳虚症状，以四逆汤合减味少腹逐瘀汤、肾四味，温经扶阳固本。以小四五汤合四逆汤调节代谢。

患者连续服药两周后月经至，疼痛明显减轻。三诊调整处方：制附子加至120克，生姜改为干姜90克，炙甘草加至60克，加大四逆汤剂量。辨证用药两个多月，患者诸症愈。

三　济生肾气汤案例

1. 下肢浮肿、尿酸高、蛋白尿案

吴某，女，69岁。2018年5月19日初诊。

【症见】患者面色萎黄，有“三高”病史，全身疼痛，下肢浮肿，按之没指，尿酸高407μmol/L，尿蛋白（+）。舌淡胖、苔燥，脉沉细缓。

【辨证】肝肾亏损，阳虚寒凝，中气不足，气化不利。

【方药】济生肾气汤合当归四逆加吴茱萸生姜汤、芍药甘草汤、防己黄芪汤。

熟地黄60克　山茱萸45克　牡丹皮15克　茯苓45克　泽泻45克　桂枝45克　车前子30克包煎　川牛膝40克　当归30克　生姜60克　萆薢60克　吴茱萸30克　细辛45克　小通草15克　制附子90克先煎　白芍60克　炙甘草30克　滑石块100克　防风20克　防己30克　生黄芪60克　益母草90克　土茯苓120克　没药15克　全蝎4克粉冲　肉桂30克　五倍子15克

三剂，水煎服，每剂浓煎四份，早晚各服一份。

【按语】患者年老体衰，肝肾亏虚，肾阳不足，膀胱气化不利导致水肿及泌尿系统疾病。故选用济生肾气汤温补肾阳、通利水道，合防己黄芪汤、益母草补气利水消肿。患者全身疼痛，因阳虚寒凝所致，以当归四逆加吴茱萸生姜汤合四逆汤温通全身、祛风寒，合芍药甘草汤酸甘化阴、缓急止痛。土茯苓、萆薢、滑石降尿酸，五倍子、全蝎降尿蛋白。

患者服药两天后就感觉到全身疼痛明显减轻，浮肿显效。连续服药三周后，化验尿液指标显示：尿蛋白消失，尿酸降至正常范围。全身疼痛与下肢浮肿明显改善。因患者年事已高，辨证治疗近两个月疼痛消失，浮肿痊愈。

2. 下肢浮肿伴心脏不适案

齐某，女，78岁。2018年10月16日初诊。

【症见】患者患有慢性心衰及慢性肾衰竭，现下肢肿胀，乏力，胸闷憋气，小便不利。舌淡胖，苔白腻，脉沉细。

【辨证】心肾阳虚，脾虚湿盛，代谢失常，痰凝血瘀，胸阳不振。

【方药】济生肾气汤合破格救心汤减味方、防己黄芪汤、瓜蒌薤白半夏汤、丹参饮、麻黄附子细辛汤。

熟地黄60克　山药45克　山茱萸60克　牡丹皮15克　茯苓45克　泽泻45克　肉桂45克　制附子90克先煎　车前子45克包煎　怀牛膝45克　党参60克　炙甘草60克　干姜60克　生黄芪120克　防己30克　益母草120克　瓜蒌50克　薤白30克　法半夏30克　丹参50克　檀香15克后下　砂仁10克后下　水蛭9克　麻黄15克　细辛30克

四剂，水煎服，每剂浓煎四份，早晚各服一份。

【按语】患者年老，脾肾亏损、阴阳两虚，有心肾衰竭病史，当心脾肾兼顾。济生肾气汤合破格救心汤减味方为基础方，提振心肾阳气、补益肝肾，合麻黄附子细辛汤安内攘外、托透伏邪。防己黄芪汤加益母草益气利水，麻黄宣肺解表，有提壶揭盖之意。瓜蒌薤白半夏汤与丹参饮、水蛭合用活血化痰通滞，顾护心脏。

本案患者加减服药四周，下肢肿胀愈。后巩固治疗一个月。

3. 下肢肿胀伴血管堵塞案

谭某，女，84岁。2018年6月19日初诊。

【症见】患者下肢肿胀，按之如泥，局部发紫，静脉血管堵塞，小便少。舌红胖大、苔白，脉沉弱。

【辨证】肝脾肾阴阳并虚，痰凝血瘀，代谢失常。

【方药】济生肾气汤合防己黄芪汤、四妙勇安汤、活络效灵丹、阳和汤。

熟地黄45克　山药30克　山茱萸60克　牡丹皮15克　茯苓45克　泽泻45克　肉桂30克　制附子90克先煎　车前子30克包煎　川牛膝40克　生黄芪60克　防己30克　益母草90克　当归30克　玄参30克　炙甘草50克　金银花60克　丹参30克　乳香15克　没药15克　水蛭9克　白芥子15克　炮姜炭30克　麻黄15克　鹿角片30克　细辛60克　海藻50克　三棱15克

四剂，水煎服，每剂浓煎四份，早晚各服一份。

【按语】患者年老体衰，下肢肿胀，从辨证上看属于阴阳两虚，但偏于阳虚。济生肾气汤合防己黄芪汤加益母草，在温补肾阳的同时健脾益气、利水消肿。阳和汤是笔者治疗阳虚寒凝型静脉曲张的基础方，温阳补血，散寒通滞，阳回阴消，血脉宣通。四妙勇安汤清热活血，活络效灵丹活血通滞，加味水蛭、海藻、三棱，祛瘀通滞效果更佳。本案寒热并用、通补并施，相得益彰。

患者服药一周即感到明显效果，下肢肿胀感减轻很多。但因患者年事已高，后续守方稍加变通，治疗两个月痊愈。

四　金匮肾气汤治疗疝气案

1. 寒疝胀痛案

沈某，男，45岁。2018年9月29日初诊。

【症见】患者少腹寒疝肿胀串痛两周，坠胀感。舌暗红、苔白，脉弦紧、尺沉涩。

【辨证】脾肾阳虚，中气下陷，气滞寒凝。

【方药】金匮肾气汤合薏苡附子败酱散、导气汤、补中益气汤、肾四味。

熟地黄30克　山药20克　山茱萸30克　牡丹皮15克　茯苓15克　泽泻15克　肉桂30克　制附子90克先煎　生薏苡仁60克　败酱草60克　乌药15克　川楝子10克　小茴香30克　木香10克　吴茱萸30克　细辛90克　党参30克　当归15克　陈皮15克　生黄芪60克　柴胡10克　补骨脂30克　淫羊藿30克

枸杞子30克　菟丝子30克

六剂，水煎服，早晚各服一份。

【按语】本案为寒疝，阳虚寒盛，气血凝滞，厥阴寒盛，少阴气化失利，太阴运化失度，以致中气下陷而有疼痛、坠胀感。以金匮肾气汤为基本方温补肾阳，突出附子、肉桂剂量扶阳通经。薏苡附子败酱散重在温阳利水消痈。导气汤专治寒疝，补中益气汤升阳举陷，运转大气。肾四味补肾填精，顾护元气，辅助扶阳。

患者服药一周腹痛减轻，少腹有热流感。两周后疼痛愈，疝气肿胀消退明显。本案坚持治疗五周痊愈。

2. 疝气伴前列腺肥大案

杨某，男，58岁。2018年9月13日初诊。

【症见】患者疝气反复发作二十余年，现腹部疼痛影响站立，前列腺肥大，有明显下坠感。舌淡红、苔白，脉沉涩。

【辨证】肾气亏损，阳虚气衰，寒凝血瘀。

【方药】金匮肾气汤合薏苡附子败酱散、补中益气汤、导气汤、橘核丸（《医学心悟》方）。

熟地黄60克　山茱萸30克　山药20克　牡丹皮15克　茯苓15克　泽泻15克　肉桂30克　制附子60克先煎　生薏苡仁60克　败酱草60克　生黄芪60克　党参30克　当归15克　升麻18克　柴胡10克　乌药10克　川楝子10克　小茴香15克　木香10克　吴茱萸15克　荔枝核15克　橘核15克　丹参30克　王不留行30克

六剂，水煎服，早晚各服一份。

【按语】此案与上方类似，考虑到前列腺肥大，合用橘核丸增强导气行滞之效，并加味丹参、王不留行气活血，软坚散结。

患者一周复诊，疼痛大为减轻，坚持服药一个月左右寒疝愈，前列腺症状也明显改善。

小　结

本篇重点突出的是小四五汤合四逆类扶阳方药，它们在治疗泌尿系统代谢失常疾病方面有显著的疗效，小柴胡汤畅通三焦水气升降之道，四物汤活血化瘀，五苓散温阳化气、健脾利湿，合四逆类温通肾阳，以阳养阴，以阳化气，达于平和。笔者深切体会到，小四五汤可以作为治疗各类泌尿系统代谢疾病的基础方。而金匮肾气汤、济生肾气汤的使用，通过加大附子剂量，突出扶阳固本、温阳化气之意，也可有效提高其临床疗效。

肿　瘤

肿瘤分为良性肿瘤与恶性肿瘤。良性肿瘤在名称上一般是根据患处特征分为囊肿、结节、息肉、增生、包块、肌瘤等，恶性肿瘤通常就是指癌症。恶性肿瘤有别于良性肿瘤的突出特征就是肿瘤细胞可无限增殖、可转化和易转移。

关于肿瘤的病机，中西医有一点是相通的，除了少数由于基因突变或遗传导致的肿瘤疾病外，大部分肿瘤都是人体自身免疫系统应对内外因共同作用的结果。现代遗传学研究表明，人体内都有原癌基因和抑癌基因，但在致癌因素作用下，原癌基因和抑癌基因一旦发生基因突变，将无法正常调节细胞的分裂、增殖，细胞可以无限增殖传代，不受身体免疫系统管理，反而不断攫取人体营养，进攻周边组织结构，形成癌变。因此致癌因素是启动癌细胞生长的“钥匙”，主要包括精神因素、遗传因素、生活方式、某些化学物质等。

在治疗思路上，目前西医主要的治疗方法仍然是手术切除、化学药物治疗、放射治疗、靶向疗法、冷冻加温疗法。这种见病治病、以毒攻毒的思路对于肿瘤早期以及正气较强的患者，疗效还是不错的。但对于阳气较弱、病程较长的患者往往贻害无穷。

中医界对肿瘤病机的认识显得比较混乱，没有形成共识，笔者也无力担当大任。笔者治疗肿瘤，早年借用过乔玉川先生的泻下法，也借用过孙秉严先生的攻下法，但现在非常推崇李可先生的思路，简明扼要。笔者对李老观点的体会如下：

1. 人身各处，但凡一处阳气不到便是病

素体阳虚是一切疾病的根源。中医辨证首先就是要坚持阴阳大纲辨证，这样才能统筹百病、执其牛耳。

2. 人体之阳气包括两大本气

先天元气，藏之于少阴肾，后天中气，取决于太阴脾。致病因素伤害的是两本，失治误治伤害的也是两本。本气虚弱，人体免疫力就会变得脆弱无力。

3. 肿瘤患者，阳虚寒凝者十之八九，阴虚火旺者百难见一

肿瘤患者即使有阴虚也多为标证。寒湿之邪是损害阳气的最重要因素。所以治病开药，扶两本之阳气才是根本大法，切莫急于或一味地消肿去瘤。所谓经科学研究证实的中药抗癌药物，大部分是清热泻火之品。脾阳虚弱，胃气不足，何以运化吸收药物和食物？正气不足，何以鼓邪外出？所以温阳祛寒、开冰解冻是治疗肿瘤的基本思路。

4. 肿瘤多为气滞、血瘀、痰凝所致

这是中医普遍的共识。所以活血化瘀、祛痰散结是治疗肿瘤的具体思路。

5. 情志内伤也是产生肿瘤的重要因素

《黄帝内经》讲：“怒伤肝，喜伤心，悲伤肺，忧思伤脾，惊恐伤肾，百病皆生于气。”根据笔者对肿瘤患者的了解，他们中很多人在日常生活中都有情志

长期受刺激的因素。忧恚则气结，气结则阳气不通，阳气不通出现在何脏、何经络，则肿瘤就有可能在何处产生。尤其是在得知患有肿瘤后，患者往往忧心忡忡。这种情况下即使医治有效，疗效也会打折扣，甚至还有可能加重病情。所以医生对患者的心理疏导也是治疗的关键手段。

6. 肿瘤的产生并非一朝一夕所致

肿瘤的产生并非一朝一夕所致，而是寒邪反复层层积压、日久瘀积三阴而成，伏邪较深就很顽固。所以治疗肿瘤疾病不可贪一时有效之功，要坚持守方守法，因为“炉烟虽熄，灰中有火”（李可言），一旦正气有亏，癌毒又会成燎原之势。所以医患配合非常重要。

在扶阳思路的指导下，笔者前期主要借鉴了李可先生及王幸福先生的治疗经验，并结合自己的所感所悟，成功治疗了不少的肿瘤患者，让很多大医院认为不可治、不可逆的病患通过治疗达到了可治和可逆。一般只要患者能够坚持配合治疗，良性肿瘤多可治愈，癌症有些可以治愈，有些可以改善，有些可以延长寿命，有些能减轻临终的痛苦，总之都取得令患者满意的疗效。近年笔者又学习借鉴了王献民先生的川乌法，在治疗肿瘤的临床中突出并广泛使用了制附子与制川乌、生黄芪的配伍（乌附法）应用，以及“杀破狼”组合，突出温通并举、以阳消阴的思路，使疗效更为显著提高。

一 治疗思路

孙其新老师在总结李可先生治疗癌症的处方组成时，认为其处方均由治本方、治标方、系统主治方三部分组成，将李老看似杂乱的大处方总结得简明扼要。笔者的处方组成也可分为这三个层次。

1. 治本方就是扶阳方

针对阳虚寒凝这一病机，理应温阳散寒、益气扶正，这是坚持阴阳辨证和扶阳思路的统一。根据对患者体质的辨证，常用的处方包括破格救心汤、地黄饮子、十二五合方、温氏奔豚汤、阳和汤、五苓散加附子生姜汤、四逆汤、乌头汤、附桂理中汤、麻黄附子细辛汤、真武汤等。由于阳虚寒凝根深蒂固，扶阳方需要贯彻始终使用。扶阳方治本，本固则正气旺，才能鼓邪外出。尤其是对于体质较弱、病期较长、病情较重的肿瘤患者，在治疗思路上一定要先固本，不要急于攻伐。

2. 治标方就是攻击肿瘤的处方

笔者从李可先生处借鉴了攻癌夺命汤的抗肿瘤思路。攻癌夺命汤原方包括海藻、生甘草、木鳖子、醋鳖甲、白花蛇舌草、夏枯草、重楼、海蛤壳、黄药子、生半夏、生姜、玄参、牡蛎、浙贝母、山慈菇、山豆根、全蝎、蜈蚣、明雄黄。该方药味较多，但其基础是董静庵先生的海藻甘草汤和软坚散，这也是笔者常用的攻癌夺命汤减味方。

从王幸福先生处借鉴了治疗囊肿、肌瘤的思路，即五苓散合薏苡附子败酱散加味猫爪草、急性子。

从王献民先生处借鉴了川乌法、乌附法及“杀破狼”组合的抗肿瘤思路。川乌法的灵感源自三生饮，突出温通阳气以祛风寒化痰瘀、以阳消阴的治疗思想。这与李可先生后来以五生饮为基础治疗阳虚寒凝性肿瘤的思路殊途同归。

结合三人经验与笔者心得，现将治疗肿瘤方面的经验药物列举如下：

（1）海藻与甘草是反药，相反相激，攻坚化瘤，磨积消水。

（2）木鳖子苦微寒，有毒，为消积块破肿瘤要药。

（3）白花蛇舌草、山慈菇、山豆根、黄药子、三棱、莪术皆是现代医学筛选之抗癌经验药物。

（4）丹参活血化瘀有殊效。

（5）路路通祛风通络，利水除湿，通行十二经。

（6）夏枯草清热泻火，明目，散结消肿，主治瘿瘤、乳癌，是治疗甲状腺与乳腺疾病的常用药，兼有补益养血之功。

（7）鳖甲为鳖甲煎丸主药，是历代治癥瘕痞块要药，与软坚散合用，可加强养阴化痰、软坚破积之功。

（8）威灵仙合楮实子号称“化铁丸”，对一切坚结难化的肿物、骨刺有消散作用。

（9）王不留行活血通经，是妇科常用下乳消肿药物，同理可应用于全身。

（10）泽漆行水消痰，金匮泽漆汤常被用于治疗肺部重症，已有不少中医医师用于治疗肺癌，效果显著。

（11）白芥子（炒研）辛温，可去“皮里膜外、胁下、筋间凝聚之痰”。

（12）醋山甲乃是诸药中破坚穿行能力最强者，少量冲服力专效宏。受条件限制，可用皂角刺代替。

（13）止痉散中虫类血肉有情之品，可搜剔十二经络风寒湿伏邪。

（14）猫爪草与急性子。猫爪草辛散，化瘀散结，解毒消肿；急性子辛温，破血软坚，消积。常用于治疗各类肌瘤与囊肿。

（15）川乌法突出重用制川乌和黄芪为君，取一通一补合力，川乌疏通之力宏大，但对气血伤耗较大；黄芪补气行血，与川乌搭配药性互补，更能增益川乌祛邪疏通之效。张锡纯先生在论述三棱、莪术破气散结之用时也强调了搭配黄芪的重要性，即消补并用，避免伤及元气，这一点对于虚证患者尤其重要。笔者将附子与川乌、黄芪合用，有王献民先生乌附法之意。

（16）“杀破狼”组合：川乌（七杀星）侧重通风寒痹阻，胆南星（破军星）侧重祛风化痰，半夏（天狼星）偏于祛痰湿水饮，三者合用有立体攻伐之意。

（17）细辛芳香最烈，善开结气，内宣络脉而疏通百节，外行孔窍而直透肌肤。

3. 系统方

针对肿瘤所在部位而选取的对应处方。比如用小柴胡汤、血府逐瘀汤、逍遥散治疗甲状腺结节、乳腺增生、乳腺囊肿等，用小四五汤、金匮肾气汤治疗肾囊肿、肾结石等。桂枝茯苓丸治疗子宫肌瘤、囊肿等。

三类处方可以同时运用，也可以分阶段运用，关键是要控制攻补的节奏。对于阳虚严重者，前期要以补为主，甚至可以完全是温补处方，先固两本，保命第一。攻癌方药多寒凉，要视患者体质而增减。

二 具体医案

笔者临床涉猎的肿瘤类型繁多，为论述方便，简单将案例分为良性肿瘤、癌症和术后调理三大类，每类按肿瘤部位进行排序。

（一）良性肿瘤

1. 甲状腺结节、手脚发凉案

李某，女，64岁。2017年12月11日初诊。

【症见】患者面色萎黄，有甲状腺结节，情绪急躁，手脚发凉。舌淡胖、苔白，脉沉细。

【辨证】脾肾阳虚，七情郁结，痰瘀互结。

【方药】逍遥散合四逆汤、麻黄附子细辛汤、攻癌夺命汤减味方。

当归30克　白芍15克　柴胡15克　茯苓15克　白术15克　薄荷10克后下　丹参30克　桃仁15克　红花15克　干姜90克　炙甘草60克　制附子130克先煎　细辛60克　麻黄10克　肉桂30克　生黄芪90克　海藻60克　全蝎4克粉冲　蜈蚣4条粉冲　玄参30克　浙贝母30克　生牡蛎30克先煎　路路通10克　木鳖子30克　白芥子30克　王不留行30克　夏枯草60克　水蛭9克　皂角刺60克

三剂，水煎服，每剂浓煎四份，早晚各服一份。

【按语】此案手脚发凉，阳虚严重，重用四逆汤温通少阴；麻黄附子细辛汤由内而外、托透寒凝伏邪；附子理中汤温补中气，生黄芪补气运血；逍遥散疏肝养血，健脾和中，以攻癌夺命汤减味方治疗肿瘤。此案为多方治一病思路，全方位消除甲状腺结节。

患者服药两月余，手脚发凉明显好转，到医院检查显示结节缩小。后续继续加大扶阳，制附子加至160克，生黄芪加至120克，细辛加至90克。患者累计服药半年余，甲状腺结节消失，手脚不再发凉。

2. 多结节案

刘某，女，55岁。2017年5月9日初诊。

【症见】患者面色萎黄，形体偏胖，乳腺、甲状腺结节，右小腿皮下结节，胃寒呃逆。舌淡红胖大、苔白腻，脉沉缓。

【辨证】脾虚湿困，阳虚寒凝，中气不足，运化不良。

【方药】五苓散合四逆汤、薏苡附子败酱散、阳和汤、理中汤、丁香柿蒂汤、麻黄附子细辛汤、海藻甘草汤。

肉桂30克　白术30克　茯苓30克　猪苓30克　泽泻30克　生姜60克　炙甘草45克　制附子120克先煎　生薏苡仁60克　败酱草90克　生黄芪90克　党参45克　草果15克　熟地黄30克　鹿角片30克　炮姜炭30克　麻黄10克　细辛30克　白芷30克　白芥子30克　海藻60克　夏枯草60克　木鳖子30克　公丁香15克　柿蒂15克　急性子20克　猫爪草45克

三剂，水煎服，每剂浓煎四份，早晚各服一份。

【按语】患者脾胃寒湿，中气不足，故以五苓散健脾祛湿。以四逆汤合阳和汤、麻黄附子细辛汤温通阳气，祛寒解表化痰瘀。理中汤合丁香柿蒂汤加草果温中降逆止呃逆，辅以薏苡附子败酱散扶阳利湿消痈。在抗肿瘤方面以海藻甘草汤为基础加味经验药物。

上方辨证加减，患者服药一月余，胃寒呃逆愈。甲状腺与乳腺已无自觉症状，皮下结节缩小。继续巩固用药一个月，加大扶阳力度，用干姜90克、制附子150克、炙甘草60克，患者再无胃部不适，结节明显缩小。去丁香、柿蒂，加全蝎6克、蜈蚣6条粉冲助消结节，继续服药一月余，结节消失。

3. 甲状腺结节伴眩晕案

刘某，女，63岁。2020年11月3日初诊。

【症见】患者有甲状腺结节，面色萎黄，形体消瘦，良性占位性眩晕，眼睛飞蚊症，平时畏寒肢冷。舌暗红胖大、苔白中裂，脉沉细。

【辨证】肝肾不足，脾肾阳虚，痰凝血瘀。

【方药】地黄饮子合附子理中汤、半夏白术天麻汤、乌附法、“杀破狼”

组合、攻癌夺命汤减味方。

熟地黄60克　山茱萸60克　石斛45克　麦冬30克　五味子30克　石菖蒲30克　远志15克　茯苓30克　肉苁蓉30克　巴戟天30克　肉桂30克　制附子90克先煎　干姜90克　党参60克　炒白术45克　天麻30克　清半夏90克　生黄芪130克　制川乌75克先煎　制天南星45克　海藻60克　炙甘草60克　炒薏苡仁60克　玄参30克　浙贝母30克　生牡蛎30克先煎　木鳖子30克　桃仁15克　红花15克　丹参30克

三剂，水煎服，每剂浓煎四份，早晚各服一份。

【按语】本案患者体质阴阳俱虚，以地黄饮子补益肝肾，此为治本之法，附子理中汤固护后天。半夏白术天麻汤治疗眩晕。“杀破狼”组合与攻癌夺命汤减味方活血化痰散结。

上方守法辨证加减，患者头晕、飞蚊症、畏寒症状逐次好转，气色逐渐红润。服药两个月后复查，甲状腺结节消失。

4. 甲状腺结节、乳腺结节案

秦某，女，46岁。2020年4月9日初诊。

【症见】患者有双侧乳腺结节、甲状腺结节，促甲状腺激素升高，眠差。舌暗红胖大、有齿痕、苔白腻，脉沉迟。

【辨证】脾肾阳虚，痰凝血瘀，肝郁气滞，七情郁结。

【方药】逍遥散合李可先生攻癌夺命汤、“杀破狼”组合、薏苡附子败酱散。

当归15克　白芍15克　柴胡18克　茯苓30克　炒白术30克　生姜60克　薄荷10克后下　炙甘草60克　海藻60克　桃仁15克　红花15克　土鳖虫15克　路路通10克　全蝎6克粉冲　蜈蚣6条粉冲　玄参30克　浙贝母30克　木鳖子30克　丹参30克　王不留行30克　白芥子30克　制附子90克先煎　制川乌75克先煎　清半夏75克　制天南星60克　生黄芪120克　炒薏苡仁60克　败酱草60克　夏枯草60克

三剂，水煎服，每剂浓煎四份，早晚各服一份。

【按语】乳腺结节多与肝郁气滞有关，逍遥散为对应方剂。合用李可攻癌夺命汤与“杀破狼”组合，是要突出在扶阳通经、顾护两本的基础上化瘀散结效果更佳。

患者2020年8月15日检查乳腺结节已愈，调整处方予以十二五合方合黄芪建中汤、“杀破狼”组合，具体如下：

熟地黄30克　当归15克　川芎15克　白芍45克　仙茅20克　淫羊藿30克　巴戟天20克　肉苁蓉30克　覆盆子30克　五味子30克　枸杞子30克　菟丝子30克　补骨脂30克　党参30克　炒白术30克　茯苓30克　炙甘草60克　制附子90克先煎　干姜90克　生黄芪120克　桂枝45克　桃仁15克　红花15克　丹参30克　清半夏60克　制川乌75克先煎　制天南星45克　生麦芽90克

三剂，水煎服，每剂浓煎四份，早晚各服一份。

【按语】本案以十二五合方为基础方，仍然突出扶阳固本的整体思路，兼祛痰瘀，阴阳并调，气血双补。

5. 颈动脉斑块伴心脑系统不适案

董某，男，49岁。2017年11月9日初诊。

【症见】患者面色晦暗，面部扁平疣，颈动脉斑块，心悸，心前区憋闷，血脂偏高，头晕，晨起眼睑浮肿，腹胀，腰痛，足跟痛。舌淡红胖大、苔白，脉沉、尺迟缓。

【辨证】心肾阳虚，痰瘀互结，代谢失常。

【方药】破格救心汤减味方合金匮肾气汤、攻癌夺命汤减味方、天麻白术散。

党参60克　山茱萸60克　干姜90克　制附子130克先煎　炙甘草60克　熟地黄45克　山药30克　茯苓30克　泽泻30克　牡丹皮15克　肉桂50克　桃仁15克　川牛膝40克　海藻60克　玄参30克　浙贝母30克　生牡蛎30克先煎　夏枯草60克　丹参30克　生黄芪60克　三棱15克　补骨脂30克　淫羊藿30克　天麻15克　生白术40克　白芍45克　鹿衔草30克　皂角刺60克

三剂，水煎服，每剂浓煎四份，早晚各服一份。

【按语】治病以人为本，以破格救心汤加生黄芪补益心肾之阳，金匮肾气汤温阳化气、消浮肿，攻癌夺命汤减味方软坚散结，稍加补肾药物。

上方辨证加减调理一个月后，患者诸不适之症近愈。加减服药至2018年1月18日，经医院检查，颈动脉斑块明显缩小。后巩固调理月余。

6. 颈动脉斑块伴眩晕、肌酸激酶高案

刘某，男，50岁。2018年3月10日初诊。

【症见】患者眼睑发暗，B超显示左颈部动脉斑块1.43mm × 1.5mn，时有一过性眩晕，肌酸激酶高。舌淡红胖大、苔白，脉沉细涩。

【辨证】脾肾阳虚，肝肾亏损，代谢失常，痰凝血瘀。

【方药】金匮肾气汤合补阳还五汤、四妙勇安汤、活络效灵丹、软坚散、化铁丸、天麻钩藤饮。

熟地黄30克　山茱萸30克　山药15克　牡丹皮15克　茯苓30克　泽泻30克　肉桂30克　川牛膝40克　制附子90克先煎　生姜60克　生黄芪90克　赤芍15克　川芎15克　桃仁10克　红花10克　地龙10克　白芥子15克　金银花60克　当归30克　炙甘草60克　玄参30克　浙贝母30克　丹参60克　乳香15克　没药15克　楮实子30克　威灵仙30克　天麻15克　钩藤30克后下

四剂，水煎服，每剂浓煎四份，早晚各服一份。

【按语】本案治疗以扶正固本并预防脑中风为主，以金匮肾气汤合补阳还五汤脾肾双补、温通气血、活血通瘀。四妙勇安汤合活络效灵丹通血管堵塞，笔者常用于静脉曲张的治疗，人体血管本是一体，可以通治。软坚散合化铁丸软坚散结、化痰瘀；天麻钩藤饮合真武汤之意，平肝潜阳、温肾利水治疗眩晕。

上方辨证加减，患者服药月余已不再头晕，但口苦明显，胃脘胀满，容易急躁，舌淡红胖大、苔白，脉关弦涩、尺沉细。具体用药如下：

柴胡125克　黄芩45克　党参45克　清半夏45克　生姜60克　大枣6枚　制附子90克先煎　炙甘草60克　海藻60克　木鳖子30克　夏枯草60克

玄参30克　浙贝母30克　生牡蛎45克先煎　白芥子15克　生地黄60克　金银花45克　当归30克　丹参60克　乳香15克　没药15克　生黄芪90克　水蛭7.5克　皂角刺45克

三剂，水煎服，每剂浓煎四份，早晚各服一份。

【按语】患者少阳症状明显，且颈部是少阳经络所行之处，故使用小柴胡汤中柴胡125克，以和解少阳，引经祛痰。半夏、黄芩合用辛开苦降不但治疗胀满，也可起祛痰散结之效。更合用攻癌夺命汤减味方、活络效灵丹、四妙勇安汤等散结通络、祛痰活络、消除癥瘕。

患者2018年5月底检查肌酸激酶正常，颈动脉斑块缩小至0.94mm×0.96mm。加减服药三个月，经查斑块消失。

7. 颈动脉体瘤案

刘某，男，46岁。2015年11月5日初诊。

【症见】患者有双侧颈动脉体瘤，观之明显，右侧尤甚。地图舌、脉沉。

【辨证】脾肾阳虚，痰瘀互结。

【方药】阳和汤合四逆汤、理中汤、攻癌夺命汤。

熟地黄30克　鹿角霜30克　炮姜炭30克　肉桂30克　麻黄15克　白芥子30克　炙甘草60克　制附子120克先煎　生黄芪90克　党参45克　生姜60克　海藻60克　夏枯草60克　玄参30克　浙贝母30克　生牡蛎30克先煎　全蝎4克粉冲　三棱15克　莪术15克　皂角刺45克　柴胡18克　法半夏45克　山慈菇15克　黄药子15克　木鳖子30克　丹参30克　王不留行30克　水蛭9克粉冲

三剂，水煎服，每剂浓煎四份，早晚各服一份。

【按语】患者颈动脉体瘤为寒湿痹阻于筋肉血脉，以阳和汤合四逆汤扶阳散寒、补血通滞、化痰散结。理中汤顾护中气，攻癌夺命汤消肿瘤。

患者坚持服药两个月，可见肉瘤明显缩小。后患者心存疑虑，选择做手术切除。

8. 淋巴结大、大便干燥案

李某，男，62岁。2018年4月26日初诊。

【症见】患者因颈部淋巴结大接受切除术，现耳后淋巴结大，不愿再接受手术，常常自觉烦热，大便干燥。舌红燥、苔厚腻，脉关弦、尺沉涩。

【辨证】少阳不和，阴虚胃热，燥热生痈，痰瘀互结。

【方药】小柴胡汤合四妙勇安汤、攻癌夺命汤减味方、通幽汤、潜阳丹、薏苡附子败酱散。

柴胡45克　北沙参30克　黄芩15克　蒲公英100克　金银花120克　荆芥穗15克　当归60克　玄参50克　浙贝母30克　生牡蛎50克先煎　海藻60克　生甘草60克　夏枯草60克　厚朴30克　生白术100克　生地黄60克　升麻30克　麦冬15克　大黄15克　皂角刺60克　白花蛇舌草60克　砂仁21克后下　黄柏30克　制附子45克先煎　生薏苡仁60克　败酱草90克　白芷30克　鳖甲30克先煎

四剂，水煎服，每剂浓煎四份，早晚各服一份。

【按语】本案选用小柴胡变方，去辛燥的半夏及温散的生姜，变党参为北沙参，和解少阳。四妙勇安汤加荆芥穗、蒲公英与白花蛇舌草清热解毒，合薏苡附子败酱散扶阳利湿消痈。潜阳丹收敛虚阳。取通幽汤之意加重剂当归、生白术及大黄通便。

患者服药两周后，耳后淋巴结明显缩小，大便通畅，烦热明显减轻。继续加减服药两个月后淋巴结恢复正常。

9. 淋巴结大、肝囊肿、胆结石案

恩某，女，55岁。2018年1月30日初诊。

【症见】患者淋巴结大，肝囊肿，胆结石，下肢肿胀。舌暗红、胖大滑润、苔白腻，脉关弦、尺沉涩。

【辨证】阳虚寒凝，痰瘀互结，代谢失常。

【方药】五苓散加附子生姜合薏苡附子败酱散、三金汤、攻癌夺命汤减味方。

桂枝45克　白术45克　茯苓45克　泽泻45克　猪苓30克　制附子150克先煎　生姜120克　炙甘草60克　生薏苡仁60克　败酱草90克　白芷60克　广金钱草90克　海金沙20克包煎　鸡内金30克　桃仁15克　鳖甲30克先煎　急性子45克　猫爪草45克　柴胡30克　白芥子30克　海藻60克　夏枯草60克　玄参30克　浙贝母30克　生牡蛎30克先煎　清半夏30克　木鳖子30克　皂角刺45克

三剂，水煎服，每剂浓煎四份，早晚各服一份。

【按语】五苓散加附子、生姜健脾扶阳利湿，合薏苡附子败酱散加急性子、猫爪草治疗囊肿，三金汤治疗胆结石，桃仁、鳖甲破瘀消癥，攻癌夺命汤减味方化痰散结。

上方辨证加减，患者服药两个月后检查，淋巴结减小，肝囊肿、胆结石变小，下肢肿胀消失。继续坚持治疗两月余，痊愈。

10. 淋巴结大而疼痛案

陈某，女，48岁。2018年8月9日初诊。

【症见】患者有三高症，多发淋巴结大而红，触摸按压疼痛一月余。舌红胖大、苔黄，脉关弦、尺沉细。

【辨证】少阳不和，痰凝血瘀，太阴阳虚，寒热夹杂。

【方药】小柴胡汤合攻癌夺命汤减味方、仙方活命饮。

柴胡60克　清半夏45克　党参45克　黄芩30克　炙甘草30克　生姜30克　茯苓45克　海藻60克　玄参30克　浙贝母20克　生牡蛎30克先煎　夏枯草60克　山慈菇15克　猫爪草30克　蒲公英60克　木鳖子30克　生薏苡仁30克　制附子60克先煎　白芷30克　当归15克　白芍60克　天花粉30克　防风15克　陈皮15克　金银花60克　连翘30克　荆芥穗10克　皂角刺30克

三剂，水煎服，每剂浓煎四份，早晚各服一份。

【按语】本案此为急症。重剂小柴胡汤和解少阳，合仙方活命饮清热解毒、消肿散结、活血定痛。稍加四逆汤扶助正气。

患者服药一周显效，疼痛减轻，加减用药一个月，淋巴恢复正常。

11. 小儿眼部囊肿案

李某，女，4岁。2017年2月9日初诊。

【症见】患儿右眼部囊肿，舌红、苔薄白，脉细。

【辨证】阳虚寒凝，肺气失宣。

【方药】麻杏苡甘汤加皂角刺合麻黄附子细辛汤、薏苡附子败酱散、攻癌夺命汤减味方。

麻黄10克　苦杏仁10克　生薏苡仁15克　炙甘草15克　皂角刺15克　制附子15克先煎　细辛15克　败酱草30克　玄参15克　浙贝母12克　煅牡蛎30克先煎　夏枯草15克　海藻15克　生黄芪30克　三棱10克　莪术10克　木贼草6克　白芥子10克　炮甲粉3克冲服　生姜15克

六剂，水煎服，早晚各服一份。

【按语】小儿用药剂量偏小，汤药减量服用。时值寒冬得病，为患儿受寒邪后肺气不宣，瘀滞皮下，犯在眼部。麻杏苡甘汤加皂角刺宣降肺气并破瘀散结，合麻黄附子细辛汤托邪外透。薏苡附子败酱散利湿消痈。攻癌夺命汤减味方化痰散结。

锚定患儿病机用药，立竿见效，患儿用药一周内，囊肿即消。

12. 乳腺囊肿伴乳腺炎局部破溃久不收口案

王某，女，27岁。2015年11月3日初诊。

【症见】患者有乳腺囊肿结节，慢性乳腺炎，局部破溃，久不收口。舌暗红胖嫩、苔白，脉沉细涩。

【辨证】脾肾阳虚，中气不足，寒湿久困，郁而化热。

【方药】阳和汤合麻黄附子细辛汤、五味消毒饮、攻癌夺命汤减味方。

熟地黄45克　鹿角霜30克　炮姜炭30克　肉桂30克　麻黄10克　白芥子30克　炙甘草60克　制附子90克先煎　细辛30克　生黄芪90克　金银花45克　蒲公英30克　紫花地丁30克　海藻60克　玄参30克　浙贝母30克　生牡蛎30克先煎　白芷30克　丹参15克　三棱15克　莪术15克　王不留行30克　木鳖子30克

四剂，水煎服，每剂浓煎四份，早晚各服一份。

【按语】疮疡日久，是为阴疽，以阳和汤温阳补血，散寒通滞，合麻黄附子细辛汤托透伏邪外出，加金银花、蒲公英、紫花地丁取五味消毒饮之意，清热解毒；攻癌夺命汤减味方化痰散结，重用生黄芪益气运血、托疮生肌。此方为寒热并用思路。

患者服药一周显效，两周疮疡收口。去清热药物，加大扶阳药物剂量，用制附子120克、生黄芪120克、干姜90克。辨证用药两个月，囊肿消失，疮面皮肤全部恢复正常。

13. 乳腺增生案

张某，女，48岁。2015年5月19日初诊。

【症见】患者乳房胀痛，B超显示为乳腺增生，口服一年多西药，基本无效，且病情加重。偶有心慌心烦，常乏力困倦，易怒。舌淡红胖大、苔白腻，脉关弦紧、尺沉迟。

【辨证】脾肾阳虚，肝郁气滞，中气不足，痰凝血瘀。

【方药】四逆汤合逍遥散、攻癌夺命汤减味方、丁香郁金对药、肾四味。

制附子120克先煎　生姜90克　炙甘草60克　当归15克　白芍60克　柴胡18克　茯苓30克　白术30克　生黄芪90克　肉桂30克　党参30克　海藻60克　全蝎6克粉冲　蜈蚣4条粉冲　玄参30克　浙贝母30克　生牡蛎45克先煎　白芥子30克　夏枯草30克　王不留行30克　路路通10克　木鳖子30克　桃仁15克　红花15克　丹参30克　泽兰15克　细辛30克　公丁香15克　郁金15克　补骨脂30克　淫羊藿30克　菟丝子30克

三剂，水煎服，每剂浓煎四份，早晚各服一份。

【按语】女性患者到了更年期，阳气衰退，情志不畅，导致痰瘀互阻。以逍遥散柔肝健脾，丁香、郁金对药行气止痛。以四逆汤、理中汤、肾四味呵护脾肾之阳，攻癌夺命汤减味方活血化痰抗癌。

患者服药一周后，自觉乳房胀痛明显减轻，情志舒畅，精力好转。上方辨证加减服用两个月后，患者气色红润，B超显示乳腺增生缩小。患者累计服药五个月，痊愈。

14. 乳腺增生、结节伴胃部不适案

王某，女，36岁。2017年9月16日初诊。

【症见】患者乳腺增生、结节，胃部长年不适，胃胀，间断疼痛，大便干燥。舌淡红胖大、少苔，脉关微弦、尺沉缓。

【辨证】脾肾阳虚，痰凝血瘀，运化不良。

【方药】逍遥散合三畏汤、薏苡附子败酱散、平胃散、攻癌夺命汤减味方。

当归60克　白芍15克　柴胡15克　茯苓15克　生白术100克　炙甘草60克　生姜60克　党参30克　五灵脂30克　公丁香30克　郁金30克　肉桂30克　赤石脂30克　制附子90克先煎　生薏苡仁60克　败酱草60克　生地黄30克　生黄芪90克　苍术30克　厚朴30克　陈皮45克　海藻60克　玄参30克　浙贝母20克　夏枯草30克　木鳖子30克　丹参30克　王不留行30克　桃仁15克　白芥子15克　丝瓜络30克

四剂，水煎服，每剂浓煎四份，早晚各服一份。

【按语】考虑患者胃部不适，优先顾护中气。理中、四逆辈扶阳健脾，平胃散消除胀满。李可先生三畏汤行气化瘀、温中止痛。薏苡附子败酱散扶阳利湿消痈。逍遥散合攻癌夺命汤减味方治疗乳腺增生。大剂量生黄芪、生白术、当归加桃仁、生地黄益气润肠通便。

患者用药一周，胃胀、胃痛近无。巩固用药三个月，患者胃部再未犯病，大便正常，复查B超显示乳腺增生明显缩小，因不影响生活，患者未再继续治疗。

15. 乳腺增生伴结节案

杨某，女，41岁。2019年6月8日初诊。

【症见】患者双侧乳腺增生伴结节，月经前急躁、胸闷。舌暗红胖大、有齿痕、苔白，脉关弦、尺沉涩。

【辨证】脾肾阳虚，痰凝血瘀，情志郁结。

【方药】四逆汤合“杀破狼”组合、逍遥散、攻癌夺命汤减味方。

干姜90克　制附子120克先煎　炙甘草60克　肉桂50克　细辛60克　制川乌60克先煎　制天南星45克　清半夏60克　生黄芪120克　当归15克　白芍30克　柴胡15克　茯苓30克　炒白术15克　海藻60克　夏枯草30克　桃仁15克　红花15克　丹参30克　玄参30克　浙贝母30克　生牡蛎30克先煎　全蝎6克粉冲　蜈蚣6条粉冲　白芥子30克　路路通15克　王不留行30克　木鳖子30克

三剂，水煎服，每剂浓煎四份，早晚各服一份。

【按语】本案以四逆汤合“杀破狼”组合突出温通并举、以阳消阴思路，逍遥散疏肝健脾，攻癌夺命汤减味方合“杀破狼”组合药物消肿散结、化痰瘀。

患者加减服药两个月后复查，乳腺增生及结节明显好转，期间胸闷已愈，月经正常。转以十二五合方合黄芪建中汤、“杀破狼”组合、海藻甘草汤思路攻补结合。具体如下：

熟地黄45克　当归15克　川芎15克　白芍45克　仙茅20克　淫羊藿30克　巴戟天20克　肉苁蓉30克　覆盆子30克　五味子30克　枸杞子30克　菟丝子30克　补骨脂30克　党参30克　炒白术30克　茯苓45克　炙甘草60克　桂枝45克　生黄芪120克　制附子130克先煎　干姜90克　海藻60克　玄参30克　浙贝母30克　生牡蛎30克先煎　制川乌75克先煎　制天南星60克　清半夏60克　柴胡15克

四剂，水煎服，每剂浓煎四份，早晚各服一份。

【按语】本案以十二五合方合黄芪建中汤温补两本，气血双调，以补为主。海藻甘草汤合“杀破狼”组合消肿散结。

上方辨证加减服用两个月后检查，乳腺增生与结节消失。

16. 甲状腺结节、乳腺结节案

冯某，女，48岁。2020年12月12日初诊。

【症见】患者有甲状腺结节、乳腺结节，面色萎黄。舌淡红胖大、苔滑润，脉沉涩。

【辨证】脾肾阳虚，情志郁结，痰凝血瘀。

【方药】攻癌夺命汤合“杀破狼”组合。

柴胡15克　白芥子15克　炙甘草60克　海藻60克　夏枯草60克　木鳖子30克　王不留行30克　丹参30克　玄参30克　浙贝母30克　桃仁15克　红花15克　泽兰15克　全蝎4克粉冲　蜈蚣4条粉冲　路路通15克　生牡蛎30克先煎　生姜90克　肉桂45克　细辛45克　制附子90克先煎　生黄芪120克　制天南星45克　清半夏45克　制川乌45克先煎　水蛭9克　三七30克　党参45克

三剂，水煎服，每剂浓煎四份，早晚各服一份。

【按语】本案以攻癌夺命汤与“杀破狼”组合温阳行气、化痰祛瘀、散结通络，以扶阳为主线，突出扶阳、化痰瘀药物的剂量，消中有补。

临证加减，患者服药至2021年2月27日，B超显示甲状腺结节基本消失，乳腺结节明显缩小。后继续坚持治疗两个月，乳腺结节消失。

17. 子宫囊肿伴妇科炎症案

李某，女，39岁。2019年2月10日初诊。

【症见】患者面色萎黄，宫颈糜烂，子宫囊肿，带下量多，神疲乏力，心慌。舌淡嫩胖大、有齿痕、苔白，脉沉细。

【辨证】心脾两虚，中气不足，寒湿困脾，湿热下注。

【方药】破格救心汤合五苓散、薏苡附子败酱散、易黄汤及消肿散结药物。

干姜90克　炙甘草60克　党参60克　制附子150克先煎　山茱萸60克　煅龙骨30克先煎　煅牡蛎30克先煎　白芷30克　桂枝50克　白术30克　茯苓30克　泽泻30克　猪苓30克　生薏苡仁60克　败酱草60克　猫爪草45克　急性子20克　白果15克　车前子20克包煎　山药15克　芡实15克　黄柏10克　熟地黄18克　当归15克　川芎15克　白芍15克　生黄芪60克　土茯苓30克

四剂，水煎服，每剂浓煎四份，早晚各服一份。

【按语】患者神疲乏力、心慌，为心阳不振，以破格救心汤提振心肾阳气。五苓散合薏苡附子败酱散及猫爪草、急性子，是王幸福先生治疗囊肿的经验。易黄汤为傅青主治疗妇科湿热下注的名方，加味土茯苓清热利湿，以助其效。四物汤养血活血，为妇科调经之基础方药，加生黄芪补气运血。本案为一方治多病思路。

患者服药两周后，带下明显好转，不再心慌，精神良好。因工作原因，患者断续服药，至6月份检查，宫颈糜烂已愈，宫颈囊肿已消，带下异常近无。

18. 多囊卵巢伴漏下案

孙某，女，31岁。2018年1月20日初诊。

【症见】患者形体肥胖，腰膝酸软，畏寒肢冷，多囊卵巢，腹痛，月经少量淋沥不尽。舌淡胖大、舌下瘀络明显、苔白腻，脉沉细。

【辨证】脾肾阳虚，寒凝血瘀，子宫虚寒，痰湿困脾。

【方药】当归四逆加吴茱萸生姜汤合少腹逐瘀汤、五苓散、薏苡附子败酱散、消肿散结药物。

当归30克　桂枝45克　赤芍45克　细辛90克　炙甘草60克　小通草15克　吴茱萸45克　生姜90克　制附子200克先煎　生薏苡仁60克　败酱草60克　炮姜炭50克　小茴香30克　生蒲黄20克包煎　五灵脂30克　川芎15克　党参30克　白术30克　肉桂30克　茯苓30克　泽泻30克　猪苓15克　白芷30克　急性子20克　猫爪草45克　生黄芪60克　三棱15克　莪术15克

三剂，水煎服，每剂浓煎四份，早晚各服一份。

【按语】本案以当归四逆加吴茱萸生姜汤加附子温血通经。少腹逐瘀汤体现通因通用；参灵散补气养血，一补一泻，祛瘀而不伤正，重用炮姜亦有止血之效。黄芪配三棱、莪术散结消积不伤正气。

患者用药一周，崩漏止。上方辨证加减，坚持治疗四个月经查多囊消失。后期月经一直正常，身体怕冷及月经疼痛现象逐渐消失。

19. 肺结节伴糖尿病案

牛某，女，65岁。2016年10月22日初诊。

【症见】患者有糖尿病史，面色萎黄，神疲乏力，肺结节，面部扁平疣。舌淡红、苔薄略燥，脉沉细。

【辨证】肝脾肾亏损，阴阳两虚，痰瘀互结。

【方药】地黄饮子合攻癌夺命汤减味方、麻杏苡甘汤加皂角刺。

熟地黄45克　山药30克　山茱萸30克　石斛45克　麦冬30克　石菖蒲30克　远志15克　肉苁蓉30克　肉桂30克　制附子60克先煎　巴戟天20克　薄荷15克后下　生姜45克　玄参30克　浙贝母30克　生牡蛎30克先煎　炙甘草50克　海藻50克　木鳖子30克　夏枯草30克　麻黄10克　苦杏仁15克　生薏苡仁60克　皂角刺60克　白芥子30克　紫菀40克　生黄芪60克

四剂，水煎服，每剂浓煎四份，早晚各服一份。

【按语】治病求本，以地黄饮子阴阳双调、补益肝肾为基础方，攻癌夺命汤减味方化痰散结，此二方一补一攻。麻杏苡甘汤加皂角刺治疗面部扁平疣，对肺结节亦有疗效，紫菀温宣下气消痰。

患者服药一周诸证好转，现口腔溃疡，二诊加潜阳封髓丹引火归元，砂仁15克、黄柏10克、龟甲10克，服药两日口腔溃疡愈。本案辨证加减治疗两月余，经做CT检查，肺结节消失，患者精神面貌大为改善。

20. 肝脾大伴糜烂性胃炎案

刘某，女，48岁。2018年5月1日初诊。

【症见】患者面色萎黄，肝脾大，有大三阳病史，肝硬化。有糜烂性胃炎，胃脘怕凉，呃逆。舌暗红、无苔，脉关弦、尺沉迟。

【辨证】心脾阳虚，肝脾不调，痰凝血瘀，胃气上逆。

【方药】膈下逐瘀汤合薏苡附子败酱散、理中汤、良附丸、丁香柿蒂汤。

鳖甲30克先煎　牡丹皮15克　赤芍30克　乌药10克　五灵脂30克　延胡索12克　生地黄15克　当归15克　川芎15克　桃仁15克　红花15克　香附12克　枳壳15克　白蒺藜75克　合欢皮15克　炒薏苡仁60克　制附

子60克先煎　败酱草60克　党参30克　炒白术30克　炙甘草30克　生姜45克　肉桂30克　生黄芪90克　高良姜12克　虎杖30克　公丁香15克　柿蒂15克

四剂，水煎服，每剂浓煎四份，早晚各服一份。

【按语】治疗肝脾大的基础方为膈下逐瘀汤，加味鳖甲及祝谌予先生治疗肝脾大的经验药物合欢皮、白蒺藜。因糜烂性胃炎严重影响中气的修复，故方中有附桂理中汤，加薏苡附子败酱散、良附丸和丁香柿蒂汤健胃止呃逆、消疡止痛，重建中气。此乃见肝之病当先实脾之法。

患者服药后诸证逐次好转，经治三月余，复查肝脾大均见明显缩小，不觉胃寒，不再呃逆，食欲良好。

21. 多发脂肪瘤案

王某，男，44岁。2019年12月12日初诊。

【症见】患者全身多发脂肪瘤，形体十分肥胖，面色发黄，眠差，有高血压病史，现血压140/90mmHg。舌淡红胖大、苔白腻，脉沉缓。

【辨证】脾肾阳虚，寒湿困脾，痰凝血瘀，代谢失常。

【方药】温氏奔豚汤合五苓散、天麻钩藤饮、升麻鳖甲汤、攻癌夺命汤减味方、半夏秫米汤。

炙甘草60克　制附子150克先煎　党参60克　山药30克　茯苓45克　泽泻45克　炒白术45克　猪苓30克　肉桂50克　砂仁10克后下　川牛膝45克　干姜120克　天麻30克　钩藤60克后下　益母草90克　生黄芪120克　升麻30克　鳖甲30克先煎　海藻50克　玄参30克　浙贝母30克　山慈菇15克　桃仁15克　白芥子30克　制川乌60克先煎　炒薏苡仁60克　清半夏90克　茵陈90克

三剂，水煎服，每剂浓煎四份，早晚各服一份。

【按语】本案以温氏奔豚汤温阳降逆，五苓散健脾利湿，重用茵陈取茵陈蒿汤之意，治疗皮肤阴黄，天麻、钩藤、益母草降压，升麻鳖甲汤调理升降，枢转气机，攻癌夺命汤减味方温阳通经、化痰散结，半夏秫米汤降逆和胃安眠。

患者服药一个月后，多发脂肪瘤缩小，体重减轻5千克，精神面貌焕然一新。辨证用药三个月后，脂肪瘤减少90%，肤色如常。继续巩固治疗月余，痊愈。

22. 脂肪瘤案

储某，男，49岁。2013年7月16日初诊。

【症见】患者面色萎黄，手臂多处小脂肪瘤，血糖偏高，手足冰凉。舌淡红、胖大、滑润，脉沉细。

【辨证】脾肾阳虚，痰瘀互结。

【方药】当归四逆加吴茱萸生姜汤、阳和汤、攻癌夺命汤减味方。

当归30克　桂枝45克　白芍45克　细辛60克　炙甘草60克　吴茱萸45克　生姜60克　生甘草60克　制附子120克先煎　麻黄10克　炮姜30克　熟地黄30克　肉桂30克　鹿角霜30克　白芥子30克　法半夏60克　玄参30克　浙贝母30克　生牡蛎30克先煎　木鳖子30克　海藻60克　生薏苡仁60克　三棱15克　莪术15克　生黄芪90克　夏枯草60克　川芎30克　白芷30克

三剂，水煎服，每剂浓煎四份，早晚各服一份。

【按语】患者主症为四肢寒凉，以重剂当归四逆加吴茱萸生姜汤合四逆汤温经散寒，扶助阳气。皮下脂肪瘤为寒痰瘀阻营卫，以阳和汤温阳补血、散寒通滞。攻癌夺命汤减味方化痰瘀、软坚散结。

患者服药一个月后手足冰冷近愈，脂肪瘤缩小。坚持加减服药三月余脂肪瘤愈。后期主要加大扶阳药物剂量，这是取得疗效的关键。

23. 女性HPV案

张某，女，54岁。2019年3月16日初诊。

【症见】患者于2018年9月份查出慢性宫颈炎，HPV阳性。舌暗红稍胖大、苔白，脉沉细缓。

【辨证】肝肾亏损，冲任失调，元气亏损。

【方药】十二五合方合“杀破狼”组合、海藻甘草汤。

熟地黄45克　当归30克　川芎10克　白芍45克　仙茅20克　淫羊藿30克　知母15克　黄柏10克　肉苁蓉15克　巴戟天20克　枸杞子30克

五味子15克　菟丝子30克　覆盆子30克　补骨脂30克　党参30克　炒白术30克　茯苓30克　炙甘草60克　制附子90克先煎　干姜60克　生黄芪130克　制川乌30克先煎　清半夏30克　制天南星30克　海藻50克　白花蛇舌草60克　蜈蚣6条粉冲　全蝎6克粉冲

三剂，水煎服，每剂浓煎四份，早晚各服一份。

【按语】人乳头状瘤病毒（HPV）是一种小的DNA病毒，引起人类皮肤和黏膜产生多种良性乳头状瘤（或疣），其分支亚型的高危型是女性宫颈癌的重要指标。此案按照良性肿瘤思路治疗。辨证为肝肾亏损，处于更年期气血不调的阶段，故使用十二五合方为基础方，从整体上调理气血阴阳，前期以补为主，理中汤、四逆汤要量大。针对肿瘤的攻伐，选用了海藻甘草汤祛痰化瘀、通经活络。另合用王献民先生的“杀破狼”组合，突出通阳气、破阴霾、消痰瘀之效，合用全蝎、蜈蚣虫类药物搜剔伏邪。

上方辨证加减，患者服药逐次好转，三个月后（6月18日）复查宫颈黏膜组织数量减少一半多。效不更方，患者继续治疗三个多月，到2019年10月份检查HPV消失。

24. 输卵管积液、卵巢囊肿案

李某，女，49岁。2019年12月14日初诊。

【症见】患者双侧输卵管积液，卵巢囊肿，大便不畅，夜眠差。舌淡红胖大、苔白，脉沉细涩。

【辨证】脾肾阳虚，痰凝血瘀，代谢失常，运化不良。

【方药】五苓散加附子生姜合薏苡附子败酱散、四物汤、半夏秫米汤、酸枣仁汤。

桂枝45克　生白术100克　茯苓45克　泽泻45克　猪苓30克　制附子100克先煎　生姜60克　炒薏苡仁60克　败酱草60克　猫爪草45克　急性子30克　水蛭9克粉冲　生黄芪120克　制川乌60克先煎　清半夏90克　熟地黄15克　生地黄30克　当归60克　川芎15克　白芍15克　细辛45克　紫

菀60克　淫羊藿30克　麦冬15克　大黄15克　桃仁15克　知母15克　炒枣仁30克

三剂，水煎服，每剂浓煎四份，早晚各服一份。

【按语】五苓散合薏苡附子败酱散加急性子、猫爪草治疗囊肿。以扶阳思路引导，乌附合用温通阳气、化痰散结，四物汤补血和血，取通幽汤思路加大剂量生白术、紫菀通便，半夏秫米汤、酸枣仁汤安眠。

患者用药两周失眠改善，大便通畅。辨证加减用药一个月后，双侧输卵管积液消失，服药两个月后，卵巢囊肿愈。

（二）癌症

由于久病虚弱，癌症患者的治疗，一般前期都要以补为主，以攻为辅，后期坚持攻补并重，疗程较治疗良性肿瘤要长。

1. 淋巴肿瘤发热案

贵某，男，69岁。2020年7月21日初诊。

【症见】患者罹患颈部淋巴瘤，颈部肿瘤拳头大小，肉眼明显可见。由于肿瘤位置紧贴颈动脉血管，西医无法做进一步病理检查，更不敢做手术切除。午后高热持续一月余，近日加重，大便无力。舌淡红胖大、苔白腻，脉关弦紧、尺沉迟。

【辨证】少阳阳明合病，痰凝血瘀。

【方药】大柴胡汤合攻癌夺命汤、减味平胃散。

柴胡45克　大黄30克　枳实30克　茯苓45克　海藻60克　生甘草60克　木鳖子30克　鳖甲30克先煎　白花蛇舌草60克　夏枯草60克　草河车30克　黄药子15克　玄参30克　浙贝母30克　生牡蛎30克先煎　山慈菇15克　清半夏60克　生黄芪130克　制川乌75克先煎　苍术30克　厚朴30克　广藿香30克　生白术100克　当归60克

三剂，水煎服，每剂浓煎四份，早晚各服一份。

【按语】颈部肿瘤在少阳经循行路线，又伴有高热，选用加减大柴胡汤和解少阳，清阳明经热，通泄大便，以降高热。无论良恶性肿瘤或实性结节，虽病情不同，但病机相通，均为痰凝血瘀之证。在治疗时以李可先生攻癌夺命汤加制川乌、生黄芪温阳化痰，散瘀消癥，软坚散结；减味平胃散加藿香燥湿健脾兼化浊气；重用生白术、当归对药，在补气养血补虚的同时还可润肠通便。

患者一周后复诊淋巴瘤明显缩小，只服药三份（一日半的量）就未再发热，大便略干。原定29日去医院治疗的计划也取消了。继服一周后调整处方，予以大柴胡汤合攻癌夺命汤减味方、“杀破狼”组合、麻黄附子细辛汤，具体如下：

柴胡45克　大黄30克　茯苓45克　海藻60克　生甘草60克　木鳖子30克　鳖甲30克先煎　白花蛇舌草60克　夏枯草60克　草河车30克　黄药子15克　玄参30克　浙贝母30克　生牡蛎30克先煎　生黄芪120克　清半夏60克　制天南星45克　制川乌75克先煎　广藿香30克　生白术100克　当归60克　砂仁15克后下　麻黄15克　制附子60克先煎　细辛60克　桃仁15克　紫菀45克　生地黄45克　麦冬30克

三剂，水煎服，每剂浓煎四份，早晚各服一份。

【按语】患者服药第二周发热微有反复，为午后高热，夜间汗出则不发热。故将上方去枳实、黄柏、龟甲，加麻黄附子细辛汤，以附子温少阴之经，以麻黄散太阳之寒而发汗，以细辛外解太阳之表，内散少阴之寒，助其温经解表；又加生地黄、麦冬，取增液汤之意“增水行舟”，清热生津的同时增液润燥，助行大便。

患者连续服药两周再无发热之症，到医院做了病理检查，西医感到不可思议。之前肿物紧贴血管，数家医院均不敢做手术，现在肿物明显缩小且远离动脉，可以手术。患者十分激动，送来锦旗以示感谢！

2. 乳腺癌案

李某，女，44岁。2020年10月17日初诊。

【症见】患者右侧乳房疼痛，彩超检查显示右侧乳腺结节，边界欠清，右侧腋下淋巴结节。右侧乳头溢液，橘皮样变。医院考虑乳腺癌，拟一周后穿刺活检，并建议一个月后全切乳房。患者着急找中医尝试治疗。其舌暗红胖大、苔白腻，脉关弦、尺沉涩。

【辨证】脾肾阳虚，痰凝血瘀，情志郁结。

【方药】川乌法基本方合攻癌夺命汤减味方。

生黄芪130克　制川乌75克先煎　清半夏60克　党参45克　三七30克　生姜90克　炙甘草60克　小茴香45克　陈皮30克　肉桂45克　制附子60克先煎　细辛45克　海藻60克　玄参30克　浙贝母30克　生牡蛎30克先煎　柴胡10克　桃仁15克　红花15克　丹参30克　泽兰15克　王不留行30克　路路通15克　白芥子30克　全蝎6克粉冲　蜈蚣6条粉冲　木鳖子30克　夏枯草60克

三剂，水煎服，每剂浓煎四份，早晚各服一份。

【按语】本案为求速效以安稳患者，使用王献民先生川乌法基本方突出温通气机、疏通经络、除湿化痰、补益气血、畅通气机、消癥祛积，其力量雄厚，合攻癌夺命汤活血祛痰、散结通络。

患者用药一周，乳头溢液减少，疼痛减轻。加减服药至2020年11月21日第五诊，乳头溢液消失，橘皮样变减轻，彩超显示腋下淋巴结节消失，乳腺自觉无异常。患者信心倍增，继续坚持治疗两月余痊愈。

3. 甲状腺癌伴甲状腺结节案

高某，女，37岁。2020年10月27日初诊。

【症见】患者患甲状腺癌、甲状腺结节一年半，B超显示有两处结节，因癌变组织较小，未手术。患者月经前头痛伴恶心呕吐，足心热。舌淡胖、苔白，脉沉细。

【辨证】脾肾阳虚，气血双亏，痰凝血瘀，运化不良。

【方药】十二五合方合潜阳丹、“杀破狼”组合、海藻甘草汤。

熟地黄18克　当归15克　川芎45克　白芍18克　仙茅20克　淫羊

藿30克　巴戟天20克　肉苁蓉30克　砂仁15克后下　黄柏10克　覆盆子30克　五味子30克　枸杞子30克　菟丝子30克　补骨脂30克　党参30克　炒白术30克　茯苓30克　炙甘草60克　制附子90克先煎　干姜90克　生黄芪90克　肉桂45克　制川乌45克先煎　制天南星45克　清半夏45克　海藻60克　三七30克

四剂，水煎服，每剂浓煎四份，早晚各服一份。

【按语】本案患者阳虚寒凝，气血不足，局部经络阻滞，痰瘀互结，故成结节肿瘤。当在扶阳基础上补益气血，结合祛痰化瘀，攻补兼施，方可奏效。本案以十二五合方突出四逆汤、理中汤剂量，补益气血、健固两本，是为扶正祛邪思路。“杀破狼”组合与海藻甘草汤化痰散结。这样扶阳与抗癌兼顾（以补为主，攻补兼备）。患者头痛与月经相关，重用四物汤之川芎45克和三七活血通瘀止痛。足心热（五心潮热）根在阳虚寒凝，虚阳外越故合用潜阳丹。

上方加减经治两个月，患者经前头痛、恶心呕吐及足心热症状消失，气色焕然一新。2021年1月份复查B超，显示肿瘤结节缩小，各项指标正常。后续坚持治疗三个月，痊愈。

4. 甲状腺癌，心脏期前收缩案

曹某，女，54岁。2020年7月9日初诊。

【症见】患者有甲状腺癌病史，心脏期前收缩，烦热，汗略多，夜尿频。舌淡红胖大、苔白略燥，脉结。

【辨证】心肾不足，阴阳双亏，痰凝血瘀。

【方药】炙甘草汤合破格救心汤、“杀破狼”组合、缩泉丸、二仙汤。

炙甘草60克　干姜30克　党参60克　桂枝45克　麦冬30克　生地黄90克　火麻仁30克　炒枣仁30克　阿胶珠15克　山茱萸60克　制附子90克先煎　生龙骨30克先煎　生牡蛎30克先煎　煅磁石30克先煎　生黄芪120克　制天南星45克　清半夏45克　制川乌60克先煎　益智仁30克　乌药10克　仙茅20克　淫羊藿30克　巴戟天30克　肉苁蓉30克　当归30克　知母10克　黄柏10克　生

姜90克

四剂，水煎服，每剂浓煎四份，早晚各服一份。

【按语】本案以炙甘草汤合破格救心汤补益固本、阴阳并调治疗心脏期前收缩，“杀破狼”组合扶阳散寒化痰抗癌，缩泉丸温肾固涩、治疗尿频。患者烦热汗多，考虑更年期因素，以二仙汤调节内分泌。此方也体现攻补兼施、以补为主的思路。

患者用药两周，期前收缩减少，烦热消退，汗多、夜尿多明显改善。上方加减用药两个月，患者烦热汗出消失，生化指标均已在正常值范围内。

5. 食道癌案

朱某，男，53岁。2020年4月23日初诊。

【症见】患者有食管癌史，慢性病容，神疲乏力，坐轮椅来诊，现寒热往来，食欲不振，周身疼痛，使用氨酚羟考酮片（吗啡）依然不能止痛，呕吐、心慌、大便不畅。舌暗红、苔少，脉沉细缓。

【辨证】少阳不和，脾肾阳虚，心肾衰竭，痰凝血瘀。

【方药】小柴胡汤合破格救心汤、丹参饮、海藻甘草汤、小半夏加茯苓汤、薏苡附子败酱散、芍药甘草汤。

柴胡45克　黄芩15克　党参60克　清半夏60克　生姜60克　炙甘草60克　白芍120克　干姜60克　制附子90克先煎　山茱萸90克　干姜30克　生白术100克　肉桂30克　丹参60克　檀香10克后下　砂仁15克后下　当归60克　生黄芪120克　制川乌45克先煎　炒薏苡仁60克　败酱草60克　全蝎6克粉冲　蜈蚣6条粉冲　丁香30克　郁金30克　茯苓45克　海藻60克

三剂，水煎服，每剂浓煎四份，早晚各服一份。

【按语】患者病情严重，为防脏器衰竭，以破格救心汤合丹参饮护心固本，小柴胡汤和解少阳，海藻甘草汤行气化痰散结，小半夏加茯苓汤降逆止呕，薏苡附子败酱散扶阳利湿消痈，大剂量生白术、当归润肠通便，芍药甘草汤与丁香、郁金合用，并合止痉散多方止痛。

患者用药一周，寒热往来痊愈，食欲好转，呕吐已止，心慌好转，疼痛减轻大半，大便不畅好转，精神面貌大好。上方加减，患者坚持服药一个月，疼痛痊愈，已经可以自己站立、行走，精神明显好转。

6. 胃癌案

张某，男，83岁。2012年10月27日初诊。

【症见】患者精神尚可，胃脘部胀满，疼痛不适，胃癌未扩散，有胆囊炎病史，便潜血（+）。舌暗红胖大、苔稍腻，脉关虚弦、尺沉涩。

【辨证】脾肾阳虚，中气不足，痰瘀互结。

【方药】攻癌夺命汤合黄芪建中汤、砂半理中汤、抗癌经验药物。

海藻30克　炙甘草30克　木鳖子30克　鳖甲30克先煎　白花蛇舌草30克　重楼30克　生蛤壳30克先煎　黄药子30克　法半夏30克　夏枯草30克　玄参30克　浙贝母30克　生牡蛎30克先煎　山慈菇15克　北豆根15克　全蝎5克粉冲　蜈蚣4条粉冲　生黄芪90克　白芍45克　制附子100克先煎　桂枝45克　党参45克　茯苓30克　砂仁15克后下　白术45克　炮姜炭30克　赤石脂30克

三剂，水煎服，每剂浓煎四份，早晚各服一份。

【按语】本案应用抗癌药物偏多，但配合扶阳固本之重剂量四逆汤、黄芪建中汤、砂半理中汤，仍是突出扶阳固本思路。稍加炮姜、赤石脂治疗便血。

患者服药一周显效，便血止。上方随证加减，继续服药一个月后胃部胀满不适、疼痛消失。继续服药三个月，CT显示胃部肿瘤消失。

7. 胃癌伴心脏不适案

王某，女，72岁。2019年7月13日初诊。

【症见】患者患胃癌，胃脘部疼痛连及后背，胸闷便干不畅。舌淡胖、有瘀斑，脉沉涩。

【辨证】心脾阳虚，痰凝血瘀，中气不足，运化不良。

【方药】破格救心汤合三畏汤、薏苡附子败酱散、“杀破狼”组合、攻癌夺命汤减味方。

干姜90克　炙甘草60克　制附子120克先煎　党参75克　山茱萸90克

生龙骨30克先煎　生牡蛎30克先煎　煅磁石30克先煎　肉桂50克　赤石脂30克　五灵脂30克　公丁香30克　郁金30克　炒薏苡仁60克　败酱草60克　砂仁15克后下　草果仁15克　生黄芪90克　制天南星30克　制川乌30克先煎　清半夏30克　当归60克　生白术100克　海藻50克　全蝎4克粉冲　蜈蚣4条粉冲　泽漆60克　夏天无30克　木鳖子30克　山慈菇15克

三剂，水煎服，每剂浓煎四份，早晚各服一份。

【按语】患者胸痛彻背，应首顾心阳，以破格救心汤提振心肾之阳。胃脘疼痛，以三畏汤、薏苡附子败酱散加味砂仁、草果，从温中、活血、破瘀、行气、利湿、消痈等方面修复脾胃中气。重用生黄芪、当归与生白术益气润肠通便。“杀破狼”组合与攻癌夺命汤减味方温通散寒、化痰消瘀。

患者服药两周后胃已不痛，大便通畅。此后辨证加减服药两月，患者精神大为好转，病情稳定。

8. 肺癌早期案

胡某，男，56岁。2019年4月20日初诊。

【症见】患者有右上肺癌，无转移，咳嗽多。舌淡嫩胖大、苔少，脉沉。

【辨证】脾肾阳虚，心肺气虚，肺失宣降，痰凝血瘀。

【方药】变通小青龙汤合破格救心汤减味方、理中汤、“杀破狼”组合、海藻甘草汤、泽漆汤。

炙麻黄15克　桂枝45克　赤芍45克　炙甘草60克　细辛60克　清半夏60克　五味子30克　生姜45克　制附子90克先煎　紫菀60克　桔梗30克　炙款冬花30克　白果20克　党参60克　山茱萸60克　干姜45克　茯苓30克　炒白术30克　肉桂30克　生黄芪120克　制天南星45克　制川乌45克先煎　海藻50克　全蝎6克粉冲　蜈蚣6条粉冲　红景天30克　泽漆60克　炒薏苡仁60克　败酱草60克　木鳖子30克　绞股蓝20克

三剂，水煎服，每剂浓煎四份，早晚各服一份。

【按语】本案为肺部重症，要坚持心肺同治，以变通小青龙汤合破格救心汤为主方顾护本气。重用泽漆，取泽漆汤之意，消肺部水饮痰湿。

患者一周后，咳嗽明显减轻。上方加减服药三个月，癌症控制良好，患者面貌一新。

9. 前列腺癌案

李某，男，82岁。2017年9月26日初诊。

【症见】患者面色萎黄，形体消瘦，前列腺增生，癌变，膀胱梗阻，小便不畅，双下肢略肿。舌淡红、苔白，脉沉紧。

【辨证】脾肾阳虚，肝脾肾亏损，痰瘀互结。

【方药】济生肾气汤合薏苡附子败酱散、攻癌夺命汤减味方、通淋散。

熟地黄45克　山药30克　山茱萸30克　牡丹皮15克　泽泻30克　茯苓30克　制附子90克先煎　肉桂30克　生姜60克　生薏苡仁60克　败酱草60克　丹参30克　麻黄10克　苦杏仁10克　皂角刺60克　生黄芪60克　橘核15克　水蛭7.5克　板蓝根30克　蒲公英30克　蜂房15克　炙甘草60克　海藻60克　玄参30克　浙贝母30克　生牡蛎50克先煎　王不留行30克　川牛膝30克　乳香10克

三剂，水煎服，每剂浓煎四份，早晚各服一份。

【按语】济生肾气汤温阳化气，加丹参、王不留行经验用药。薏苡附子败酱散扶阳利湿消痈，麻黄剂开玄府，攻癌夺命汤减味方散结化瘀，通淋散利尿。

患者服药两周小便大为通畅，去蒲公英、板蓝根，加细辛30克、益智仁30克、党参45克，制附子加至120克，生黄芪加至120克，生姜改为干姜60克，增强扶阳固本之效。患者又坚持诊疗六次，前列腺癌控制良好，小便通利。

10. 鳞状细胞癌案

田某，男，64岁。2018年5月10日初诊。

【症见】患者患有颈部鳞状细胞癌，伴有疼痛、尿频等，并有冠心病糖尿病史。舌淡胖、苔白腻燥裂，脉沉。

【辨证】心脾阳虚，少阳不和，痰瘀互结。

【方药】阳和汤合小柴胡汤、破格救心汤减味方、攻癌夺命汤减味方。

熟地黄60克　鹿角霜50克　炮姜炭30克　肉桂30克　麻黄10克　白芥子30克　炙甘草50克　柴胡30克　党参60克　清半夏60克　生姜30克　山茱萸60克　制附子90克先煎　生黄芪120克　海藻50克　木鳖子30克　鳖甲30克先煎　夏枯草60克　玄参50克　浙贝母60克　生牡蛎50克先煎　泽漆60克　全蝎6克粉冲　蜈蚣8条粉冲　醋山甲6克粉冲　水蛭9克　夏天无60克

三剂，水煎服，每剂浓煎四份，早晚各服一份。

【按语】本案以阳和汤温阳补血、化痰散寒通滞。患处在少阳经行处，合用重剂小柴胡汤。以破格救心汤顾护心阳。止痉散及夏天无为止痛良药。

患者用药一周，疼痛减轻，坚持服药三个月，经查癌症指标控制良好。

11. 多发性癌症案

王某，女，64岁。2020年6月13日初诊。

【症见】患者右肺癌症多发，最大者3.4cm×3.2cm，双肺多发结节，最大者1.1cm×0.8cm；肝部有肿瘤0.6cm×0.6cm，囊肿直径0.3cm；胰腺直径有0.7cm结节，右肾有囊肿，双颈分散淋巴结；浑身乏力，食欲不振，血压偏高；面色晦暗。舌红胖大、质嫩滑润、苔少，脉沉细。

【辨证】心脾阳虚，气血双亏，元气大伤，痰凝血瘀。

【方药】十二五合方合“杀破狼”组合、海藻甘草汤。

熟地黄45克　当归30克　川芎15克　白芍45克　仙茅30克　淫羊藿30克　巴戟天20克　肉苁蓉30克　覆盆子30克　五味子30克　枸杞子30克　菟丝子30克　补骨脂30克　党参30克　炒白术30克　茯苓30克　炙甘草60克　制附子150克先煎　干姜130克　生黄芪150克　肉桂45克　清半夏60克　制川乌75克先煎　制天南星60克　海藻60克　木鳖子45克　全蝎6克粉冲　蜈蚣6条粉冲

三剂，水煎服，每剂浓煎四袋，早晚各服一份。

【按语】患者无明显不适，偏于气血亏损，故以十二五合方为基础，大补气血阴阳两本，突出扶正祛邪思路；“杀破狼”组合温通行气、祛寒化痰通滞，攻补兼备，合海藻甘草汤及木鳖子、蝎蚣散抗癌。

中国医学科学院肿瘤医院

CT 诊断报告单

就诊号：0209[redacted]3

检查日期：2020-07-10　　报告日期：2020-07-13 15:13:08　病案号：155[redacted]

姓名：王[redacted]　　性别：女　　年龄：64　　科室：胸内门诊　　床号：

胸部CT增强扫描[/09]，颈部CT增强扫描[/08]，上腹部CT增强扫描[/10]，下腹部CT增强扫描[/11]，单脏器薄层扫描+ [/]

扫描技术：　增强，层厚5mm、1.25mm

检查所见：

"右肺癌，治疗后"复查，与2020-6-5 CT图像比较：

1、右肺中叶肿物较前缩小，现约2.9×2.4cm（图2-76），右肺中叶段支气管远端局部中断；其上方结节同前大致相仿，现约2.1×1.7cm（图2-73），请结合临床。

2、图2-80左肺上叶舌段结节，较前缩小，现表现为淡片索条影（图2-85）。余双肺多发转移结节，同前大致相仿，现大者约0.8×0.7cm（图2-91）。

左肺上叶及右肺多发磨玻璃密度结节，同前大致相仿，大者约0.6cm（图2-56/3-95），建议薄层胸部CT追随。双下肺索条影同前相仿。

中国医学科学院肿瘤医院

CT 诊断报告单

就诊号：0209[redacted]

检查日期：2020-12-16　　报告日期：2020-12-17 07:44:26　病案号：1559[redacted]

姓名：王[redacted]　　性别：女　　年龄：64　　科室：胸内门诊　　床号：

下腹部CT增强扫描[/11]，单脏器薄层扫描+ [/]，胸部CT增强扫描[/09]，上腹部CT增强扫描[/10]，颈部CT增强扫描[/08]

扫描技术：　增强，层厚5mm、1.25mm

检查所见：

"右肺癌，治疗后"复查，与2020 9-7颈胸腹CT图像比较：

1、右肺中叶肿物，现约2.6×1.5cm（图2-71），内部强化程度欠均匀，右肺中叶段支气管远端局部截断，可见斑片状影，边界显示模糊；其上方结节本次显示不具体，请结合临床。

2、原左肺上叶舌段结节，此次显示不具体。余双肺多发转移结节，较前略减少、缩小，现大者长径约0.6cm（图2-86）。左肺上叶及右肺多发磨玻璃密度结节，同前相仿，大者约0.6cm（图2-53/3-86），建议薄层胸部CT追随。双下肺索条影，同前相仿。

上方守方，临证加减，患者断续服药近一年。抗癌效果显著，患者气色与精神面貌焕然一新。根据其定期B超显示：2020年7月13日，双侧淋巴结缩小，肺部肿瘤最大者缩小至2.9cm×2.4cm；2020年12月17日肺部肿瘤最大者2.6cm×1.5cm，结节最大者减为直径0.6cm，其余肿瘤结节囊肿均较以前缩小。

患者年老体衰，全身多发肿瘤、结节、囊肿，乃是全身阳气衰微、寒湿瘀阻所致。坚持以扶正祛邪思路为主，而非大肆攻伐。从疗效上看，这一思路是非常成功且有效的。鉴于患者体质，建议其长期调理，不求完全消除癌症，但求生活质量提高，生命延长。

12. 结肠癌案

张某，男，59岁。2020年11月10日初诊。

【症见】患者患结肠癌近二十年，现腹部留置导管排便，近期导管口处疼痛，处于发炎状态。面色晦暗，形体消瘦，夜尿频。舌暗红发紫、胖大、舌下瘀斑、苔白，脉关弦、尺沉迟。

【辨证】脾肾阳虚，痰凝血瘀，元气亏损，运化不良。

【方药】阳和汤合活络效灵丹、薏苡附子败酱散、川乌法基本方、“杀破狼”组合。

熟地黄30克　鹿角片30克　炮姜炭45克　肉桂45克　麻黄10克　白芥子30克　炙甘草60克　丹参60克　当归15克　乳香10克　没药10克　炒薏苡仁60克　制附子90克先煎　败酱草60克　木香15克　九香虫15克　生黄芪130克　制天南星45克　清半夏45克　制川乌45克先煎　炒白术45克　干姜45克　山药45克　党参45克　三七45克　小茴香45克　陈皮30克　砂仁15克后下

三剂，水煎服，每剂浓煎四份，早晚各服一份。

【按语】本案患者伤口因导管留置，不能愈合，反复发炎，当属阴疽范畴，以阳和汤温阳补血，散寒通滞，合活络效灵丹化瘀止痛，薏苡附子败酱散扶阳利湿消痈，大剂量生黄芪托疮生肌，木香、九香虫对药理气止痛，川乌法、“杀破狼”组合温通阳气、化痰散结。

患者服药一周即显效，疼痛及炎性反应减轻。加减服药一个月，伤口逐渐愈合，疼痛消失。

13. 直肠癌案

刘某，女，84岁。2019年11月18日初诊。

【症见】患者有直肠癌，反复腹泻，大便潜血（+），心悸、心慌，乏力。舌暗红稍胖、苔白厚腻，脉沉细。

【辨证】心脾阳虚，痰凝血瘀，运化不良。

【方药】破格救心汤合三畏汤、乌梅丸。

干姜60克　炙甘草60克　制附子90克先煎　党参60克　山茱萸90克　生龙骨30克先煎　生牡蛎30克先煎　煅磁石30克先煎　丁香30克　郁金30克　五灵脂30克　肉桂50克　赤石脂30克　生黄芪120克　炮姜炭30克　制川乌30克先煎　乌梅30克　川椒15克　黄连10克　仙鹤草60克　木香10克　红景天30克　石菖蒲30克　远志15克

四剂，水煎服，每剂浓煎四份，早晚各服一份。

【按语】患者年高，反复腹泻，中气已伤，心肾阳气不固，有虚脱之象，此时当补益救急，不可见癌抗癌，乱用攻伐。突出破格救心汤扶阳补益固本之用。李可三畏汤调理脾胃代谢、修复中气，其中赤石脂、肉桂对药温肾暖脾、固肠止泻。仙鹤草补虚强壮止泻，加炮姜炭配合止血。取乌梅丸之意，治疗反复久泻。

患者服药后，反复腹泻明显好转，两周后大便潜血转阴，心慌、乏力明显好转。上方加减治疗一月余，患者腹泻止，心慌愈，精神佳。

14. 癌症全身转移案

刘某，男，69岁。2021年1月12日初诊。

【症见】患者癌症全身转移，疼痛，形体消瘦，面色晦暗，腹痛，便秘。舌暗红稍胖、苔少，脉沉细缓。

【辨证】脾肾阳虚，元气大伤，痰凝血瘀，运化不良。

【方药】十二五合方合“杀破狼”组合，破格救心汤减味方、芍药甘草汤。

熟地黄30克　当归60克　川芎15克　白芍120克　仙茅20克　淫羊藿30克　巴戟天20克　肉苁蓉30克　覆盆子30克　五味子30克　枸杞子30克　菟丝子30克　补骨脂30克　党参60克　生白术100克　茯苓30克　炙甘草60克　制附子60克先煎　干姜90克　生黄芪150克　肉桂45克　制天南

星45克　制川乌75克先煎　清半夏45克　山茱萸120克　全蝎6克　蜈蚣6条　夏天无45克　三七30克

三剂，水煎服，每剂浓煎四份，早晚各服一份。

【按语】患者已是晚期，情况危重，身体正气已虚，首要扶正，只要能延长患者寿命，减少痛苦，提高生活质量，就是成功。以扶阳为主导，十二五合方合破格救心汤减味方固本防脱，大剂量生白术、当归、肉苁蓉通便，芍药甘草汤止痛，“杀破狼”组合加味温通抗癌。

患者用药一个月后疼痛逐渐减轻，大便通畅，精力好转。患者继续配合治疗，上方加减服药三个月病情稳定，停药观察。

（三）肿瘤术后调理

术后案例的治疗思路与前述思路一致，不同的是处方或药物的攻补比例。因为患者术后身体较为虚弱，治疗一般是以补为主，以攻为辅。补是为了增强患者身体消化吸收与免疫能力，也就是脾肾双补，消除肿瘤生存的土壤；攻则是因为手术很难彻底清除肿瘤或癌细胞，需要进一步清除肿瘤细胞或防止其扩散。

1. 甲状腺癌术后案

李某，女，51岁。2020年7月4日初诊。

【症见】患者行甲状腺癌术后，面部黄褐斑，甲状腺结节，子宫多发肌瘤，月经量多，肝大。舌淡红胖大、苔白，脉沉细。

【辨证】脾肾阳虚，元气亏损，痰凝血瘀。

【方药】温氏奔豚汤合破格救心汤减味方、五苓散、“杀破狼”组合、海藻甘草汤。

炙甘草60克　制附子90克先煎　党参60克　山药45克　茯苓45克　泽泻45克　砂仁15克后下　肉桂50克　干姜90克　山茱萸60克　桂枝30克　炒白术45克　猪苓30克　生黄芪150克　制川乌75克先煎　制天南星60克　清

半夏60克　海藻60克　木鳖子30克　夏枯草60克　牡丹皮30克　桃仁15克　鳖甲30克先煎　当归30克　炒薏苡仁60克　白花蛇舌草60克　白芷60克　降香15克

四剂，水煎服，每剂浓煎四份，早晚各服一份。

【按语】温氏奔豚汤合破格救心汤减味方散寒祛湿，温阳降逆；“杀破狼”组合温阳通经，祛寒化痰；海藻甘草汤、桂枝茯苓丸其中木鳖子、夏枯草化痰散结、活血消癥，桃仁、鳖甲是治疗肝大的经验药物；五苓散健脾利湿，合白芷、降香通窍化瘀、祛面部色斑。

上方加减，患者间断用药至11月16日，复查示，甲状腺结节已经消失。患者面色明显好转，黄褐斑明显变淡，现已停经，肝大消失。

2. 肺癌术后失眠严重案

傅某，男，66岁。2018年5月19日初诊。

【症见】患者行肺癌切除术后，精神疲倦，面色萎黄，数月来严重失眠求治无效，咳嗽不断。舌红胖大有瘀、苔白，脉关虚弦、尺沉。

【辨证】心脾阳虚，肝肾亏损，营卫失调。

【方药】柴胡桂枝加龙骨牡蛎汤合睡眠验方四味、酸枣仁汤、半夏秫米汤、珍珠母补益方、破格救心汤减味方、海藻甘草汤加味。

柴胡15克　桂枝30克　白芍45克　生龙骨45克先煎　生牡蛎45克先煎　玉竹15克　五味子30克　黄精40克　合欢花15克　生山楂40克　炒枣仁50克　茯神18克　川芎15克　知母10克　清半夏90克　生薏苡仁60克　珍珠母60克先煎　干姜45克　炙甘草45克　制附子90克先煎　山茱萸60克　党参60克　泽漆60克　紫菀60克　海藻50克　制天南星30克　白花蛇舌草30克　生黄芪90克

四剂，水煎服，每剂浓煎四份，早晚各服一份。

【按语】柴胡桂枝加龙骨牡蛎汤加玉竹调和阴阳，睡眠验方四味、酸枣仁汤、半夏秫米汤、珍珠母补益方全方位助眠。取破格救心汤之意，加生黄芪补益固本，提振心肾阳气。泽漆汤、海藻甘草汤及天南星、白花蛇舌草祛痰散结抗癌。

患者用药一周，睡眠明显好转，咳嗽减轻。三诊时加大扶阳药物剂量，用制附子120克、干姜90克、炙甘草60克、泽漆90克。后续附子加至180克。

患者服药两个月，精气神明显改善，基本不咳嗽。本方以补为主，重点解决失眠问题，兼用抗癌药物。患者常年在外建设新农村，间断服药调理。随访三年，身体强健。

3. 胃癌术后案

韩某，男，59岁。2018年4月17日初诊。

【症见】患者胃癌切除术后两年，常年食后胃胀，呃逆，反酸，胁痛，面色萎黄。舌体胖大、苔微黄腻，脉关弦、尺沉细。

【辨证】太阴阳虚，中气不足，胃气上逆。

【方药】旋覆代赭汤合半夏泻心汤、左金丸、丁香柿蒂汤、薏苡附子败酱散、海藻甘草汤。

旋覆花10克包煎　煅赭石50克先煎　党参45克　生姜30克　干姜60克　清半夏45克　黄芩10克　炙甘草50克　吴茱萸15克　黄连8克　煅瓦楞30克先煎　公丁香15克　柿蒂15克　砂仁15克后下　白豆蔻15克后下　草果仁15克　白术30克　茯苓30克　制附子120克先煎　海藻50克　生黄芪90克　白芍30克　炒薏苡仁30克　败酱草60克　肉桂30克　木鳖子45克　三棱15克　泽漆60克

三剂，水煎服，每剂浓煎四份，早晚各服一份。

【按语】本方以理中汤、四逆汤为主导，合用对症方药。方药旋覆代赭汤合丁香柿蒂散降胃逆，半夏泻心汤辛开苦降，吴茱萸汤治疗阳明寒呕。其中薏苡附子败酱散扶阳利湿消痈，合用抗癌方药。

患者服药一周，诸症显效。上方辨证加减，患者配合服药三个月左右诸症消失，各项指标正常。患者食欲好，体重增加3千克，面色微红，精神饱满。

4. 肺癌术后案

张某，男，55岁。2020年12月1日初诊。

【症见】患者行肺癌手术后，面色晦暗，面容苍老，心慌气短，神疲乏力，糜烂性胃炎，胃胀。舌淡红胖大、苔白腻，脉沉细。

【辨证】脾肾阳虚，气血双亏，元气大伤，痰凝血瘀。

【方药】十二五合方合“杀破狼”组合、薏苡附子败酱散。

熟地黄45克　当归30克　川芎15克　白芍45克　仙茅30克　淫羊藿30克　巴戟天30克　肉苁蓉30克　覆盆子30克　五味子30克　枸杞子30克　菟丝子30克　补骨脂30克　党参30克　炒白术30克　茯苓30克　炙甘草60克　干姜90克　制附子90克先煎　生黄芪130克　肉桂45克　制天南星45克　清半夏45克　制川乌60克先煎　炒薏苡仁60克　败酱草60克　蜜紫菀45克　白花蛇舌草60克

三剂，水煎服，每剂浓煎四份，早晚各服一份。

【按语】患者肺癌术后正气已亏，气血不足，且无咳喘，治法当攻补兼施，先以补益正气为主，固护脾肾。十二五合方固护正气，突出扶阳药物剂量，四逆汤金水同源，理中汤土生金意，都切中病机。“杀破狼”组合温通气机、化痰抗癌。薏苡附子败酱散扶阳利湿消痈治疗胃糜烂。紫菀宣肺润肠，白花蛇舌草抗癌。

上方加减服药至2020年12月29日，患者心慌气短、神疲乏力明显减轻，苔腻减少，食欲佳，肠腑通畅。增加扶阳药物剂量，制附子120克、生黄芪150克、党参60克、制川乌75克、干姜120克。

患者服药至2021年1月16日，体检检查各项指标恢复良好。去白花蛇舌草、紫菀，加海藻60克、木鳖子30克，加大化痰散结力度以抗癌。患者坚持配合调理，上方守方守法，临证加减，患者气色与检查指标均明显改善。

5. 肺癌术后咳嗽案

郝某，女，60岁。2020年6月9日初诊。

【症见】患者肺癌术后，颅内血管瘤，咳嗽，有白痰，头痛，神疲乏力。

舌淡红胖大、苔白腻，脉沉。

【辨证】脾肾阳虚，心肺气虚，中气不足，痰凝血瘀。

【方药】变通小青龙汤合破格救心汤、芍药甘草汤、“杀破狼”组合、薏苡附子败酱散。

炙麻黄15克　桂枝45克　白芍90克　细辛60克　清半夏45克　五味子30克　干姜90克　炙甘草60克　制附子60克先煎　蜜紫菀30克　炙款冬花30克　川芎60克　党参60克　山茱萸60克　制川乌60克先煎　制天南星30克　生黄芪130克　浙贝母30克　砂仁15克后下　皂角刺60克　炒薏苡仁60克　败酱草60克　三棱15克　木鳖子30克　山药30克　当归30克

三剂，水煎服，每剂浓煎四份，早晚各服一份。

【按语】患者主症咳嗽，又是肺癌，体质阳虚痰瘀互阻。以变通小青龙汤宣肺化痰止咳，加破格救心汤思路补益心肾以固本，重用川芎60克合芍药甘草汤治疗头痛，“杀破狼”组合温通经络、化痰散结，薏苡附子败酱散扶阳利湿消痈。

患者服药两周后头痛明显减轻，咳嗽、白痰好转，服药一个月后诸症消失。

6. 肺癌后行动不便案

洪某，男，79岁。2021年2月9日初诊。

【症见】患者有肺癌病史，现行动不便，常年慢性病容，腰膝无力，胸闷气短，双手震颤。舌红瘦小，脉沉细缓。

【辨证】肝肾亏虚，元气不足，阴阳两虚，痰凝血瘀。

【方药】地黄饮子合“杀破狼”组合、肾四味。

熟地黄60克　山茱萸45克　石斛45克　麦冬30克　五味子30克　石菖蒲30克　远志15克　茯苓30克　肉苁蓉30克　巴戟天30克　肉桂30克　制附子45克先煎　薄荷15克后下　生姜60克　炙甘草60克　炒白术45克　白芍45克　生黄芪130克　制川乌45克先煎　制天南星45克　清半夏45克　党参45克　三七45克　木鳖子30克　补骨脂30克　淫羊藿30克　枸杞子30克

菟丝子30克

三剂，水煎服，每剂浓煎四份，早晚各服一份。

【按语】患者久病，正气不足，肝肾亏虚，不可见癌抗癌，乱用攻伐，当因人制宜，辨证施治。地黄饮子、黄芪建中汤、肾四味补益固本，“杀破狼”组合及木鳖子等攻伐。整体攻补兼施，以补为主。

患者用药一周后神疲乏力好转，诉自己看到了希望，有信心继续治疗。上方加减用药三个月，患者精力明显好转，行动较前灵敏，胸闷气短愈，双手震颤明显减轻，舌体瘦小好转，脉象有力，大生化检查多项指标接近正常。

7. 乳腺癌放化疗后案

黄某，女，38岁。2020年5月16日初诊。

【症见】患者行乳腺癌放化疗后，严重脱发，头晕。舌淡红胖大、苔润滑，脉沉细。

【辨证】脾肾阳虚，痰凝血瘀，七情郁结。

【方药】逍遥散合攻癌夺命汤减味方、“杀破狼”组合。

柴胡15克　当归60克　白芍15克　茯苓30克　炒白术30克　生姜15克　薄荷10克后下　白芥子30克　炙甘草60克　海藻60克　夏枯草30克　木鳖子30克　王不留行30克　丹参30克　玄参30克　浙贝母30克　生牡蛎30克先煎　桃仁15克　红花15克　全蝎6克粉冲　蜈蚣6条粉冲　生黄芪120克　制附子90克先煎　肉桂30克　制川乌45克先煎　清半夏45克

三剂，水煎服，每剂浓煎四份，早晚各服一份。

【按语】患者虽接受放化疗，但目前正气未见明显受损，加之年轻，先以攻癌夺命汤减味方合“杀破狼”组合化痰消瘀散结。年轻女性考虑情志因素，以逍遥散疏肝健脾。

患者服药后头晕逐渐好转。加减用药一个月后，改以十二五合方合乌附法、“杀破狼”组合治疗，总体思路以扶阳补益为主，后脱发逐渐好转，且有新生头发，精力逐渐好转。

8. 乳腺癌术后案

程某，女，42岁。2020年6月2日初诊。

【症见】患者行乳腺癌手术后，双侧乳腺结节，服用西药后闭经，容易潮热出汗，眠差。舌淡红、苔白，脉沉细。

【辨证】脾肾阳虚，痰凝血瘀，冲任失调。

【方药】攻癌夺命汤合“杀破狼”组合、肾四味。

海藻60克　炙甘草60克　木鳖子30克　鳖甲30克先煎　白花蛇舌草60克　夏枯草45克　草河车15克　黄药子15克　干姜90克　玄参30克　生牡蛎30克先煎　浙贝母30克　山慈菇15克　全蝎4克粉冲　蜈蚣4条粉冲　清半夏90克　生薏苡仁60克　制川乌60克先煎　制天南星60克　生黄芪150克　制附子60克先煎　砂仁15克后下　当归30克　补骨脂30克　淫羊藿30克　枸杞子30克　菟丝子30克　肉桂30克

三剂，水煎服，每剂浓煎四份，早晚各服一份。

【按语】患者行乳腺癌手术后，虽癌变组织成功切除，但乳腺结节多发存在，也有癌变风险。攻癌夺命汤加味合“杀破狼”组合扶阳行气、化痰散瘀，合肾四味补肾填精。整体处方体现扶正与祛邪并行的思路。

患者用药一个月后，复查B超显示乳腺结节变小，加减用药三个月，复查B超显示乳腺结节消失。

9. 乳腺纤维瘤术后

张某，女，29岁。2018年5月26日初诊。

【症见】患者行乳腺纤维瘤术后，乳腺增生，手足冰凉，月经提前，痛经，经量少。舌淡嫩胖大、无苔，脉沉细。

【辨证】脾肾阳虚，子宫虚寒，情志郁结，痰凝血瘀。

【方药】当归四逆加吴茱萸生姜汤合少腹逐瘀汤、软坚散、海藻甘草汤。

当归30克　桂枝45克　赤芍30克　细辛60克　炙甘草50克　小通草15克　吴茱萸45克　制附子90克先煎　生姜30克　炮姜炭30克　小茴香30克　五灵脂45克　党参45克　肉桂30克　川芎15克　丹参30克　玄参20克

浙贝母30克　海藻50克　皂角刺60克　王不留行30克　木鳖子30克

四剂，水煎服，每剂浓煎四份，早晚各服一份。

【按语】当归四逆加吴茱萸生姜汤加制附子温经和血通络。少腹逐瘀汤活血化瘀止痛，通因通用，参灵散补气养血一补一通，化瘀不伤正。软坚散、海藻甘草汤加皂角刺、木鳖子化痰祛瘀、散结抗癌。

患者服药两周后，手足冰凉明显好转，后继续用药，期间月经至，痛经好转，经量增加。辨证服药两个月后，复查乳腺增生明显减少，理化指标正常。

小　　结

治疗肿瘤的方药很多，笔者主选李可先生的攻癌夺命汤或其减味方以及王献民先生的川乌法系列方药，原因就是他们的抗癌思路突出攻补结合、扶阳消阴。笔者的临床医案，治疗的基本思路就是以补为主，攻补结合，强调扶助人体自身正气的重要性，主要改善患者体质，增强素体免疫功能，而不是见癌抗癌。临证时要善于抓患者的主症，进行整体性阴阳辨证。

男性不育症

男性不育症的原因很多，笔者临床接触的患者主要由于精子活性差、数量少甚至无精导致的不育。这在现代医学看来几乎就是不治之症。患者往往只能通过辅助生殖来解决子嗣问题，费用昂贵且周期很长。

中医认为男性不育的病机为肾阳亏损、肾精不足，治疗思路常立足于肾，有从滋阴入手，有从温阳立法，有从填精立义，都有可取之处，但从实际疗效上看还可进一步提升。

笔者认为，此类男性不育的治疗，需着眼于肾，但不可局限于肾，又终归于肾。肾为水火之宅，藏有真阳真阴，是为封藏之官，也是先天之本。肾之功能与其他四脏密切关联，后天之本脾之运化精微以生气血，心之君火温煦以交通，肺之升降以生水，肝之疏泄调节气化功能。治疗男性不育，必须从患者整体气机和阴阳辨证上着眼，再合用补肾的专方专药。

一 治疗思路

当代人体质阳虚者十之八九，在治疗大法上当以扶阳为重，重视培补先天后天两本。笔者将扶阳学说与景岳温补学说相融合，突出阴阳互根、阳主阴从之要领。

在治疗思路上，根据对患者的整体辨证选用的扶阳方剂如下：

（1）心肾阳虚者用破格救心汤。

（2）肝肾亏损者用金匮肾气汤。

（3）气血亏损者用十二五合方。

之后再合上温补肾精的专方，如左归饮、右归饮、龟鹿二仙汤、五子衍宗丸、三仙汤等。

在药物使用上，既要突出干姜、附子、川乌、肉桂等刚性扶阳药物，同时也重视广泛使用巴戟天、肉苁蓉、淫羊藿、仙茅及五子衍宗丸等柔性扶阳药物；突出扶阳又重视养阴（重用熟地黄、山药、山茱萸等），阴中求阳。根据个人临床体会，可以完全不使用名贵的血肉有情之品，如鹿茸、海龙、海马、海狗肾等，就能达到效果，切实减轻患者的负担。

上述治疗思路同样适用于治疗男性性生活不和谐。

二 具体医案

1. 男性不育－破格救心汤案（1）

张某，男，34岁。2018年11月17日初诊。

【症见】患者面色萎黄，精子活动率低，乏力易困。舌淡胖嫩、苔薄白，脉沉弱。

【辨证】心肾阳虚，元气不足，肾精亏损。

【方药】破格救心汤减味方合右归饮、十二五合方化裁。

干姜120克　炙甘草60克　制附子175克先煎　党参60克　山茱萸90克　熟地黄60克　山药45克　龟甲15克先煎　鹿角片30克　当归30克　白芍15克　川芎15克　炒白术30克　茯苓30克　仙茅30克　淫羊藿30克　仙鹤草60克　肉苁蓉30克　覆盆子30克　五味子30克　枸杞子30克　菟丝子30克　沙苑子30克　韭菜子30克　补骨脂30克　生黄芪90克　肉桂30克　川牛膝40克　川续断30克

三剂，水煎服，每剂浓煎四份，早晚各服一份。

【按语】本案以破格救心汤突出四逆汤剂量。大补心肾振奋精神，右归饮（重用熟地黄）温补肾阳、填精补血，十二五合方脾肾同调、气血并补，更有龟鹿二仙汤、三仙汤（二仙汤加仙鹤草）、肾八味等方中补肾填精之品。

上方加减坚持服药，患者精气神改善明显。2019年1月5日患者称有小便后有黏液。调整处方如下：

干姜120克　炙甘草60克　制附子175克先煎　党参60克　山茱萸90克　熟地黄60克　山药45克　龟甲15克先煎　鹿角片30克　当归30克　白芍15克　炒白术30克　茯苓30克　仙茅30克　肉苁蓉30克　覆盆子30克　五味子30克　枸杞子30克　菟丝子30克　补骨脂30克　沙苑子30克　韭菜子30克　生黄芪90克　肉桂30克　萆薢30克　败酱草60克　生薏苡仁60克　乌药15克

三剂，水煎服，每剂浓煎四份，早晚各服一份。

【按语】考虑前列腺炎症，以上方加味薏苡附子败酱散、萆薢分清饮清下焦湿热。

上方加减服药至2019年3月14日，患者小便黏液明显减少，精力佳，加龟甲至30克。

上方加减服药至2019年5月16日，患者复查精子活动度接近正常，小便黏液消失，去生薏苡仁、败酱草、萆薢，加锁阳30克、莲子肉15克，补肾涩精。守方至2019年6月20日以巩固疗效。

2. 男性不育－破格救心汤案（2）

高某，男，31岁。2017年2月18日初诊。

【症见】患者精子活力低，耳鸣疲劳时候明显，面色萎黄。舌淡红胖大、苔白，脉沉细。

【辨证】心脾肾阳虚，气虚精亏，阴阳并虚。

【方药】破格救心汤合右归饮、五子衍宗丸、三仙汤。

干姜60克　炙甘草60克　制附子100克先煎　党参60克　山茱萸60克　生龙骨30克先煎　生牡蛎30克先煎　煅磁石30克先煎　肉桂30克　熟地黄45克　山药30克　枸杞子30克　补骨脂30克　菟丝子30克　车前子20克包煎　韭菜子30克　五味子30克　仙茅30克　淫羊藿30克　仙鹤草60克　肉苁蓉30克　巴戟天30克　生黄芪60克　鹿角霜30克　丹参30克　白芷60克　细辛45克

四剂，水煎服，每剂浓煎四份，早晚各服一份。

【按语】破格救心汤提振心肾之阳；右归饮温补肾阳、补精填血；合五子衍宗丸、三仙汤，补肾诸药益肾填精；白芷、细辛通窍治疗耳鸣，大剂量生黄芪大补中气。

上方加减服用至3月11日，患者耳鸣消失，疲劳感明显好转，面色萎黄好转。调整剂量，制附子120克，干姜90克，生黄芪90克，以加强扶阳益气作用。

患者用药半年左右，复查精子活动度正常。

3. 男性不育－破格救心汤案（3）

郝某，男，36岁。2018年6月30日初诊。

【症见】患者神疲乏力，面色萎黄，精子成活率低，性生活不和谐，勃起不坚。舌淡胖嫩、苔薄白，脉沉细缓。

【辨证】心肾阳虚，元气不足，肾精亏损。

【方药】破格救心汤合右归饮、三仙汤、五子衍宗丸、理中汤。

干姜60克　炙甘草60克　制附子100克先煎　党参60克　山茱萸60克　生龙骨30克先煎　生牡蛎30克先煎　煅磁石30克先煎　熟地黄50克　山药30克

肉桂30克　鹿角片30克　当归15克　仙茅20克　淫羊藿50克　仙鹤草60克　肉苁蓉30克　巴戟天20克　覆盆子30克　五味子15克　枸杞子30克　菟丝子30克　韭菜子30克　补骨脂30克　炒白术45克　生黄芪60克

四剂，水煎服，每剂浓煎四份，早晚各服一份。

【按语】破格救心汤提振心肾阳气，合理中汤补益脾阳、右归饮合三仙汤、五子衍宗丸、鹿角片之品补肾填精、阴阳并调，以及生黄芪60克健补中气。

治疗时渐次增加扶阳药物剂量，患者症状逐次好转，8月4日复诊，诉性生活正常，复查精液分析，各项指标正常。嘱咐再巩固用药一个月。

4. 男性不育－破格救心汤案（4）

王某，男，31岁。2018年10月20日初诊。

【症见】患者精子活动率低，性生活不和谐，面色萎黄，时常神疲乏力。舌淡红胖大、苔白，脉沉细。

【辨证】心脾肾阳虚，元气不足，肾虚精亏，气血双虚。

【方药】破格救心汤合十二五合方、龟鹿二仙汤。

炙甘草90克　干姜60克　制附子120克先煎　党参60克　山茱萸90克　熟地黄45克　当归30克　白芍30克　川芎30克　炒白术30克　茯苓30克　肉桂30克　生黄芪60克　仙茅20克　淫羊藿50克　仙鹤草90克　肉苁蓉30克　巴戟天30克　菟丝子30克　枸杞子30克　五味子30克　韭菜子30克　阳起石15克先煎　补骨脂30克　黄精30克　龟甲15克先煎　鹿角片30克　茵陈90克

三剂，水煎服，每剂浓煎四份，早晚各服一份。

【按语】破格救心汤大补心肾；十二五合方合龟鹿二仙汤补血填精；仙鹤草俗称强力草，更有韭菜子、阳起石兴阳生精，黄精补肺脾肾，茵陈褪脸上阴黄。处方思路仍以四逆汤、理中汤固护两本，突出扶阳，补益气血，补肾填精。

10月30日二诊，患者诉精力明显好转，面色萎黄改善，继续加大扶阳药物剂量，用制附子150克、干姜90克、生黄芪120克。

上方加减服药至2018年12月29日，患者诉精力充沛，性生活不和谐明显改善，对疗效甚为满意，积极要求用药。嘱咐患者保暖，节制性生活。

2019年5月，患者查精子活力已正常，性生活和谐，平时精力充沛。

5. 男性不育－破格救心汤案（5）

牛某，男，36岁。2018年6月2日初诊。

【症见】患者有弱精症，不育，性生活不和谐，面色萎黄，口中异味。舌淡胖、苔白滑，脉沉缓。

【辨证】心脾肾阳虚，元气亏损，湿困中焦，运化不良。

【方药】破格救心汤合三仙汤、五子衍宗丸、薏苡附子败酱散。

干姜120克　炙甘草60克　制附子150克先煎　党参60克　山茱萸90克　仙茅20克　淫羊藿50克　仙鹤草60克　当归30克　巴戟天30克　肉苁蓉30克　黄柏10克　覆盆子30克　五味子30克　枸杞子30克　菟丝子30克　补骨脂30克　生黄芪45克　炒薏苡仁60克　败酱草60克　草果仁15克　益智仁30克　白芷30克

四剂，水煎服，每剂浓煎四份，早晚各服一份。

【按语】破格救心汤减味方温补心肾，三仙汤合五子衍宗丸补肾填精，薏苡附子败酱散温阳祛湿消痈，合草果、益智仁、白芷芳香化湿、醒脾健胃治疗口中异味。

患者上方加减服药至6月30日，诉性生活已明显改善，加龟甲、鹿角片、韭菜子、黄精各30克，以加大补肾填精力度。

患者坚持用药三个月后复查，精子活力增强。此案患者前后用药半年痊愈。

6. 男性不育－金匮肾气汤案（1）

段某，男，29岁。2019年11月19日初诊。

【症见】患者精子活动率低，前列腺炎，尿急。舌淡胖、少苔，脉沉。

【辨证】脾肾阳虚，元气不足，肾精亏损，下焦湿热。

【方药】金匮肾气汤合乌头汤、薏苡附子败酱散、通淋散、五子衍宗丸、三仙汤、龟鹿二仙汤。

熟地黄60克　山茱萸30克　山药30克　茯苓30克　牡丹皮15克　泽泻15克　肉桂30克　制附子70克先煎　制川乌60克先煎　生黄芪90克　当归15克　炒薏苡仁60克　败酱草90克　川牛膝45克　乳香15克　五味子30克　覆盆子30克　菟丝子30克　车前子30克包煎　补骨脂30克　枸杞子30克　仙茅20克　淫羊藿30克　巴戟天30克　肉苁蓉30克　龟甲30克先煎　鹿角片30克　韭菜子30克　沙苑子30克

三剂，水煎服，每剂浓煎四份，早晚各服一份。

【按语】金匮肾气汤温补肾阳，合乌头汤通阳散结，从整体上升清阳降浊阴。薏苡附子败酱散温阳祛湿消痈，济生肾气汤合李可先生通淋散治疗前列腺炎。五子衍宗丸合三仙汤、龟鹿二仙汤并加味韭菜子、沙苑子填补肾精兼助扶阳。

患者两周后复诊，诉尿急明显好转。调整剂量，加大扶阳力度，用制附子100克、制川乌75克、生黄芪120克。

守方稍作加减坚持三月余，患者尿急愈，复查精子活动率正常。

7. 男性不育-金匮肾气汤案（2）

刘某，男，30岁。2016年9月8日初诊。

【症见】患者精子活动度低，种子失败两年之久，经常神疲乏力、腰痛，偶有胸闷心悸。舌红胖大、苔白腻，脉沉。

【辨证】脾肾阳虚，元气亏损，寒湿困脾。

【方药】金匮肾气汤合真武汤、麻黄附子细辛汤、二仙汤、五子衍宗丸、五苓散。

熟地黄60克　山茱萸45克　山药45克　茯苓30克　泽泻30克　肉桂30克　制附子100克先煎　干姜60克　白术30克　白芍45克　麻黄15克　细辛45克　仙茅15克　淫羊藿30克　巴戟天30克　肉苁蓉30克　鹿角霜15克　枸杞子30克　菟丝子30克　五味子30克　覆盆子30克　车前子60克包煎　蛇床

子15克　沙苑子30克　猪苓15克　黄精30克　生黄芪60克　当归15克

三剂，水煎服，每剂浓煎四份，早晚各服一份。

【按语】金匮肾气汤温补肾阳；麻黄附子细辛汤温阳通阳，既可治本，又可祛除伏邪，可谓安内攘外，合五子衍宗丸、二仙汤补肾填精兼助扶阳；真武汤温阳利水，合五苓散健脾祛湿利水，治疗"悸"症。

守方服药至10月27日，患者面色红润，精神佳，疲劳、腰痛明显好转。继续守方服药至11月26日，诉检查精子活动率接近正常，大便不畅，加生白术100克、当归60克益气通便，韭菜子30克、阳起石15克补肾壮阳，去蛇床子、黄精。守方守法服药至2017年1月7日，精液检查分析指标接近正常。

嘱咐患者巩固用药三个月，同时可以适时种子。期间患者其妻怀孕。

8. 男性不育－金匮肾气汤案（3）

李某，男，31岁。2019年7月6日初诊。

【症见】患者有弱精症，精子质量差，小便略频、有泡沫。舌淡胖、苔薄白，脉沉。

【辨证】肝脾肾亏损，阴阳俱虚，代谢失常。

【方药】金匮肾气汤合薏苡附子败酱散、龟鹿二仙汤、肾四味、缩泉丸。

熟地黄60克　山茱萸45克　山药45克　牡丹皮15克　泽泻15克　茯苓15克　肉桂30克　制附子60克先煎　败酱草60克　生薏苡仁60克　王不留行30克　丹参30克　生黄芪90克　肉苁蓉30克　龟甲30克先煎　鹿角片30克　枸杞子30克　菟丝子30克　补骨脂30克　韭菜子30克　淫羊藿30克　桑螵蛸15克　益智仁30克　乌药10克

三剂，水煎服，每剂浓煎四份，早晚各服一份。

【按语】金匮肾气汤温补肾阳，突出附子剂量。薏苡附子败酱散温阳祛湿消痈，合王不留行、丹参等经验药物，并加桑螵蛸、缩泉丸治疗尿频有泡沫。龟鹿二仙汤合肾四味填精助阳。生黄芪大补中气。

患者用药一周后，诉尿频、泡沫明显减少。上方辨证加减用药半年左右，弱精症痊愈。

9. 性生活不和谐案（1）

张某，男，57岁。2019年4月16日初诊。

【症见】患者性生活质量差，早泄，时常有心前区不适，腰痛，夜睡差。舌淡红胖大、少苔，脉沉细。

【辨证】心肾阳虚，元气不足，气血双亏，营卫失调。

【方药】破格救心汤合右归饮、十二五合方、半夏秫米汤、酸枣仁汤。

干姜90克　炙甘草60克　制附子120克先煎　党参60克　山茱萸60克　山药30克　熟地黄50克　当归30克　川芎30克　茯苓30克　桂枝45克　生黄芪90克　仙茅30克　淫羊藿30克　巴戟天30克　肉苁蓉30克　覆盆子30克　枸杞子30克　五味子30克　菟丝子30克　补骨脂30克　川续断30克　生薏苡仁60克　清半夏90克　炒枣仁30克　知母15克　锁阳30克　鹿角片30克

三剂，水煎服，每剂浓煎四份，早晚各服一份。

【按语】破格救心汤减味方合右归饮温补肾阳，突出干姜、制附子剂量，合十二五合方培补两本，半夏秫米汤合酸枣仁汤安眠。

患者服药一周精神好转，精力增加，心前区不适消失，失眠好转，腰痛消失。至5月7日，诉性生活质量改善，去五味子，加韭菜子30克补肾阳。5月14日，诉性生活质量提高，加芡实米30克、煅牡蛎30克固肾涩精。上方加减，继续用药两个月巩固疗效。

10. 性生活不和谐案（2）

卢某，男，34岁。2018年11月22日初诊。

【症见】患者面色萎黄，时常乏力，性欲减退，勃起度差，时间短，伴阴囊潮湿，异味重。舌淡嫩胖大、苔薄白，脉沉细。

【辨证】心脾肾阳虚，中气不足，寒湿久困，郁而化热。

【方药】金匮肾气汤合破格救心汤减味方、吴茱萸汤、三仙汤、肾四味、五苓散、四妙散。

熟地黄60克　山药30克　牡丹皮15克　山茱萸45克　茯苓30克　泽泻30克　制附子90克先煎　干姜60克　党参30克　炙甘草60克　煅龙骨30克先煎　煅牡蛎30克先煎　仙茅30克　仙鹤草60克　淫羊藿30克　肉苁蓉30克　补骨脂30克　枸杞子30克　菟丝子30克　生黄芪60克　炒白术30克　猪苓15克　苍术15克　黄柏10克　炒薏苡仁60克　败酱草60克　川牛膝40克　土茯苓120克　吴茱萸30克

三剂，水煎服，每剂浓煎四份，早晚各服一份。

【按语】金匮肾气汤合破格救心汤提振心肾阳气，三仙汤及肾四味补肾填精及黄芪大补中气。五苓散温阳健脾利水，合四妙散及土茯苓清利下焦湿热，吴茱萸汤温热下焦。

上方连续服用至2018年12月27日，患者阴囊潮湿、异味明显好转，性欲有所好转。患者断续服药到2019年6月11日，诉性欲正常，阴囊无潮湿异味。嘱节制性生活，忌食生冷肥甘厚腻。

11. 性生活不和谐案（3）

张某，男，35岁。2018年5月29日初诊。

【症见】患者早泄，面色萎黄，口中异味，夜睡差，时常胃胀痞满，后背僵紧，大便不畅、便血。舌淡红胖大、苔白腻且中间微黄，脉濡。

【辨证】脾虚胃寒，中气不足，营卫失调。

【方药】桂枝加龙骨牡蛎汤合半夏秫米汤、半夏泻心汤、黄土汤、附子理中汤。

桂枝15克　白芍20克　生姜15克　炙甘草15克　大枣5枚　煅牡蛎30克先煎　煅龙骨30克先煎　清半夏90克　炒薏苡仁60克　党参15克　黄连8克　黄芩10克　白芷30克　益智仁30克　草果仁15克　淫羊藿50克　仙茅20克　仙鹤草60克　灶心土30克包煎　肉苁蓉30克　生黄芪60克　炒白术30克　制附子45克先煎　肉桂30克

四剂，水煎服，每剂浓煎四份，早晚各服一份。

【按语】此案先治标证失眠、口中异味与便血。以桂枝加龙骨牡蛎汤交通阴阳，半夏秫米汤降逆安眠，半夏泻心汤辛开苦降、消痞满，黄土汤及仙鹤草温脾阳止血，三仙汤温肾阳，附子理中汤温脾，合用益智仁、白芷、草果仁芳香化湿、祛除口中异味。

患者服用两个月后早泄明显好转，其余诸症近愈。2018年8月21日予以十二五合方合肾四味方、龟鹿二仙汤、破格救心汤。

熟地黄45克　当归30克　川芎15克　白芍45克　党参60克　茯苓30克　炙甘草60克　炒白术30克　生黄芪60克　仙茅20克　巴戟天30克　知母10克　黄柏10克　淫羊藿50克　肉苁蓉30克　枸杞子30克　五味子30克　覆盆子30克　车前子30克包煎　补骨脂30克　菟丝子30克　韭菜子30克　制附子90克先煎　山茱萸60克　干姜60克　龟甲15克先煎　鹿角片30克　阳起石30克先煎

三剂，水煎服，每剂浓煎四份，早晚各服一份。

【按语】本方气血并调，两本兼顾，为善后固本之良方。

上方辨证治疗三月余，早泄痊愈。

12. 性生活不和谐案（4）

裴某，男，29岁。2018年1月9日初诊。

【症见】患者面色萎黄，易出汗，乏力。阳痿、早泄，精子活性低。舌淡红胖大、苔白，脉沉缓。

【辨证】心脾肾阳虚，中气不足，肾精亏损。

【方药】桂枝加龙骨牡蛎汤合破格救心汤、右归饮、二仙汤、五子衍宗丸。

桂枝45克　白芍45克　生姜90克　炙甘草60克　煅牡蛎30克先煎　煅龙骨30克先煎　山茱萸60克　制附子120克先煎　党参60克　熟地黄45克　山药30克　仙茅20克　淫羊藿30克　肉苁蓉30克　巴戟天20克　鹿角片30克　菟丝子30克　五味子30克　覆盆子30克　枸杞子30克　韭菜子30克　肉桂30克　补骨脂30克　茵陈90克　阳起石15克先煎　白芥子30克　生黄芪60克　鸡血藤60克

三剂，水煎服，每剂浓煎四份，早晚各服一份。

【按语】桂枝加龙骨牡蛎汤交通阴阳，破格救心汤合右归饮提振心肾之阳，加二仙汤、五子衍宗丸、肾四味等补肾阳填精。生黄芪、山茱萸、五味子固表敛汗，茵陈褪面部阴黄，生黄芪与鸡血藤对药运气活血通瘀。

上方服用至2018年2月28日，阳痿、早泄好转，出汗明显好转，精力佳。后患者断续用药逐次好转，上方辨证用药半年多，患者阳痿、早泄痊愈，精液化验正常，后报妻子怀孕之喜。

小　结

男性不育症的治疗，笔者在使用常见补肾壮阳涩精等方药的同时，结合患者体质进行整体辨证并选取基础方，心肾阳虚者用破格救心汤，肝肾亏损者用金匮肾气汤，气血亏损者用十二五合方，临证加减，将扶阳与养阴思路相融合，突出阴阳互根、阳主阴从之要领。

慢性前列腺疾病

慢性前列腺疾病是中老年男性常见的泌尿系统疾病，笔者接触的前列腺炎症，主要症状包括下腹坠胀、尿频、尿急、尿不尽、尿道灼热等，属于中医淋证的范畴。一般中医多认为淋证多因肾虚、膀胱湿热、气化失司、水道不利所致。笔者在20世纪70年代就开始治疗前列腺疾病，当时也是如此认为，多从肝肾不足、下焦湿热入手，用知柏地黄汤加味薏苡仁、王不留行、丹参等清热散结药物进行治疗，部分患者见效乃至痊愈，但多数患者长期疗效不佳。自从接触扶阳学说后，笔者才明白此前未认识到患者体质阳虚这一病机，对于前列腺疾病的治疗，还要结合辨证，阳虚者应从肾阳不足、水湿运化不利入手。《景岳全书》所论更佳，“凡热者宜清，涩者宜利，下陷者宜升提，虚者宜补，阳气不固者宜温补命门”。

一 治疗思路

对于阳虚患者，治疗思路以金匮肾气汤合四逆汤为基础方，合薏苡附子败酱散温阳化湿消痈，再加味经验药物王不留行、丹参、萆薢、荔枝核、橘核、乌药等。

对于下焦湿热证明显的患者，前期可用知柏地黄汤加味萹蓄、瞿麦、车前子等治疗，后期还是要以扶阳为主，改用金匮肾气汤合四逆汤思路。

二 具体医案

1. 前列腺案（1）

杨某，男，38岁。2019年12月7日初诊。

【症见】患者前列腺增生两年，尿频、尿等待、尿不尽，体胖。舌淡红胖大、苔白，脉沉无力。

【辨证】脾肾阳虚，寒湿困脾，郁而化热。

【方药】金匮肾气汤合薏苡附子败酱散、缩泉丸、四妙散、通淋散。

熟地黄45克　山药30克　山茱萸30克　牡丹皮15克　茯苓30克　泽泻30克　肉桂50克　制附子120克先煎　干姜60克　炙甘草60克　炒薏苡仁60克　败酱草90克　丹参30克　王不留行30克　萆薢30克　乌药15克　益智仁15克　苍术30克　黄柏15克　川牛膝45克　乳香15克　土茯苓120克　生黄芪90克

四剂，水煎服，每剂浓煎四份，早晚各服一份。

【按语】金匮肾气汤温补肾阳，益火之源，以消阴翳，特别突出附子、肉桂的剂量。薏苡附子败酱散温阳利湿消痈，合丹参、王不留行等经验治疗前列腺增生药物。萆薢分清泌浊。缩泉丸温肾固精。四妙散加土茯苓清利下焦湿热。川牛膝、乳香为李可先生通淋散。

患者用药两周后，诉尿频、尿等待、尿不尽明显好转。调整处方，去四妙散，加肾四味补肾填精、软坚散，治疗前列腺增生。继服两周，尿频、尿等待、尿不尽症状消失。继续加减用药至三个月，患者复查B超显示前列腺增生痊愈。

2. 前列腺案（2）

陈某，男，66岁。2018年12月29日初诊。

【症见】患者有慢性前列腺炎病史，时常尿急、尿频，夜尿较多，起夜四五次，面色萎黄，夜睡差，晨起腰酸痛，性功能减退，小腹下坠感。舌淡胖、苔薄白，脉沉弦。

【辨证】脾肾阳虚，中气不足，寒凝血瘀。

【方药】金匮肾气汤合薏苡附子败酱散、橘核丸、补中益气汤、肾四味。

熟地黄60克　山药45克　山茱萸60克　牡丹皮15克　茯苓30克　泽泻15克　肉桂50克　制附子100克先煎　炒薏苡仁60克　败酱草90克　川牛膝40克　橘核15克　荔枝核15克　乌药15克　丹参30克　生黄芪180克　陈皮15克　升麻10克　柴胡10克　党参60克　炙甘草60克　当归30克　肉苁蓉30克　王不留行30克　川续断30克　补骨脂30克　淫羊藿50克　菟丝子30克

三剂，水煎服，每剂浓煎四份，早晚各服一份。

【按语】金匮肾气汤温补肾阳，乌药温暖下焦，薏苡附子败酱散温阳祛湿消痈。橘核丸加丹参、王不留行消除增生硬结。补中益气汤升提中气治疗小腹坠胀，生黄芪180克大补中气。肾四味补益填精兼助扶阳。

上方服用至2019年1月24日，患者诉尿急、尿频好转，起夜两三次，小腹坠胀感消失，睡眠好转，处方易陈皮为炒小茴香30克，增大温暖下焦之力。

患者服药至2019年3月23日，起夜基本一次，偶有两次，性功能明显提升，勃起次数增多，精力好转。间断服药至2019年7月11日，患者起夜最多一次，白天尿频、尿急情况已经消失，精神状态好，对现在的性生活状态满意。

3. 前列腺案（3）

曹某，男，40岁。1976年初诊。

【症见】患者有慢性前列腺炎伴前列腺肥大病史。肛门有下坠感，腰骶疼痛，阴囊潮湿，大便及小便后有黏液。舌暗红、胖大，脉细微弦。化验卵磷脂不正常。

【辨证】肾虚膀胱热，下焦湿热。

【方药】知柏地黄汤及软坚散结的经验药物。

熟地黄30克　山茱萸15克　山药15克　泽泻10克　茯苓10克　牡丹皮10克　知母15克　黄柏15克　荔枝核15克　橘核15克　三棱10克　莪术10克　生黄芪24克　炮穿山甲6克粉冲　白芷15克　丹参30克　生薏苡仁30克　制附子15克　败酱草30克　萆薢15克　乌药10克

六剂，水煎服，早晚各服一份。

【按语】此案为笔者早年未接触扶阳时的治疗思路，偏重养阴清热，与上述治疗思路形成鲜明对照。

服药期间患者称有腰疼现象，上方加补肾强身的盐杜仲15克、川续断30克、川牛膝15克。患者前后服药两三个月后康复。前列腺炎症和尿白现象消失，卵磷脂小体指标正常。

知柏地黄汤主滋养肾阴，清利湿热，对肾阴虚淋证有针对性疗效。患者愈后向周围的人推荐此方，据说也治愈多例前列腺患者。

4. 精索静脉曲张案

孙某，男，28岁。2020年7月25日初诊。

【症见】患者有慢性前列腺炎，精索静脉曲张，自觉阴囊肿胀，易乏力，腰酸困。舌淡润、无苔，脉沉缓。

【辨证】脾肾阳虚，元气不足，痰凝血瘀。

【方药】金匮肾气汤合薏苡附子败酱散、破格救心汤减味方、吴茱萸汤、潜阳丹、活络效灵丹、肾四味。

熟地黄60克　山药45克　山茱萸45克　牡丹皮15克　茯苓30克　泽泻30克

肉桂45克　制附子120克先煎　炒薏苡仁60克　败酱草90克　王不留行30克　丹参60克　吴茱萸30克　党参45克　干姜90克　炙甘草60克　炒白术30克　当归30克　乳香15克　没药15克　皂角刺45克　生黄芪90克　补骨脂30克　淫羊藿30克　菟丝子30克　苏木30克　刘寄奴30克

三剂，水煎服，每剂浓煎四份，早晚各服一份。

【按语】金匮肾气汤合破格救心汤提振心肾阳气，肾四味补益肾精，薏苡附子败酱散温阳利水消痈，活络效灵丹合用王不留行、丹参、皂角刺、苏木、刘寄奴活血祛瘀、通经散结治疗精索静脉曲张，吴茱萸汤走厥阴经祛阴寒之气以通络，真武汤温肾阳、利水气。

上方服用一周后复诊，患者称身体感觉有力，阴囊肿胀感好转。服药两周后阴囊肿胀感已不明显，一个月后诸症愈。本案加减治疗两个月，患者精气神明显提升，对疗效甚为满意。

小　结

慢性前列腺疾病的治疗，很多医生都认为是肾虚、膀胱湿热所致，常用知柏地黄汤加味清热散结药物。这种思路对于具有标热证患者的前期治疗很有效果，但要让疗效持久稳固，在后续还应考虑阳虚为本的因素，以金匮肾气汤合四逆汤为基础方，加味消痈散结药物。也可将两种思路相融合，根据患者病情及时调整方药与剂量。

老　年　病

老年病并不是一个严格意义上的称谓，而是将年老体衰者的常见病进行一种简易划分。这类患者的共同点就是年事已高，元气已亏，阴阳两虚，身患多种慢性病，不时新感引发宿疾。近年来，随着我国进入小康社会，人们的物质生活和卫生条件大为改善，我国老龄人口数量越来越庞大。对老年人身体健康的关爱，成为全社会高度重视的一件事情，因此本书将老年病单列一个篇章。

笔者临床诊治的老年人数量很多，为便于选择医案，姑且定下两个标准，一是患者年龄在80岁左右；二是并非身患急危重病。

老年病的治疗要坚持围绕主症辨阴阳，扶阳与养阴相结合，在治疗主症时兼顾他症。经过治疗，有的疾病可以痊愈，有的疾病可有效缓解，未来需要不时调养。由于患者年老体衰，治疗老年病的心理预期就是及时缓解患者痛苦与不适，提高其生活质量。

现结合医案予以说明。

1. 腔隙性脑梗死、冠心病、失眠案

贾某，男，87岁。2021年5月8日初诊。

【症见】患者有腔隙性脑梗死、冠心病史，自觉周身关节疼痛，气短、乏力，汗多，大便干燥，眠差。舌淡嫩滑润、无苔，脉沉缓。

【辨证】心脾阳虚，元气亏虚，营卫失调，运化不良。

【方药】破格救心汤合芍药甘草汤、三骨汤、柴胡桂枝加龙骨牡蛎汤、补阳还五汤、酸枣仁汤、半夏秫米汤、珍珠母补益汤。

干姜120克　炙甘草60克　制附子150克先煎　党参75克　山茱萸90克　煅龙骨50克先煎　煅牡蛎50克先煎　柴胡15克　桂枝45克　白芍120克　透骨草30克　补骨脂30克　骨碎补30克　知母15克　生黄芪130克　桃仁15克　红花15克　当归60克　川芎30克　赤芍30克　砂仁15克后下　生白术100克　炒酸枣仁30克　茯神30克　清半夏120克　炒薏苡仁60克　珍珠母60克先煎

三剂，水煎服，每剂浓煎四份，早晚各服一份。

【按语】患者有脑梗死和冠心病史，以破格救心汤大补心脾肾阳，补阳还五汤益气活血，顾护心脑，以防不测；主症为痛症，以芍药甘草汤加三骨汤治疗周身关节疼痛；以柴胡桂枝加龙骨牡蛎汤、酸枣仁汤、半夏秫米汤、珍珠母补益汤安眠；重用生黄芪、当归、生白术益气润肠通便。

患者用药一周后，睡眠改善，大便通畅，周身疼痛缓解，气短、乏力、汗多明显好转。上方辨证用药两个月，诸症近愈。

2. 心衰案

王某，女，83岁。2020年5月26日初诊。

【症见】患者有心衰病史，时常胸闷、憋气、气短，自觉有气自腹部向胸口上顶，乃奔豚气之征象，头痛，西医虽逐渐加大用药剂量，但患者自觉症状控制不佳。舌淡红胖大、苔白腻，脉沉缓。

【辨证】脾肾阳虚，清阳不升，浊阴上逆。

【方药】温氏奔豚汤合破格救心汤、丹参饮、瓜蒌薤白桂枝汤、麻黄附子细辛汤、川芎茶调散。

炙甘草60克　制附子150克先煎　党参60克　山药45克　茯苓45克　泽泻45克　砂仁10克后下　沉香10克　肉桂50克　干姜120克　丹参60克　檀香10克后下　降香15克　瓜蒌50克　薤白30克　桂枝45克　清半夏45克　山茱萸60克　生龙骨30克先煎　生牡蛎30克先煎　煅赭石60克先煎　郁金30克　白芷30克　生黄芪130克　天麻30克　麻黄10克　炒白术30克　川芎45克　细辛45克

三剂，水煎服，每剂浓煎四份，早晚各服一份。

【按语】患者有心衰病史，阴寒明显，清阳不升，浊阴不降，此时当重剂扶阳，补肾填精，万不可犹豫，更不可乱用寒凉之品，以免成祸。温氏奔豚汤温阳降逆，破格救心汤合丹参饮、瓜蒌薤白桂枝汤温通心肾，突出扶阳特色；以重剂生黄芪行大气，郁金、白芷开心窍；麻黄附子细辛汤安内攘外，祛风寒，加川芎45克、白芷30克、细辛45克，取川芎茶调散之意，治疗头痛。

患者用药一周，诸症减轻，加减服药一个月后上述症状基本消失。

3. 脑出血、心衰案

杨某，男，75岁。2020年6月27日初诊。

【症见】患者有脑出血、心衰病史，有脑动脉瘤，面色晦暗，神疲乏力，压差大，背部酸痛。舌暗红胖大、苔白腻，脉沉细。

【辨证】心脾阳虚，肝肾亏虚，元气亏损，痰凝血瘀。

【方药】地黄饮子合补阳还五汤、王献民先生“杀破狼”组合。

熟地黄60克　山茱萸45克　石斛45克　麦冬30克　五味子30克　石菖蒲30克　远志15克　茯苓30克　肉苁蓉30克　巴戟天30克　肉桂30克　制附子60克先煎　薄荷15克后下　生姜60克　炙甘草60克　生黄芪130克　桃仁15克　红花15克　当归30克　赤芍30克　川芎15克　地龙15克　制川乌60克先煎　清半夏45克　制天南星45克　天麻30克　钩藤50克后下

四剂，水煎服，每剂浓煎四份，早晚各服一份。

【按语】地黄饮子补益肝肾、阴阳并调，补阳还五汤补气运血，“杀破狼”组合扶阳行气化痰，天麻、钩藤平肝息风降压。

患者服用上方两周，诸症显效。加减服药一个月后，患者精神明显好转，背部酸痛消失，压差正常。

4. 高血压、脑鸣案

李某，女，84岁。2021年4月17日初诊。

【症见】患者有高血压病史，时常脑鸣，听力下降，间断胸闷、胸痛，偶有心脏期前收缩，胃脘胀满，眠差。舌淡红胖大、苔白，脉关弦、尺沉。

【辨证】心肾阳虚，元气亏损，清阳不升，浊阴不降。

【方药】温氏奔豚汤合破格救心汤、瓜蒌薤白桂枝汤、半夏白术天麻汤、薏苡附子败酱散、潜阳封髓丹、半夏秫米汤。

炙甘草60克　制附子100克先煎　党参60克　山药45克　茯苓45克　泽泻45克　砂仁15克后下　沉香10克　肉桂45克　怀牛膝45克　山茱萸90克　生龙骨30克先煎　生牡蛎30克先煎　煅磁石50克先煎　瓜蒌50克　薤白30克　桂枝45克　清半夏30克　天麻30克　炒白术30克　生黄芪90克　炒薏苡仁60克　败酱草60克　黄柏10克　龟甲15克先煎

四剂，水煎服，每剂浓煎四份，早晚各服一份。

【按语】温氏奔豚汤温阳化湿、醒脾降逆，破格救心汤补益心肾，瓜蒌薤白半夏桂枝汤振奋胸阳，半夏白术天麻汤除湿化痰祛风，薏苡附子败酱散扶阳利湿消痈；其生黄芪补肺气、运大气；潜阳封髓丹收敛虚阳，半夏秫米汤降逆和胃安眠。

患者一周后诉脑鸣减轻，胸闷、胸痛几乎消失，胃脘舒适，睡眠明显好转。上方加减服药一月余，脑鸣消失，眠佳，食欲增加，精力好转。

5. 高血压、心悸案

周某，女，83岁。2021年3月30日初诊。

【症见】患者有高血压，眩晕，时常心悸，心中惶恐，神疲乏力。舌淡红胖大、苔白腻，脉结。

【辨证】心脾阳虚，肝肾亏损，虚风内动。

【方药】破格救心汤合真武汤、除眩汤、半夏白术天麻汤、肾四味。

干姜60克　炙甘草60克　制附子120克先煎　党参60克　山茱萸90克　生龙骨30克先煎　生牡蛎30克先煎　煅磁石30克先煎　茯苓30克　炒白术45克　白芍45克　蝉蜕15克　竹茹15克　泽泻75克　白豆蔻20克后下　决明子30克　淫羊藿30克　珍珠母60克先煎　天麻30克　清半夏30克　钩藤30克后下　生赭石45克先煎　生黄芪60克　补骨脂30克　枸杞子30克　菟丝子30克　红景天30克

四剂，水煎服，每剂浓煎四份，早晚各服一份。

【按语】破格救心汤补益心肾；真武汤合除眩汤突出泽泻汤之意，合半夏白术天麻汤温阳化气、祛湿化痰、定风除眩；肾四味补肾填精。此为一方治多病思路。

用药一周，患者眩晕、心悸、惶恐好转，坚持辨证服药一月余，眩晕愈，诸症消失，精神状态明显好转。

6. 扩张型心肌病案

王某，男，79岁。2021年3月16日初诊。

【症见】患者有扩张型心肌病史，时常气短、胸闷，平时乏力，稍加活动则喘憋，少气懒言。舌暗红胖大、苔白，脉沉细缓。

【辨证】心脾阳虚，中气不足，痰凝血瘀。

【方药】破格救心汤合丹参饮、瓜蒌薤白桂枝汤、“杀破狼”组合、肾四味。

干姜90克　炙甘草60克　制附子90克先煎　党参60克　山茱萸90克　生龙骨30克先煎　生牡蛎30克先煎　煅磁石45克先煎　丹参60克　檀香10克后下　砂仁10克后下　瓜蒌50克　薤白30克　桂枝45克　清半夏45克　生黄芪150克　制川乌45克先煎　制天南星45克　桃仁15克　淫羊藿30克　枸杞子30克　菟丝子30克　补骨脂30克

三剂，水煎服，每剂浓煎四份，早晚各服一份。

【按语】目前西医认为扩张型心肌病是不可逆转的，但中药可以改善患者症状，提高生活质量，降低发病率及死亡率。重剂破格救心汤补益心肾，回阳固脱，扶阳固本；丹参饮合瓜蒌薤白半夏桂枝汤活血化痰、振奋胸阳，大剂量生黄芪补肺气、运大气，“杀破狼”组合扶阳行气、散寒化痰；肾四味补肾填精兼助扶阳。

患者服药一周后诉气短、胸闷、憋气都有改善，称是自己数年来感觉最舒服的一周。患者加减用药三个月，症状逐次改善。嘱其每年进行调理。

7. 中风后遗症案

卢某，男，80岁。2020年5月7日初诊。

【症见】患者有中风后遗症，形体消瘦，神疲乏力，口角流涎，痰多，间断心慌，眠差，大便不畅。舌淡红胖大、苔少，脉沉细无力。

【辨证】心脾两虚，元气亏损，痰瘀互阻，营卫失调。

【方药】破格救心汤合补阳还五汤、“杀破狼”组合、半夏秫米汤、酸枣仁汤。

干姜60克　炙甘草60克　制附子90克先煎　党参60克　山茱萸60克　生龙骨30克先煎　生牡蛎30克先煎　煅磁石30克先煎　生黄芪130克　桃仁15克　红花15克　当归60克　赤芍30克　川芎15克　地龙15克　制天南星45克　清半夏90克　制川乌60克先煎　生薏苡仁60克　茯苓45克　石菖蒲30克　远志15克　白芥子15克　生姜60克　炒枣仁30克　珍珠母60克先煎　生白术100克　肉桂30克

三剂，水煎服，每剂浓煎四份，早晚各服一份。

【按语】中风后遗症的根源在心脑，以破格救心汤补益心肾，扶阳固本。补阳还五汤行气运血，并加石菖蒲、远志芳香通窍醒脑。“杀破狼”组合扶阳行气散寒化痰。半夏秫米汤、酸枣仁汤安眠。重用生黄芪、生白术、当归健脾润肠通便。

患者服药一个月后，精神逐渐好转，眠佳，便通，口角流涎愈。服药期间未见心慌。

8. 中风后遗症案

曹某，女，84岁。2021年6月15日初诊。

【症见】患者中风后口角流涎不断，无法闭拢，自觉头昏沉，平素大便不畅，甚至一周一次，寐差。舌淡润胖大、苔腻，脉沉细。

【辨证】心脾阳虚，元气亏损，痰凝血瘀。

【方药】破格救心汤合真武汤、补阳还五汤、半夏秫米汤、止痉散。

干姜90克　炙甘草60克　制附子120克先煎　党参75克　山茱萸90克　生龙骨50克先煎　生牡蛎50克先煎　煅磁石50克先煎　茯苓45克　生白术60克　白芍45克　生黄芪130克　桃仁15克　红花15克　当归30克　川芎30克　地龙15克　清半夏90克　生薏苡仁60克　石菖蒲30克　远志15克　全蝎6克粉冲　蜈蚣6条粉冲　制白附子15克　老鹳草45克　大黄15克

三剂，水煎服，每剂浓煎四份，早晚各服一份。

【按语】破格救心汤补益心肾之阳；真武汤温阳化气；补阳还五汤行气运血，半夏秫米汤安眠，加石菖蒲、远志开窍醒脑；止痉散加白附子、老鹳草合用治疗面瘫。

患者坚持服用上方一个半月基本方未变，头目清醒，口角流涎愈，可闭合。唯有大便不畅没有明显改善。方中重用生黄芪、当归与生白术，合用大黄通便，后改用番泻叶，均未见显效。

再诊8月7日，前方加炒槟榔30克和牵牛子15克（借鉴孙秉严先生泻下法经验），服药三天大便畅快淋漓。坚持巩固用药两周。

9. 前列腺癌骨转移、肾积水案

刘某，男，84岁。2021年5月15日初诊。

【症见】患者有前列腺癌骨转移病史，右肾积水，胸腔、腹腔、盆腔积液，双下肢浮肿，按之没指，行走有痛感。小便不畅有痛感、大便干燥，尿蛋白升高、尿红细胞（+），口苦。舌淡红胖大、边有瘀斑、苔白腻，脉沉细缓。某三甲医院预估患者生命不超过三个月，患者及家人已不抱希望。

【辨证】心肾阳虚，代谢失常，运化不良。

【方药】破格救心汤合五苓散、独参汤、薏苡附子败酱散、济生肾气汤、癃闭散、小蓟饮子。

干姜90克　炙甘草75克　制附子120克先煎　党参75克　山茱萸90克　生龙骨45克先煎　生牡蛎30克先煎　煅磁石45克先煎　麻黄15克　苦杏仁15克　茯苓45克　生白术100克　白芍45克　熟地黄45克　山药30克　牡丹皮15克　泽泻45克　桂枝45克　车前子30克包煎　川牛膝30克　乳香10克　生黄芪90克　炒薏苡仁60克　败酱草90克　当归60克　小蓟30克　猪苓30克　细辛30克　阿胶珠12克　滑石60克包煎　益母草90克

三剂，水煎服，每剂浓煎四份，早晚各服一份。

【按语】患者已到生命耗尽之时，不可见癌抗癌，乱用攻伐，当补正气，助阳气，益气血，以续命为主要目的。破格救心汤补益心肾阳气。麻黄剂开玄府，提壶揭盖，以利小便，且有麻黄附子细辛汤之意。五苓散健脾利湿。薏苡附子败酱散扶阳利湿消痈。济生肾气汤温阳利湿消肿。乳香合牛膝为李可先生癃闭散，利小便。取小蓟饮子及猪苓汤之意，凉血育阴，治疗尿血。大剂量当归、生白术通便；大剂量益母草活血消肿。

患者服药一周，下肢浮肿好转，大便干燥好转，且自觉精神好转，患者及家人十分高兴，特别是患者重新燃起希望，表示要积极配合治疗。后患者逐次好转，坚持用药两个月后，小便不利好转，下肢浮肿完全消失，面色红润。经复查，肾积水消失，胸腔、腹腔积液明显减少，尿常规检查正常。

2021年8月21日后以十二五合方合川乌法、海藻甘草汤加味、通淋散治疗固本。处方为：

熟地黄45克　当归60克　川芎15克　白芍45克　仙茅20克　淫羊藿30克　巴戟天30克　肉苁蓉30克　覆盆子30克　五味子30克　枸杞子30克　菟丝子30克　补骨脂30克　党参30克　生白术100克　茯苓30克　炙甘草60克　制附子120克先煎　干姜150克　生黄芪130克　桂枝45克　制天南星45克　清半夏45克　制川乌75克先煎　怀牛膝45克　乳香10克　海藻60克　大黄10克

三剂，水煎服，每剂浓煎四份，早晚各服一份。

【按语】十二五合方顾护两本，其他方药通淋抗癌，寓消于补之中。

上方辨证加减，患者连续服药三月余，各项检查日趋好转，患者精气神以及生活质量明显提升。

10. 膀胱癌尿急、尿急案

闫某，女，77岁。2020年5月19日初诊。

【症见】患者有膀胱癌病史，现尿急、尿频，尿潜血（+），肌酐、尿酸高，尿蛋白高，间断胃脘冷痛，口干、口苦。舌淡红胖大、苔白，脉沉细。

【辨证】脾肾阳虚，少阳不和，运化不良。

【方药】小四五汤合良附丸、薏苡附子败酱散、猪苓汤及经验药物。

柴胡30克　黄芩12克　党参30克　法半夏15克　生姜30克　炙甘草30克　当归15克　川芎15克　生地黄30克　白芍30克　桂枝30克　炒白术30克　茯苓15克　泽泻30克　猪苓30克　高良姜15克　香附15克　制附子90克先煎　炒薏苡仁30克　败酱草30克　生黄芪90克　全蝎4克粉冲　五倍子10克　山茱萸60克　滑石100克包煎　土茯苓120克　萆薢50克　阿胶珠12克

三剂，水煎服，每剂浓煎四份，早晚各服一份。

【按语】本案主症为泌尿系统疾病，以陈宝田先生小四五汤合用扶阳方药振奋阳气、和解少阳，调理代谢；良附丸暖胃止痛；薏苡附子败酱散扶阳利湿消痈；大剂量生黄芪运大气；猪苓汤养阴清热，治疗尿潜血；全蝎、五倍子治疗尿蛋白；大剂量滑石、土茯苓、萆薢降尿酸。

患者用药一周后，诉口干、口苦明显减轻，尿频、尿急好转。加减服药一个月后，复查各项理化指标均下降，胃脘痛痊愈，食欲增加。

11. 二便不畅、下肢浮肿案

郭某，女，85岁。2022年6月23日初诊。

【症见】患者有三高病史、胆结石病史，慢性病容，神倦无力。肠鸣，食欲差，偶有恶心，二便不畅，小腹胀痛，下肢浮肿，按之如泥。舌淡胖大滑润、无苔，脉沉缓。

【辨证】心脾肾阳虚，少阳不和，代谢失常，运化不良。

【方药】小四五汤合薏苡附子败酱散、双呕汤加味。

柴胡24克　党参75克　清半夏60克　干姜90克　炙甘草45克　熟地黄30克　当归15克　白芍45克　川芎30克　桂枝45克　炒白术45克　茯苓45克　泽泻45克　猪苓30克　制附子150克先煎　炒薏苡仁60克　败酱草60克　山茱萸75克　砂仁15克后下　吴茱萸15克　陈皮30克　山药45克　黄芪90克　九香虫15克　木香15克　金钱草90克　鸡内金30克　益母草120克

三剂，水煎服，每剂浓煎四份，早晚各服一份。

【按语】小四五汤和解少阳，调节代谢。薏苡附子败酱散扶阳利湿消痈。双呕汤（小半夏汤加茯苓汤、吴茱萸汤）降逆止呕；合用砂仁、陈皮、山药、九香虫、木香等健脾理气；金钱草、鸡内金、郁金等利胆排石；益母草120克活血利水消肿。方中巧妙融入了破格救心汤及理中汤的思路。

患者药后一周诸症显效，连服三周近愈。后以破格救心汤合补阳还五汤为基础方，予以调理改善体质。

12. 下肢严重水肿案

洪某，男，85岁。2022年6月23日初诊。

【症见】患者有三高病史，双下肢严重凹陷性水肿，尿频且不畅，习惯性便秘。舌淡红胖大、中裂无苔，脉沉细。

【辨证】心脾肾阳虚，元气亏损，代谢失常。

【方药】破格救心汤合济生肾气汤、活络效灵丹、补阳还五汤。

干姜180克　炙甘草75克　制附子170克先煎　党参75克　山茱萸120克　龙骨45克先煎　牡蛎45克先煎　熟地黄60克　山药45克　茯苓45克　泽泻45克　牡丹皮30克　车前子30克包煎　川牛膝45克　乳香15克　没药15克　丹参60克　大黄30克　当归60克　生黄芪150克　制川乌90克先煎　水蛭10克　益母草120克　川芎30克　赤芍30克　桃仁30克　红花15克　生白术100克

三剂，水煎服，每剂浓煎四份，早晚各服一份。

【按语】患者年事已高，心肾阳虚，代谢能力差，下肢水肿，以破格救心汤合济生肾气汤补益心肾、温阳利湿。其寒、瘀、痰互结，合川乌法、大剂量生黄芪、水蛭，合活络效灵丹，散寒化瘀，散结行气。合用补阳还五汤行气活血，且有预防心脑血管疾病的作用。重用大黄、当归、白术、桃仁通便。

患者药后一周，水肿减轻近半，二便畅通。连续服药三周后，下肢水肿全消，二便正常。

13. 多汗、往来寒热案

张某，女，87岁。2020年5月26日初诊。

【症见】自汗，汗出多，时常忽冷忽热，平日乏力、倦怠，容易心慌。舌淡红胖大、苔白，脉沉细。

【辨证】心肾阳虚，营卫失调，元气亏损。

【方药】柴胡桂枝加龙骨牡蛎汤合破格救心汤、丹参饮、肾四味、龟鹿二仙汤。

柴胡24克　桂枝30克　白芍30克　炙甘草60克　煅龙骨30克先煎　煅牡蛎50克先煎　五味子30克　山茱萸90克　党参60克　北沙参30克　生黄芪90克　浮小麦50克　制附子120克先煎　干姜90克　红景天30克　丹参60克　檀香10克后下　降香10克　砂仁15克后下　仙茅20克　淫羊藿50克　仙鹤草60克　枸杞子30克　菟丝子30克　补骨脂30克　沙苑子30克　鹿角片30克　龟甲15克先煎

三剂，水煎服，每剂浓煎四份，早晚各服一份。

【按语】柴胡桂枝加龙骨牡蛎汤和解少阳，调和营卫。破格救心汤补益心肾，收涩固脱，是为治本之法，突出山茱萸剂量，加生黄芪、浮小麦、五味子收敛止汗，合丹参饮治疗心慌。肾四味合龟鹿二仙补肾填精。

患者用药一周，自汗明显减轻，无往来寒热，无心慌，精力好转。加减用药一个月，诸症消失，患者精气神俱佳。

14. 急性皮疹案

张某，女，84岁。2021年3月13日初诊。

【症见】患者急性皮肤过敏，周身红疹，纳差，胃脘怕凉。舌紫暗、苔少，脉关弦、尺细小数。

【辨证】肝肾亏损，阴阳两虚，营卫失调，风邪外袭。

【方药】乌蛇荣皮汤合薏苡附子败酱散、李可先生脱敏灵、麻黄附子细辛汤、良附丸。

当归30克　生地黄45克　赤芍30克　牡丹皮15克　紫草15克　川芎15克　桃仁15克　红花15克　干姜45克　炙甘草45克　桂枝45克　生薏苡仁60克　白鲜皮45克　防风15克　何首乌30克　白蒺藜30克　炙乌梢蛇30克　徐长卿30克　制附子75克先煎　败酱草60克　金银花45克　荆芥穗15克　蝉蜕30克　浮萍草30克　苏叶15克　高良姜15克　香附15克　麻黄15克　细辛45克

三剂，水煎服，每剂浓煎四份，早晚各服一份。

【按语】患者阴阳俱虚，以乌蛇荣皮汤为主方治疗皮肤过敏，养血润燥，活血祛瘀，通调营卫；加金银花、荆芥穗清热透邪。薏苡附子败酱散扶阳利湿消痈，脱敏灵抗过敏；麻黄附子细辛汤祛风寒、透邪出表。良附丸暖胃。

患者服药一周显效，服药三周过敏与红疹痊愈，胃脘明显好转。

15. 周身皮肤瘙痒案

曹某，男，81岁。2020年6月18日初诊。

【症见】患者周身皮肤瘙痒，夜间加重，左臂胀痛，睡眠差，大便不畅。

舌淡红胖大、苔少中裂，脉沉细。

【辨证】肝肾亏虚，阴阳两虚，痰瘀互阻，寒湿化热。

【方药】乌蛇荣皮汤合“杀破狼”组合、薏苡附子败酱散、半夏秫米汤。

当归60克　生地黄45克　赤芍30克　牡丹皮15克　紫草30克　川芎15克　桃仁15克　红花15克　干姜60克　炙甘草60克　桂枝45克　生薏苡仁60克　白鲜皮45克　何首乌30克　白蒺藜30克　炙乌梢蛇30克　生黄芪90克　生白术100克　徐长卿50克　蝉蜕30克　败酱草60克　制附子60克先煎　清半夏120克　制天南星45克　制川乌45克先煎　金银花60克　荆芥穗15克

三剂，水煎服，每剂浓煎四份，早晚各服一份。

【按语】本案患者阴阳两虚，偏于阳虚。以乌蛇荣皮汤为基础方，合四逆汤、“杀破狼”组合突出扶阳为主导。合金银花、荆芥穗清热透邪，温清并用。半夏秫米汤助眠，重剂量生白术、当归润肠通便，另加抗过敏经验药物。

患者服药一周，皮肤瘙痒减轻，睡眠、大便改善，左臂胀痛缓解。加减用药一个月后，皮肤瘙痒痊愈，左臂胀痛近愈，眠佳，便通。

16. 静脉曲张伴丹毒案

张某，女，80岁。2022年6月23日初诊。

【症见】患者有三高病史，慢性病容。近日下肢静脉曲张伴丹毒，肿胀严重，按之没指，局部紫黑。舌淡红胖大、苔白，脉沉细弱。

【辨证】心肾阳虚，痰凝血瘀，代谢失常。

【方药】破格救心汤合济生肾气汤、活络效灵丹、阳和汤。

干姜90克　炙甘草75克　制附子150克先煎　党参75克　山茱萸120克　龙骨30克先煎　牡蛎30克先煎　土茯苓120克　细辛90克　熟地黄60克　山药45克　牡丹皮30克　茯苓45克　泽泻45克　桂枝45克　车前子30克包煎　川牛膝45克　丹参60克　当归30克　乳香15克　没药15克　鹿角霜30克　炮姜30克　麻黄10克　炒白芥子30克　黄芪130克　水蛭10克　皂角刺75克　益母草120克

三剂，水煎服，每剂浓煎四份，早晚各服一份。

【按语】患者年事已高，静脉曲张多年，身体循环能力及代谢水平降低，以破格救心汤固本，济生肾气汤温肾化气、利水消肿，活络效灵丹活血化瘀、通络止痛。本案丹毒属阴疽范畴，以阳和汤温阳补血、散寒通滞，且含麻黄附子细辛汤温通经络、安内攘外之意。大剂量生黄芪补气运血，大剂量益母草利水消肿，以水蛭、皂角刺代穿山甲软坚散结，通经消癥，力量雄厚。

患者服药后一周，下肢静脉曲张及肿胀减轻，丹毒好转，下肢皮肤颜色改变，后逐次好转，加减服药六周后，近乎痊愈。

17. 失眠头晕案

韦某，女，83岁。2020年10月27日初诊。

【症见】患者有高血压病史，反复头晕，入睡困难，乏力困倦，大便干燥，手麻。舌淡红胖大、有齿痕、苔略白腻，脉沉细。

【辨证】心肾阳虚，营卫不和，心肾不交，虚火内动。

【方药】破格救心汤合黄芪桂枝五物汤、半夏秫米汤、酸枣仁汤、珍珠母补益汤、验方除眩汤、泽泻汤。

干姜90克　炙甘草60克　制附子120克先煎　党参60克　山茱萸60克　生龙骨30克先煎　生牡蛎30克先煎　桂枝45克　生黄芪130克　鸡血藤60克　炒薏苡仁60克　清半夏120克　白芍45克　炒枣仁50克　茯神30克　川芎30克　知母15克　藿香30克　生白术100克　当归60克　竹茹15克　蝉蜕15克　泽泻75克　白豆蔻20克后下　决明子30克　淫羊藿30克　珍珠母60克先煎　天麻30克

三剂，水煎服，每剂浓煎四份，早晚各服一份。

【按语】患者主症为寐差和眩晕。以破格救心汤补益心肾，合半夏秫米汤、酸枣仁汤、珍珠母补益汤治疗失眠。眩晕为脾虚肝旺、虚风内动，以验方除眩汤、泽泻汤健脾抑肝除眩。手指发麻，为风寒血痹，以黄芪桂枝五物汤加鸡血藤温经和血通痹；大剂量生黄芪补肺气、运大气，合鸡血藤又可治疗肢体麻木。

患者用药一周，诸症显效，头晕明显减轻，腻苔消退。上方坚持服药一月余，眩晕痊愈，手麻消失，大便通畅。

18. 尿频案

黄某，女，81岁。2021年2月20日初诊。

【症见】患者尿频，夜尿尤甚，一天小便约20次，有中风后遗症史，左侧肢体时有发麻，还有甲状腺结节，静脉曲张，偶有心慌，眼睛干涩。舌紫暗、略胖、无苔，脉沉细无力。

【辨证】脾肾阳虚，代谢失常。

【方药】小四五汤合薏苡附子败酱散、八正散、破格救心汤。

柴胡24克　黄芩15克　党参30克　清半夏15克　生姜60克　炙甘草45克　当归15克　川芎15克　生地黄 30克　白芍15克　桂枝30克　炒白术30克　茯苓30克　泽泻30克　猪苓15克　炒薏苡仁60克　制附子90克先煎　败酱草60克　萹蓄30克　瞿麦30克包煎　木通10克　车前子20克包煎　滑石块60克　怀牛膝30克　枸杞子45克　菊花15克　生黄芪60克　山茱萸30克

四剂，水煎服，每剂浓煎四份，早晚各服一份。

【按语】患者主症为肾虚尿频，在扶阳基础上，以四逆汤合小四五汤调理代谢，薏苡附子败酱散扶阳利湿消痈，取八正散之意，清湿热、利尿通淋，加杞菊取杞菊地黄汤之意，养肝明目，加山茱萸取破格救心汤之意，顾护心肾。

患者用药一周，小便次数减半，心慌明显好转。加减用药一个月，小便恢复正常，夜尿仅仅一两次，眼睛干涩明显改善。

19. 大病后调理案

李某，男，81岁。2021年2月20日初诊。

【症见】患者大病初愈，神疲乏力，精神不佳，面色萎黄，心慌，出虚汗，食欲不佳，大便偏稀。舌淡红胖大、苔白，脉沉细弱。

【辨证】脾肾阳虚，心肺气虚，脾胃虚弱，少阳不和。

【方药】破格救心汤合四君子汤、参苓白术散、小柴胡汤、桂枝汤。

干姜90克　炙甘草60克　制附子120克先煎　党参60克　山茱萸90克　生龙骨30克先煎　生牡蛎30克先煎　煅磁石30克先煎　柴胡18克　黄芩12克　桂枝45克　白芍45克　生黄芪60克　茯苓30克　炒白术30克　白扁豆15克　陈皮15克　砂仁10克后下　莲子肉12克　炒薏苡仁45克　桔梗15克　山药30克　鸡内金15克　大枣6枚

三剂，水煎服，每剂浓煎四份，早晚各服一份。

【按语】本案患者年事已高为虚劳者，治以固护两本，保肾气、护胃气、扶阳气。破格救心汤补益心肾，四君子汤合参苓白术散健脾，小柴胡汤和解少阳畅腑气，桂枝汤调和营卫，生黄芪补肺气、运大气。

患者加减服药一个半月，诸症明显好转，精气神俱佳。

20. 心悸、胃胀、便干案

姚某，女，88岁。2021年4月17日初诊。

【症见】患者经常心悸，食后胃胀，大便干燥不畅，常用开塞露。舌淡红胖大、苔黄黑腻，脉关弦、尺沉迟。

【辨证】心脾阳虚，元气亏损，痰凝血瘀，运化不良。

【方药】破格救心汤合丹参饮、平胃散加味方、济川煎及通便经验用药。

干姜90克　炙甘草60克　制附子120克先煎　党参60克　山茱萸90克　生龙骨30克先煎　生牡蛎30克先煎　煅磁石30克先煎　丹参60克　檀香10克后下　砂仁10克后下　苍术30克　厚朴15克　陈皮30克　草果15克　乌药15克　莱菔子30克　藿香30克　生黄芪90克　当归60克　生白术100克　怀牛膝30克　肉苁蓉30克　紫菀45克　桃仁15克　炒槟榔30克　黑牵牛子15克　白牵牛子15克

三剂，水煎服，每剂浓煎四份，早晚各服一份。

【按语】破格救心汤合丹参饮补益心肾，行气止痛。平胃散加味方燥湿运脾，行气和胃。患者大便干燥，以济川煎加重剂当归、生白术补中润肠通便，紫菀宣肺通便，炒槟榔、牵牛子泻下利水通便。

患者用药一周，诸症见效。加减用药一个月，患者大便通畅，再未心悸，胃口已开。去炒槟榔、黑牵牛子、白牵牛子，巩固治疗一个月，大便保持正常，患者精神明显改善。

21. 纳差、老年性便秘案

王某，男，91岁。2021年3月13日初诊。

【症见】患者患糖尿病二十余年，纳差，便秘已经十余年，大便干结，排便乏力，常常一周一次，每次如厕得需要开塞露3～5支，半小时以上才能排出少许粪便，眠差，平时咳嗽、痰多。舌淡红胖大、苔白腻，脉关上弦、尺沉细。

【辨证】少阳不和，脾肾阳虚，中气不足，运化不良。

【方药】小柴胡汤合半夏秫米汤、薏苡附子败酱散、济川煎、“杀破狼”组合、承气汤。

柴胡24克　茯苓30克　党参45克　清半夏90克　干姜120克　炙甘草60克　炒薏苡仁60克　制附子90克先煎　山茱萸90克　败酱草60克　当归60克　生白术100克　怀牛膝30克　肉苁蓉30克　桃仁15克　紫菀45克　生黄芪130克　制川乌45克先煎　制天南星60克　肉桂45克　生赭石60克先煎　炒槟榔30克　黑牵牛子15克　白牵牛子15克　火麻仁30克　大黄15克　玄明粉30克后下　款冬花30克

三剂，水煎服，每剂浓煎四份，早晚各服一份。

【按语】患者高龄，精气已亏，千万不要乱用攻下药物。患者脾肾阳虚，肺气不足，大气不运，而致少阳不和、三焦不畅、腑气不通，乃因虚致实，本虚标实。组方以四逆汤、附子理中汤、“杀破狼”组合为主导，且有破格救心汤之意，扶阳固本。小柴胡汤和解少阳、通利三焦，薏苡附子败酱散扶阳利湿消痈。大剂量当归、生白术润肠通便，济川煎补肾通便，紫菀宣肺、通大肠，炒槟榔、黑牵牛子、白牵牛子、大黄、玄明粉泻下治标，待大便下，可减量乃至不用。半夏秫米汤安眠。款冬花、紫菀宣肺止咳祛痰。

患者用药一周，大便可两三日一行，每次使用一支开塞露，通畅度明显好转，排便乏力感明显减轻，眠安。用药至第三周，患者使用一支开塞露已经可以每日一次排便，便软，食欲明显好转，咳嗽愈，自觉行走有力。上方去槟榔、黑牵牛子、白牵牛子、大黄、玄明粉，继续用药两周后大便畅通。随访半年，大便正常。

22. 胃胀、尿频、期前收缩、下肢水肿案

孔某，男，87岁。2021年3月25日初诊。

【症见】患者胃胀、胃痛，间断期前收缩，时有心慌、憋气，下肢浮肿，夜尿频。舌淡红胖大、苔黄白相间厚腻，脉沉细。

【辨证】心肾阳虚，运化不良，代谢失常。

【方药】破格救心汤合济生肾气汤、半夏泻心汤、平胃散加味方、薏苡附子败酱散、半夏秫米汤。

干姜90克　炙甘草60克　制附子150克先煎　党参75克　山茱萸120克　生龙骨30克先煎　生牡蛎30克先煎　煅磁石30克先煎　熟地黄45克　山药30克　牡丹皮15克　茯苓30克　泽泻45克　肉桂30克　车前子30克包煎　川牛膝30克　清半夏90克　黄芩12克　黄连10克　生姜45克　苍术15克　厚朴15克　陈皮15克　草果仁15克　败酱草60克　生薏苡仁60克　藿香30克　益母草60克

三剂，水煎服，每剂浓煎四份，早晚各服一份。

【按语】此案病症较多，主治应以心脏为重，兼顾其他。以破格救心汤补益心肾，顾护心脏。济生肾气汤加重剂益母草温阳化气，利湿消肿。半夏泻心汤辛开苦降，合平胃散加味方燥湿健脾，行气开胃。薏苡附子败酱散扶阳利湿消痈，以及藿香醒脾。半夏秫米汤和胃助眠。

患者用药一周，心慌、憋气明显减轻，下肢水肿减轻，睡眠改善，胃胀、胃痛消失，厚腻苔消退。二诊，去半夏泻心汤，继续用药三周，心悸、心慌、憋气痊愈，下肢浮肿消退。

23. 心悸、痞满案

于某，女，84岁。2020年12月17日初诊。

【症见】患者有高血压、冠心病史，反复心悸，心下痞满，胃胀，呃逆，失眠，口唇紫暗。舌淡红胖大、无苔，脉沉细无力。

【辨证】心脾阳虚，脾虚胃寒，运化不良。

【方药】破格救心汤合旋覆代赭汤、吴茱萸汤、小半夏加茯苓汤、参苓白术散、黄芪建中汤。

干姜90克　炙甘草60克　制附子120克先煎　党参60克　山茱萸75克　生龙骨30克先煎　生牡蛎30克先煎　煅磁石45克先煎　旋覆花15克包煎　煅赭石30克先煎　炒白术30克　茯苓30克　吴茱萸15克　砂仁10克后下　清半夏120克　炒薏苡仁60克　白扁豆15克　陈皮15克　山药30克　莲子肉10克　生黄芪60克　肉桂30克　白芍45克　大枣6枚

四剂，水煎服，每剂浓煎四份，早晚各服一份。

【按语】患者三阴俱病，当以心脾肾同治。破格救心汤补益心肾，旋覆代赭汤重镇降逆，小半夏加茯苓汤、吴茱萸汤降逆止呕，参苓白术散、黄芪建中汤顾护中气。

患者用药一周，心悸、痞满、呃逆、失眠显效。三诊时，口唇紫暗明显减轻，食欲佳，诉口中异味，加白芷30克、草果仁15克、益智仁30克芳香化湿醒脾，加鸡内金30克健脾开胃。

服药至2021年3月25日，患者诉几乎无心悸，无痞满、呃逆，睡眠好，希望治疗多年小便频、尿酸高、牙龈肿痛问题，遂开方如下：

干姜90克　炙甘草60克　制附子120克先煎　党参60克　山茱萸90克　生龙骨30克先煎　生牡蛎30克先煎　煅磁石30克先煎　柴胡24克　黄芩15克　清半夏90克　当归15克　白芍18克　熟地黄18克　川芎15克　桂枝30克　茯苓30克　炒白术30克　泽泻30克　猪苓15克　炒薏苡仁60克　败酱草60克　龟甲15克先煎　砂仁21克后下　黄柏30克　萹蓄30克　土茯苓120克　萆薢30克

三剂，水煎服，每剂浓煎四份，早晚各服一份。

【按语】在破格救心汤的基础上，合小四五汤调理代谢，薏苡附子败酱散扶阳利湿消痈，潜阳封髓丹收敛虚阳，加土茯苓、萆薢经验降尿酸药物。

患者用药两周，尿频明显好转，牙龈肿痛几乎消失，加减用药一个月后复查尿酸，降到正常范围。

24. 颤症案

杨某，女，82岁。2021年3月13日初诊。

【症见】患者全身颤抖，四肢明显，眼皮颤动不能睁眼，舌体发麻，头晕，纳差，眠差，大便不畅。舌暗红、苔白，脉关弦、尺沉细。

【辨证】脾肾阳虚，肝肾亏损，元气不足，虚风内动。

【方药】地黄饮子合真武汤、潜阳封髓丹、破格救心汤、三甲复脉汤、黄芪建中汤、半夏白术天麻汤。

熟地黄45克　山茱萸45克　石斛45克　麦冬30克　五味子30克　石菖蒲30克　远志15克　茯苓45克　肉苁蓉30克　巴戟天30克　桂枝45克　制附子90克先煎　薄荷15克后下　生姜60克　白芍45克　清半夏120克　生薏苡仁60克　砂仁21克后下　黄柏30克　龟甲30克先煎　生龙骨30克先煎　生牡蛎30克先煎　党参45克　生黄芪60克　天麻30克　生白术60克　炙甘草60克　当归30克

三剂，水煎服，每剂浓煎四份，早晚各服一份。

【按语】世医治疗颤证多从阴虚风动论治，但阳虚大气不运、元气亏损才是导致颤证且是主要原因。本案组方以四逆汤、理中汤主导；地黄饮子补益肝肾，阴阳并调，治疗喑痱。真武汤温阳化气、利湿除眴；潜阳封髓丹收敛虚阳；破格救心汤补益心肾、收涩固脱；龟甲、牡蛎、龙骨有三甲复脉汤之意，重镇潜阳；黄芪建中汤护中焦；半夏白术天麻汤祛痰定眩；生白术、当归润肠通便。

患者用药一周，全身颤抖、眼皮跳动有所好转，睡眠改善，大便畅通。患者坚持上方一个月，全身颤抖基本控制，眼皮跳动已愈，食欲增加，睡眠良好。

25. 前列腺增生案

陈某，男，76岁。2020年7月21日初诊。

【症见】患者有前列腺增生病史，间断头晕、口苦，小便不畅、夜尿频四五次，大便不畅、色黑黏腻，睡眠差。舌干红、苔燥，脉沉。

【辨证】心脾亏损，肾阴阳两虚，痰凝血瘀，代谢失常。

【方药】金匮肾气汤合薏苡附子败酱散、破格救心汤、半夏秫米汤、黄芪建中汤、软坚散、缩泉丸、真武汤与小柴胡汤。

熟地黄90克　山药60克　山茱萸60克　牡丹皮15克　茯苓45克　泽泻45克　肉桂30克　制附子60克先煎　生薏苡仁60克　败酱草60克　丹参30克　王不留行30克　川牛膝30克　玄参30克　浙贝母30克　生牡蛎30克先煎　益智仁30克　乌药10克　桑螵蛸15克　党参60克　干姜45克　炙甘草60克　清半夏120克　生白术100克　当归60克　生黄芪130克　白芍45克　柴胡18克

三剂，水煎服，每剂浓煎四份，早晚各服一份。

【按语】本案为前列腺增生引发诸症，舌红干燥，阴液已亏，故予以金匮肾气汤为主方温阳化气；重用熟地黄90克和制附子60克，阴阳并调。合薏苡附子败酱散扶阳利湿消痈；软坚散及王不留行、丹参化痰散结。缩泉丸加桑螵蛸补肾固精缩尿。重剂生白术、当归润肠通便，通达腑气。真武汤温阳利水定眩治疗头晕，略加小柴胡之意和解少阳。半夏秫米汤降逆和胃助眠。加党参、干姜取破格救心汤之意，合黄芪建中汤扶助固本。

患者服药一周，头晕、口苦基本消失，其他症状均有改善。加减服药两月余，患者大小便畅通，夜尿减至一次，眠佳，未再头晕，舌燥红好转，且生白苔，此为胃气生化之象。

26. 哮喘案

杨某，男，78岁。2020年8月27日初诊。

【症见】患者有支气管哮喘、慢阻肺病史，平时胸闷、气短、呼吸急促，伴咳嗽、咳痰，量多色白，诸证遇冷加重，秋冬季节尤为明显，近年住院已成常态，尿频，眠差，大便干燥不畅。舌暗红胖大、苔白略腻，脉沉细缓。

【辨证】心肾阳虚，心肺气虚，肾不纳气，肺气失宣。

【方药】破格救心汤合变通小青龙汤、大黄附子细辛汤、“杀破狼”组合、缩泉丸。

干姜60克　炙甘草60克　制附子130克先煎　党参60克　山茱萸90克　生龙骨30克先煎　生牡蛎30克先煎　制川乌30克先煎　炙麻黄10克　桂枝45克　赤芍45克　细辛45克　清半夏60克　生姜45克　蜜紫菀30克　炙款冬花30克　白果30克　茯苓45克　浙贝母30克　大黄10克　生白术100克　当归60克　生黄芪130克　核桃仁30克　益智仁30克　乌药15克　桑螵蛸15克

三剂，水煎服，每剂浓煎四份，早晚各服一份。

【按语】患者主症为多年顽固咳喘。金水相生，咳喘日久，伤及少阴，需心肺肾同治。以破格救心汤合李可先生的变通小青龙汤主治咳喘，其中乌附合用温通并举，合麻黄附子细辛汤重在扶阳散寒透邪，这是治疗咳喘的关键，在此基础上合用的小青龙汤才是止喘神剂。大黄、生白术、当归通便，重剂生黄芪补肺气、运大气、健中气，缩泉丸治疗尿频。

患者连续服药两周大便通畅，诸症逐次好转，加减用药半年，喘咳胸闷明显改善，咳痰明显减少，大便正常，尿频愈，精力更胜从前。治疗期间，患者未再住院，也未在他处治疗。

27. 体虚咳喘案

薛某，女，84岁。2020年5月14日初诊。

【症见】患者有高血压、高脂血症病史，动脉粥样硬化，时常胸闷、气短，时常虚咳，一周前受凉后咳嗽、喘憋严重，眼睛干涩。舌淡红胖大、苔白，脉沉细。

【辨证】心肾阳虚，肝肾亏损，肺气失宣。

【方药】地黄饮子合变通小青龙汤、杞菊地黄汤。

熟地黄60克　山茱萸60克　石斛45克　麦冬30克　五味子30克　石菖蒲30克　远志30克　茯苓45克　肉苁蓉15克　巴戟天20克　肉桂30克　制附子110克先煎　干姜75克　炒薏苡仁60克　败酱草60克　炙甘草60克　炙麻黄10克　桂枝30克　赤芍30克　细辛45克　清半夏60克　白果20克　蜜

紫菀30克　炙款冬花30克　党参60克　生黄芪120克　菊花15克　枸杞子50克

三剂，水煎服，每剂浓煎四份，早晚各服一份。

【按语】患者阴阳两虚，邪之所凑，其气必虚，以地黄饮子补益固本，阴阳并调。变通小青龙汤突出四逆汤与麻黄附子细辛汤剂量，加党参取破格救心汤之意，心肺同治，共治咳喘。杞菊地黄汤养肝明目。

患者服药一周后咳嗽明显减轻，两周痊愈，后去变通小青龙汤，保留麻黄附子细辛汤，加肾四味，配合地黄饮子固本。加减服药一个月后，喘证和眼睛干涩痊愈。

28. 眼眶及鼻根疼痛案

刘某，女，77岁。2020年12月24日初诊。

【症见】患者眼眶及鼻根疼痛，鼻塞不通，睡眠差，胃脘不适、胃灼热，头部昏沉。舌暗红、苔少，脉沉细。

【辨证】肝脾肾亏损，阴阳两虚，营卫失调，虚火上浮。

【方药】地黄饮子合潜阳封髓丹、薏苡附子败酱散、半夏秫米汤及鼻炎经验药物。

熟地黄45克　山茱萸45克　石斛45克　麦冬30克　五味子30克　石菖蒲30克　远志15克　茯神30克　肉苁蓉30克　巴戟天30克　肉桂30克　制附子60克先煎　薄荷15克　生姜45克　炙甘草30克　炒薏苡仁60克　败酱草90克　清半夏90克　砂仁15克后下　黄柏10克　龟甲15克先煎　白芷15克　辛夷30克包煎　苍耳子15克　黄芩12克　蒲公英30克　煅瓦楞30克先煎　天麻15克

三剂，水煎服，每剂浓煎四份，早晚各服一份。

【按语】本案以地黄饮子合潜阳封髓丹补益肝肾，收敛虚火，引火归元。薏苡附子败酱散扶阳利湿消痈；半夏秫米汤降逆和胃助眠，加辛夷、苍耳子、白芷等通鼻窍；以及煅瓦楞降胃抑酸。

患者服药一周后，眼眶及鼻根疼痛明显减轻，睡眠佳，胃灼热症状几乎消失。用药两周，诸症近愈。

29. 顽固失眠案

崔某，女，78岁。2020年12月29日初诊。

【症见】患者顽固失眠数年，即使每晚服用安眠药也入睡困难，且睡眠质量差；平时心烦、胸闷、耳鸣，健忘。舌紫暗胖大、苔微腻，脉沉细。

【辨证】心肾阳虚，情志郁结，营卫失调。

【方药】破格救心汤合柴胡桂枝加龙骨牡蛎汤、睡眠验方四味、半夏秫米汤、珍珠母补益汤、甘麦大枣汤、酸枣仁汤。

干姜60克 炙甘草60克 制附子130克先煎 党参60克 山茱萸90克 生龙骨30克先煎 生牡蛎30克先煎 煅磁石30克先煎 柴胡15克 桂枝45克 白芍45克 生姜45克 五味子30克 黄精45克 合欢花15克 生山楂40克 清半夏130克 炒薏苡仁60克 炒枣仁45克 茯神30克 川芎15克 知母10克 珍珠母60克先煎 浮小麦60克 大枣10枚 石菖蒲30克 远志15克 首乌藤30克

三剂，水煎服，每剂浓煎四份，早晚各服一份。

【按语】顽固失眠需要全面调理，且突出交通心肾。本案多方治一病，以破格救心汤补益心脾肾，柴胡桂枝加龙骨牡蛎汤调和阴阳，半夏秫米汤降逆和胃，珍珠母补益汤、甘麦大枣汤、酸枣仁汤养肝润燥、镇静安神，加睡眠四味及石菖蒲、远志等安神益智之品。

患者服药效果极佳，一周后诉睡眠质量明显改善，后逐次好转，五诊时，诉已经停服安眠药，可正常睡眠，身心大为好转。

30. 口腔溃疡案

熊某，男，81岁。2021年3月9日初诊。

【症见】患者反复口腔溃疡两个月，外用喷剂及口服维生素B_2无效，愈发严重。现口腔疼痛，舌体麻木，不思饮食，大便干燥。舌暗红胖、苔腻，黄白相间，脉关弦紧、尺沉细。

【辨证】脾肾阳虚，运化失调，虚火上浮。

【方药】半夏泻心汤合薏苡附子败酱散、四物汤、潜阳封髓丹。

清半夏45克　黄芩12克　黄连10克　党参30克　生姜45克　炙甘草30克　炒薏苡仁60克　制附子90克先煎　败酱草60克　当归60克　生地黄15克　赤芍18克　川芎15克　白芷30克　细辛15克　生黄芪60克　砂仁15克后下　黄柏10克　龟甲10克先煎　生白术100克

四剂，水煎服，每剂浓煎四份，早晚各服一份。

【按语】对于反复口腔溃疡寒热错杂者，予以半夏泻心汤辛开苦降，薏苡附子败酱散扶阳利湿消痈，四物汤补血和血，白芷、细辛替代麝香，取通窍活血汤之意，潜阳封髓丹收敛虚火，重用生黄芪托疮生肌。重剂当归、生白术健脾润肠通便。

患者服药三日，口腔溃疡明显好转，大便得通；用药一周，溃疡痊愈，饮食正常；用药两周，诸症消失。

小　结

老年患者的体质总体上是阴阳俱虚，应兼顾扶阳与养阴，或偏于阴虚，或偏于阳虚，或有标热，需要在用药时注意临证加减。在治疗上一定要抓住主症，围绕主症进行辨证和选取方药，以求尽快缓解主要症状。如果患者有基础疾病，如脑梗死、冠心病、肾衰竭等，临证时一定要予以兼顾。

小　儿　病

笔者早年擅治小儿疾病，尤其在小儿急危重症的治疗方面颇有感悟，这些经验记录在已出版的《杏林求真——扶阳老中医临床医论医案选辑》一书中。那时笔者尚未接触扶阳学说，临诊小儿病患相对较少，大多是由于家长来诊治，疗效满意，才带小儿来治疗，或者由小儿家长口口相传而来。

小儿乃“稚阴稚阳”之体，脏气轻灵，治疗得当，痊愈亦快，常常用药一两剂就药到病除或使疾病明显改善。小儿病的治疗跟成年人一样，首重阴阳辨证，次重剂量。从临证经验看，小儿阳虚也是普遍现象，只是阳虚程度相对较轻，需注意药物的剂量。笔者通常以体重衡量，如小儿体重接近成人，就按照成人剂量来用。小儿多为外感和消化类疾病，多为脾肾阳虚。现摘取小儿常见疾病举例如下。

1. 初感咳嗽案

张某，女，6岁。2015年11月10日初诊。

【症见】患儿母亲述其素来容易外感咳嗽，现已咳嗽多日，流清涕，面色暗黄，大便干燥。舌淡红胖大、苔中间微黄，脉浮紧小数。

【辨证】风寒犯肺，郁而化热，营卫不和。

【方药】麻杏石甘汤合小青龙汤、二冬二母汤、银翘散减味方。

炙麻黄6克　苦杏仁10克　生石膏30克先煎　炙甘草10克　法半夏12克　桂枝10克　白芍10克　细辛6克　五味子10克　黄芩6克　生姜12克　炙紫菀10克　桔梗10克　炙款冬花10克　天冬10克　麦冬10克　知母6克　浙贝母6克　川贝母3克　金银花15克　连翘6克　荆芥6克　牛蒡子10克

三剂，水煎服，早晚各服一份。

【按语】此案患儿为初感风寒，寒邪犯肺，舌苔中间发黄，脉有小数，大便干燥，有郁而化热之象，在解表闭、祛外寒的同时还要清肺热。小儿体质稚嫩，又要固护肺阴。麻杏石甘汤合小青龙汤宣肺解表、清泻内热、平喘止咳；二冬二母汤养阴润肺，取银翘散之意，清透邪热。本案突出寒热并用，既有伤寒思路解太阳表证，又取温病思路透热转气。

患儿服药一天咳嗽即愈。后予以附子理中汤合六君子汤、玉屏风散调理体质。

2. 久咳案

杨某，男，6岁。2014年3月18日初诊。

【症见】患儿感冒后咳嗽，断断续续两月余，食欲不振，不时口出长气。舌暗红胖大、苔白微腻，脉浮。

【辨证】脾肾阳虚，风寒犯肺，肺气不宣，痰湿中阻。

【方药】变通小青龙汤合金水六君煎，加味二母。

炙麻黄6克　桂枝10克　赤芍12克　细辛6克　法半夏15克　茯苓15克　五味子15克　制附子30克先煎　炙紫菀10克　炙款冬花10克　白果仁10克　桔梗10克　炙百部10克　炙桑皮10克　浙贝母10克　川贝母3克　熟地黄15克　当归15克　陈皮10克　生姜15克　炒谷芽10克　鸡内金10克　生黄芪30克

六剂，水煎服，早晚各服一份。

【按语】此案患儿久咳不愈，必有伏邪。主方用变通小青龙汤加止咳经验药物，以扶正补虚、宣肺解表、止咳定喘。疾病日久，伤及肺阴，加二母润肺化痰。痰湿阻碍中焦，食欲不佳，以金水六君煎加味炒谷芽、鸡内金补气健脾助消化。

患儿服药三日，咳喘明显减轻，食欲好转，一周诸症基本愈，再用药一周巩固疗效。

3. 久咳失眠案

曲某，女，8岁。2019年12月7日初诊。

【症见】患儿体重达42千克，咳嗽已两周，痰白，咽痛，夜睡差，多梦。舌淡红胖大、苔白腻，脉沉细。

【辨证】脾肾阳虚，痰湿内蕴，风寒犯肺，阴阳失调。

【方药】变通小青龙汤合麻黄附子细辛汤加乌梅、柴胡桂枝加龙骨牡蛎汤。

炙麻黄10克　桂枝30克　赤芍30克　细辛30克　清半夏45克　五味子30克　生姜45克　炙甘草30克　制附子60克先煎　蜜紫菀20克　炙款冬花20克　白果15克　桔梗15克　乌梅15克　茯苓30克　柴胡15克　生龙骨30克先煎　生牡蛎30克先煎　党参30克　黄芩10克　大枣6枚

六剂，水煎服，早晚各服一份。

【按语】8岁小儿，体重42千克，故用药剂量上也接近成人用量。变通小青龙汤宣肺解表，扶正补虚，托邪出表。麻黄附子细辛汤加人参、乌梅、甘草，李可先生认为可以通治一切外感，柴胡桂枝加龙骨牡蛎汤调和阴阳以助眠。

患儿用药一周，诸症痊愈。嘱咐患儿家长控制患儿饮食，注意保暖，忌食寒凉甜腻，控制体重。

4. 小儿发热案

孙某，女，5岁。2019年4月2日初诊。

【症见】患儿发热一昼夜，体温最高达39.2℃，现体温38.8℃，手足不温，精神不佳，仅头颈部微微有汗，食欲不佳。舌淡红、苔微白腻，脉细小数。

【辨证】风寒犯表，升降失调。

【方药】天保采薇汤。

升麻6克　葛根6克　羌活6克　独活6克　法半夏6克　茯苓6克　陈皮6克　厚朴6克　苍术6克　桔梗6克　枳壳6克　防风6克　柴胡6克　前胡6克　荆芥穗6克　川芎6克　炙甘草6克　藿香6克　赤芍6克

一剂，水煎服，早晚各一次。

【按语】正值小儿时疫，发热。笔者早年使用天保采薇汤治疗无数发热患儿，真是效如桴鼓，一剂知，二剂已。此方出自《幼科发挥》，主治时毒烧热，或肿颈，或肿腮，或身有肿毒；或头疮愈后，毒气归内，而致气喘者。纵观全方，以调解升降，辛温解表，透邪外出为思路，绝无阴邪入内之虞，体现“邪之入路即邪之出路”的思路。

患儿一剂退热，手足温，食欲佳。

5. 鼻炎案

邢某，男，4岁。2021年9月11日初诊。

【症见】患儿有过敏性鼻炎，每年换季时候犯病，鼻塞，起床后打喷嚏，现正在发病期，额头黄暗。舌淡红质嫩、苔滑润，脉沉细。

【辨证】太阴阳虚，营卫失调，中气不足。

【方药】桂枝加龙骨牡蛎汤合玉屏风散、四君子汤、麻黄附子细辛汤。

桂枝10克　白芍12克　炙甘草10克　生姜15克　生龙骨15克先煎　生牡蛎15克先煎　制附子30克先煎　生黄芪45克　炒白术15克　防风10克　辛夷10克包煎　苍耳子10克　党参15克　茯苓15克　山药15克　麻黄6克　细辛10克　白芷10克

六剂，水煎服，早晚各服一份。

【按语】过敏性鼻炎，病机是正气不足，阳气虚弱，邪气趁虚而入，渐渐深入，成为伏邪。每当季节变换，新感诱发伏邪，故而发病。本方以扶阳为主导，加四君子健脾之味，桂枝加龙骨牡蛎汤调和营卫、调节阴阳；玉屏风散强卫固表，加辛夷、苍耳子通鼻窍之品；麻黄附子细辛汤安内攘外，托透伏邪。

患儿用药三日，鼻塞几乎消失，晨起打喷嚏明显减少；服药三周后，诸症消失，面色红润，食欲佳，额头黄暗消失。

6. 鼻衄案

王某，男，5岁。2016年7月2日初诊。

【症见】患儿面色萎黄，反复流鼻血一年，食欲一般，大便偏干。舌淡红、苔黄白相间，脉弦。

【辨证】脾虚湿困，痰湿中阻，虚阳上浮。

【方药】平胃散加味方合三黄泻心汤、潜阳封髓丹。

苍术10克　厚朴10克　陈皮10克　炙甘草10克　草果10克　藿香10克　制附子15克先煎　炒栀子10克　黄芩8克　黄连6克　大黄6克　炮姜炭15克　生藕节15克　莱菔子15克　枳壳6克　砂仁10克后下　关黄柏6克　龟甲6克先煎

六剂，水煎服，早晚各服一份。

【按语】脾主升清，胃主降浊，肝主生发，肺主肃降。患儿脾阳不足，痰湿困阻中焦，寒湿化热，升降失调，故反复鼻衄。平胃散加味方燥湿健脾，三黄泻心汤清胃泻火，炮姜炭、生藕节止血，莱菔子、枳壳行气除胀，潜阳封髓丹收敛虚阳。清泻与温补并用。

患儿用药后一周，仅仅流鼻血两次，大便干燥好转。

服药至7月21日，家长诉患儿食欲依旧一般，平时呼吸粗，夜间打呼噜，考虑肺热加生桑皮10克宣肺热，加鸡矢藤15克、焦三仙各6克健脾开胃。

7月30日复诊，诉未再流鼻血，食欲佳，大便畅，去三黄泻心汤，加六君子汤健脾化痰，巩固服药两周。后随访半年，小儿一切正常。

7. 食欲不振、口腔溃疡案

杨某，男，5岁。2018年9月8日初诊。

【症见】患儿食欲不振，睡中磨牙，反复口腔溃疡。舌淡红胖大、地图舌，脉关弦、尺沉细。

【辨证】脾虚食积，中气不足，寒热错杂，虚火上浮。

【方药】半夏泻心汤合四物汤、薏苡附子败酱散、潜阳封髓丹、附子理中汤、参苓白术散。

法半夏10克　党参15克　黄芩8克　黄连6克　生姜15克　川芎6克　炙甘草10克　生地黄15克　当归10克　白芍12克　白芷10克　细辛10克　制附子15克先煎　炒薏苡仁30克　败酱草30克　砂仁10克后下　黄柏6克　龟甲6克先煎　炒白术15克　肉桂10克　使君子10克　鸡内金15克　炒麦芽15克　炒谷芽15克　生黄芪18克　山药15克　白扁豆12克

六剂，水煎服，早晚各服一份。

【按语】世医见地图舌与口腔溃疡，多从阴虚而论。以笔者临床经验看患儿多是脾阳不足，运化不利，寒热错杂。借用陈宝田先生治疗反复口腔溃疡经验，以半夏泻心汤辛开苦降、寒热平调，四物汤养血活血。结合笔者经验，合用薏苡附子败酱散扶阳利湿消痈；潜阳封髓丹收敛虚阳，加细辛、白芷芳香开窍之品，生黄芪脱疮生肌，多方治一病。如果是偶发口腔溃疡，使用潜阳封髓丹即可显效，合薏苡附子败酱散更佳。本方以附子理中汤统筹，取参苓白术散之意，加使君子、鸡内金、炒三仙健胃消食。

患儿用药一周后食欲佳，口腔溃疡消失，地图舌明显好转，睡中极少磨牙，后连续服药一月调理脾胃。

8. 小儿厌食案

邢某，男，11岁。2021年6月26日初诊。

【症见】患儿面色萎黄，厌食，时常恶心呕吐，夜里说梦话，偶有尿床，晨起脐周痛。舌淡红胖大、苔白，脉关弦、尺沉缓。

【辨证】脾胃虚寒，中气不足，胃气上逆。

【方药】旋覆代赭汤合小半夏加茯苓汤、吴茱萸汤、四逆汤、附子理中汤、薏苡附子败酱散、良附丸、黄芪建中汤、柴胡桂枝加龙骨牡蛎汤。

旋覆花10克包煎　生赭石15克先煎　党参15克　炒白术18克　茯苓18克　炙甘草15克　砂仁10克后下　吴茱萸15克　干姜30克　炒薏苡仁30克　败酱草30克　制附子45克先煎　清半夏15克　高良姜10克　香附10克　木香10克　九香虫10克　生黄芪30克　桂枝15克　白芍24克　山药15克　炒麦芽30克　鸡内金15克　茵陈45克　柴胡15克　煅龙骨30克先煎　煅牡蛎30克先煎　桑螵蛸15克

六剂，水煎服，早晚各服一袋。

【按语】本案整方突出扶阳思路，以四逆汤、附子理中汤为主导。旋覆代赭汤降胃逆，小半夏加茯苓汤、吴茱萸汤治寒呕，薏苡附子败酱散扶阳利湿消痈，良附丸温胃散寒，以及九香虫加木香理气止痛，又用柴胡桂枝加龙骨牡蛎汤调和阴阳、交通心肾，桑螵蛸固肾缩尿，茵陈蒿汤治疗面色阴黄。

患儿用药一周，食欲好转，呃逆消失，恶心呕吐明显减轻，脐周痛明显减轻。加减用药三周胃口大开，睡眠佳，面色改善，未再尿床。

9. 小儿多动症案（1）

屈某，男，6岁。2017年5月20日初诊。

【症见】患儿有小儿多动症，精力不集中，常常不自觉咬手指甲，夜睡差，大便干。舌淡红、苔白腻，脉关弦、尺沉细。

【辨证】心肾亏损，营卫失调。

【方药】破格救心汤合柴胡桂枝加龙骨牡蛎汤、黄连温胆汤、甘麦大枣汤。

党参15克　山茱萸15克　制附子30克先煎　干姜15克　炙甘草15克

煅牡蛎30克先煎　煅龙骨30克先煎　煅磁石30克先煎　石菖蒲15克　远志10克　生黄芪18克　柴胡12克　桂枝10克　白芍12克　茯神12克　黄连3克　竹茹10克　胆南星6克　枳实6克　法半夏10克　陈皮10克　砂仁6克后下　炒麦芽30克　大枣5枚　熟地黄15克　五味子15克　珍珠母30克先煎　大黄10克

六剂，水煎服，早晚各服一份。

【按语】小儿多动症，现在大部分医生从阴虚火旺辨证，效果欠佳。根据笔者多年临床经验，本病以阳虚寒盛，生湿生痰，痰热内扰为多，本案就是其中一例。本案以四逆辈为基础，破格救心汤加生黄芪补心肾之阳，此为治本，6岁小儿用制附子30克可谓大剂量。予以柴胡桂枝加龙骨牡蛎汤调和阴阳，镇静安神。黄连温胆汤加胆南星清热化痰和中，此为治标之法。甘麦大枣汤合珍珠母补益方育阴潜阳、养血安神以助眠。大黄10克与诸药同煎以下郁热、通腑气。嘱咐患儿家长控制小孩饮食，不可吃生冷寒凉，不可多吃甜腻。

患儿用药一周，家长称小儿睡眠安静很多，注意力有所进步，咬指甲现象减少。加减用药五周后，除平时多动外，其余症状已经消失。嘱咐患儿家长继续控制小儿饮食，养成良好生活习惯。

10. 小儿多动症案（2）

李某，女，9岁。2017年9月2日初诊。

【症见】患儿形体肥胖，注意力不集中，乏力，烦躁易怒已有半年。舌红胖大、苔白，脉沉弦。

【辨证】脾肾阳虚，营卫失调。

【方药】柴胡桂枝加龙骨牡蛎汤合五苓散、四逆汤、黄连温胆汤、交泰丸、珍珠母补益方、甘麦大枣汤。

柴胡10克　桂枝15克　煅龙骨30克先煎　煅牡蛎30克先煎　白芍15克　远志15克　石菖蒲15克　白术30克　茯苓30克　泽泻30克　猪苓15克　生姜30克　制附子45克先煎　炙甘草15克　竹茹10克　枳实10克　陈皮10克　清半夏15克　胆南星6克　玉竹15克　黄连6克　肉桂6克　珍珠母40克先煎　柏子仁10克　浮小麦30克　大枣10枚　灯心草6克

六剂，水煎服，早晚各服一份。

【按语】患儿就诊时，其父母一直说患儿火大，需要败火，但患儿注意力不集中、乏力之症，观其舌脉，属一派阴寒；追问患儿父母得知，平日溺爱孩子，患儿喜食油炸、肉类、生冷之品，不加节制，故身体发胖，体重近百斤。此类习惯，日久伤及脾阳，脾土不运，寒湿中生，加之患儿年龄小，肾气不充，终致脾肾阳虚；寒湿日久成痰，痰郁化热，而致烦躁、眠差。故患儿阳虚是本，湿热是标，非但不可“败火”，还需扶阳，且重用制附子45克。予以柴胡桂枝加龙骨牡蛎汤有舒缓情志、安神助眠之意；五苓散健脾化气利水，非常适用于形体肥胖者；黄连温胆汤清热化痰温中；交泰丸交通心肾升降；甘麦大枣汤安神除烦。

患儿用药一周后，家长诉患儿睡眠安稳，注意力有所集中，“火气”也小了。继续辨证用药两个月，诸症痊愈。医嘱继续节制患儿饮食，注意保暖，忌食生冷肥甘之品。

11. 小儿多动症案（3）

史某，女，11岁。2022年3月5日初诊。

【症见】患儿面色晦暗，眼睛及面部不自觉抽动，学习注意力不够集中，体重37千克。舌淡嫩稍胖、滑润无苔，脉沉细。

【辨证】心脾肾阳虚，营卫失调，元气亏损，虚风内动。

【方药】破格救心汤合理中汤、柴胡桂枝加龙骨牡蛎汤、真武汤、五苓散、半夏白术天麻汤、肾四味。

干姜30克　炙甘草60克　制附子90克先煎　党参段45克　山茱萸60克　龙骨30克先煎　牡蛎30克先煎　磁石30克先煎　北柴胡15克　桂枝30克　白芍30克　茯苓30克　麸炒白术45克　生姜30克　石菖蒲30克　制远志15克　泽泻30克　猪苓30克　茵陈60克　清半夏20克　天麻20克　补骨脂15克　炙淫羊藿15克　枸杞子15克　菟丝子15克

四剂，水煎服，每剂浓煎四份，早晚各服一份。

【按语】对于小儿多动症，很多中医从阴虚风动治疗，不知其病机是阳虚。心肾阳虚，肾水不暖，肾精不足，导致肝木疏泄无度，而生内风；脾土壅滞，痰湿内生。应从先天、后天两“本”治疗，其核心是扶阳。本案以破格救心汤固本保先天，整方含理中汤顾后天。柴胡桂枝加龙骨牡蛎汤调解阴阳、交通心肾；真武汤温阳利水治疗“瞤”症；石菖蒲、远志宁心安神、祛痰开窍；半夏白术天麻汤祛痰息风；肾四味补肾填精兼助扶阳；患儿体胖，痰湿严重，以五苓散健脾利湿。

患儿用药两周后，家长诉其抽动开始减少，面色晦暗也明显改善。

4月17日复诊，诉抽动现象明显减少，近日嗓子里有痰，有咽炎史，春天易犯，舌淡嫩滑润、无苔，脉沉细。调整处方如下：

干姜40克　炙甘草60克　制附子100克先煎　党参段45克　山茱萸60克　龙骨30克先煎　牡蛎30克先煎　磁石30克先煎　北柴胡15克　桂枝30克　白芍30克　茯苓30克　麸炒白术45克　生姜30克　石菖蒲30克　制远志15克　泽泻30克　猪苓30克　茵陈60克　清半夏20克　天麻20克　砂仁15克后下　关黄柏10克　紫菀15克　桔梗15克

四剂，水煎服，每剂浓煎四份，早晚各服一份。

【按语】辨证治疗去肾四味，加砂仁、关黄柏用潜阳丹之意治疗慢性咽炎，桔梗甘草汤加紫菀宣肺止咳。

服药后患儿逐次好转，一直以扶阳思路贯穿，顾护先天、后天之本，配合补肾填精、祛痰息风、开窍宁神的思路。前后共计用药约两个月，患儿抽动症痊愈。嘱其家长，患儿忌食生冷油腻，不要贪凉，适当减肥。

12. 小儿多动症案（4）

张某，男，14岁。2022年2月19日初诊。

【症见】患儿面色晦暗，注意力不集中，肩部不自主耸动。面部痤疮，前胸后背红疹，爱玩电子游戏，熬夜，喜食冷饮。舌淡嫩稍胖大、滑润无苔，脉沉细。

【辨证】心脾阳虚，营卫失调，痰湿内蕴，寒湿化热。

【方药】破格救心汤合柴胡桂枝加龙骨牡蛎汤、真武汤、薏苡附子败酱散、五味消毒饮、三妙散。

干姜120克　炙甘草60克　制附子150克先煎　党参段60克　山茱萸120克　龙骨45克先煎　牡蛎45克先煎　磁石45克先煎　北柴胡18克　桂枝45克　白芍45克　茯苓30克　麸炒白术30克　石菖蒲30克　制远志15克　麸炒薏苡仁60克　败酱草60克　金银花45克　荆芥穗15克　蒲公英30克　紫花地丁30克　野菊花30克　天葵子30克　茵陈90克　炒苍术30克　黄柏15克　白鲜皮45克　升麻30克

四剂，水煎服，每剂浓煎四份，早晚各服一份。

【按语】本案有寒湿化热病症，主要表现在痤疮和湿疹上，少阴、太阴寒湿为本，阳明湿热为标。故以破格救心汤、柴胡桂枝加龙骨牡蛎汤、真武汤、理中汤为治本之法，合用薏苡附子败酱散、五味消毒饮、三妙散等疏风散热解毒之品治疗痤疮和湿疹。纵观整体处方，仍以扶阳为主，寒热并用，标本同治。

三周后，患儿的痤疮和湿疹基本消除，且肩部不自主耸动明显减少，一日仅仅3~5次，注意力集中明显好转。去五味消毒饮，加肾四味各15克，加大扶阳力度。

辨证用药至两个月，患儿基本每日仅仅耸肩一次，有时无。

13. 小儿疝气案

牛某，男，8岁。2019年8月23日初诊。

【症见】患儿面色萎黄，寒疝半月余，腹痛。舌淡胖大、苔白腻、中间微黄，脉关弦紧、尺沉迟。

【辨证】脾胃虚寒，中气不足，肝寒肾虚。

【方药】升阳益胃汤合薏苡附子败酱散、导气汤。

炒白术15克　党参15克　生黄芪24克　黄连8克　清半夏15克　炙甘草15克　陈皮15克　茯苓15克　泽泻10克　防风15克　羌活10克　独活10克　柴胡10克　白芍30克　生姜30克　炒薏苡仁30克　制附子45克先煎　败酱草30克　肉桂15克　延胡索10克　乌药10克　川楝子10克　木香10克　吴茱萸10克　砂仁10克后下　炒麦芽15克　焦山楂15克　草果仁10克

六剂，水煎服，早晚各服一份。

【按语】小儿寒疝气，其本质是脾肾不足，中气下陷，运化不利，寒湿内阻，郁而化热。升阳益胃汤补中益气、清利湿热，薏苡附子败酱散扶阳利湿消痈，导气汤温补肝肾、行气止痛。用砂仁纳气归肾，炒麦芽、焦山楂健脾开胃，增强运化。

患儿服药两周，腹疝缩回，后巩固用药两周。

14. 颜面红疹案

陈某，男，11岁。2018年7月14日初诊。

【症见】患儿面色萎黄，颜面红疹一年，点片状多发，瘙痒，多处求医，外敷内服药物，无效。舌红胖嫩、苔白腻，脉关虚弦、尺沉。

【辨证】脾肾阳虚，中气不足，寒湿化热，肺气不宣。

【方药】升阳益胃汤合薏苡附子败酱散、银翘散、麻杏石甘汤、四物汤。

炒白术10克　党参15克　生黄芪18克　黄连6克　清半夏10克　炙甘草15克　陈皮10克　茯苓15克　泽泻15克　防风10克　羌活10克　独活15克　柴胡10克　白芍15克　生姜30克　生薏苡仁30克　制附子45克先煎　败酱草30克　升麻15克　金银花15克　连翘10克　荆芥穗10克　麻黄10克　苦杏仁10克　生石膏30克先煎　生地黄15克　当归10克　川芎15克

六剂，水煎服，早晚各服一份。

【按语】本案以升阳益胃汤补中益气，清利湿热；薏苡附子败酱散扶阳利湿消痈；取银翘散之意，辛凉解表；麻杏石甘汤辛温解表、清肺泻热；生地四物汤凉血活血。

患儿服药一周，红疹明显减轻，几乎不痒。加减用药一月，症状大为减轻，但时轻时重，颇为顽固，后以乌蛇荣皮汤加味善后，方药如下：

当归30克　牡丹皮15克　生地黄30克　赤芍15克　紫草15克　红花10克　川芎15克　桃仁10克　生姜30克　炙甘草30克　桂枝15克　生薏苡仁60克　白鲜皮30克　防风20克　何首乌30克　白蒺藜30克　炙乌梢蛇15克　麻黄10克　苦杏仁10克　皂角刺60克　板蓝根30克　蜂房10克　炒白术

30克　茯苓30克　制附子60克先煎　败酱草60克　肉桂15克　马齿苋60克

四剂，水煎服，每剂浓煎四份，早晚各服一份。

【按语】考虑病情日久，络脉瘀滞，皮络不荣，故以乌蛇荣皮汤通调营卫，养血润燥，活血祛瘀；合麻杏薏甘汤加皂角刺，引经解表、化痰除湿；且有理中汤固护后天之本。

患儿连服上方两周，痊愈。

15. 反复湿疹案

高某，男，8岁。2018年2月1日初诊。

【症见】患儿反复湿疹两年，时常复发，曾多处求医，中药、西药口服、外用皆效果不佳。患处色红，发痒，面色萎黄。舌淡红胖大、苔微黄，脉弦滑。

【辨证】太阴阳虚，寒湿困脾，郁而化热。

【方药】五苓散加附子生姜、合湿疹汤、三妙散、龙胆泻肝汤。

炒白术15克　桂枝15克　茯苓15克　泽泻15克　猪苓15克　制附子45克先煎　生姜30克　冬瓜皮15克　冬瓜子15克　生薏苡仁15克　赤小豆15克　胡黄连6克　苍术15克　黄柏10克　土茯苓60克　桃仁10克　生地黄15克　当归15克　滑石块30克　炙甘草30克　龙胆草10克　炒栀子10克　黄芩12克　柴胡15克　车前子20克包煎　川木通10克　炙乌梢蛇15克　徐长卿30克

六剂，水煎服，早晚各服一份。

【按语】观患儿历史处方，皆是清热解毒利湿之品，湿疹反复发作，当知太阴寒湿为本，阳明湿热为标，治法宜扶助脾阳固本，兼清标热。患儿急性发作，标热明显，以龙胆泻肝汤清利肝胆湿热，五苓散加制附子、生姜温阳健脾利湿，合湿疹汤、三妙散加土茯苓、炙乌梢蛇治疗。

用药一周，湿疹明显好转，已不发痒。标热已除，去龙胆泻肝汤，突出扶阳力度。再服药两周痊愈。嘱咐患儿家长，让患儿忌食寒凉、生冷、油腻之品，注意保暖。后随访一年，未再复发。

16. 鼻息肉案

李某，男，9岁。2021年10月23日初诊。

【症见】患儿有鼻息肉，鼻塞达到四分之三，夜眠打呼噜，形体肥胖，48千克，面色㿠白，平日喜食生冷。舌淡红胖大滑润、苔少，脉沉。

【辨证】心肾脾阳虚，肺气不足，痰湿内蕴。

【方药】破格救心汤合桂枝汤加味、麻黄附子细辛汤、软坚散、化铁丸、海藻甘草汤、玉屏风散。

干姜60克　炙甘草60克　制附子90克先煎　党参60克　山茱萸60克　龙骨30克先煎　牡蛎30克先煎　煅磁石30克先煎　桂枝30克　白芍30克　炒苍耳子20克　辛夷30克包煎　白芷45克　麻黄15克　细辛45克　玄参30克　浙贝母15克　威灵仙20克　楮实子20克　防风15克　白术30克　黄芪60克　海藻60克　木鳖子30克

四剂，水煎服，每剂浓煎四份，早晚各服一份。

【按语】儿童喂养过度在如今是个普遍现象，过早伤脾生湿，加之现在儿童饮食不当，过食生冷油腻，耗散心脾肾阳气，形成痰湿体质，所以如今儿童得鼻炎、鼻息肉的案例很多。破格救心汤大补心肾阳气，桂枝汤调和营卫，加苍耳子、辛夷、白芷通鼻窍，合麻黄附子细辛汤安内攘外，托透伏邪，更合软坚散、化铁丸、海藻甘草汤、木鳖子化痰散结，玉屏风散益气固表。

患儿用药一周，鼻塞情况减轻，夜眠打呼噜好转。加减服药五周后，鼻塞消失，打呼噜现象很轻微。嘱咐家长让患儿注意保暖，忌寒凉生冷，增加运动，控制体重。

小　结

小儿疾病的治疗思路基本上与成年人相同，只是药物剂量需要斟酌。临床体会，小儿疾病多因外感风寒，内伤饮食，这方面有家长的因素，也因小儿自律较差。为保证疗效，医者需向家长反复强调患儿的保暖与节制寒凉饮食的重要性。

杂　　记

自拟方歌

本篇将笔者常用且没有经典方歌的处方以自编方歌的形式摘录，以便于读者掌握。

一　破格救心汤

破格救心汤为当世仲景——李可先生所创，由附子、炙甘草、干姜、人参、山茱萸、龙骨、牡蛎、煅磁石与麝香组成。可广泛使用于各类功能性和器质性心脏疾病与急危重症，并将其推广应用至焦虑症、严重失眠症、抑郁症、癫痫、男性病（弱精症和性功能不佳）、老年痴呆症和高血压的探索治疗。拟方歌如下：

破格救心李可创，急危重症是神方。
立足四逆人参汤，萸肉三石配麝香。
但凡各类衰竭症，一息尚存有希望。
不必拘泥救心脏，临证活用效非常。
李可不愧无冕王，传承仲景重扶阳。

二　温氏奔豚汤

温氏奔豚汤是李可先生的老师温碧泉的遗方，由附子、肉桂、红参、沉香、砂仁、山药、茯苓、泽泻、牛膝、炙甘草组成，可用于治疗一切沉寒痼冷顽症、临床罕见奇症，包括肥胖并发症、阳虚型高血压、高血脂、糖尿病、冠心病、风湿性心脏病、肺源性心脏病、伏寒证、缩阳证、缩阴证、梅尼埃综合征、肠痉挛及奔豚证等。拟方歌如下：

温氏奔豚碧泉创，李可推崇是奇方。
方用附桂红参沉，砂仁山药茯苓从。
泽泻牛膝炙甘草，重以扶阳佐配阴。
厥气上逆为主证，领悟活用及变通。
专治沉寒痼冷证，顽症奇症用之神。

三　乌蛇荣皮汤

乌蛇荣皮汤是李可先生所创，由生地黄、当归、桂枝、赤芍、川芎、桃仁、红花、牡丹皮、紫草、何首乌、白蒺藜、白鲜皮、乌梢蛇肉、炙甘草、生姜、大枣组成。该方为治疗各种皮肤顽症立下了基本大法，可用于治鹅掌风、银屑病、神经性皮炎、花斑癣、白癜风、疣、青霉素过敏性皮炎、过敏性湿疹、黄水疮、顽症、斑秃、皮肤划痕症、臁疮（下肢溃疡）、过敏性紫癜痼疾、黄褐斑、局限性皮肌炎、疮毒内攻等多种皮科顽症。拟方歌如下：

李可乌蛇荣皮汤，皮科专治有方向。
方用桃红四物汤，调和营卫桂枝方。
首乌蒺藜定风丹，养血祛风又治痒。
丹皮紫草能凉血，加入鲜皮效专长。
重用乌蛇粉蜜吞，皮肤顽症功效彰。
此方加减多种法，能否用好细思量。
善用此方疗效好，心得体会重扶阳。
更有片言告读者，专药剂量记心上。

四 十二五合方

十二五合方是笔者在当代妇科名家刘奉五先生四二五合方基础上发展而来。《刘奉五妇科经验》所列四二五合方由四物汤合二仙汤、五子衍宗汤组成，主治血虚肾亏引起的闭经或席汉综合征。笔者融入了四君子汤、四逆汤和黄芪、肉桂，组成了十二五合方，即十全大补汤、二仙汤、五子衍宗汤，具体包括熟地黄、当归、川芎、芍药、党参、白术、茯苓、甘草、黄芪、肉桂、仙茅、淫羊藿（仙灵脾）、巴戟天、肉苁蓉、黄柏、知母、覆盆子、五味子、枸杞子、菟丝子、车前子、附子、姜。该方一派温热，将温补、补土和扶阳思路有机融在一起。方歌如下：

十二五合为自创，四二五之加味方。
十全大补合二仙，五子衍宗益肾强。
为重扶阳合四逆，巧妙融入理中汤。
加减治疗妇科病，气血双补更扶阳。
此方加味抗癌物，癌症康复效非常。

五 川乌法

川乌法是当代扶阳大家王献民先生所创，由炙黄芪、制川乌、参（人参、西洋参、党参、沙参）、三七、姜（筠姜、干姜、炮姜、晨姜、生姜）、炒小茴香、术（生白术、白术、苍术、苍术）、广陈皮、半夏（制半夏、生半夏）、炙甘草组成。笔者常用于治疗风湿痹证、风寒疼痛以及肿瘤类疾病。拟方歌如下：

献民先生川乌法，奇难杂病疗效佳。
灵感源自三生饮，重用黄芪来保驾。
辅以三七配人参，补中有通妙生花。
白术小茴伍陈皮，甘草干姜生半夏。
此方尚有多变通，法中有法称大家。

六 攻癌夺命汤减味方

攻癌夺命汤减味方是李可先生20世纪60年代中期自创，由海藻、生甘草、柴胡、白芥子、夏枯草、牡蛎、王不留行、丹参、木鳖子、桃仁、红花、泽兰、路路通、全蝎、蜈蚣、生姜、大枣组成，可治一切气滞、血瘀、痰凝所致之全身各部肿物，包括颈淋巴结核、甲状腺囊腺瘤、乳腺增生、包块型腹膜炎、风湿性结节、脂肪瘤（痰核）。拟方歌如下：

攻癌夺命减味方，李可先生早年创。
善治结节肿囊物，乳腺增生效尤良。
首选海藻甘草汤，柴胡白芥夏枯草。
牡蛎丹参木鳖子，王不留行效专长。
桃红泽兰路路通，全蝎蜈蚣研末冲。
生姜大枣作为引，顽症水蛭炮甲吞。
气滞血瘀痰凝证，选用此方功效宏。
阴寒凝聚麻附辛，重用黄芪效更神。
临床经治近千例，重用扶阳尚成功。

七 攻癌夺命汤

攻癌夺命汤是李可先生所创，脱胎于董静庵先生的“海藻甘草汤”，具体包括海藻、甘草、木鳖子、醋鳖甲、白花蛇舌草、夏枯草、重楼、海蛤壳、黄药子、生半夏、生姜、玄参、牡蛎、浙贝母、山慈菇、山豆根、全蝎、蜈蚣、明雄黄。本方可广泛用于肿瘤的治疗。拟方歌如下：

攻癌夺命李可创，脱胎静庵藻甘汤。
方用甘草与海藻，木鳖鳖甲配伍巧。
蛇舌草与夏枯草，解毒抗癌有功效。
重楼蛤壳黄药子，生夏鲜姜止呕好。

元参牡蛎浙贝母，软坚散结功效高。
山慈菇合山核桃，蝎蜈明雄吞冲好。
李可运用四十年，各种癌症见奇效。
吾用此方有心得，合用扶阳是奇招。

八 引火汤

引火汤为明代大医傅山（字青主）所创，由熟地黄、五味子、茯苓、巴戟天、天冬、麦冬、油桂组成，用于治疗阴虚火旺、虚火上浮之证。拟方歌如下：

傅山自制引火汤，虚火上浮是神方。
重用熟地九十克，补肾填精功效彰。
巴戟二冬各一两，云苓五味配伍良。
此方善治奇难病，火不归元是病因。
益火之源消阴翳，壮水之主制阳光。
巧用此方要变通，把控阴阳定乾坤。

九 湿疹汤

湿疹汤是当代名医施今墨的弟子孙一民先生所创，原方为冬瓜皮30克，冬瓜子30克，赤小豆30克，薏苡仁24克，赤茯苓15克，滑石12克，金银花15克，连翘15克，黄柏6克，苍术6克，胡黄连9克，生甘草3克。笔者常用于治疗脾虚湿困的慢性湿疹。拟方歌如下：

孙一民创湿疹汤，慢性湿疹是良方。
巧用冬瓜皮与子，祛湿利水功效彰。
合用三妙赤小豆，胡连生地清热良。
当归桃仁伍泽泻，滑石加入寓意长。
湿疹病因脾阳虚，祛湿健脾合病机。
吾用此方有新意，合用五苓加四逆。

十　除眩汤

除眩汤是大连石油七厂职工医院中医科王殿喜大夫自拟方，由蝉蜕、竹茹、白术、泽泻、白豆蔻、决明子、淫羊藿（仙灵脾）、珍珠粉组成。原方出自《辽宁中医杂志》1980年第4期。笔者常将其与真武汤合用治疗眩晕症。拟方歌如下：

眩晕病因诸多种，肝旺脾虚是其本。
王殿喜拟除眩汤，治疗眩晕是良方。
竹茹蝉衣决明子，白蔻泽泻生白术。
补虚加入仙灵脾，重镇潜阳用珍珠。
临证扶阳有所悟，合用真武效神奇。

十一　汗法治疗风湿方

本方为河南信阳中医院董长富大夫之经验方，原方为生麻黄、生石膏、生白术、红花、威灵仙、炙甘草、大枣、制川乌、防风、生姜，可用于治疗急性风湿热痛。患者服药后关闭屋门，不可见风，使汗出，全身汗出透后停药，喝稀米粥加适量盐糖两碗。汗出透则疼痛止、红肿消。拟方歌如下：

汗法治疗风湿病，医家民间皆采用。
重剂使用麻黄者，历代近代乏其人。
方用麻黄一百二，石膏五百令人惊。
灵仙乌头伍甘草，白术红花配防风。
生姜大枣作为引，立方取法宗仲景。
风湿急发用此法，红肿热痛遁无踪。

十二 瓜石汤

瓜石汤是当代妇科名家刘奉五先生所创，由瓜蒌、石斛、玄参、麦冬、生地黄、瞿麦、车前子、益母草、马尾连、牛膝组成。此方主治阴虚胃热引起的月经稀发后错或血涸经闭。拟方歌如下：

瓜石玄参麦生地，瞿麦益母车前子。
马尾莲配怀牛膝，滋液通经效神奇。

十三 利胆汤

利胆汤是笔者早年在某中医杂志上所获，由柴胡、木香、金钱草、海金沙、黄芩、郁金、蒲公英、赤芍、白芍组成，是治疗胆囊炎和胆结石的有效验方。拟方歌如下：

利胆汤用柴木香，金钱金沙为主将。
黄芩郁金蒲公英，赤白二芍各专长。
疼痛元胡附楝子，加入参芪效更奇。

十四 银甲散

银甲散是笔者早年在某杂志上所录，验之于临床有效后加味而成，其组方包括金银花、连翘、升麻、红藤、蒲公英、紫花地丁、鳖甲、黄柏、生蒲黄、椿根皮、大青叶、杜仲、川续断、桑寄生、山茱萸、党参、黄芪、鹿角片。该方以清热解毒、利湿通淋、活血化瘀、强筋壮骨、补肾填精思路治疗妇科下焦湿热及疼痛等症。拟方歌如下：

银甲连翘与升麻，红藤公英与紫花。
杜仲续断寄萸肉，党参黄芪鹿角加。
生蒲椿皮大青叶，妇科炎症效堪夸。

简易药方使用经验

下肢水肿：用益母草60～90克。无论因心、肾、肝病及下肢血管回流障碍等导致，或无名原因水肿等，疗效均佳。

急性乳腺炎：鲜蒲公英500克，洗净，捣烂如泥，挤汁口服，将药渣拌鸡蛋清外敷局部。治疗急性乳腺炎之红肿热痛，效力极快。

颈胸腰急性扭伤、肋间岔气：用木香、郁金各10～15克，开水泡茶饮用，用之神效。

功能性子宫出血：生、炒蒲黄各一半混匀冲服。其中炒蒲黄要炒到发黄发紫，但不能炒焦。取井底水，以生锈铁锅盛水，取铁锈凉血止血之效。服用时，以铁锈井水冲服混匀的蒲黄粉6～9克及适量红糖，每隔2～3小时口服一次。对于功能性子宫出血，特别是大出血有奇效，常常口服一次见效，三次血止。此方对手术后无论脏腑、四肢肌肉出血，亦可治疗。如今，井底水和生锈铁锅已较难寻找，故使用时可用凉水直接冲服药物，疗效亦佳。

黄水疮：现多见于脓包型湿疹等。以雄黄膏外敷治疗。雄黄膏制法：以雄黄30~60克磨粉，加入热化开的医用凡士林500克拌匀，自然降温成膏剂。外用，待皮肤结痂脱落后，不必再抹。

湿热性中耳炎：用冰片研成细末，加入少量血竭粉，用50度白酒融合，滴耳使用。

干燥性中耳炎：活地龙洗净放入冷开水中，加入适量白糖，地龙可化为水，以水滴耳使用。其余装瓶备用。

小儿疳积：用鸡蛋壳和猪肚研粉冲服。具体方法：鸡蛋壳洗净，祛除凤凰衣不用，揉碎炒黄备用；猪肚（胃）洗净去油，煮熟切片炒黄，如有条件可在砖石上焙黄，效力更佳。取同剂量的蛋壳与熟猪肚，研磨成粉，冲服，也可配合鸡内金粉同服。另王幸福先生经验方：鸡屎藤60克，穿山甲9克，研磨冲服。另方：四缝穴放血。症状严重者不出血，只出水。

马钱子粉：可治疗多种疑难杂症，如中风后遗症，重症肌无力，风湿病。地龙加马钱子粉为龙马自来丹，对风湿痹痛有奇效。马钱子的皮有毒，炮制方法：用水或者童尿浸泡，泡软后，剥皮，切成碎片，再用油炸，炸至紫红色，研磨成粉。马钱子粉的使用剂量：初始剂量为0.3克/次，一日两次空腹服用，可以0.1克增加，最大可用至0.6克/次，连续使用一周后，需间隔一周才能继续服用。马钱子粉可用于多种疑难疾病。若有中毒，中毒反应多为抽搐、惊厥等中枢神经的反应，紧急的解毒方法是让患者多饮凉水，之后及时就医。

甘遂粉：借鉴张锡纯《医学衷中参西录》的经验，用甘遂粉冲服，可治疗肝硬化导致的腹水、二便不通，腹大如鼓，此为垂危之症的救急之法，攻下之法，患者需正气未衰。每次冲服6～9克。一般最多一个小时则二便通，开始排极恶臭便，后逐渐排清水，后可饮用大米汤（不吃米）加适量红糖、盐。

跟师感言：习燕京火神妙法，取扶阳流派真经

我有幸作为北京京师中医医院以及北京芝参堂药业有限公司的董事长与师父张连义于2021年末相识。我作为中医学子跟随张连义师父学习已经近两年半，侥幸学得一招半式，这为我自己临床之路以及企业未来的发展战略指明了一条康庄大道。欣喜之余，师父邀请我为其第二部著作写跋。本人不胜惶恐，学习至今，未曾敢言有何建树，思索再三，我决定从我跟师以来的心路历程以及如何传承扶阳事业两个方面进行阐述，以供各位同道参考。

我本人是科班院校出身，本科阶段主要是学习教材上的内容以及在三甲医院的病房实习。虽然对中医的经典著作都有所学习，但由于课程多、时间少等原因，学习深度并不够，以至于我对临床的感悟也并不深。我在硕士研究生阶段有幸在北京中医医院跟专家门诊，深入学习临床知识，在三甲医院跟诊期间，我曾听医院的专家提起过“火神派”对大剂量附子的运用，但由于医院的管理规定，医生们往往不愿主动破格使用大剂量附子，所以也只是耳闻，在此期间并未对此有所了解。我自2019年在北京京师中医医院独立坐诊，以治疗脾胃疾病为主，杂病为辅。在出诊的两年之中，有部分患者的疗效总是在服药初期十分明显，但在停药或长期服药（一个月以上）后，症状就会出现反复。对于此类临床上的问题我百思不得其解，直到我认识了师父张连义。

初次与师父交流，便被其处方和疗效所震惊。大剂量的破格用药，令科班出身的我难以想象。教科书中附子的用量一般不超过15克，而师父的用量往往超过了90克。我受此影响，开始系统学习中医扶阳医学流派的理论。从阅读郑钦安、李可等大师的著作开始，我对扶阳派的理论有了初步的认知。在此基础上，我开始在门诊上跟随师父学习。张连义师父遵循古中医的理论，精通伤寒、温病等医学著作，并融会贯通，在辨证论治的基础上，既注重扶

阳，又不仅仅拘泥扶阳。师父根据自己数十余年的临床经验，总结了四个自信，即“辨证自信，理法自信，方药自信，疗效自信”，这四个自信也成为我日后学习道路上的十六字方针。

师父对于各种疑难杂症都有自己的独到见解，善于将扶阳思想融入各种处方的加减以及辨证论治中，尤其善用破格救心汤、变通小青龙汤、乌蛇荣皮汤以及自拟的十二五合方等，而这也启发了我对许多之前束手无策的疑难杂症的治疗思路。阳气是人体生命的动力，也是生命的源泉。治疗时如果忽略阳气的重要性，便相当于忽略了治病必求于本的治疗理念。而这也让我对气、血、阴、阳的概念有了更深层次的认识。此外，师父的诊治速度也远超大多数医生，我曾百思不得其解。而师父给我的回答便是“辨阴阳，抓主症”，这六个字提纲挈领，一言便点明了中医诊疗的核心思路。无论多么详细的诊断，如果失去了这个核心的治疗思路，疗效就很难保证。而这也是师父远超许多医生诊疗速度并能取得显著疗效的重要原因。

当我将扶阳思路融入我原本的中医知识体系框架后，对许多原有的疗效一般的或者无从下手的疾病就有了很好的切入点，并能取得满意的疗效。如在出诊期间曾遇到过顽固性呃逆以及大面积的干性湿疹患者，在应用温氏奔豚汤以及乌蛇荣皮汤时融入扶阳思路，配伍大剂量的附子、干姜等，都能取得满意的疗效。同时，我对师父专病专治的思路也常常感到神奇。如破格救心汤对心系疾病的治疗，乌蛇荣皮汤对皮肤病的治疗，变通小青龙汤对肺系疾病的治疗，小四五汤合济生肾气汤对肾系疾病的治疗等等，都是可以高度重复的诊疗思路。在此期间，我认为坚定扶阳法脉可以显著提高医者治疗效果，虽不能达到尽善尽美，百发百中，但每一点临床效果的提升，都是医者毕生的追求。

师父年近八十，行医之路也历经跌宕。原本可以安享晚年，但出于对传承中医法脉的坚持，以及诊治苍生的大愿，师父仍然奋斗在中医临床的第一线。对传承一事而言，师父对学习者的天赋、基础以及出身等并不苛求，而将学习者的行医品德是放在第一位，亦所谓“大医精诚”，只有品德忠厚之人，日后才可成为一良医，否则医术再高，也是枉然。对此，我也深感荣幸，可以获得师父的认可，并拜入门下。

在学习过程中，企业作为北京的扶阳医学传承基地，有责任也有义务为传承扶阳医学添砖加瓦，我们主要从以下三个方面进行战略规划。

第一是建设扶阳医学流派人才梯队。扶阳医学流派在中医各家各派当中也是属于少数派，而医学流派的发展离不开人。只有不断挖掘中医人才，并纳入我们的梯队建设中，才能更好地发展扶阳事业。

第二是推广扶阳医学流派在中医医院中的临床应用。我们通过搜集各种病案实例，让未接触过或接触不多的中医大夫进行学习。以此让他们可以在医院内部学以致用，解决以往解决不了的疑难杂症。

第三是开展扶阳医学流派学术论坛。在世界中医药学会联合会扶阳专业委员会会长孙永章会长的带领下，由世界中医药学会联合会扶阳专业委员会主办，北京京师中医医院以及北京芝参堂药业有限公司承办的北京扶阳沙龙已顺利召开三届。在北京扶阳沙龙上，孙永章会长牵头、中华中医药学会文化顾问胡春福主任亲笔书写“燕京火神”四字赠予张连义老中医并落户北京京师中医医院。在后续的沙龙上，我们举办了燕京火神收徒仪式以及讲授扶阳医学在各类疑难杂症中的应用等活动。我们坚信，在我们的不懈努力下，我们可以把扶阳医学事业传承下去。这不仅是我们企业的责任，也是我们作为中医人的担当。

最后，祝愿师父保重身体，希望我可以在师父的传承道路上发光发热，为传承中医扶阳法脉不遗余力。

北京京师中医医院院长

北京芝参堂药业有限公司董事长

石中玉　敬书

2023年3月

打造好扶阳医学特色，使命于中医事业传承

从事中医事业十余年来，我一直高度重视中医特色项目发展。在不断探索与挖掘的道路上，我有幸结缘了师父张连义老先生。第一次听闻张老是在2015年，张老的徒弟张亮在我管理的医院出诊，他多次满怀崇敬地向我称赞张老的医术和医德，并说每天来找张老诊治的患者近百位。我心中顿感神奇与向往，一直想找机会拜访和结识张老。带着强烈的愿望与期待，终于在2021年10月，我与张老正式结缘，并成功邀请张老到我院出诊。

经过一段时间的接触，我亲眼见证了张老作为当今扶阳医学流派重要且突出的传承者和实践家的风范。对于患者，他始终秉持精诚仁爱之心进行诊治，遇到行动不便的患者时，他亲自下楼为其诊治，甚至还为个别家境贫寒的患者垫付费用。有一位多家三甲医院都放弃治疗的患者，经过张老多次诊疗，患者病症明显减轻，并能下床活动，患者女儿感动得对张老施以跪拜之礼。身在现场的我深深震撼于张老精湛的医术。我先后推荐近两百位亲朋好友请张老诊治，经过张老的调理，这些患者的康复，让我见证了一个又一个医学奇迹。于是我更加佩服和神往张老行之有效的理法方药体系，更为中华医学文化的博大精深而感到骄傲。

对待药品药材，张老严把质量关，多次亲自到药房查看药品质量，亲自叮嘱药材的熬煮方法和时间，对于我院药材与药房管理质量的改善提高，张老付出了大量的心血。

对于扶阳医学流派的传承与发展，张老多次跟我谈起他的忧心。他希望通过自己的努力和医院的帮助，能够搭建一个传承扶阳医学、培养扶阳人才的平台。张老的医术和医德使我服膺扶阳医学的神奇，中医界的现状和张老的开导更激发了我强烈的使命感。我愈发觉得推广和传承扶阳医学以及张老的医术应当是我今后最重要的事，培养更多的扶阳人才，造福更多的患者，

为中医的振兴尽最大的努力。

经张老的指点和引荐，我与石中玉董事长及世界中医药学会联合会扶阳专业委员会会长孙永章先生相商，决定在北京组织起“扶阳沙龙”，希望能够逐渐汇聚扶阳医学人士与爱好者，切磋临床经验与感悟，将扶阳沙龙作为传承与发扬扶阳医学流派的重要途径，打造成培养扶阳医学人才的基地和传播扶阳文化的学术平台。

目前扶阳沙龙已在北京成功举办三届。

2022年3月26日，首届扶阳沙龙活动决定了在京师中医院建立扶阳传承基地，并围绕基地在全国以及世界范围内大力发展扶阳医学，用扶阳实践造福更多患者，为传承与发扬扶阳医学打造了学习的平台，奠定了坚实的基础。

2022年4月10日，第二届扶阳沙龙活动明确了我们医院未来的发展规划是以扶阳医学为中心，打造扶阳医学品牌特色，并以京师中医院为基地逐渐向外推广扶阳医学。在这次活动中，世界中医药学会联合会扶阳专业委员会会长孙永章先生高度肯定了张连义老先生在扶阳医学领域非凡的成就，并赞誉张老为“燕京火神”。

2022年8月21日，第三届扶阳沙龙活动举办了张连义老先生收徒仪式，并开展了扶阳医学经验研讨会。包括我院石中玉董事长和我本人在内的院内外十位弟子正式拜师于张连义老先生门下，立誓尊师重教，刻苦勤学，传习扶阳。我将始终铭记师父对弟子们的训示：“德成于先，艺成于后”，要树立对患者的精诚仁爱之心；“践行者盛，空叙者萎”，要敢于闯五关——明理关、医德关、临证关、剂量关、毒药关；“医道万千条，扶阳是真经”，要精研扶阳医学及历代中医之精华，方能树立“辨证自信、理法自信、方药自信、疗效自信”。

我们的目标是，在发展扶阳医学的实践中，充分发挥师父张连义老先生的核心作用，争取连续举办100届扶阳沙龙，将京师中医院建成北京乃至全国闻名扶阳医学传承基地，持续不断地壮大扶阳医学队伍，吸引更多的中医优秀人才共襄伟业，将扶阳医学流派发扬光大！

在从事中医事业的道路上，我始终心怀憧憬与信心，但也偶有迷茫，师父的出现为我的中医事业注入灵魂、为我的事业发展指明了航向。我有幸能为师父排忧解难；作为扶阳医学传承人，我更有责任将扶阳医学薪火相传，发扬光大。我将不忘初心，在扶阳医学传承的道路上，坚持以师父的理念为核心，吸引更多的中医优秀人才加入扶阳队伍，为他们精进扶阳医术提供良好的平台服务，让更多的患者因扶阳医学受益！

弟子

李曙光　敬上

2023年4月

祝福恩师

我们与张连义老师相识是在1984年，至今已过去三十九年。他是学校委以我们中医班的班主任，最初我们交往并不密切，只是师生之间普通关系。只记得他外表朴实，不修边幅，有些生硬的普通话中带着一缕不易抹去的地方口音。

他有两个十分可爱的女儿，而他教育女儿的方式使我们对他做人处事的态度有了深刻的印象。他的教育方式几近苛刻，女儿一旦完不成作业要罚跪，这是一般家长做不到的。可能正因如此，他的两个女儿都非常自律自强，在学习上出类拔萃，并在事业上都有所成就。由此我们开始关注他，课后交往也随之密切起来。通过沟通交流，我们才了解到原来张老师也是一位杏林俊杰，对研习中医典籍颇有心得，在他生活工作的方域行医还小有名气。这又进一步加深了我们对他的印象。再后来发生的一件事，让我们对他有了更深更全面的认识。那是20世纪90年代初，张老师已经离校从医。我们去拜访他时，见到一对夫妻抱着一个4岁左右的孩子来求诊，称孩子高热不退，已显危象，二人焦急万分。在当时多位医师都定性是热证应以苦寒药为治的情况下，张老师认真诊视患儿病症后，坚定地认为是真寒假热证候，并坚持以温阳散寒的四逆汤为主方开药。结果患儿服用一剂就退热得救了。由此我们深深以为，如果不是具有深厚的能够拨云见日的道行功底和超出常医胆识的大医，是不能有如此作为的。这便是体现在张老师身上的大医精诚，值得我们认真学习和领会。

张老师的前半生大起大落，历经磨难，但却自强不息，刻苦学习经典，博采诸家所长，年逾六旬后还主动研习扶阳学说，经过大量的医疗实践，总结出自己一整套的治法和方药，在燕京大地上闯出了一片天地，被业内同仁誉为“燕京火神”。作为他曾经的学生，对张老师能取得如此颇具实力和影响力的成就，我们感到十分自豪，并引以为傲。

回想起当年与张连义老师在一起的师生情感，年少轻薄的我们也都过了耳顺之年，张老师当年的谆谆教诲，依然余音绕耳。我们中医班的同学们衷心祝愿张老师健康快乐，以更加饱满的大医风范造福一方民众！

新疆联合职业大学八一级中医班全体同学

2023年3月

师父的中医培养之道

我与师父结缘是在2016年，那时只是简单知道师父医术好。在不断地接触后，我逐渐了解了师父的经历，师父也认为我这个中医门外汉的人品和文字功底尚可。某日谈笑间，师父称自己以前敝帚自珍，医术不愿轻易外传，后经学习佛法，参悟医道，遂发愿布施传承，但凡人品端正后学，皆愿不吝指点，倾囊相授，问我是否有意习艺。还以医圣名言开导："上以疗君亲之疾，下以救贫贱之厄，中以保身长全，以养其生。"由于对医学我是一张白纸且只能业余学习，当时就非常忐忑。师父就言，一张白纸才能画出最美的图画，上面已有内容，修改起来就非常难，现在医学院培养出来的学生大多已经形成了相对固定的模式，更有甚者自觉或不自觉地成为中医的掘墓人，想让他们改学真正的中医实在太难（这一点我是在日后才真正体会到）。师父说有了扎实的文字功底，就是"秀才学医，笼中抓鸡"，医易相通，重在悟性。师父还列举了几位名医，都是半路学医，终成大家。于是我忝入师门。

得师父亲炙数载，我也几经脱胎换骨，但离中医大道仍遥不可及。结合自己成长的历程和师父的谆谆教诲，谨就师父的中医培养之道概述一二。

一　选徒要德成于先

后学在为人处世上要坚守良心正道，对患者待以精诚仁爱，以提高医术和解除患者疾患为己任。所以对于后学的人品，师父总是长期进行考察，大德无亏，才能入其法眼。在收徒仪式上，师父给我们的第一条训诫就是"德成于先，艺成于后"。即使收入师门，师父如发现我们有德行小亏，便会严加鞭挞，不使逾矩。师门都曾因此被师父"耳提面命"过，而我们也心下坦然，因为这说明我们还是师父眼中的可造之人。

二 读书要读中医经典原著

古代中医典籍都是以文言文的形式呈现，现代社会人们的古文功底普遍偏差，因此大学教育为了便于学习，编撰了许多快餐式的教材，将中医经典纳入编者的思维框架里进行裁剪、翻译和解读，使学生与古中医本来的面貌产生了隔离。师父始终认为中医招生，一定要多招古文功底好的文科生，一定要让学生多读古中医经典原著，多习传统文化，形成纯中医的思维方式和辨证论治法则。中医为体，西医为用，两者可以相互借鉴、学习和帮衬，但绝不能融合。

在教材方面，师父尤为推崇新中国成立后北京、南京、上海、广州、成都五所中医学院共同编撰的第一版中医学院教材，其参编人员均为名医大医，完全按照中医正统思路进行整体编撰，而且贴近临床。后续教材越编越精细，逐渐走上了西医的道路，以致很多学生因为不考中医原著，完全不再阅读原著，不识中医本来面目，不懂中医思维，形成了西医的思维习惯和话语体系。师父对此痛心疾首，多次在业内发声并上书政府。

三 学医要学古中医正统法脉

中医传承数千年，根深蒂固，枝繁叶茂，由于历史与现实的诸多原因，门派、学派林立，后学常随缘习之，稍有所成，即耽于现状，不问大道。师父多年以来边学医、边行医，以疗效是求，不拘学院与草野，无论伤寒与温病，不断问求大道，终登堂入室。师父常说，学习扶阳学说和李可先生后，才得以踏入“众里寻他千百度，蓦然回首，那人却在灯火阑珊处”的境界。所以就要求我们将李可先生指引的古中医法脉作为学习重点，远宗仲景，近师李可，这是正脉，也是捷径。至于金元四大家、温补与温病学派及其他众多方家等，如非进行理论研究，在术的层面择其善者而习即可，不必精研。做到有所学，有所不学，要致力于做一个临床医术高明的实践家，而不是空头理论家。这就是师父的第二个训示“医道千万条，扶阳是真经”。在师父眼里，扶阳从来不是一个独立的流派，而是融合了中医千年精粹的正统法脉。

四　学习与应用方药要有规矩

学医、行医要有规矩，要遵守中医特有的规矩，遵循古圣先贤总结出的规矩。师父认为这也是提高临床疗效的重要方式。

师父结合自己的经历和众多大家的经验，教导我们在学医上要重视学习和背诵前人总结的经典智慧，包括方歌、药性歌赋、经络穴位歌与施针诀窍、望闻问切诊要等，做到“博学之，审问之，慎思之，明辨之，笃行之”。在临床辨证上不受患者表述与西医诊断的干扰，在拟方时要思路清晰，主次分明，一方一药俱有所据，如排兵布阵，既统筹战局，又拿捏战术。师父反感的一种现象就是很多医生习惯了对症拿药式的拼方、凑方、自编方，弃中医传统智慧而不用，自以为远胜古人。这种情况就是因为很多人在学医阶段就没有树立起对中医的信心，更没有体会到中医固有的传承。以这种方式看病或有效或无效，根本难以明察缘由。医者即使有所成就，也会因没有规矩而导致经验无法传承。

师父常言，不要高估自己比先贤还牛，我们只有虚心向先贤求教并付诸临床，才能成为一个名医。只有在先贤基础上守正，融百家之长及个人体悟，才能真正在医理和方药上有所创新发展。

五　临床要坚持扶阳

师父常以个人经历和业内现状教导我们，临床不扶阳确实也能治不少疾病，但那些主要是病机相对简单、病程相对较短的急症、轻症、表证，患者也多是阳气较足的病患。而对于病机复杂、病程较久的大病、重病、顽症和疑难杂病，不扶阳的话，就是国医大师来治疗也疗效欠佳。所谓扶阳，其实是扶正，将素体阴阳失衡的状态调理至更高水平的阴平阳秘状态。

为什么师父的患者越来越多？医院从未对其做过宣传，师父作为民间医生，似乎也不具备能够被予以专门宣传的耀眼“资本”。但师父的广告是患者口碑，是实实在在的疗效。我业余跟诊，见了太多长年患病、到处求医无显效的患者在这里收获了满意的疗效，这些主要是疑难杂症、顽症患者。但我体会更深的是那些看似简单易治的疾病，竟然在他处多年久治不愈。比如口腔溃疡和痤疮，大多数的医生开些消炎西药或清热解毒的中药，患者很快就能治好，这也确实是患者最初的经历。但不少患者慢慢就会发现这些症状竟然很容易反复发作，而且再用以前的药物，竟然疗效越来越差，甚至反而加重而成顽症。除了其他原因外，单从治疗上看，这就是长期服用清热滋阴药物对身体阳气造成了巨大损耗，以致上热下寒，真寒假热，虚火上浮。

扶阳是扶助两本阳气，是以总体观对患者进行辨证论治，在此基础上统筹六经八纲，对症施方用药，疗效怎能不高？

六 行医要勇闯五关

师父对李可先生在医德医术上推崇备至，视其为未谋面的“恩师”，在诸多方面学习、践行并发展了李可先生的经验，其中也包括李可先生的育人之道。师父经常向我们灌输李可先生的名言，在志向上要“立大志，受大苦，成大业，中医复兴，舍我其谁”！在品性上要秉持“人民儿女，菩萨心肠，英雄肝胆，霹雳手段”，在行医上要勇闯五关“明理关、医德关、临证关、剂量关、毒药关”。

明理的核心是重视和坚持阴阳辨证。医德与临证两关自不必多言。主要是剂量关和毒药关，现在很多医生都不敢去闯，主要原因就是医不知药和缺乏勇气。世上有不少名医过于爱惜羽毛，用方四平八稳，治不好病，也吃不坏人。当师父跟我讲起这些业内状况时，作为门外汉的我也非常震惊。后来师父找来一些大夫的处方给我看，我也在网上查了一些资料，发现确实如此。很多人连没有“毒性”的平和药物用量都不敢超过15克，更遑论使用像姜、桂、附子、麻黄、细辛等这样的“热性”“毒性”药物。我遇见过有使用细辛的，但竟然只用1克。

在普通人看来，医者用药，首先就得知药和试药，自己不去体会药性与药效，何敢对他人施药？难道只根据书上所言自行揣摩？“纸上得来终觉浅，绝知此事要躬行”。师父以自身经历要求我们一定要去识药，去试药，去试毒药，去亲自体会药性、剂量与疗效之间的奥妙。这些年我主要就是通过医院开中药或者自己购买相关中草药，自己在家进行学习分辨，依据不同剂量煎煮服药予以体会。像生附子、制附子、制川乌、细辛、吴茱萸和麻黄等主要扶阳药物，我都亲自大剂量的服用过，安全而有效；也曾陪师父网购马钱子粉服用体会其瞑眩反应。我也坚信医生只有亲自熟悉和体会了药性，才能够或才有信心敢于突破剂量和药物的限制，大幅提高临床疗效。

勇闯五关就是师父对我们的第三条训示：“践行者盛，空叙者萎。”

学生不才，仍徜徉于中医门外，于师父育人理念更是管中窥豹，唯恐辱及师父英明。

弟子　张在华　敬上

2023年4月